消化道疾病
动物模型

主编◎王　军

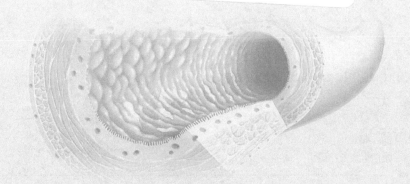

郑州大学出版社

图书在版编目（CIP）数据

消化道疾病动物模型 / 王军主编. -- 郑州 ：郑州
大学出版社, 2024. 12. -- ISBN 978-7-5773-0693-3

Ⅰ. R57-33；R-332

中国国家版本馆 CIP 数据核字第 2024ZN4244 号

消化道疾病动物模型

XIAOHUADAO JIBING DONGWU MOXING

策划编辑	张　霞	封面设计	苏永生
责任编辑	薛　晗	版式设计	苏永生
责任校对	张彦勤　杨　鹏	责任监制	朱亚君

出版发行	郑州大学出版社	地　　址	郑州市大学路 40 号（450052）
出 版 人	卢纪富	网　　址	http://www.zzup.cn
经　　销	全国新华书店	发行电话	0371-66966070
印　　刷	广东虎彩云印刷有限公司		
开　　本	787 mm×1 092 mm　1 / 16		
印　　张	25.5	字　　数	576 千字
版　　次	2024 年 12 月第 1 版	印　　次	2024 年 12 月第 1 次印刷

书　　号	ISBN 978-7-5773-0693-3	定　　价	98.00 元

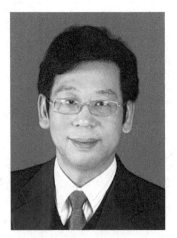

王军,医学博士,研究员,河南中医药大学"仲景领军学者",河南省跨世纪学术和技术带头人。1983年,河南医科大学医疗系毕业,获学士学位;1991年,西安医科大学生理学专业毕业,获硕士学位;2007年,北京中医药大学中西医结合基础专业毕业,获博士学位。主持和参加完成国家自然科学基金课题2项、国家"九五"科技攻关课题1项、国家中医药管理局重点课题1项和青年基金课题2项、河南省重大科技攻关课题1项和其他课题20余项等,完成40余种中药新药药效学和毒理学研究。历任河南省中西医结合医院(河南省中医药研究院)首席研究员、河南省中医药研究院中药研究所所长、中药药理实验室(国家中医药管理局三级实验室)主任、河南省高血压病研究所副所长、中国药理学会理事、河南省药理学会副理事长、河南省神经药理专业委员会主任委员、河南省免疫学会副理事长等。共获各级科研成果奖20项,其中省、部级科技进步二等奖5项、三等奖4项。主编著作3部,发表论文100余篇。

▲▼ 作者名单 ▲▼

主　编　王　军

副主编　张振强　苗晋鑫　李汉伟

　　　　高丽君　张　薇

编　委　(以姓氏笔画为序)

　　　　王　军　刘　路　李汉伟

　　　　李依林　杨　丹　张　薇

　　　　张振强　苗晋鑫　高丽君

▲▼ 内容提要 ▲▼

    《消化道疾病动物模型》共 5 章 57 余万字,分别介绍了常见消化道疾病 100 余种动物模型,包括胃食管反流病、胃炎、消化性溃疡、溃疡性结肠炎和肠易激综合征动物模型。每种疾病动物模型的复制主要包括基本原理、实验材料、方法步骤、观察指标、模型特点、模型评价 6 个方面。在介绍基本概念和经典动物模型的基础上,收录了中医证候模型及新方法、新技术在模型制备与指标评价中的应用,并综合评价模型的优缺点与适用范围。较为详尽地列出大量原始参考文献,并在相应部位加以角注,以便读者查阅、参考与对照。该书适用于医学、药学及相关学科科研人员和研究生进行消化道疾病研究和新药开发研究。

▼ 前 言 ▼

消化道疾病是包括食管、胃、肠的器质性和功能性疾病,是严重危害人类健康的常见病、多发病,已构成影响公共健康的重大问题。随着我国经济的高速发展、人民生活水平的普遍提高和生活方式的改变,一些原来在西方国家的常见病如胃食管反流病、功能性肠疾病、炎症性肠病等在我国的发病率逐年增高,消化道疾病谱的变化已成为新的研究热点。近年来,随着医学发展和科学技术进步,消化道疾病的基础与临床研究取得了很大的进展,对疾病的认识已从整体和组织水平,不断向细胞和分子水平深入,出现了一些新理论、新知识和新技术。消化道内镜的进展使其从单纯的诊断工具发展成微创治疗的重要手段;针对病因或发病环节的治疗,改变了疾病的自然病程,20 世纪 80 年代,Warren 和 Marshall 发现人类胃内感染幽门螺杆菌(Helicobacter pylori,Hp)后,经过 20 多年研究,现已确认 Hp 是慢性胃炎的主要病因、消化性溃疡的重要致病因素、胃癌的高危因素、胃黏膜相关淋巴组织淋巴瘤的重要病因。通过大量临床试验已总结出根除 Hp 的有效疗法,消化性溃疡复发率由以往的 70% ~ 80% 下降到 10% 以下。因而,以往被认为是终生疾病的消化性溃疡已有可能被彻底治愈。对 Hp 感染的预防及治疗已被认同为胃癌预防的重要策略之一。

人类疾病动物模型(animal model of human diseases)是生物医学科学研究中所建立的具有人类疾病模拟性表现的动物实验对象和材料,是现代生物学、医学、药学等研究领域中不可或缺的实验方法和手段,对探讨病因与发病机制、提高诊断技术和药物疗效评价等具有重要意义。

《消化道疾病动物模型》是根据人类疾病动物模型的基本要求,探讨人类消化系统疾病的基本研究方法。本书共 5 章 57 余万字,分别介绍了常见消化道疾病 100 余种动物模型,包括胃食管反流病、胃炎、消化性溃疡、溃疡性结肠炎、肠易激综合征动物模型。每种疾病动物模型的复制主要包括模型制备的基本原理、实验材料、方法步骤、观察指标、模型特点、模型评价 6 个方面,并附原始参考文献。

本书具有以下特色：

1. 创新性：是目前国内外首部介绍消化道疾病动物模型知识的工具书。

2. 全面性：模型收录全面，包括五大类消化道疾病、100余种动物模型，为目前收录消化道疾病模型最多的专业书。

3. 实用性：不仅详细地介绍了模型的复制方法与步骤，而且对同类疾病不同动物模型的优缺点、适用范围和注意事项进行综合评价，同时还列出了国内外原始参考文献，并在相应部位加以角注，以便读者在使用过程中查阅、参考与对照。此外还收录了相关疾病的中医证候模型。该书适用于基础医学、临床医学、药学及相关学科科研人员和研究生进行消化道疾病病因、病理生理、诊断与疗效评价研究和新药开发研究。

4. 先进性：在介绍经典动物模型的基础上，注重该领域的最新进展，收录该领域的新方法、新技术在消化道疾病动物模型制备与指标评价中的应用。

衷心感谢河南中医药大学"仲景领军学者"项目对本书出版给予大力资助。由于编者水平有限，书中不妥之处，恳请读者予以批评指正。

编者

2024 年 6 月

▲▼ 目　录 ▲▼

第一章 胃食管反流病模型

第一节 概 述

胃食管反流病(gastroesophageal reflux disease,GERD)是指胃十二指肠内容物反流至食管引起的不适症状和(或)组织学改变及并发症。部分 GERD 患者反流物可到达咽喉部及口腔,引起食管外症状。根据是否导致食管黏膜糜烂、溃疡及柱状上皮化生,GERD 分为非糜烂性反流病(non-erosive reflux disease,NERD)、反流性食管炎(reflux esophagitis,RE)及巴雷特食管(Barrett's esophagus,BE)[1-2]。

【流行病学】

GERD 是临床常见疾病。在欧美国家十分常见,烧心、反酸发生率高达 20% ~45%,亚洲国家发病率则约为 6%。我国广州为 6.2%,北京、上海反流症状发生率为 5.77%,RE 为 1.92%。GERD 随年龄增长发病概率增加,40 岁以上多见,男女比例接近,但 RE 和 Barrett 食管男女比分别为(2∶1)~(3∶1)和 10∶1。2018 年发表于 *Gut* 杂志的 Meta 分析显示,GERD 全球发病率为 25.0% ~51.2%,并呈逐年升高趋势。

【疾病分类】

1.非糜烂性反流病 有典型的烧心、反流症状,内镜检查未见黏膜破损,其他辅助检查提示存在异常的食管酸暴露,排除其他引起烧心、反流症状的原因,可诊断该类型。

2.反流性食管炎 内镜检查可见胃食管连接或以上的食管存在纵形的黏膜破损。

3.巴雷特食管(Barrett's esophagus,BE) 是食管黏膜反流性食管炎愈合后的一种获得性疾病,BE 是一种正常的层状鳞状上皮被特化的肠上皮所取代的情况,是食管腺癌(esophageal adenocarcinoma,EAC)的常见前体病变。内镜检查提示食管下段可见齿状线规则或不规则上移,或者呈现岛状改变;病理活检提示鳞状上皮被柱状上皮所取代。

【病因机制】

正常情况下,食管胃交界处的食管下括约肌、膈肌及附近的肌束韧带等通过协同作用,在胃食管交界处共同形成一高压带,形成抗反流屏障,这一"屏障"遭到破坏导致了胃食管反流病。食管有一道完整的抗反流防御机制,也称为抗反流屏障,在其共同作用下,能有效地阻止过多的胃内容物发生反流,以抵抗反流物对食管黏膜的损伤。食管的这种抗反流防御机制与反流物对食管黏膜攻击作用处于平衡状态,当防御机制下降或攻击作用增强,平衡打破,可能导致 GERD。

1. 抗反流结构和功能受损

(1)食管下括约肌压力降低:食管下括约肌(lower esophageal sphincter,LES)是食管末端长 3~4 cm 的环形肌束,正常人静息状态下,LES 保持张力性收缩使食管胃连接处产生高压带(高于胃内压),防止胃内容物反流入食管。如 LES 压力(lower esophageal sphincter pressure,LESP)降低(<6 mmHg)会造成胃内容物反流至食管,中、重度食管炎患者 LESP 降低明显。GERD 患者 LESP 降低多见,但无解剖结构异常。引起 LESP 降低的因素包括贲门手术后、食管裂孔疝、腹内压升高(如妊娠、肥胖、腹水等)、长期胃内压升高(如胃排空延迟、胃扩张、胃瘫)及 LES 一过性松弛等。

(2)一过性食管下括约肌松弛:一过性食管下括约肌松弛(transient lower esophageal sphincter relaxation,TLESR)是与吞咽无关的 LES 松弛,为 LESP 正常时反流发生的最常见机制。GERD 患者 TLESR 频繁发生,多为酸反流,而正常人以气体反流为多。胃扩张、腹内压增加可通过迷走神经诱发 TLESR 的发生。某些食物(高脂肪、巧克力、咖啡、酒精、碳酸饮料、薄荷等)、药物(钙离子通道阻滞剂、地西泮、β 肾上腺素能受体激动剂、α 肾上腺素能受体拮抗剂、抗胆碱能药、茶碱、三环类抗抑郁药、多巴胺受体激动剂等)、某些激素(胆囊收缩素、促胰液素、胰高糖素、血管活性肠肽等)均可引起 LES 一过性松弛。动力异常是指消化系动力障碍,在诸多引起消化系动力障碍的原因中,TLESR 被认为是引起胃食管反流的主要原因。感觉异常则指的是神经和精神异常可以通过影响食管运动、食管内脏敏感性、胃酸分泌及其他行为特征引发或加重 GERD。因此,GERD 的产生和发展被认为是一个涉及物理、化学、精神和神经等多方面因素的过程。

(3)胃食管交界处结构改变:胃食管交界处的膈肌脚、膈食管韧带、食管和胃之间的 His 角等是抗反流功能的重要保证。最常见的异常为食管裂孔疝(hiatus hernia)。

2. 食管清除作用降低 食管清除能力包括推进性蠕动、唾液的中和、食团的重力。食管可以通过自身蠕动和唾液中和作用来清除食管内的物质。①推进性蠕动最为重要,通过食管蠕动可以清除大约 90% 的反流物,但当体部蠕动波幅<30 mmHg 将无法清除反流物。②站立时,食管蠕动依靠重力作用将食物推进胃内消化。③干燥综合征患者唾液分泌量减少,导致食管蠕动功能下降。④睡眠状态下、平躺、食管蠕动减慢、吞咽功能减弱、重力作用下降,导致部分反流物残留在食管内引起食管炎。

3. 食管黏膜抵御能力降低 食管黏膜的防御作用包括以下几点。①上皮前因素:黏液层、黏膜表面的 HCO_3^- 浓度。②上皮因素:上皮细胞间连接结构和上皮运输、细胞内缓冲系统、细胞代谢功能等。③上皮后因素:组织的基础酸状态和血液供应情况。当黏膜防御屏障受损时,即使不存在上述抗反流结构与功能受损和食管清除作用降低两种异常,正常反流也可导致 RE,如长期吸烟、饮酒、食用刺激性食物等导致黏膜抵御能力下降;一些药物如非甾体抗炎药(nonsteroidal antiinflammatory drug,NSAID)、铁剂、氯化钾等也可造成食管黏膜损伤。

【病理改变】

主要包括:①基底细胞层增生超过黏膜全层的15%;②乳头突起数量增多,超过黏膜全层的2/3,有丝分裂细胞增多;③黏膜上皮血管化,血管扩张或在乳头状突起顶部形成血管湖;④上皮层表面见卵圆形的未成熟细胞或气球状细胞;⑤炎症细胞浸润,特别是中性粒细胞或嗜酸性粒细胞与炎症的严重程度相关;⑥黏膜糜烂、溃疡,肉芽组织形成、纤维化;⑦鳞状上皮间隙增宽;⑧ Barrett 食管指变异的柱状上皮替代食管鳞状上皮,以前认为 Barrett 细胞包括胃型和肠型上皮,但目前多数学者认为肠化生才是 Barrett 食管。

【参考文献】

[1]中华医学会消化病学分会.2020 年中国胃食管反流病专家共识[J].中华消化杂志, 2020,40(10):649-663.

[2]梁笑楠,战蓉蓉,张晓岚.《2020 年中国胃食管反流病专家共识》解读[J].河北医科大学学报,2021,42(8):869-872.

第二节　大鼠胃食管反流病模型

一、大鼠手术法胃食管反流病模型

(一)大鼠急性胃食管反流病模型

【基本原理】

采用手术方法完全幽门结扎破坏或改变食管下括约肌(lower esophageal sphincter, LES),使胃排空受阻导致胃液潴留,胃液可明显反流入食管,建立大鼠急性酸反流性食管炎(reflux esophagitis,RE)模型;完全空肠结扎和 LES 切开,建立大鼠急性混合 RE 模型。

【实验材料】

1.药品试剂　①麻醉药品:戊巴比妥钠,水合氯醛,乌拉坦,盐酸氯胺酮注射液等。②组织固定液:10% 甲醛溶液或 4% 多聚甲醛溶液等。

2.仪器设备　pH 自动记录仪,生物显微镜,病理图像分析系统,常规手术器械等。

3.实验动物　SD 或 Wistar 大鼠,体重 200～300 g,雄性或雌雄兼用。

【方法步骤】

1.完全幽门结扎+贲门肌切开术[1-5]

(1)方法:实验用雄性 SD 大鼠,体重 225～275 g。术前 24 h 禁食(不禁水),盐酸氯胺酮肌内注射麻醉(200 mg/kg)。①腹部剑突下正中切口，暴露胃及幽门，避开血管，用细针及细线缝扎幽门，见图1-1。②于食管-胃交界处纵行切开贲门肌约1 cm，分离至黏膜层完全暴露于视野中。为防止切开贲门肌时出血，分离前用细针及细线缝扎横过胃食管交界处的胃左动脉的分支。

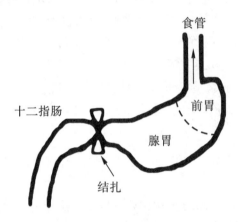

图1-1　完全幽门结扎术

(2)特点：与对照组比较，模型组大鼠食管下段pH值明显降低；肉眼及镜下可见食管黏膜发红、出血、糜烂，局部形成黑痂；黏膜上皮出现变性、坏死，黏膜下层水肿，黏膜各层出现炎症细胞浸润现象，且黏膜损伤度累及到黏膜肌层；食管炎指数显著升高。

2. 完全空肠结扎+贲门肌切开术[1,5-6]

(1)方法：实验用雄性SD大鼠，体重225～275 g。术前24 h禁食(不禁水)，盐酸氯胺酮肌内注射麻醉(200 mg/kg)。①腹部剑突下正中切口，在十二指肠后约1 cm的空肠处，完全结扎空肠。②于食管-胃交界处纵行切开贲门肌约1 cm，分离至黏膜层完全暴露于视野中，分离前用细针缝扎横过胃食管交界处的胃左动脉的分支。

(2)特点：术后24 h实验大鼠出现食管炎表现。与对照组比较，模型组大鼠食管下段pH值明显降低，肉眼及镜下可见食管黏膜病发红、出血，多数黏膜上皮细胞不同程度的变性坏死、糜烂及溃疡形成，食管炎指数显著升高。

【观察指标】

1. 食管下段pH监测[5]　禁食24 h (不禁水)，盐酸氯胺酮肌内注射麻醉(20 mg/kg)，将pH自动记录仪pH电极放置于胃食管交界点以上1 cm食管黏膜处，5 min后记录pH值。

2. 食管组织病理学检查　取食管，纵行切开食管壁，肉眼观察并进行宏观(macroscopic)评分(包括充血、水肿、糜烂、溃疡、壁内或腔内出血等)。将食管标本置于10%甲醛溶液固定，梯度乙醇脱水，常规石蜡包埋，对食管近端、中央和远端切片，HE染色，光镜结合病理图像分析系统观察食管组织学改变，进行光镜下病理评分，主要观察不同程度的上皮丢失(分裂、糜烂、溃疡)、反应性上皮改变(基底增生、有丝分裂、乳头状瘤病、球囊细胞、角化不全)、血管改变(包括水肿、充血、出血、血管病变)和炎症(多形核白细胞、淋巴细胞浸润强度和范围)等。

(1)宏观评分[5,7]:0分,正常;1分,>50%的组织充血;2分,非融合性黏膜或黏膜下出血;3分,融合性黏膜或黏膜下出血或糜烂。

(2)镜下评分[5,7]:0分,正常;1分,黏膜下水肿,或者上皮层分离和(或)血管充血;2分,局灶性内出血,或部分上皮细胞丢失和(或)炎症;3分,大面积出血和(或)上皮完全剥离。

【模型评价】

1.幽门被完全结扎以后,胃排空受阻,胃液潴留,胃液可明显反流入食管,引起急性酸性食管炎。完全幽门结扎术适用于短期反流性食管炎的研究,由于实验动物存活时间短(1~2 d)、观察时间有限,并不能很好地反映食管慢性损害的病理发展过程。因此,该模型对反流性食管炎的研究价值有限[1,8]。

2.通过结扎距 Treitz 韧带远端1 cm 的空肠,建立混合性反流模型。术后24 h 实验大鼠出现食管炎表现。该模型只能短期观察反流物对食管的急性损伤情况,不能很好地模拟人类 GERD 的自然病程[1]。由于混合反流比单纯的酸反流产生更多的自由基,该模型可用于探讨自由基介导食管损伤的机制及防治[9-10]。

【参考文献】

[1]陈小苏,王艳,鲍云,等.胃食管反流病大鼠模型探讨[J].中华胃食管反流病电子杂志,2020,7(4):228-235.

[2]SELYE H. The experimental production of peptic haemorrhagic oesophagitis[J]. Can Med Assoc J,1938,39(5):447-448.

[3]WETSCHER G J,PERDIKIS G,KRETCHMAR D H,et al. Esophagitis in Sprague-Dawley rats is mediated by free radicals[J]. Dig Dis Sci,1995,40(6):1297-1305.

[4]TUGAY M,YILDIZ F,UTKAN T,et al. Esophagitis impairs esophageal smooth muscle re-activity in the rat model:an in vitro study[J]. Dig Dis Sci,2003,48(11):2147-2152.

[5]许树长,胡运彪,莫剑忠.大鼠十二指肠胃食管反流性食管炎[J].第四军医大学学报,2002,23(2):155-157.

[6]英永,马鹏飞,程艳玲,等.单纯酸性及混合性反流性食管炎病理学观察对比研究[J].首届中国药物毒理学年会(2011年)暨国际药物非临床安全性评价研究论坛论文集,2011:1.

[7]LANAS A I,BLAS J M,ORTEGO J,et al. Adaptation of esophageal mucosa to acid-and pepsin-induced damage:role of nitric oxide and epidermal growth factor[J]. Dig Dis Sci,1997,42(5):1003-1012.

[8]程正义,张娇,王凤云,等.反流性食管炎大鼠模型造模方法简述[J].世界华人消化杂志,2015,23(28):4515-4521.

[9] WETSCHER G J, HINDER P R, BAGCHI D, et al. Free radical scavengers prevent reflux esophagitis in rats[J]. Dig Dis Sci,1995,40(6):1292-1296.

[10] WETSCHER G J, PERDIKIS G, KRETCHMAR D H, et al. Esophagitis in Sprague-Dawley rats is mediated by free radicals[J]. Dig Dis Sci,1995,40(6):1297-1305.

(二)大鼠慢性单纯酸反流性食管炎模型

【基本原理】

采用手术方法破坏或改变食管下括约肌(lower esophageal sphincter,LES)和胃、肠道的正常结构与功能,导致胃食管反流,建立大鼠慢性单纯酸反流性食管炎(reflux esophagitis,RE)模型。

【实验材料】

1. 药品试剂 ①麻醉药品:戊巴比妥钠、水合氯醛、乌拉坦、盐酸氯胺酮注射液等。②组织固定液:10%甲醛溶液或4%多聚甲醛溶液等。③其他:甲硝唑、乙醇、二甲苯、HE染液等。

2. 仪器设备 ①钢丝圈:自制,内径0.35 cm,长0.5~0.6 cm。②18-Fr Ne′laton catheter:直径4 mm。③幽门内支架:中心静脉穿刺扩张器(外径2.9 mm),中心静脉穿刺针外套管(外径3.7 mm)。④金属幽门夹:自制,宽3.0 mm的双扁铁心扎线(夹心金属直径0.3 mm)在不同直径的圆柱体上缠绕成不同直径大小的幽门夹,高压灭菌后备用。⑤其他:pH自动记录仪,电解式局部血液流量计(electrolytic regional blood flowmeter),生物显微镜,病理图像分析系统,常规手术器械等。

3. 实验动物 SD或Wistar大鼠,体重200~300 g,雄性或雌雄兼用。

【方法步骤】

1. 贲门钢圈置入固定法[1-3]

(1)方法:实验用SD大鼠,体重240~250 g,雌雄各半。大鼠适应环境7 d,手术前禁食24 h,将大鼠用4%的水合氯醛腹腔注射麻醉,仰卧位固定于手术台,腹正中切口,在胃底部胃大弯侧横向切口约0.5 cm,放入预先制作的钢丝圈(内径0.35 cm,长0.5~0.6 cm)于大鼠贲门处,用无创缝合线缝合固定,而后缝合胃大弯侧横向切口,关腹前腹腔内注入生理盐水1 mL及硫酸庆大霉素20 000 U。术后禁食24 h(不禁水),观察大鼠的活动表现、进水量。

(2)特点:术后模型组大鼠活动基本如常,体重下降与假手术组无明显差异,死亡率12.5%;造模5周后,模型大鼠RE呈轻度炎症的,肉眼可见到食管中下段黏膜充血、略粗糙,伴有血管影明显增粗;中度炎症可见食管壁增厚,黏膜粗糙并有少量白色颗粒样物增生或轻度糜烂。病理观察,轻度RE模型大鼠呈轻至中度鳞状上皮增生及黏膜固有层乳头延伸,黏膜层有少量炎症细胞浸润,以中性粒细胞为主伴少量淋巴细胞,并有轻度血管增生充血,少量上皮细胞层炎症细胞(中性和淋巴细胞)浸润。中度RE模型大鼠表现为炎症较前加重并伴有糜烂,炎症特点食管下段重于中上段。病理分级显示轻度占87.5%,中度占12.5%。

2. 18-Fr Ne'laton catheter 幽门缩窄法[4-9]

(1)方法:实验用雄性 Wistar 大鼠,体重 250～300 g。乙醚或异氟烷吸入麻醉,仰卧位固定,腹正中切口,在幽门环附近的十二指肠上覆盖一根宽 2～3 mm 的 18-Fr Ne'laton catheter(直径 4 mm),为防止移位,使用 4-0 尼龙线将导管边缘缝合到幽门浆膜上。前胃与腺部之间的过渡区(界嵴)用 2-0 丝线结扎,以加强胃内容物反流到食管(图 1-2)。术后禁食(不禁水)48 h。

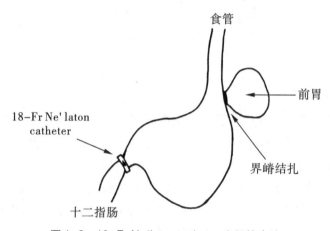

食管

前胃

18-Fr Ne'laton
catheter

界嵴结扎

十二指肠

图 1-2　18-Fr Ne'laton catheter 幽门缩窄法

(2)特点:①术后 7 d,模型组大鼠生存率为 66.7%;食管黏膜溃疡发生率为 100%,肉眼可见食管溃疡多出现在食管下部和中段,每只动物平均溃疡数(9.0 ± 3.5)个,每只动物的平均溃疡表面积分别为(40.0±56.6)mm²。②术后 7 d,模型组大鼠食管组织光镜下可见上皮明显增厚,固有层乳头向上皮内延伸,基底细胞增生,炎症细胞浸润。③食管中段和上段可见明显白细胞浸润,分别为(26.3±22.0) μm 和(8.2±4.9) μm,显著高于对照组[分别为(1.3±1.1) μm 和(1.4±1.0) μm]。④模型大鼠食管下段上皮厚度为(210.8±47.7) μm,中段上皮厚度为(204.2±60.1) μm,显著高于对照组[(26.0±5.5) μm,(21.0±6.5) μm]。

3. 幽门内支架植入法[3,10]

(1)方法:实验用雌性 Wistar 大鼠,体重(160±20) g,随机分为 2.9 mm 内支架组和3.7 mm 内支架组。术前 24 h 禁食(不禁水),予体积分数为 10% 水合氯醛 0.03 mL/kg腹腔注射麻醉,取上腹正中切口约 2 cm。距幽门 1 cm 处胃壁切开小孔,分别置入外径2.9 mm 内支架和外径 3.7 mm 内支架支撑幽门,以 2-0 号丝线结扎幽门环,5-0 号丝线将结扎线缝合固定于浆肌层,抽出内支架后缝合胃切开处。将前胃排空,2-0 号线结扎前胃,关腹(图 1-3)。术后禁食(不禁水)48 h。

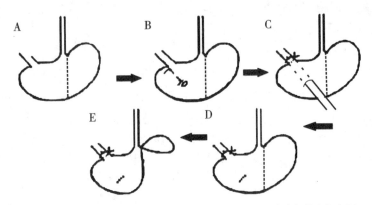

A. 大鼠食管、胃、十二指肠正常结构;B. 胃壁切口;C. 内支架植入与幽门
环结扎;D. 植入部位缝合;E. 结扎前胃。

图1-3　幽门内支架植入法

(2)特点:①术后7 d,模型大鼠肉眼可见食管下段不同程度扩张,管壁厚薄不一,黏膜出现白斑、糜烂和溃疡,组织学可见大鼠反流性食管炎模型食管组织上皮延长,基底细胞增生,黏膜固有层乳头延长,黏膜层炎症细胞浸润;2.9 mm 内支架组食管炎发生率为86%,3.7 mm 内支架组食管炎发生率为77%,两组比较差异无显著性意义。②术后7 d,2.9 mm 内支架组存活率35%,3.7 mm 内支架组存活率为68%,两组比较差异有显著意义,2.9 mm 内支架组7 d 存活率明显低于3.7 mm 内支架组。

4. 幽门夹不完全幽门夹闭法[11]

(1)方法:实验用成年雄性 SD 大鼠,随机分为3.9 mm 幽门夹组、4.2 mm 幽门夹组和4.5 mm 幽门夹组。10% 水合氯醛腹腔注射麻醉。麻醉成功后仰卧位固定,充分暴露胸腹部,弹性布带对称固定四肢。腹部正中2.0 cm×3.0 cm 区域备皮,碘伏消毒,铺无菌洞巾;取腹部正中切口进腹,于幽门十二指肠交界处避开血管,套上幽门夹后血管钳夹紧。以3-0号线系住幽门夹闭合端,另一端结扎 2/3 胃底,限制幽门夹向远端移位。检查胃部及十二指肠等部位无出血后,腹腔注入庆大霉素(20 000 U)及 0.5%甲硝唑 1 mL。用 5/0 线连续缝合腹膜,3/0 线间断缝合肌肉及皮肤。伤口对皮,75%乙醇消毒(图1-4)。

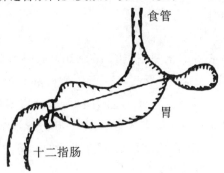

图1-4　幽门夹不完全幽门夹闭术

（2）特点：术后 2 周，3.9 mm 组、4.2 mm 组、4.5 mm 组及假手术对照组的存活率分别为 26.7%、73.3%、86.7% 和 100%，RE 发生率分别为 75.0%、72.7%、15.4% 和 0。与 4.2 mm 组比较，4.5 mm 组存活率差异无显著性意义（$P>0.05$），而 RE 发生率差异显著（$P<0.05$）。以 4.2 mm 直径幽门夹形成幽门不全梗阻、同时结扎 2/3 胃底形成的慢性胃食管反流大鼠模型有较高的长期存活率及高 RE 发生率，无须对消化管腔行切开缝合，操作简单、易标准化。

5. 部分幽门结扎+贲门肌切开术

（1）丝线幽门部分结扎法[12]

1）方法：实验用雄性 SD 大鼠，体重（250 ± 25）g，术前 24 h 禁食（但不禁水），盐酸氯胺酮肌肉麻醉（0.2 g/kg）。正中腹切口，于食管-胃交界处纵行切开贲门肌约 1 cm，分离至黏膜层完全暴露于视野中，以加强胃反流，为防止切开贲门肌时出血，分离前用细针缝扎横过胃-食管交界处的胃左动脉的分支。充分暴露幽门，用细针及细线缝扎一半幽门，并避开血管。

2）特点：术后 24、48、72 h，食管下段黏膜 pH 值明显低于假手术对照组，出现明显的反流性食管炎病理特征。

（2）金属针内置幽门部分结扎法[13]

1）方法：实验用 Wistar 大鼠，体重 180 ~ 220 g，雌雄各半。术前 24 h 禁食（不禁水），10% 水合氯醛腹腔注射麻醉（3 mL/kg），正中腹切口，用外径为 1.55 mm 的金属针由胃体部位穿刺入胃并通过幽门至十二指肠端，避开血管，缝扎金属针外部剩余幽门，缝扎完毕后，将金属针抽出，以此来保证大鼠在模型建立后所剩余的幽门内径均匀一致，缝合胃部穿刺点。于食管-胃交界处纵行切开贲门肌约 0.5 cm，分离至黏膜完全暴露于视野中，以加强胃反流。

2）特点：术后 48 h，模型组大鼠存活率为 100%，半数出现活动欠敏捷，被毛光泽减弱；pH 2.39±0.64，明显低于假手术组（pH 6.98±0.24）；食管黏膜肉眼可见点状或条状发红、糜烂及融合现象，光镜下可见不同程度的炎症细胞浸润。该模型在提高动物存活率的基础上，保证了大鼠模型幽门内径的一致，操作上更为规范。

（3）金属棒外置幽门部分结扎法[14]

1）方法：实验用雄性 Wistar 大鼠，体重 250 ~ 300 g，用 10% 水合氯醛腹腔注射麻醉（3 mL/kg），正中腹切口约 25 mm，于食管-胃交界处纵行切开贲门肌 0.5 cm，分离至黏膜层，从而使贲门部松弛，压力降低，以加强胃反流。为防止切开贲门肌时出血，分离前用细针缝扎横过胃-食管交界处的胃左动脉分支。而后半结扎幽门，即将直径为 4 mm 的金属棒放置幽门处外侧，将金属棒连同幽门一并结扎，并避开血管，结扎完毕后，将金属棒抽出，以保证大鼠在模型建立后形成幽门狭窄，而又不致梗阻且幽门内径均匀一致。腹腔内注入硫酸庆大霉素 20 000 U 后关腹，碘伏创口消毒。术后大鼠即可饮糖盐水，禁食 24 h 后，先予半量（15 g/d）标准颗粒饲料饮食 3 d，而后全量（30 g/d）饮食。

2）特点：模型大鼠术后出现不同程度的行动迟缓、精神衰弱、对外界刺激淡漠、被毛松散、毛色光泽减弱、饮水量及食量下降、体重下降等。食管下端 pH 值降低，术后 7 d、14 d 食管黏膜炎症反应明显。

6. 食管-胃成形术[3,15-18]

(1)方法：实验用雄性 SD 大鼠，6～8 周龄，体重 230～250 g。动物麻醉后，上腹部正中切口，在胃大弯侧食管下段（距胃食管交接部 0.5～1.5 cm 处）和胃底近食管下段处，做一纵行切口（全层切开），将胃食管交界处均匀分成两部分，分层吻合。

(2)特点：①存活率。术后 4 周、8 周、12 周、16 周存活率分别为 100%、95%、95%、95%，半数出现活动欠敏捷，被毛光泽略减。②食管黏膜肉眼表现分级。术后第 4 周Ⅰ级 80%，0 级 20%；术后第 8 周Ⅰ级 50%，Ⅱ级 50%；术后第 12 周Ⅰ级 20%，Ⅱ级 60%，Ⅲ级 20%；术后第 16 周Ⅱ级 60%，Ⅲ级 40%。③HE 染色病理观察。术后第 4 周轻度 80%，中度 20%；术后第 8 周轻度 25%，中度 25%，重度 50%；术后第 12 周轻度 20%，中度 20%，重度 60%；术后第 16 周中度 40%，重度 60%。④单纯酸性反流的大鼠 RE 模型，在食管黏膜上皮凋亡的改变方面不如酸碱混合反流术式明显。

7. 贲门成形+幽门结扎+胃 Roux-en-Y 式吻合术[3,19]

(1)方法：实验用 SD 大鼠，体重 220～280 g。1% 戊巴比妥钠腹腔注射麻醉（30 mg/kg），仰卧位固定，上腹部正中切开入腹，纵行切开贲门长约 0.5 cm，两端分别达食管和胃，用 6-0 无创缝线横向间断缝合；而后分离幽门血管，结扎幽门；再于距幽门 8～10 cm 处切断空肠，其远切端与腺胃的大弯行端侧吻合，近切端吻合于距切断缘 12～15 cm 处的小肠侧壁（端侧吻合）（图 1-5）。

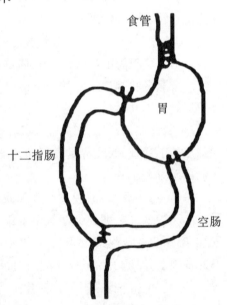

图 1-5　贲门成形+幽门结扎+胃 Roux-en-Y 式吻合术

(2)特点：①术后 4 周食管炎发生率 36.4%，死亡率 37.1%。②大体观察。术后 1 周，模型大鼠食管黏膜光滑，无明显肉眼可见的改变；术后 2 周，少数大鼠食管下段出现糜烂；术后 4 周，病变均较前明显加重，范围逐渐向上扩大，食管壁增厚，食管不规则扩张。③光镜观察。少数早期为急性炎症，2 周后多为淋巴细胞及少量嗜酸性粒细胞和巨噬细胞浸润的慢性炎症；食管上皮部分或全层缺损，底部覆以渗出物及肉芽组织；食管上皮层不同程度增厚，以基底层及棘层细胞增生为主，乳头延长，角化过度，术后 4 周时上皮过度增生发生率 18.2%。④该模型术式复杂，大鼠死亡率高，成功率相对较低。

【观察指标】

1. 食管下段 pH 监测[12]　　将大鼠麻醉后，剖腹，在胃大弯穿一小孔，将 pH 值自动记录仪 pH 电极从穿孔处插入胃内,并通过贲门进入食管,电极放置于胃-食管交界点以上 1 cm 食管黏膜处,1 min 后读取并记录。

2. 食管血流量测定[6,20-21]　将动物麻醉后,通过中线切口打开腹部,暴露食管腹部部分,采用 H_2-气体清除技术(H_2-gas clearance technique)测量食管血流量(esophageal blood flow,EBF)。将电解式局部血液流量计的双电极插入从浆膜插入食管黏膜并定位于上皮后层。在 3 个黏膜区域进行测量,计算 EBF 的平均值。

3. 病理学检查

(1)肉眼观察:取食管,纵行切开食管壁,生理盐水冲洗,肉眼观察并进行宏观(macroscopic)分级[10-11,22-24]。包括充血、水肿、糜烂、溃疡、壁内或腔内出血等。各病变部位(食管上、中、下段)和长度;若有狭窄需注明狭窄直径和长度;Barrett 食管应注明其长度、有无食管裂孔病,见表 1-1。

表 1-1　反流性食管炎内镜(肉眼)分级

分级	食管黏膜内镜下表现
0 级	正常(可有组织学改变)
I a 级	点状或条状发红、糜烂<2 处
I b 级	点状或条状发红、糜烂≥2 处
II 级	有条状发红、糜烂,并有融合,但并非全周性,融合<75%
III 级	病变广泛,发红、糜烂融合呈全周性,融合≥75%。

(2)立体显微镜观察:在立体显微镜(10 倍)下用正方形网格确定食管内病变的总面积(mm^2),并按病变指数(lesion index,LI)评分[6,20-21]。0 分,无可见病变;1 分,少量糜烂和出血;2 分,病变总面积<15 mm^2 ;3 分,病变总面积<30 mm^2 ;4 分,病变总面积 40 mm^2 ;5 分,病变总面积 45 mm^2 ;6 分,穿孔。

(3)食管组织学观察:将食管标本置于 10% 甲醛溶液固定,梯度乙醇脱水,常规石蜡包埋,对食管近端、中央和远端切片,HE 染色,光镜结合病理图像分析系统观察食管组织学改变,进行光镜下病理分级[10-11,22-24]。RE 的基本病理改变是:①食管鳞状上皮增生,包括基底细胞增生超过 3 层和上皮延伸;②黏膜固有层乳头向表面延伸,达上皮层厚度的 2/3,浅层毛细血管扩张,充血和(或)出血;③上皮层内中性粒细胞和淋巴细胞浸润;④黏膜糜烂或溃疡形成,炎症细胞浸润,肉芽组织形成和(或)纤维化;⑤胃食管连接处以上出现 Barrett 食管改变。见表 1-2。

(4)黏膜上皮厚度与白细胞计数测量[9]:使用光镜(高倍视野)评估食管上部(环咽部以下约 5 mm)、中部[环咽部与食管-胃(esophagogastric,EG)连接处之间的中点]和下部(EG 连接处上方约 0.5 mm)的上皮厚度。计数食管 3 段各高倍视野浸润的白细胞数量。

表 1-2　反流性食管炎病理分级

病理改变	分级		
	轻度	中度	重度
鳞状上皮增生	+	+	+
黏膜固有层乳头延伸	+	+	+
上皮细胞层内炎症细胞浸润	+	+	+
黏膜糜烂	−	+	−
溃疡形成	−	−	+
Barrett 食管改变	−	−	+/−

【模型评价】

1.通过手术造成自身胃肠道反流和外源性液体食管灌注是目前国内外制备反流性食管炎的动物模型主要两种方法。前者单纯通过化学刺激损伤食管黏膜,不能完全解释反流性食管炎的发病机制和疾病进展过程[25-27]。手术制备反流性食管炎模型可分为破坏食管下括约肌、结扎幽门(十二指肠或空肠)及食管胃肠道吻合术三大类[28-32],其中结扎幽门或十二指肠的手术操作方法相对简单,容易掌握。

2.采用破坏 LES 或胃食管结合部及其周围解剖组织的方法造成胃食管反流,可以较好地研究单纯酸性反流引起 GERD 的机制,同时有利于评价抗反流手术方式。但 GERD 患者多无明显的解剖结构异常,故该动物模型并不能完全解释人类 GERD 的发病[33]。早期研究通过行食管胃吻合术,切除胃食管括约肌,建立滑脱型食管裂孔疝,制备了第一个 GERD 动物模型,也是当时应用最多的模型。根据不同动物的解剖结构特点,分别对狗、猪、猫、兔的 LES 进行手术切开,均制备了有效、可靠的 GERD 动物模型,但目前本法较少被单独使用[34]。采用贲门钢圈置入扩张 LES,具有手术难度小,损伤轻和死亡率低等优点;但术后钢圈易脱落(术后 1 周脱落 1/2,术后 3 周全部脱落),病变程度较轻。

3.部分幽门结扎+前胃结扎术使幽门扩张受限,进食后胃排空受阻,继而胃内压力增高,使胃液反流入食管,损伤食管黏膜。与破坏食管下括约肌或食管胃肠道吻合术的方法比较,该方法制备反流性食管炎模型的特点在于不改变食管下段括约肌的结构及正常消化道的排列,能较好地模拟人体反流性食管炎的病理生理过程[10]。

4.注意事项:①选择合适的幽门结扎内支架管径,对提高前胃结扎+部分幽门结扎法的大鼠 RE 炎症的发生率和模型动物的存活率具有重要意义。②在进行 18-Fr Ne′laton catheter 幽门缩窄术时,为防止移位,使用 4-0 尼龙线将导管边缘缝合到幽门浆膜上。③进行贲门肌切开术时为防止切开贲门肌时出血,分离前应用细针缝扎横过胃-食管交界处的胃左动脉的分支。幽门结扎时,应避开血管。游离食管下段时,应避免损伤迷走神经。④术前禁食时间不应少于 24 h,以减少术中胃肠内食物残渣存留,因其易造成腹腔污染,增加术后感染机会。⑤选择某些术式制备 GERD 动物模型,术中应注意避免消化道扭曲成角导致术后梗阻;若术中发现胃内食渣残留较多,腹腔污染较重,应于关腹前以生理盐水充分冲洗后酌情给予抗生素预防感染;吻合口须缝合扎实,以免吻合口瘘及出血;术中一旦损伤大血管应及时有效结扎止血[35]。⑥由于各种系大鼠体重、幽门管径不尽相同,所以应用幽门结扎法建立大鼠反流性食管炎模型时,需考虑到大鼠的种系差异,选择合适的幽门结扎管径,才能建立高存活率和高食管炎发生率的模型[10]。⑦要制备符合研究需要的慢性 GERD 动物模型,不但要选择合理的术式以保证模型质量,还要采取一定措施预防术后并发症,降低非预期死亡率,以提高模型制备成功率。

【参考文献】

[1]程正义,张娇,王凤云,等.反流性食管炎大鼠模型造模方法简述[J].世界华人消化杂志,2015,23(28):4515-4521.

[2]唐旭东,吴红梅,王志斌,等.大鼠实验性胃食管反流病 RE 模型的建立与探讨[J].中国中医基础医学杂志,2004,10(9):79-80.

[3]陈小苏,王艳,鲍云,等.胃食管反流病大鼠模型探讨[J].中华胃食管反流病电子杂志,2020,7(4):228-235.

[4]OMURA N,KASHIWAGI H,CHEN G,et al. Establishment of surgically induced chronic acid reflux esophagitis in rats[J]. Scand J Gastroenterol,1999,34(10):948-953.

[5]OMURA N,KASHIWAGI H,CHEN G,et al. Effects of ecabet sodium on experimentally induced reflux esophagitis[J]. J Gastroenterol,2000,35(7):504-509.

[6]PAWLIK M,PAJDO R,KWIECIEN S,et al. Nitric oxide(NO)-releasing aspirin exhibits a potent esophagoprotection in experimental model of acute reflux esophagitis. Role of nitric oxide and proinflammatory cytokines[J]. J Physiol Pharmacol,2011,62(1):75-86.

[7]NAKAHARA K, FUJIWARA Y, TSUKAHARA T, et al. Acid reflux directly causes sleep disturbances in rat with chronic esophagitis[J]. LoS One,2014,9(9):e106969.

[8]NAHATA M, MUTO S, ORIDATE N, et al. Impaired ghrelin signaling is associated with gastrointestinal dysmotility in rats with gastroesophageal reflux disease[J]. Am J Physiol Gastrointest Liver Physiol,2012,303(1):G42-G53.

[9]ASAOKA D, NAGAHARA A, OGURO M, et al. Characteristic pathological findings and effects of ecabet sodium in rat reflux esophagitis[J]. World J Gastroenterol,2009,15(28):3480-3845.

[10]郑朝旭,林伟斌,余俊峰,等.反流性食管炎大鼠模型的制备:不同管径内支架支撑幽门及前胃结扎[J].中国组织工程研究与临床康复,2010,14(20):3705-3708.

[11]邹方明.慢性反流性食管炎大鼠模型的建立及 5-羟色胺 4 受体激动剂的抗食管黏膜炎症作用[D].福州:福建医科大学,2012.

[12]许树长,戴军,胡运彪,等.实验性酸性反流性食管炎动物模型制备的研究[J].中华消化杂志,1999,19(3):63-64.

[13]于强,袁红霞,崔乃强.酸性反流性食管炎大鼠模型的改良制备[J].中国中西医结合

消化杂志,2002,10(2):74-75,78.

[14]唐艳萍,弓艳霞,李淑红,等.复方白及糊对反流性食管炎模型大鼠食管黏膜的影响[J].中医杂志,2011,52(15):1312-1315,1321.

[15]ATTWOOD S E,SMYRK T C,DEMEESTER T R,et al. Duodenoesophageal reflux and the development of esophageal adenocarcinoma in rats[J]. Surgery,1992,111(5):503-510.

[16]HENNESSY T P,EDLICH R F,BUCHIN R J,et al. Influence on gastroesophageal incompetence on regeneration of esophageal mucosa[J]. Archives of surgery,1968,97(1):105-107.

[17]MELO L L,KRUEL C D P,KLIEMANN L M,et al. Influence of surgically induced gastric and gastroduodenal content reflux on esophageal carcinogenesis-experimental model in Wistar female rats[J]. Dis Esophagus,1999,12(2):106-115.

[18]张亚肖.反流性食管炎和抗胃食管反流手术动物模型的建立与实验研究[D].石家庄:河北医科大学,2006.

[19]王雯,李兆申,许国铭,等.不同方式建成3种反流性食管炎模型[J].解放军医学杂志,2000,25(3):171-173.

[20]KONTUREK S J,ZAYACHKIVSKA O,HAVRYLUK X O,et al. Protective influence of melatonin against acute esophageal lesions involves prostaglandins,nitric oxide and sensory nerves[J]. J Physiol Pharmacol,2007,58(2):371-387.

[21]PAWLIK M W,KWIECIEN S,PAJDO R,et al. Esophagoprotective activity of angiotensin-(1-7) in experimental model of acute reflux esophagitis. Evidence for the role of nitric oxide, sensory nerves, hypoxia-inducible factor-1alpha and proinflammatory cytokines[J]. J Physiol Pharmacol,2014,65(6):809-822.

[22]陆星华,张泰昌.反流性食管炎诊断及治疗指南(2003年)[J].中华消化内镜杂志,2004,21(4):221-222.

[23]FUJIWARA Y,HIGUCHI K,HAMAGUCHI M,et al. Increased expression of transforming growth factor-alpha and epidermal growth factor receptors in rat chronic reflux esophagitis[J]. J Gastroenterol Hepatol,2004,19(5):521-527.

[24]SUGAWA T,FUJIWARA Y,YAMAGAMI H,et al. A novel rat model to determine interaction between reflux oesophagitis and bronchial asthma[J]. Gut,2008,57(5):575-581.

[25]SOUZA R F,HUO X,MITTAL V,et al. Gastroesophageal reflux might cause esophagitis through a cytokine-mediated mechanism rather than caustic acid injury[J]. Gastroenterology,2009,137(5):1776-1784.

[26]LI Y,WO J M,ELLIS S,et al. A novel external esophageal perfusion model for reflux esophageal injury[J]. Dig Dis Sci,2006,51(3):527-532.

[27]ISHIYAMA F,IIJIMA K,ASANUMA K,et al. Exogenous luminal nitric oxide exacerbates esophagus tissue damage in a reflux esophagitis model of rats[J]. Scand J Gastroenterol, 2009,44(5):527-537.

[28]LI Y,MARTIN R C. Reflux injury of esophageal mucosa:experimental studies in animal models of esophagitis,Barrett's esophagus and esophageal adenocarcinoma[J]. Dis Esophagus,2007,20(5):372-378.

[29]TUGAY M,YILDIZ F,UTKAN T,et al. Esophagitis impairs esophageal smooth muscle reactivity in the rat model:an in vitro study[J]. Dig Dis Sci,2003,48(11):2147-2152.

[30]GAIA FILHO E V,GOLDENBERG A,COSTA H O. Experimental model of gastroesophageal reflux in rats[J]. Acta Cir Bras,2005,20(6):437-444.

[31]NISHIJIMA K,MIWA K,MIYASHITA T,et al. Impact of the biliary diversion procedure on carcinogenesis in Barrett's esophagus surgically induced by duodenoesophageal reflux in rats[J]. Ann Surg,2004,240(1):57-67.

[32]ZHANG T,ZHANG F,HAN Y,et al. A rat surgical model of esophageal metaplasia and adenocarcinoma-induced by mixed reflux of gastric acid and duodenal contents[J]. Dig Dis Sci,2007,52(11):3202-3208.

[33]陈莹,王锋,许树长.胃食管反流病动物模型的研究现状[J].胃肠病学 2006,11(9):568-570.

[34]杨芸峰,浦斌红.胃食管反流病动物模型制备的研究进展[J].世界华人消化杂志,22(21):3036-3040.

[35]杨路亭,张亚肖,刘红梅,等.慢性胃食管反流病大鼠模型制备方法的探讨[J].第二军医大学学报,2006,27(4):431-434.

(三)大鼠慢性单纯碱反流性食管炎模型

【基本原理】

在全胃切除的基础上,采用食管与十二指肠或空肠吻合等方法,导致十二指肠碱性液体直接反流入食管腔,研究十二指肠内容物对食管黏膜的作用,建立大鼠慢性单纯碱反流性食管炎(reflux esophagitis,RE)模型[1-2]。

【实验材料】

1.药品试剂　①麻醉药品:戊巴比妥钠,水合氯醛,乌拉坦,盐酸氯胺酮注射液等。②组织固定液:10%甲醛溶液或4%多聚甲醛溶液等。

2.仪器设备　pH自动记录仪,电解式局部血液流量计(electrolytic regional blood flowmeter),生物显微镜,病理图像分析系统,常规手术器械等。

3.实验动物　SD或Wistar大鼠,体重200~300 g,雄性或雌雄兼用。

【方法步骤】

1. 食管-空肠吻合+全胃切除术[1-6]

（1）方法：实验用雄性 Wistar 大鼠，8 周龄，体重 230～270 g。术前禁食 24 h，戊巴比妥钠腹腔注射麻醉（25 mg/kg），仰卧位固定，上腹部正中开腹，在胃食管交界处做横向切口，在十二指肠与幽门交界处做纵向切口，切除全胃，关闭十二指肠残端，然后在距 Treitz 韧带以下约 4 cm 处空肠做一纵行切口，将食管残端与空肠切口进行端侧全层间断吻合（图1-6）。术后 2 d，所有手术大鼠皮下注射 5% 葡萄糖注射液 10 mL 加 50 mg 青霉素。术后禁水 24 h，禁食 48 h。

（2）特点：模型大鼠食管下部异常增厚和扩张，有时接近正常食管直径的两倍以上；食管下段黏膜不规则，呈颗粒状；少数可见带蒂息肉，直径 1.0～1.5 mm；反流性食管炎区域食管鳞状细胞癌发生率 100%，以内生生长为主，可见不同阶段浸润（即原位癌、黏膜下层和固有肌浸润）。所有恶性灶均伴有食管炎、增生性病变和严重的不典型增生，未观察到淋巴结或远处器官的转移。

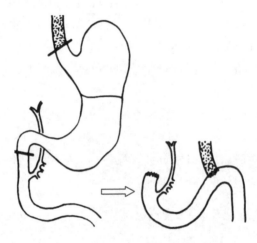

图1-6 食管-空肠吻合+全胃切除术

2. 食管-十二指肠吻合+全胃切除术[7-8]

（1）方法：实验用 SD 大鼠，体重 220～280 g。1% 戊巴比妥钠腹腔注射麻醉（30 mg/kg），仰卧位固定，上腹部正中切开入腹，结扎贲门，切断食管，切除全胃；十二指肠残端结扎并荷包包埋。距残端约 1 cm 处肠系膜对侧纵行切开十二指肠壁约 0.5 cm，与食管下端行端侧吻合术（图1-7）。

（2）特点：术后 4 周成活率为 76.7%，RE 发生率 100%。术后 1 周，模型大鼠食管下段见黏膜充血、轻度糜烂；术后 2 周，食管下段糜烂溃疡较 1 周时扩大并广泛，且出现白色"树皮样"黏膜高度增生外观（白斑）；术后 4 周，病变均较前明显加重，范围逐渐向上扩大，食管壁增厚，食管不规则扩张。少数早期为急性炎症，2 周后多为淋巴细胞及少量嗜酸性粒细胞和巨噬细胞浸润的慢性炎症；食管上皮部分或全层缺损，底部覆以渗出物及肉芽组织;食管上皮层不同程度增厚,以基底层及棘层细胞增生为主,乳头延长,角化过度,术后 4 周时上皮过度增生发生率 78.2%;少数出现柱状上皮化生(Barren 食管)。十二指肠反流产生增生性上皮性食管炎,十二指肠内容物食管反流在增殖性食管炎的致病性和食管腺癌的潜在发展中起着重要作用。

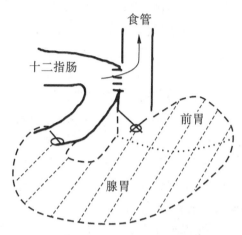

图 1-7　食管-十二指肠吻合+全胃切除术

3. 食管-十二指肠端侧吻合+胆管-空肠吻合+全胃切除术[9]

(1)方法:实验用 SD 大鼠,体重 220～280 g,雌雄兼用。1% 戊巴比妥钠腹腔注射麻醉(30 mg/kg),仰卧位固定,上腹部正中切开入腹,进腹后将食管下段分离出神经和血管,结扎贲门,切断食管,分离并分别结扎胃周血管,切除全胃,十二指肠残端结扎并荷包包埋。于距残端约 1 cm 处纵行切开十二指肠壁约 0.5 cm,与食管下端行端侧吻合术。找出胆总管,于胰腺组织上方结扎胆总管,避免损伤胰腺,造成胰漏。切断胆总管,吻合于距幽门约 15 cm 处的小肠侧壁(端侧吻合)。关腹前腹腔内注入生理盐水 1 mL 及硫酸庆大霉素 20 000 U,术后禁食 24 h,不禁水。

(2)特点:单纯胰液反流模型大鼠均出现程度不等的反流性食管炎,病变以食管下段为重,随病程延长加重,组织学表现为炎症、糜烂溃疡、上皮高度增生及出现化生柱状上皮。

【观察指标】

1. 病理学检查　取食管,纵行切开食管壁,生理盐水冲洗,肉眼观察并进行宏观(macroscopic)分级(参见本节"大鼠慢性单纯酸反流性食管炎模型")。将食管标本置于 10% 甲醛溶液固定,梯度乙醇脱水,常规石蜡包埋,对食管近端、中央和远端切片,HE 染色,光镜结合病理图像分析系统观察食管组织学改变,进行光镜下病理分级(参见本节"大鼠慢性单纯酸反流性食管炎模型")。食管组织学表现分为以下 7 类[4-6]。

(1)炎症反应:上皮组织内炎症细胞浸润。炎症细胞包括中性粒细胞、淋巴细胞和浆细胞,伴有或不伴有食管壁组织水肿。

（2）上皮增生：食管上皮厚度是正常厚度的两倍多，同时伴有棘层增生，乳头向黏膜表面异常延伸，角化不全。上皮的分层结构不受干扰。

（3）基底细胞增生：鳞状上皮的基底层增厚，占上皮的15%以上。上皮乳头延长，角化不全，可能含壁内囊肿；鳞状上皮复层结构完整。

（4）溃疡：上皮缺失并伴有炎症细胞浸润。

（5）鳞状上皮异型增生：食管鳞状上皮有带异型性的鳞状细胞组成，具有大而多态的细胞核，核深染，有丝分裂象数量增加。鳞状异常增生可累及上皮固有层，但不侵犯黏膜下层。

（6）Barrett食管：食管鳞状上皮被柱状上皮所取代，柱状上皮包括刷状边缘的吸收细胞和周期性Schiff酸性染色的杯状细胞。黏膜中也可见类似幽门腺的黏液腺，未见潘氏细胞（Paneth cell）和内分泌细胞。柱状上皮可能含有发育不良的腺细胞。在组织学检查中，将食管下部扁平的空肠黏膜和连续的柱状黏膜的边界固定在缝合材料的位置上。

（7）癌：具有细胞和结构异型性的上皮生长，侵入黏膜下层。①鳞状细胞癌（squamous-cell carcinoma）是一种发育不良的鳞状细胞，具有明显的细胞和结构异型性，根据有无癌珠可分为高分化型和低分化型。②腺癌（adenocarcinoma）是腺细胞增生异常，具有非典型性和侵袭性，有两种组织学类型：管状或乳头状腺癌和黏液腺癌。③腺鳞癌（adenosquamous carcinoma）由腺癌和鳞状细胞癌两部分组成。

2. 其他　参见本节"大鼠慢性单纯酸反流性食管炎模型"。

【模型评价】

1. 十二指肠内容物不仅可诱发大鼠糜烂性食管炎和巴雷特食管（Barrett's esophagus，BE），还可诱发食管腺癌。相比之下，胃内容物单独诱导BE发生率低，未诱导出任何食管腺癌[4-5]。实验表明十二指肠内容物，而不是胃内容物，在BE和随后的大鼠食管腺癌的发生中起主要作用。

2. 单纯小肠液反流入食管的大鼠RE模型（食管-空肠吻合+全胃切除术、食管-十二指肠吻合+全胃切除术），与保留胃部将食管与空肠吻合RE模型及保留胃部将食管与十二指肠吻合RE模型比较显示，十二指肠及小肠液可造成食管黏膜损害，但胃酸与胆汁的混合性反流对大鼠食管黏膜所造成的损害比单纯酸、反流碱更为严重[6]。

3. 胰液能造成明显食管黏膜损伤，可能在胃食管反流病及并发症的发生、发展中具有重要意义[9]。

4. 大鼠肠道较细，质地细嫩，在手术中器械的牵拉，极易造成肠道机械性损伤，直接影响术后大鼠存活。手术中应尽量避免反复翻动牵拉，一方面增加了肠道挫伤、扭曲，造成术后肠梗阻，另一方面易引起大鼠微循环紊乱，是术后24 h死亡的主要原因[4]。在手术过程中，操作要轻柔、精确，防止误伤，用生理盐水棉棒协助暴露，尽量少用金属器械直接牵拉非手术部位肠道。

5. 食管肠道吻合是手术过程中的关键步骤之一，吻合口的好坏直接影响手术的成败。吻合的成功主要取决于食管的全层吻合，尤其是食管黏膜层，既要避免遗漏食管黏膜层,又要避免将对侧黏膜层缝上,是避免术后吻合口狭窄和吻合口瘘的关键。

6.其他:参见本节"大鼠慢性单纯酸反流性食管炎模型"。

【参考文献】

[1]程正义,张娇,王凤云,等.反流性食管炎大鼠模型造模方法简述[J].世界华人消化杂志,2015,23(28):4515-4521.

[2]陈小苏,王艳,鲍云,等.胃食管反流病大鼠模型探讨[J].中华胃食管反流病电子杂志,2020,7(4):228-235.

[3]SETO Y,KOBORI O,SHIMIZU T,et al. The role of alkaline reflux in esophageal carcinogenesis induced by N-amyl-N-methylnitrosamine in rats[J]. Int J Cancer,1991,49(5):758-763.

[4]MIWA K,SAHARA H,SEGAWA M,et al. Reflux of duodenal or gastroduodenal contents induces esophageal carcinoma in rats[J]. Int J Cancer,1996,67(2):269-274.

[5]NISHIJIMA K,MIWA K,MIYASHITA T,et al. Impact of the biliary diversion procedure on carcinogenesis in Barrett's esophagus surgically induced by duodeno-esophageal reflux in rats[J]. Ann Surg,2004,240(1):57-67.

[6]王瑞华,欧阳钦,陈曦,等.建立三种大鼠反流性食管炎模型的方法[J].浙江大学学报(医学版),2009,38(3):297-304.

[7]王雯,李兆申,许国铭,等.不同方式建成3种反流性食管炎模型[J].解放军医学杂志,2000,25(3):171-173.

[8]BYRNES C K,BAHADURSINGH A,AKHTER N,et al. Duodenal reflux produces hyperproliferative epithelial esophagitis:a possible precursor to esophageal adenocarcinoma in the rat[J]. J Gastrointest Surg,2003,7(2):172-180.

[9]李达周,王雯,张志坚,等.单纯胰液反流对食管黏膜损伤的实验研究[J].实验动物科学,2011,28(1):13-14,17,74.

(四)大鼠慢性混合反流性食管炎模型

【基本原理】

在保留全胃的基础上,采用食管与十二指肠或空肠吻合等方法,使胃液和十二指肠液反流入食管腔,建立大鼠慢性混合反流性食管炎(reflux esophagitis,RE)模型[1-2]。

【实验材料】

1.药品试剂　①麻醉药品:戊巴比妥钠,水合氯醛,乌拉坦,盐酸氯胺酮注射液等。②组织固定液:10%甲醛溶液或4%多聚甲醛溶液等。③试剂盒:白蛋白、血红蛋白、总血清铁和转铁蛋白饱和度试剂盒,半乳糖氧化酶-雪夫氏galactose oxidase-Schiff,GO-S)、刀豆蛋白A(concanavalin A,Con-A)和高铁双胺-奥蓝(high iron diamine-alcian blue,HID-AB)组织化学染色试剂盒等。④5-溴脱氧尿嘧啶核苷(bromodeoxyuridine,BrdU):

用生理盐水配成 5 mg/mL 浓度。⑤其他:碘伏、乙醇、二甲苯等。

2.仪器设备　pH 自动记录仪,电解式局部血液流量计(electrolytic regional blood flowmeter),高效液相色谱仪(high performance liquid chromatography,HPLC),生物显微镜,病理图像分析系统,常规手术器械等。

3.实验动物　SD 或 Wistar 大鼠,体重200～300 g,雄性或雌雄兼用。

【方法步骤】

1.食管-十二指肠侧侧吻合术[1,3-5]

(1)方法:实验用 8 周龄雄性 SD 大鼠。大鼠术前 24 h 禁食不禁水。氯胺酮肌内注射麻醉(80 mg/kg),仰卧位固定,碘伏消毒术野皮肤,铺洞巾,取腹部剑突正中线切口逐层进入腹腔。暴露胃,用眼科组织镊将胃提出,剪断肝胃韧带,显露食管,靠用眼科止血钳仔细游离食管,保留迷走神经,以近胃食管交界处上方做 1 cm 纵行切口,全层切开食管,在距幽门 1 cm 附近的十二指肠近端肠系膜对侧做 1 cm 切口,行侧侧吻合。吻合后,检查腹腔无活动性出血,给予生理盐水 1～1.5 mL 灌入腹腔。以 3-0 带线缝合针两层连续缝合关闭腹腔(图 1-8)。术后保温 2 h,清醒后即可饮水,禁食 24 h。

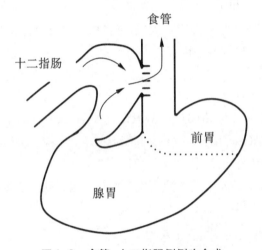

图 1-8　食管-十二指肠侧侧吻合术

(2)特点:术后第 12 周,模型大鼠的存活率为 72.9%,食管炎症发生率 100.0%,糜烂、溃疡发生率76.9%,鳞状上皮异型增生发生率76.9%,Barrett 食管(Barrett esophagus,BE)发生率38.5%。所有 BE 均为特化型,具有杯状细胞(含唾液黏液蛋白或硫黏液蛋白)和柱状细胞(含酸性或中性黏液蛋白),以及不完全发育的刷状边界。BE 几乎全部位于食管底部,并与十二指肠黏膜连续。所有肿瘤均为分化良好的黏液性食管腺癌(esophageal adenocarcinoma,EAC),大多数 EAC 有邻近的不典型增生 BE 区。

2.食管-十二指肠端侧吻合术[6-14]

(1)方法:实验用雄性 SD 大鼠,8 周龄,体重180～220 g。1%戊巴比妥钠腹腔注射麻醉(30 mg/kg),将大鼠仰卧位固定于手术台,取上腹部正中切口进腹。进腹后将食管下段分离出神经和血管,结扎贲门,切断食管;缝合贲门并荷包包埋入胃中,保留全胃。于距幽门约 1 cm 处纵行切开十二指肠壁约 0.4 cm,与食管下端行食管-十二指肠端侧吻合术,关腹前腹腔内注入 0.85% 氯化钠注射液 1 mL 及硫酸庆大霉素 20 000 U(图 1-9)。术后禁食 24 h,不禁水。观察大鼠饮食、粪便及活动情况,每周测体重。

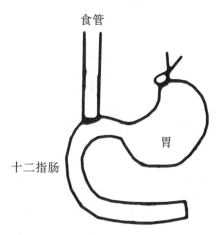

图 1-9 食管-十二指肠端侧吻合术

(2)特点:模型动物死亡率 16.7%,RE 发生率 88.0%。术后 1 周,模型大鼠食管下段见黏膜充血、轻度糜烂;术后 2 周,食骨下段糜烂溃疡较 1 周时扩大并广泛,且出现白色"树皮样"黏膜高度增生外观(白斑);术后 4 周,病变均较前明显加重,范围逐渐向上扩大,食管壁增厚,食管不规则扩张。光镜下可见早期为急性炎症,2 周后多为淋巴细胞及少量嗜酸性粒细胞和巨噬细胞浸润的慢性炎症;食管上皮部分或全层缺损,底部覆以渗出物及肉芽组织;食管上皮层不同程度增厚,以基底层及棘层细胞增生为主,乳头延长,角化过度,术后 4 周时上皮过度增生发生率 48.0%;少数出现柱状上皮化生(Barrett 食管)。

3. 食管-空肠吻合术[1,7,15-20]

(1)方法:实验用 8 周龄雄性 Wistar 或 SD 大鼠,体重 180~220 g。禁食 24 h 后,乙醚吸入麻醉或戊巴比妥钠腹腔注射麻醉(40 mg/kg),仰卧位固定,上腹正中切口,暴露胃,用眼科组织镊将胃提出,剪断肝胃韧带,显露食管,用眼科止血钳仔细游离食管,保留迷走神经。以 3-0 缝合线结扎贲门,于食管下段近贲门处剪断食管,缝合胃端,以眼科止血钳轻轻牵拉食管远端以免食管回缩入胸腔。显露 Treitz 韧带以下 4 cm 空肠,以 6-0 带线缝合针将食管-空肠端侧全层间断吻合,吻合口 3~4 mm(图 1-10)。

(2)特点:术后第 12 周,可见食管下段外观不规则扩张、增粗,食管纵行皱褶扭曲。纵行剖开食管,可见食管下段管壁增厚、黏膜粗糙,散在分布糜烂及浅表溃疡,中下段食管黏膜如"树皮样"改变,呈现白斑,糜烂及溃疡分布较广泛,有的溃疡深达肌层,部分食管下端黏膜缺失,黏膜增生如结节状。光镜下可见:急性和(或)慢性炎症,以急性炎症为主,多为中性粒细胞浸润伴组织不同程度的水肿,炎症发生率100%。吻合口上方常出现溃疡,上皮缺失,底部覆盖渗出物,有的溃疡达肌层,糜烂、溃疡发生率78.6%。可见食管鳞状上皮异型增生,呈乳头瘤样,食管壁增厚,基底层细胞不同程度增生,上皮乳头增长,角化过度,鳞状上皮异型增生发生率71.4%。部分模型动物可见 Barrett 食管发生,发生率42.9%。发生食管腺癌1例。

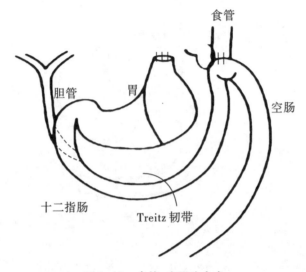

图1-10　食管-空肠吻合术

4. 食管-胃-十二指肠吻合术[1,21]

(1)方法:实验用雄性 SD 大鼠,6 周龄。适应性饲养 2 周后,术前禁食 24 h,氯胺酮(80 mg/kg)和甲苯噻嗪(12 mg/kg)腹腔注射麻醉,仰卧位固定,上腹正中切口,分别在胃食管连接处及幽门附近的肠系膜对缘十二指肠近端,分别做 2 个 1.5 cm 的纵向切口,黏膜对黏膜精确分层吻合。在胃食管交界处切开时,注意不要触及腺胃(图 1-11)。术后禁食 24 h。

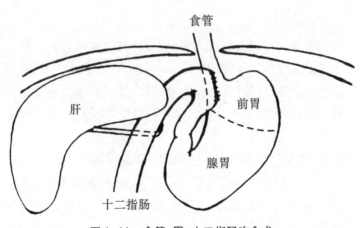

图1-11　食管-胃-十二指肠吻合术

（2）特点：该模型成功率 100%，存活率 93%。术后 40 周时，EGDA 大鼠的体重、食物摄入量、血红蛋白、血清总铁、转铁蛋白饱和度、血清白蛋白，以及血浆 α-生育酚、γ-生育酚和视黄醇水平与对照组大鼠无显著差异。动物一般只有轻度食管炎，但吻合口周围区域有更严重的食管炎。43 只大鼠中，柱状内衬食管（columnar-lined esophagus，CLE）、不典型增生的 CLE 和食管腺癌（esophageal adenocarcinoma，EAC）的发生率分别为 53.5%、34.9% 和 25.6%。所有肿瘤均为鳞-柱交接部高分化黏液腺癌。

5. 食管-胃-空肠吻合术[1,22]

（1）方法：实验用雄性 8 周龄 Wistar 大鼠，体重 180~220 g。禁食 24 h 后，乙醚吸入麻醉，仰卧位固定，上腹正中切口，在胃食管交界处和距离 Treitz 韧带 3 cm 远端空肠分别做 1.5 cm 的切口，然后用 7-0 尼龙缝线端端全层间断吻合，使胃液、十二指肠内容物可经吻合口反流入食管（图 1-12）。术后 12 h 动物饮水，36 h 后动物进食。手术后 10、20、30、40 和 50 周，处死所有存活动物，观察其食道的连续形态学变化。

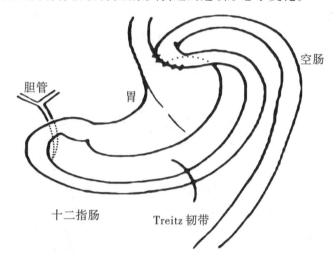

图 1-12　食管-胃-空肠吻合术

（2）特点：①模型大鼠 50 周存活率 95.6%。②术后所有动物均出现严重食管炎伴鳞状细胞增生。③术后第 20 周，食管鳞状上皮基底细胞层内首先出现 ConA 阳性的腺化生细胞，随后出现 GOS 阳性细胞和 HID-AB 杯状细胞，表现出 Barrett 食管特化柱状上皮的特征。④手术后第 40~50 周，部分大鼠发展成了食管腺癌。

6. 食管-空肠吻合+胃-空肠吻合术[23-24]

（1）方法：①实验雌性 SD 大鼠，体重 340~360 g。将大鼠随机分为模型组和假手术对照组，术前禁食 24 h。②异氟烷吸入麻醉，将呼吸机的氧气压力调节至 0.5 MPa 的受控水平。异氟烷用于诱导（3%）和维持（1.5~3%）。将大鼠放入封闭的诱导箱中，并将麻醉流量切换至第五挡。暴露 1~2 min 后，大鼠被诱导进入昏迷状态。随后将大鼠置于手术台上，快速固定呼吸机面罩，同时将麻醉流量切换至 1 挡。③手术过程在无菌条件下进行。将大鼠的四肢固定在仰卧位。使用止血钳将舌头从口腔中缩回并固定以保持持续顺畅的呼吸。术野用0.5%聚维酮碘消毒并铺上手术纱布后,在剑突下腹膜中线处切开腹腔。切口长度约为4 cm。模型组大鼠用眼钳暴露胃,用眼钳抬高胃。显露食管,并用眼用止血钳小心切开肝胃韧带。在此过程中,迷走神经受到了严密的保护。在贲门附近用3-0线分别结扎贲门和食管,两个结扎相距3 mm。切开食管和胃,轻拉食管远端结扎以避免食管在胸腔内回缩。仔细暴露十二指肠和幽门,在距幽门7 mm处用3-0缝线结扎十二指肠,并在距幽门5 mm处切开十二指肠。用碘水(碘与生理盐水的比例为1∶2)冲洗胃两次。将空肠暴露在Treitz韧带下3 cm处,在空肠上部用6-0缝合针缝合幽门和空肠,胃-空肠吻合口长5~6 mm。用手术刀在食管下段作斜切口。用6-0级缝合针缝合食管和空肠斜切口,缝合上空肠全层,食管-空肠吻合口长度3~4 mm,两个吻合口之间的距离为1.0~1.5 cm。假手术组切开腹腔,10 min后关闭腹腔。关闭麻醉呼吸机,迅速取下呼吸面罩。④术后大鼠禁食24 h,给予5%葡萄糖注射液与生理盐水(1∶1)混合物及纯净水。第1周用碘消毒切口,1次/d。记录大鼠饮水量、摄食量、体重、大便、精神状态等生理指标。⑤术后16周处死大鼠,取食管-空肠吻合口周围3 cm的食管组织标本和0.4 cm的空肠标本,纵向切开,进行大体形态学观察。将标本用10%甲醛溶液固定,梯度乙醇脱水,常规石蜡包埋,HE染色,光学显微镜下观察组织学变化(图1-13)。

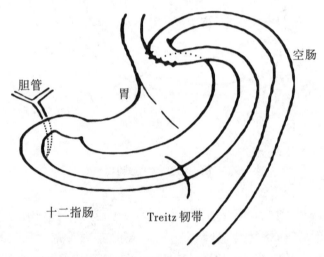

A.食管、胃和空肠的正常结构。B.手术切口示意。贲门附近结扎贲门及食管括约肌。切开食管和胃,沿结扎线间隔分离。在距幽门7 mm处用3-0线结扎十二指肠,随后在距幽门5 mm处切开十二指肠。C.吻合手术过程图。空肠暴露在Tveitz韧带下3 cm处。在空肠上部用6-0缝合针缝合幽门与空肠。斜口食管和空肠切口用6-0级缝合针在空肠上部全层缝合。两个吻合口之间的距离为1.0~1.5 cm。

图1-13 食管空肠吻合+胃空肠吻合术

(2)特点:①死亡率。模型动物死亡率37.5%,大多数死亡发生在手术后3 d,死亡率在第3天达到高峰。死亡原因为手术并发症(包括出血、梗阻和坏死)。②饮水和食物摄取量。术后连续 10 d 记录每只大鼠的饮水和食物摄取量。假手术组的大鼠可以正常进食和饮水。模型组少饮、少食的大鼠均未存活,而正常饮水和饮食的大鼠存活。假手术组与模型组存活大鼠饮水、进食量差异无统计学意义。③体重。术后 10～14 d,模型组大鼠体重较假手术组显著降。术后 2～16 周,模型组存活大鼠体重逐渐增加。但 16 周结束时,模型组存活大鼠的体重仍明显低于假手术组。④组织学变化。16 周实验结束时,模型组大鼠 BE 和炎症反应发生率 100%,糜烂、溃疡发生率 80%,鳞状上皮发育不良 40%。

【观察指标】

1. 一般情况　术后记录大鼠饮水量、摄食量、体重、大便、精神状态等生理指标。

2. 营养评估[21,25]　穿刺心脏或经眶后静脉窦取血 4 mL,使用试剂盒测定白蛋白、血红蛋白、总血清铁和转铁蛋白饱和度,高效液相色谱法(HPLC)测量视黄醇、α-生育酚和 γ-生育酚含量。

3. 病理学检查

(1) 肉眼观察:取食管,纵行切开食管壁,生理盐水冲洗,肉眼观察并进行宏观(macroscopic)分级(参见本节"大鼠慢性单纯酸反流性食管炎模型")。测量所有可见肿瘤的高度、长度和宽度,将三者的平均值作为直径,按公式计算肿瘤体积(tumor volume)[21,25]。

$$肿瘤体积 = 4/3 \ \pi r^3$$

(2) 立体显微镜观察:在立体显微镜(10 倍)下用正方形网格确定食管内病变的总面积(mm^2),并按病变指数(lesion index,LI)评分(参见本节"大鼠慢性单纯酸反流性食管炎模型")。

(3) 食管组织学观察:将食管标本置于 10% 甲醛溶液固定,梯度乙醇脱水,常规石蜡包埋,对食管近端、中央和远端切片,HE 染色,光镜结合病理图像分析系统观察食管组织学改变,进行光镜下病理分级(参见本节"大鼠慢性单纯酸反流性食管炎模型")。此外,亦可参照美国胃肠学会(American College of Gastroenterology,ACG)等相关标准进行组织病理学评估[24,26-27]。①炎症:炎症细胞浸润上皮组织,包括中性粒细胞和淋巴细胞,伴或不伴食管组织水肿。②上皮增生:食管上皮厚度增加超过正常厚度的两倍。③基底细胞增生:鳞状基底层厚度增加至 15%,或伴有组织囊肿。④溃疡:上皮缺损,伴有炎症细胞浸润。⑤鳞状上皮发育不良:食管黏膜由鳞状细胞组成,有丝分裂核染色增加。⑥BE:鳞状上皮被柱状上皮取代,伴或不伴柱状上皮化生。⑦食管腺癌:伴有黏膜下组织浸润的黏液腺癌。

4. 黏蛋白组织化学[22,28-29]　黏蛋白组织化学染色主要用于以鉴定各种病变上皮内黏蛋白的不同类型细胞。取石蜡包埋切片,GO-S 染色检测酸性黏液,Con-A 染色检测胃腺窝上皮型黏液,HID-AB 染色检测幽门腺型黏液。

5. 细胞动力学[22]　大鼠单次腹腔注射 BrdU(100 mg/kg)体重 BrdU,注射后 1 h 处死。在应用抗 BrdU 抗体之前,先用 1 N HCl 浸泡切片,然后用 0.05% 的蛋白酶,再用 1 N

HCl 浸泡 10 min。单克隆鼠抗 BrdU 在 4 ℃下孵育过夜,然后与生物素化兔抗小鼠抗体和链亲和素–生物素–过氧化物酶复合物孵育各 20 min。细胞核被苏木精轻微反染。

【模型评价】

1. 酸、胆汁或胆汁和酸混合物反流的相互作用被认为在 BE 的发展中起重要作用。胃酸和十二指肠液胃食管反流在大多数反流发作时同时发生。因此,BE 动物模型通常由混合性反流诱导[30]。现有的混合性反流模型主要分为 3 类:食管–十二指肠吻合(esophagus–duodenum anastomosis,EDA)、食管–空肠吻合(esophagus–jejuna anastomosis,EJA)和食管–空肠+胃–空肠吻合(esophagus–jejuna gastro–jejunal anastomosis,EJGJ)[24]。

2. 在 EDA 模型中,食管下括约肌与十二指肠起始段吻合(侧侧吻合或端侧吻合),迷走神经受到保护,胃分泌物与十二指肠分泌物通过吻合口回流到食管。EDA 模型可以模拟胃食管反流病患者的反流状态[24,31]。然而,在这种情况下,由于十二指肠液反流减少,BE 的诱导相对困难。食管十二指肠(或空肠)端侧吻合术是将食管从贲门处剪断,将食管的断端吻合于十二指肠(或空肠)的侧壁上,在胃上口进行荷包包埋,将胃旷置;食管十二指肠侧侧吻合术是不剪断食管和胃的连接,只是将十二指肠提到食管位置,将食管和十二指肠侧壁剪开小口,然后将两口吻合[1-2]。由于食管十二指肠侧侧吻合术不破坏食管和胃的正常解剖结构,优于食管十二指肠(或空肠)端侧吻合术。

3. 在 EJA 模型中,下食管与空肠起始段端对端吻合,保护迷走神经,胃和十二指肠的液体均能流入下食管。然而,由于反流过于剧烈,该模型无法模拟人类 BE 的真实情况[30]。食管十二指肠吻合术与食管空肠吻合术两种术式的主要区别在于反流吻合口距离胆管和胰腺开口的远近[1-2]。其中,以食管十二指肠吻合术较为常用。

4. 通过对胃十二指肠混合反流模型不同手术方式进行探索,在将食管贲门处与胃断开、将胃旷置及食管下段吻合于十二指肠距幽门 1 cm 处侧壁的基础上,针对端侧吻合手法分别采取了全层间断缝合、全层间断+浆肌层包埋缝合和全层间断密集缝合组 3 种手术方法,比较 RE 的发生率及组织学改变,3 种方式均无显著性差异;但在比较主要死亡原因如吻合口瘘、梗阻、肺部及腹腔感染等原因时,全层间断密集缝合组优于另外两组,提示全层间断密集缝合是该模型较为合适的吻合方式[32]。

5. 食管–胃–十二指肠吻合术(esophagogastroduodenal anastomosis,EGDA)模拟了人类 EAC 发展的两个基本特征:十二指肠–胃–食管反流和食管内可见肠或“特化”柱状上皮的存在。由于柱状上皮的周转率大约是鳞状细胞的 5 倍,并且柱状上皮比鳞状上皮更能抵抗胃酸和胆汁酸的损伤,柱状上皮可能开始向食管扩张,以适应反流诱导的鳞状上皮损伤[21,33]。大鼠 EGDA 模型被认为是目前最成功、最有效的 GERD 模型[1,21],在手术后 40 周,在没有任何已知致癌物和肿瘤促进剂治疗的情况下,EGDA 导致 25.6% 的大鼠发生分化良好的黏液腺癌,与 EDA 诱导的发生率相当。与现有的其他动物模型相比,EGDA 具有以下优点[21]:①避免了其他手术相关的问题,如胃功能的丧失。食物沿正常消化道传递,EGDA 大鼠营养状况正常。②胃和十二指肠内容物大量反流到食管。动态 24 h 食管 pH 值和胆红素监测显示,胃液和十二指肠液混合反流比单独胃液对食管的危害更大。十二指肠内容物和胃内容物在诱导 BE 和 EAC 方面存在协同作用,尽管单独一种内容物也具有破坏性[34-35]。③胆汁经胃再循环会使胃窦 pH 升高,从而导致胃窦 G 细胞释放胃泌素。已知胃泌素通过促进食管癌的生长对胃肠道上皮具有营养作用[36-37]。该模型的主要缺点是可能导致胃畸形,不能模拟自然发生的十二指肠反流[1,22]。

6. 食管-胃-空肠吻合术被认为是一种能解决食管-胃-十二指肠吻合术导致胃畸形的慢性混合反流性食管炎模型,可更好地保持正常胃功能和正常营养状态,模型动物因可食用足够的食物而存活更长的时间[22]。但至今尚缺乏两种模型优劣评价的可靠实验数据。

7. EJGJ 模型同时进行胃-空肠吻合(stomach-jejunal anastomosis,SJA)和食管-空肠吻合(esophagus-jejunal anastomosis,EJA),由于食管-空肠和胃-空肠两个吻合口之间的距离较短,从胃排出进入空肠的胃液与十二指肠液混合后流入食管下部。与 EDA 和 EJA 模型相比,EJGJ 模型更能模拟人胃食管反流的病理生理状态[23-24]。由于迷走神经和幽门被保留,不仅避免了十二指肠液胃反流,且不影响持续性的胃酸分泌。在改良的 EJGJ 模型中[24],Treitz 韧带与胃空肠吻合口之间的距离缩短至 3 cm,SJA 与 EJA 之间的距离延长至 1.0~1.5 cm。改良后的手术方法将大鼠的 BE 发生率从之前 EJGJ 模型中的 47%(Zhang 建立的[24])提高到 100%。由于胃-空肠吻合口和食管-空肠吻合口的距离延长,胃液与十二指肠液能够更充分地混合,该模型可作为 BE 基础研究的可靠动物模型。但该模型手术较为复杂,动物死亡率相对较高(37.5%)。

8. 不同的手术方式制备的大鼠慢性混合反流性食管炎模型具有各自的优缺点,研究者应根据不同的目的及要求,确定适合的研究动物,选择合理的术式,制备符合研究需要的理想动物模型。

9. 注意事项:①在胃食管交界处切开时,注意不要触及腺胃。②在进行食管-十二指肠吻合或食管-空肠吻合时,首先要用动脉夹夹住吻合口两端的肠管及食管下段再进行吻合,避免胃肠液的流出。其次,在吻合后,详细检查有无吻合口瘘,再用干纱布吸尽腹腔内的血水,注入含有抗生素的盐水后关腹[32]。

10. 其他:参见本节"大鼠慢性单纯酸反流性食管炎模型""大鼠慢性单纯碱反流性食管炎模型"。

【参考文献】

[1]陈小苏,王艳,鲍云,等.胃食管反流病大鼠模型探讨[J].中华胃食管反流病电子杂志,2020,7(4):228-235.

[2]程正义,张娇,王凤云,等.反流性食管炎大鼠模型造模方法简述[J].世界华人消化杂志,2015,23(28):4515-4521.

[3]ATTWOOD S E,SMYRK T C,DE MEESTER T R,et al. Duodenoesophageal reflux and the development of esophageal adenocarcinoma in rats[J]. Surgery,1992,111(5):503-510.

[4]MELO L L,KRUEL C D P,KLIEMANN L M,et al. Influence of surgically induced gastric and gastroduodenal content reflux on esophageal carcinogenesis - experimental model in

Wistar female rats[J]. Dis Esophagus,1999,12(2):106-115.

[5] FANG Y,CHEN H,HU Y,et al. Gastroesophageal reflux activates the NF-κB pathway and impairs esophageal barrier function in mice[J]. Am J Physiol Gastrointest Liver Physiol, 2013,305(1):G58-G65.

[6] 王雯,李兆申,许国铭,等.不同方式建成 3 种反流性食管炎模型[J].解放军医学杂志,2000,25(3):171-173.

[7] 王瑞华,欧阳钦,陈曦,等.建立三种大鼠反流性食管炎模型的方法[J].浙江大学学报(医学版),2009,38(3):297-304.

[8] 王雯,许国铭,李兆申,等.胃及十二指肠液对食管黏膜损伤的实验研究.中华消化杂志[J],2000,20(4):20-22.

[9] 于凤海,王雯,李兆申,等.一氧化氮及血管活性肠肽在实验性反流性食管炎发病机制中的作用[J].第二军医大学学报,2001,22(3):219-221.

[10] 李兆申,王雯,许国铭,等.胃及十二指肠食管反流对致癌剂诱发大鼠食管肿瘤的影响[J].第二军医大学学报,2000,21(1):65-67,F004.

[11] 程艳梅,朱生樑,马淑颖,等.通降和胃方对大鼠混合反流性食管炎食管上皮的影响[J].山西中医,2005,21(1):46-48.

[12] 冯云霞,时昭红,张介眉,等.调中颗粒对混合反流性食管炎大鼠食管黏膜 3 种胃肠激素的影响[J].中国中西医结合消化杂志,2007,15(6):369-372.

[13] CLARK G W,SMYRK T C,MIRVISH S S,et al. Effect of gastroduodenal juice and dietary fat on the development of Barrett's esophagus and esophageal neoplasia:an experimental rat model[J]. Ann Surg Oncol,1994(3),1:252-261.

[14] CHEN X,DING Y W,YANG G Y,et al. Oxidative damage in an esophageal adenocarcinoma model with rats[J]. Carcinogenesis,2000,21(2):257-263.

[15] CHEN K H,MUKAISHO K,LING Z Q,et al. Association between duodenal contents reflux and squamous cell carcinoma-establishment of esophageal cancer cell line derived from the metastatic tumor in rat reflux model[J]. Anti-Cancer Res,2007,27(1A):175-181.

[16] HANBY A M,PERA M,FILIPE I,et al. Duodenal content reflux esophagitis in the rat:an animal model for the ulcer-associated cell lineage (UACL)[J]. Am J Pathol,151(6):1819-1824,1997.

[17] CHEN K H,MUKAISHO K,SUGIHARA H,et al. High animal-fat intake changes the bile-acid composition of bile juice and enhances the development of Barrett's esophagus and esophageal adenocarcinoma in a rat duodenal-contents reflux model[J]. Cancer Sci, 2007,98(11):1683-1688.

[18] PERA M,CARDESA A,BOMBI J A,et al. Influence of esophagojejunostomy on the induction of adenocarcinoma of the distal esophagus in Sprague-Dawley rats by subcutane-

ous injection of 2,6-dimethylnitrosomorpholine[J]. Cancer Res,1989,49(23):6803-6808.

[19]FEIN M,PETERS J H,CHANDRASOMA P,et al. Duodenoesophageal reflux induces e-sophageal adenocarcinoma without exogenous carcinogen[J]. J Gastrointest Surg,1998,2(3):260-268.

[20]GREENE C L,WORRELL S G,DEMEESTER T R. Rat reflux model of esophageal cancer and its implication in human disease[J]. Ann Surg,2015,262(6):910-924.

[21]CHEN X,YANG G,DING W Y,et al. An esophagogastroduodenal anastomosis model for esophageal adenocarcinogenesis in rats and enhancement by iron overload[J]. Carcinogenesis,1999,20(9):1801-1808.

[22]KUMAGAI H,MUKAISHO K,SUGIHARA H,et al. Cell kinetic study on histogenesis of Barrett's esophagus using rat reflux model[J]. Scand J Gastroentero,2003,38(7):687-692.

[23]ZHANG T,ZHANG F,HAN Y,et al. A rat surgical model of esophageal metaplasia and adenocarcinoma-induced by mixed reflux of gastric acid and duodenal contents[J]. Dig Dis Sci,2007,52(11):3202-3208.

[24]WEN H,LIU T,LIU H,et al. An improved surgical procedure to establish a gastroesophageal reflux model with a high incidence of Barrett's esophagus in rats[J]. Exp Ther Med,2018,16(5):3863-3868.

[25]SOWELL A L,HUFF D L,YEAGER P R,et al. Retinol,alpha-tocopherol,lutein/zeaxanthin,beta-cryptoxanthin,lycopene,alpha-carotene,trans-beta-carotene,and four retinyl esters in serum determined simultaneously by reversed-phase HPLC with multiwavelength detection[J]. Clin Chem,1994,40(3):411-416.

[26]MIWA K,SAHARA H,SEGAWA M,et al. Reflux of duodenal or gastro-duodenal contents induces esophageal carcinoma in rats[J]. Int J Cancer. 1996;67(2):269-274.

[27]SHAHEEN N J,FALK G W,IYER P G,et al. ACG clinical guideline:Diagnosis and management of Barrett's esophagus[J]. Am J Gastroenterol,2016,111(1):30-50.

[28]TATEMATSU M,ICHINOSE M,MIKI K,et al. Gastric and intestinal phenotypic expression of human stomach cancers as revealed by pepsinogen immunohistochemistry and mucin histochemistry[J]. Acta Pathol Jpn,1990,40(7):494-504.

[29]KATSUYAMA T,SPICER S S. Histochemical differentiation of complex carbohydrates with variants of the concanavalin Ahorseradish peroxidase method[J]. J Histochem Cytochem,1978,26(4):233-250.

[30]VAEZI M F,RICHTER J E. Role of acid and duodenogastroesophageal reflux in gastroesophageal reflux disease[J]. Gastroenterology,1996,111(5):11921199.

[31]THEISEN J,PETERS J H,FEIN M,et al. The mutagenic potential of duodenoesophageal

reflux[J]. Ann Surg,2005,241(1):6368.

[32]汪涛,陈杰,刘斌,龚均.反流性食管炎大鼠模型的建立[J].陕西医学杂志 2004,33(8):677-679.

[33]HERBST J J,BERENSON M M,MC CLOSKY D,et al. Cell proliferation in esophageal columnar epithelium (Barrett's esophagus)[J]. Gastroenterology,1978,75(4):683-687.

[34]VAEZI M F,SINGH W,RICHTER J E. Role of acid and duodenogastric reflux in esophageal mucosal injury:a review of animal and human studies[J]. Gastroenterology,1995,108(6),1897-1907.

[35]KAUER W H,PETERS J H,DEMEESTER T R,et al. Mixed reflux of gastric and duodenal juices is more harmful to the esophagus than gastric juice alone[J]. Ann Surg,1995,222(4),525-533.

[36]SUMIYOSHI H,YASUI W,OCHIAI A,et al. Effects of gastrin on tumor growth and cyclic nucleotide metabolism in xenotransplantable human gastric and colonic carcinomas in nude mice[J]. Cancer Res,1984,44(10):4276-4280.

[37]VANNIEUWENHOVE Y,DEBACKER T,CHEN D,et al. Gastrin stimulates epithelial cell proliferation in the esophagus of rats[J]. Virch Arch,1998,434(4),371-375.

二、大鼠食管外灌注法反流性食管炎模型

【基本原理】

采用食管外灌注(external esophageal perfusion,EEP)外源性胆汁、酸化胃蛋白酶或盐酸等方法,建立大鼠反流性食管炎(reflux esophagitis,RE)模型。

【实验材料】

1.药品试剂 ①外源性胆汁:0.5%胎牛胆汁,pH 7.4。②酸化胃蛋白酶(acidified pepsin,AP):将1.0 mol/L HCl 和2 000 U/mL 胃蛋白酶混合,用生理盐水调节溶液 pH=2.0。③麻醉药品:戊巴比妥钠,水合氯醛,乌拉坦,盐酸氯胺酮注射液,硫代巴妥钠(sodium thiobarbital)等。④组织固定液:10%甲醛溶液或4%多聚甲醛溶液等。⑤试剂盒:白细胞介素(nterleukin,IL)-6、IL-1β、γ干扰素(interferon-γ,IFN-γ),酶联免疫吸附法(enzyme-linked immunosorbent assay,ELISA)试剂盒,P物质、降钙素基因相关肽(calcitonin gene related pepitde,CGRP)免疫测定试剂盒。⑥其他:磷酸盐缓冲液(phosphate buffer saline,PBS),苏木精-伊红(hematoxylin-eosin,HE)染色液,1% 铌酸等。

2.仪器设备 ①微渗透泵(osmotic pump):灌注速度分别为2.5 μL/h、5 μL/h 和10 μL/h。②微量注射泵。③便携式 pH 监测系统:单晶锑电极 pH 监测导管,测量范围0<pH<9.0)。④高分辨多通道灌注食管测压系统:测压导管4个孔,每孔间距为5 cm。⑤其他:蠕动泵,液体温度调节器,生物显微镜,病理图像分析系统,胃管,常规手术器械等。

3. 实验动物　SD 或 Wistar 大鼠,8 周龄,体重 180~220 g,雄性或雌雄兼用。

【方法步骤】

1. 外源性胆汁灌注法[1-2]

（1）方法:实验 SD 大鼠,于手术前禁食 24 h,戊巴比妥钠腹腔注射麻醉(60 mg/kg),用足部反射监测麻醉深度。下颈部及背部去毛,无菌条件下颈背部皮下植入包埋微型渗透泵(最大容量为 2 mL)。下颈部中线切开 4 cm 切口,暴露气管,分离气管与食管之间的结缔组织,隔离食管(注意避免损伤迷走神经和颈动脉)。在食管处做一个 0.5 cm 的小切口,插入一根手拉伸的 PE-50 导管,通过两点缝合固定在食管壁上。导管的另一端向颈后穿隧,与皮下植入的渗透泵相连接。术后禁食 24 h。渗透泵以恒定的灌注率将外源性胆汁输送到食管腔(图 1-14)。

食管灌注选用 3 种渗透泵将外源性胆汁(0.5% 牛胆汁,pH 7.4)引入食管腔:2 mL 1 泵(灌注速率 10 μL/h,持续 1 周),2 mL 2 泵(灌注速率 5 μL/h,持续 2 周),2 mL 4 泵(灌注速率 2.5 μL/h,持续 4 周)。对照组灌注生理盐水。

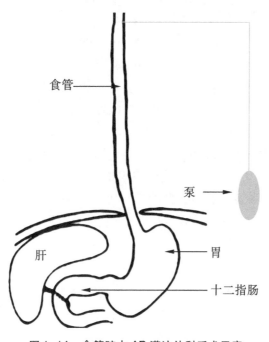

食管

泵 →

肝

胃

十二指肠

图 1-14　食管腔内 AP 灌注外科手术示意

（2）特点:灌注 1 周、2 周、4 周后,所有模型动物均出现炎症细胞黏膜浸润、基底细胞增生、乳头肥大。组织病理学和细胞变化与反流性食管炎相关的发现一致。与对照组相比,食管黏膜细胞凋亡指数、增殖指数及 8-OH-dG 表达均显著升高。与生理盐水对照组相比,胆汁灌注后 MnSOD 表达降低。

2.外源性酸化蛋白酶灌注法[3-4]

(1)方法:实验用雄性 Wistar 大鼠,实验前 6 h 禁食、禁水,1% 戊巴比妥钠腹腔注射麻醉(40 mg/kg),将大鼠固定在操作台上,头部抬高 20°~30°,以减少反流误吸引起窒息,经口插入 6 号胃管,尖端位于贲门上 2 cm 左右,另一端连接 5 mL 注射器,注射器内盛有灌注液,其中 A 组灌注液成分为 0.25 mol/L HCl+0.5 mg/mL 胃蛋白酶;B 组为 0.5 mol/L HCl+0.5 mg/mL 胃蛋白酶;C 组为对照组,灌注液为等量生理盐水。将注射器安装于微量注射泵上,以微量注射泵控制注射器移动,移动速度 75 μL/min,持续 30 min,共计 14 d。

(2)特点:①与对照组(C)相比,模型组(A、B)大鼠活动度减少,懒动、扎堆、弓背,对外界刺激的反应减弱,皮毛枯黄、蓬乱,饮食量逐渐减少,大便便溏或干结。②A、B 两组大鼠血清 IL-6、IL-1β、IFN-γ 含量明显升高,B 组明显高于 A 组。③A 组大鼠食管黏膜结构轻度改变,仅可见轻度黏膜固有层乳头延伸,突向上皮层,以及上皮内极少量中性粒细胞、淋巴细胞等炎症细胞浸润,未见局部溃烂、鳞状上皮增生等改变;B 组大鼠黏膜固有层乳头延伸较 A 组显著,可见炎细胞浸润,部分可见鳞状上皮增生及黏膜溃烂。

3.外源性 HCl 灌注法[5-6]

(1)方法:实验用成年雄性 SD 大鼠,卵清蛋白 100 mg 辅以氢氧化铝佐剂 200 mg 的混合液 1.5 mL 腹腔注射基础致敏。在实验的第 14 天,对造模组动物进行食管酸灌注。麻醉动物平卧位固定,头部抬高 20°~30°,切开腹壁和胃壁,将一引流管放置在贲门处以收集从食管滴注的液体。把一单腔灌流管经口放置于食管内,导管开口位于食管和胃交界处上 2~3 cm,固定导管,另一端与持续灌注泵相连。使用 0.1 mol/L 盐酸滴注,滴注液温度保持 37 ℃,速度 10 mL/h,共 50 min。

(2)特点:模型组大鼠电镜下可见食管组织细胞核固缩明显,染色质分布不均匀,成块状。上皮细胞间隙水肿,细胞间隙明显增宽,其间桥粒消失未见;P 物质和 CGRP 表达明显上升。

【观察指标】

1.一般情况观察 实验过程中,仔细观察各组大鼠的行为状态、皮毛色泽、精神状况、情绪反应、活动度、饮食量、体重、身体姿势、排便性状等情况。

2.血清 IL-6 、IL-1β、IFN-γ 含量测定[4] 将大鼠用 1% 戊巴比妥钠腹腔注射麻醉,腹主动脉取血,离心分离血清,ELISA 法测定血清 IL-6 、IL-1β、IFN-γ 含量。

3.食管组织病理学检查[1,7-13]

(1)肉眼观察:切除整个食管,纵向切开食管壁,肉眼观察有无明显异常(包括充血、水肿、糜烂、溃疡、壁内或腔内出血等),进行肉眼观察分级。0 级,正常(可有组织学改变);Ⅰ级,点状或条状发红,糜烂,无融合现象;Ⅱ级,有条状发红,糜烂,并有融合,但非全周性;Ⅲ级,病变广泛,发红、糜烂触合呈全周性,或溃疡。

(2)光镜观察:将食管切成 3 个相等的部分(上食管、中食管和下食管)。每个部位取食管组织标本 3 块(长 0.5 cm),用 10% 甲醛溶液固定 24 h,梯度乙醇脱水,常规石蜡包

埋,5 μm 连续切片,苏木精-伊红(HE)染色,光镜结合病理图像分析系统进行组织病理
学观察与分析,区分不同程度的上皮丢失(分离、糜烂、溃疡)、反应性上皮变化(基底增
生、乳头状瘤、有丝分裂、原位角化、角化不全)、血管改变(包括充血、水肿、出血、血管病
变),并确定炎症(多核白细胞、淋巴细胞、聚集程度和扩展程度)。RE 的基本病理包
括:①食管鳞状上皮增生,包括基底细胞增生超过 3 层和上皮延伸;②黏膜固有层乳头向
表面延伸,达上皮层厚度的 2/3,浅层毛细血管扩张、充血及(或)出血;③上皮层内中性粒
细胞和淋巴细胞浸润;④黏膜糜烂或溃疡形成,炎细胞浸润,肉芽组织形成和(或)纤维
化;⑤胃食管连接处以上出现 Barrett 食管改变。组织病理学分级见表 1-3。

表 1-3　组织病理学分级

病变	分级		
	轻度	中度	重度
食管鳞状上皮增生	+	+	+
黏膜固有层乳头延伸	+	+	+
上皮细胞层内炎症细胞浸润	+	+	+
黏膜糜烂	-	+	+
溃疡形成	-	-	+
Barrett 食管改变	-	-	+/-

(3)电镜观察[5]:取食管组织 1 mm × 1 mm × 1 mm,置于 4% 多聚甲醛溶液中固定
2 h,震荡切片,厚 40 μm,用 0.1 mol/LPBS 漂洗 3 遍(45 min),先后予以 1% 锇酸后固定
2.5 h,磷酸缓冲液清洗 3 遍,1% 醋酸铀块染 2 h,乙醇梯度脱水加环氧丙烷代换 2 次脱
水,纯树脂渗透过夜;再包埋聚合、修块,超薄切片(70 nm),铅铀染色,透射电镜观察并
拍照。

4. P 物质及 CGRP 蛋白表达测定[5]　将石蜡切片按 P 物质和 CGRP 试剂盒要求进行
免疫组织化学染色,光镜结合病理图像分析系统,在 25 倍目镜下每张切片随机观察 5 个
视野的食管组织 P 物质和 CGRP 的阳性表达(棕黄色或棕褐色阳性区域),计算每个视野
免疫组化阳性指数,求 5 个视野阳性指数的平均值。

$$阳性指数 = 阳性面积比 × 光密度(optical density,OD)值$$

【模型评价】

1. 采用食管外灌注外源性胆汁、酸化胃蛋白酶或盐酸等方法建立的大鼠反流性食管
炎模型,模型大鼠出现食管黏膜充血、水肿、糜烂、溃疡、壁内或腔内出血等宏观改变及不
同程度的上皮丢失(分离、糜烂、溃疡)、反应性上皮变化(基底增生、乳头状瘤、有丝分裂、
原位角化、角化不全)、血管改变(包括充血、水肿、出血、血管病变)、炎症细胞浸润等微观
变化,符合人类反流性食管炎的基本病理特征。

　　2. 食管外灌注法方法操作相对简单,动物成活率高,主要用于明确食管内反流液中的损伤因子及其作用机制、食管黏膜损害和防御机制的研究,并可用于评价药物治疗效果[14]。

　　3. 人类反流性食管炎是一个涉及诸多因素的慢性病理变化,由于灌注物与复杂的体内反流物不同,无法准确模拟疾病形成的自然病理过程。

　　4. 在进行气管与食管之间的结缔组织分离以隔离食管时,注意避免损伤迷走神经和颈动脉。在进行置管手术时,应严格执行无菌操作。

【参考文献】

[1] LI Y,WO J M,SU R R,et al. Esophageal injury with external esophageal perfusion[J]. J Surg Res,2005,129(1):107-113.

[2] 陈小苏,王艳,鲍云,等. 胃食管反流病大鼠模型探讨[J]. 中华胃食管反流病电子杂志,2020,7(4):228-235.

[3] MOLOUDI R,NABAVIZADEH F,NAHREVANIAN H,et al. Effect of different doses of GLP-2(Teduglutide)on acute esophageal lesion due to acid-pepsin perfusion in male rats[J]. Peptides,2011,32(10):2086-2090.

[4] 陈健海. 六君子合旋覆代赭汤对 RE 大鼠食管 ICC 及 SCF/c-kit 通道的影响[D]. 扬州:扬州大学,2018.

[5] 程艳梅,张秀莲,王高峰,等. 疏肝和胃方对非糜烂性胃食管反流病模型大鼠内脏敏感性外周机制的影响[J]. 辽宁中医杂志,2012,39(11):2147-2149.

[6] 陈东风,房殿春. 食管内脏高敏感性动物模型的建立和评价[J]. 局解手术学杂志,2008,17(2):77-79.

[7] ISMAIL-BEIGI F,HORTON P F,POPE C E. Histological consequences of gastroesophageal reflux in man[J]. Gastroenterology,1970,58(2):163-74.

[8] 中华医学会消化内镜学会,中华消化内镜杂志编辑部. 反流性食管病(炎)诊断及治疗方案(试行)[J]. 中华消化内镜杂志,2000,12(1):56,60.

[9] 严慧深. 海巴戟天联合干细胞移植治疗反流性食管炎的实验研究[D]. 扬州:扬州大学,2020.

[10] WECHSLER J B,BOLTON S M,AMSDEN K,et al. Eosinophilic esophagitis reference score accurately identifies disease activity and treatment effects in children[J]. Clip Gastroenterol Hepatol,2018,16(7):1056-1063.

[11] WANG M,ZHANG J Z,KANG X J,et al. Relevance between GerdQ score and the severity of reflex esophagitis in Uygur and Han Chinese[J]. Oncotarget,2017,8(43):74371-74377.

[12] VAN RHIJN B D,VERHEIJ J,SMOUT A J,et al. The Endoscopic Reference Score shows modest accuracy to predict histologic remission in adult patients with eosinophilic esophagitis[J]. Neurogastroenterol Moth,2016,28(11):1714-1722.

［13］ESPOSITO S,VALENTE G,ZAVALLONE A,et al. Histological score for cells with irregular nuclear contours for the diagnosis of reflex esophagitiis in children［J］. Hum Pathol，2004,35(1):96-101.

［14］杨芸峰,浦斌红.胃食管反流病动物模型制备的研究进展［J］.世界华人消化杂志，2014,22(21):3036-3040.

第三节　兔反流性食管炎模型

一、兔气囊扩张法反流性食管炎模型

【基本原理】

食管气囊扩张法类似于贲门失弛缓症的治疗方法和原理,即应用机械扩张的方法,强行过度扩张使部分平滑肌断裂或破坏,造成食管下段松弛或失去张力,从而降低食管下括约肌(lower esophageal sphincter,LES)压力,削弱抗反流机制,导致胃食管反流,从而建立兔反流性食管炎(reflux esophagitis,RE)模型。

【实验材料】

1. 药品试剂　①麻醉药品:戊巴比妥钠,水合氯醛,乌拉坦,盐酸氯胺酮注射液等。②组织固定液:10%甲醛溶液或4%多聚甲醛溶液等。③其他:乙醇,二甲苯等。

2. 仪器设备　①便携式 pH 监测系统:单晶锑电极 pH 监测导管,测量范围 $0 < pH < 9.0$。②高分辨多通道灌注食管测压系统:测压导管4个孔,每孔间距为5 cm。③气囊:气囊中心最大扩张直径1.5 cm,有效扩张长度为5.5 cm。④导尿管球囊:10Fr 双腔 Forley 导尿管球囊,长度23 cm。⑤其他:蠕动泵,液体温度调节器,生物显微镜,病理图像分析系统,常规手术器械等。

3. 实验动物　新西兰大白兔,5月龄,体重2~3 kg,雌雄兼用。

【方法步骤】

1. 食管气囊扩张法[1]

(1)方法:实验用新西兰兔,5月龄,体重2~3 kg,雌雄不拘。动物术前禁食24 h,禁水6 h,术前半小时肌内注射阿托品0.3 mg,20%乌拉坦耳缘静脉注射麻醉(1 g/kg)。麻醉后仰卧固定于木板上,置入并固定自制开口器。在儿童胃管协助下置入斑马导丝至胃腔,交换法退出胃管,保留并固定导丝。气囊沿导丝插入食管内约30 cm(食管测压示兔胃食管交接处距门齿约21 cm),向气囊内注入10 mL 气体,向外拉出气囊直至拉不出为止,此时气囊的近端位于胃食管交界处。抽出气囊内气体后再将气囊向外拉出3 cm,此时气囊中点定位于胃食管交界处。缓慢向气囊内加压至 10 Psi,维持 10 min,重复 2 次,每次间隔 3 min。术后 1 d 给予流质饮食,进水不限。对于一次扩张无效的动物可进行多次重复扩张。

(2)特点:扩张前、后食管下段 2 h pH 检测结果显示:扩张后酸反流次数、最长反流时间及反流率较扩张前增加,差异有统计学意义;而长时间酸反流次数(反流时间 > 5 min)与扩张前相比差异无统计学意义。扩张前食管下括约肌压力为(11.20 ± 1.56)mmHg,扩张后压力为(7.89 ± 2.99)mmHg,差异有统计学意义。

2. 导尿管球囊扩张法[2-3]

(1)方法:术前 24 h 禁食,6 h 禁水。10% 水合氯醛腹腔注射麻醉(3 mL/kg),仰卧固定,常规备皮及消毒。撑开并固定大白兔上颚,经口插入 10Fr 双腔 Forley 导尿管(长度 23 cm)。取剑突下正中切口,长约 7 cm,逐层切开进入腹腔,充分暴露并游离食管下端及胃食管连接部,在食管后方放置 2 条橡皮筋,标记 LES 的近端及远端,向导尿管气囊内注入 5 mL 气体后,向外拉出气囊直至拉不出为止,此时气囊位于胃食管连接部。吸出气囊气体后,向食管内拉入 2~3 cm,使气囊位于 LES 处,注入 5~8 mL 气体,见 LES 充分扩张,并以橡皮筋从食管后方牵拉食管以固定扩张的球囊,维持 5 min,重复 2 次,每次间隔 3 min。关腹后碘伏切口消毒,肌内注射头孢替安。术后禁食 24 h,24 h 后先予以半量标准颗粒饲料饮食 2 d,术后 3 d 给予全量饮食。

(2)特点:①模型成功率 75%。②与假手术对照组比较,模型组大鼠 2 h 内 pH<4 的时间百分比、反流次数、pH<4 持续时间超过 5 min 的次数及最长反流时间明显增加。③肉眼观察:模型组 2 只食管黏膜光滑,未见明显炎症反应;2 只在食管中下段出现条状红斑,5 只食管黏膜出现散在条状红斑伴融合,2 只可见黏膜白色溃疡及瘢痕。④光镜下观察:模型组 2 只无明显食管炎表现,2 只轻度损伤,4 只中度损伤,3 只重度损伤,重度损伤主要表现为复层鳞状上皮少量炎症细胞浸润、肌纤维细胞增厚及细胞膨胀,部分肌纤维断裂。

【观察指标】

1. 食管下段 pH 监测[1-2]　术后 10 d,以 10% 水合氯醛麻醉,常规消毒、铺单后,取颈正中切口为手术入路,暴露食管,荷包缝合食管侧壁,直径约 1.0 cm,纵行切开食管侧壁约 0.8 cm,置入内径 0.8 cm 橡皮管 0.5 cm 后,荷包缝合固定,将橡皮管缝合固定于食管壁及肌肉组织。游离皮下隧道至颈后中线,将橡皮管沿皮下隧道引出并固定在颈后正中线皮肤开口处,缝合皮肤,封闭橡皮管开口,术毕。pH 值测定采用便携式 pH 监测仪,将导管电极在 pH 值为 7.0 及 1.0 的缓冲液中校正。开放橡皮管,置入 pH 值监测电极 10 cm 左右(位于 LES 上方 5 cm)。将 pH 值监测仪用自制腹带固定于新西兰大白兔背部,进行 2 h pH 值监测。观察 2 h 内 pH<4 的时间百分比、反流次数、持续时间超过 5 min 的反流次数及最长反流时间。

2. 食管压力测定[1]　实验兔食管压力测定于气囊扩张前 1 周及扩张后 1 周进行。乌拉坦静脉麻醉,麻醉后仰卧固定于木板上,置入开口器。校正仪器,经口插入测压导管约 25 cm。采用定点牵拉法检测食管下括约肌的位置、长度及压力。水流灌注速度为 0.5 mL/min,导管牵拉速度为 0.5 cm/min。专用软件进行图像及数据分析处理。

3. **食管组织病理学检查**　取食管下段组织及部分贲门组织,纵行切开食管壁,以生理盐水冲洗食管腔,肉眼观察食管黏膜并按照食管炎指数评分标准进行评分。将食管标本置于 10% 甲醛溶液固定,梯度乙醇脱水,常规石蜡包埋、切片,HE 染色,光镜结合病理图像分析系统观察食管黏膜组织学改变,进行光镜下病理分级。

(1)反流性食管炎肉眼观察分级[2,4]

　0 级:食管黏膜正常。

　Ⅰa 级:食管黏膜点状或条状发红、糜烂<2 处。

　Ⅰb 级:食管黏膜点状或条状发红、糜烂≥2 处。

　Ⅱ级:食管黏膜有条状发红、糜烂,并有融合,但并非全周性,融合<75%。

　Ⅲ级:食管黏膜病变广泛,发红、糜烂融合呈全周性,融合≥75%。

(2)反流性食管炎光镜下病理分级[2,5]

轻度:鳞状上皮增生,黏膜固有层乳头延伸,上皮细胞内炎症细胞浸润。

中度:除轻度病理改变外,黏膜有部分糜烂。

重度:除轻度病理改变外,黏膜有溃疡形成或 Barrett 食管改变。

(3)细胞间隙测量[3,6]　　以正常兔食管切片为对照,采用半定量方法评价扩张的细胞间隙增宽。0 分:无明显扩张;1 分:轻度扩张;2 分:中度扩张;3 分:明显扩张。

4. **胃残留率测定**[3]　兔禁食 12 h,1 mg/mL 亚甲蓝 50 mL 灌胃。30 min 后处死动物,胃内容物以生理盐水 50 mL 收集。3 500 r/min 离心 15 min,取上清,分光光度计 640 nm 测定 OD 值,计算残留率。

$$残留率=测定 OD 值/标准 OD 值$$

5. **胃动力电生理检查**[3,7]　将兔麻醉后,将一对铂金电极植入距幽门 20 mm 的胃体浆肌层,导线与多道生理记录仪连接,连续记录 30 min,每 3 min 作为一个节段,计算慢波频率的变异系数和变异节律指数。

$$慢波频率变异系数(\%)=慢波频率标准差/慢波频率均值×100\%$$

$$异常节律指数(\%)=异常节律所占时间/记录总时间×100\%$$

【模型评价】

1. 食管气囊(或球囊)扩张法理论来源于贲门失弛缓的治疗原理,通过球囊机械扩张,使部分括约肌肌纤维拉长甚至断裂,造成 LES 松弛。

2. 该方法优势在于不必锐性切开贲门括约肌,基本不改变动物解剖结构,降低了手术操作失误引起的食管穿孔及狭窄的风险,易于操作,对动物损伤小,安全性高,扩张效果可以重复累积。

3. 该模型主要适合手术及内镜治疗等方面的研究,可以对其治疗效果进行评价。

4. 注意事项:①食管气囊扩张法应注意气囊大小、气囊压力及扩张时间和次数,气囊定位要准确,位置要固定,否则达不到扩张的效果,并且还有穿孔的危险。②扩张球囊的注射速度需缓慢均匀,扩张至食管呈半透明状即可停止、一般向球囊内注入 5~8 mL 气体即可。③利用无菌手套取材。自制的橡皮筋固定在 LES 上下两端,球囊扩张时以橡皮筋固定球囊位置,保证球囊不会随食管和胃的蠕动波下滑至胃腔。④一次球囊扩张效果不佳可重复 2~3 次,每次持续 3~5 min,确保肌纤维断裂。⑤术中严密观察,在扩张过程中发现动物出现明显的生命体征改变或烦躁不安时立即停止扩张。

【参考文献】

[1] 廖旭,宋洋,朱惠明.应用食管气囊扩张法建立胃食管反流病动物模型研究[J].胃肠病学和肝病学杂志,2009,18(3):257-260.

[2] 王斌,张伟,刘晟,等.一种新型建立胃食管反流病的动物模型的方法:导尿管球囊扩张术[J].中华胃食管反流病电子杂志,2014,1(1):52-55.

[3] 王强,王斌,张伟,等.导尿管球囊扩张法构建胃食管反流病动物模型方法的改进[J].中华胃食管反流病电子杂志,2015,2(4):230-232.

[4] 中华医学会消化内镜学分会.反流性食管炎诊断及治疗指南(2003年)[J].中华消化内镜杂志,2004,21(4):221-222.

[5] LI Y, MARTIN R C. Reflux injury of esophageal mucosa: experimental studies in animal models of esophagitis, Barrett's esophagus and esophageal adenocarcinoma [J]. Dis Esophagus,2007,20(5):372-378.

[6] KANDULSKI A, JECHOREK D, CARO C, et al. Histomorphological differentiation of non-erosive reflux disease and functional heartburn in patients with PPI – refractory heartburn[J]. Aliment Pharmacol Ther,2013,38(6):643-651.

[7] 魏兰福,邹百仓,魏睦新.莪术对实验性功能性消化不良大鼠胃排空的影响[J].南京医科大学学报(自然科学版),2003,23(4):350-352.

二、兔食管灌注法反流性食管炎模型

【基本原理】

采用食管内灌注酸化盐水或酸化胃蛋白酶的方法,建立兔反流性食管炎(reflux esophagitis,RE)模型。

【实验材料】

1. 药品试剂 ①酸化胃蛋白酶(acidified pepsin, AP):将 1.0 mol/L HCl 和 2 000 U/mL 胃蛋白酶混合,用生理盐水调节溶液 pH = 2.0。②酸化盐水(acidified saline):用 1.0 mol/L HCl 酸化生理盐水至 pH = 2.0。③麻醉药品:戊巴比妥钠,水合氯醛,乌拉坦,盐酸氯胺酮注射液,硫代巴比妥钠等。④组织固定液:10% 甲醛溶液或 4% 多聚甲醛溶液等。

2. 仪器设备 ①便携式 pH 监测系统:单晶锑电极 pH 监测导管,测量范围 0<pH<9.0。②高分辨多通道灌注食管测压系统:测压导管 4 个孔,每孔间距为 5 cm。③其他:

蠕动泵,液体温度调节器,生物显微镜,病理图像分析系统,胃管,常规手术器械等。

3.实验动物　大白兔,5月龄,体重2～3 kg,雌雄兼用。

【方法步骤】

1.酸化胃蛋白酶一次性灌注法[1-5]

(1)方法:实验用新西兰大白兔,体重2.5～3.5 kg。盐酸氯胺酮注射液肌内注射 (75 mg/kg)和20%乌拉坦腹腔注射(40 mg/kg)麻醉,仰卧位固定,在咽-食管交界处的颈部和胃-食管交界处的腹部进行剖腹和颈部手术,用塑料管(内径2 mm)插管,结扎固定。然后使用蠕动泵(微管泵)通过再循环系统以10 mL/min的流速向食道灌注50 mL 酸化胃蛋白酶或酸化盐水溶液。通过温度调节器将灌注液的温度保持在37 ℃。为诱导食管损伤,每只动物通过循环系统将酸化胃蛋白酶灌注80 min(暴露期)。为了评估损伤后的离子通量率,暴露期后再灌注酸化盐水40 min(通量期),两种不同的溶液灌注之间用生理盐水进行5 min冲洗(冲洗期)。

(2)特点:食管酸化胃蛋白酶灌注80 min,可引起严重的肉眼和显微镜下食管黏膜损伤(黏膜出血及不同程度的浅表上皮损失等);食管黏膜屏障功能也受到严重影响,管腔 H^+ 流出增加,K^+ 和血红蛋白流入增多。

2.酸化胃蛋白酶间歇性灌注法[6]

(1)方法

1)麻醉:实验用新西兰大白兔,体重2.5～3.5 kg。盐酸氯胺酮注射液肌内注射 (75 mg/kg)和硫代巴比妥钠腹腔注射(5 mg/kg)麻醉,仰卧位固定。

2)置管:通过手术,放置了一根塑料聚氯乙烯管(内径5 mm)进入颈部食管的管腔,手术结扎固定管,穿通隧道,通过颈部后区皮肤固定(图1-15)。手术后数小时,家兔可以正常吃兔食和喝水。兔恢复3～4 d。在最初的实验中,通过内窥镜监测导管的正确放置和游离食管腔。

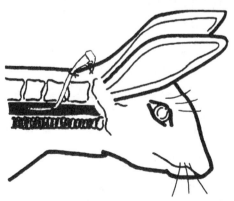

图1-15　食管腔内AP灌注外科手术示意

3)灌注:家兔在氯胺酮轻度麻醉下,保持20°头高脚低位,经放置于颈食管的塑料管进行酸化胃蛋白酶食管内灌注(流速为 1 mL/min),观察不同灌注时间(30~60 min/次)、不同间隔时间(12、24 h)及连续灌注天数(1、3、5、7、10 和 20 d)的食管黏膜组织病理学改变。对照组家兔在同等参数下食管内灌注等容积生理盐水。

(2)特点:重复酸和胃蛋白酶暴露可诱导兔出现不同的、高度可重复的食管黏膜病变,类似人类反流性食管炎。①模型家兔死亡率 20%,主要原因为术后死亡和管移位(tube displacement)。②AP 灌注 60 min/12 h 或 45 min/12 h,分别在第 3 天和第 5 天诱导出重度食管炎,表现为弥漫性糜烂/溃疡、炎症、出血和反应性上皮改变。③AP 灌注 60 min/d,特别是在 30 min/12 h,诱导低、中度食管炎,其特征为浅表上皮丢失、轻度/无炎症及上皮反应性改变(包括细胞增殖增加、基底增生和乳头状瘤病),第 7 天达到高峰。

3. 食管 HCl 灌注法[7-8]

(1)方法:家兔于术前禁食 12 h,速眠新肌内注射麻醉(0.2 mL/kg),插入胃管至 LES 上 3~5 cm 处,灌注 0.1 mol/L HCl,1 mL/min,30 min/次,1 次/d,连续 4 d。

(2)特点:模型家兔酸灌注后,光镜下可见食管下段黏膜基底细胞层明显增生,占黏膜全层 15% 以上;固有层中性粒细胞浸润,黏膜下层内血管扩张充血,部分鳞状上皮固缩脱落。电子显微镜下可见细胞间隙增加,平滑肌细胞内线粒体肿大,嵴溶解。LES 压力明显降低,平滑肌细胞内游离钙的浓度明显降低。

【观察指标】

1. 食管下段 pH 监测[9-10]   检查前禁食 12 h、禁水 2 h,10% 水合氯醛腹腔注射麻醉(3 mL/kg),麻醉后将兔仰卧固定于木板上。经口插入胃管至胃腔,注入 0.1 mol/L HCl 溶液(10 mL/kg),10 mL 蒸馏水冲洗胃管后将其拔出。采用便携式 pH 监测系统,在 pH=7.0、pH=1.0 的缓冲液中校正 pH 值后,将 pH 电极经口插入胃腔,在事先经食道测压确定的食管下括约肌(lower esophageal sphincter,LES)位置上移 3 cm 后定位,外置参考电极贴于兔的腹部。每只兔监测 1 h,监测指标为 1 h 内发生反流的总次数、最长反流时间(min)、反流时间大于 5 min 的次数及反流率。发生反流的标准:pH<4.0,每次反流时间>30 s。监测数据由便携式记录盒记录并储存,监测结束后输入计算机进行分析。

2. 食管压力测定[11]   将实验兔用乌拉坦静脉注射麻醉,仰卧固定,置入开口器。校正仪器,经口插入测压导管约 25 cm,采用定点牵拉法检测食管下括约肌的位置、长度及压力。水流灌注速度为 0.5 mL/min,导管牵拉速度为 0.5 cm/min。专用软件进行图像及数据分析处理。

3. 食管组织病理学检查   取食管,纵行切开食管壁,肉眼观察并进行宏观(macroscopic)评分(包括充血、水肿、糜烂、溃疡、壁内或腔内出血等)。将食管标本置于 10% 甲醛溶液固定,梯度乙醇脱水,常规石蜡包埋,对食管近端、中央和远端切片,HE 染色,光镜结合病理图像分析系统观察食管组织学改变,进行光镜下病理分级,主要观察不同程度的上皮丢失(分裂、糜烂、溃疡)、反应性上皮改变(基底增生、有丝分裂、乳头状瘤病、球囊细胞、角化不全)、血管改变(包括水肿、充血、出血、血管病变)和炎症(多形核白细胞、淋巴细胞浸润强度和范围)等。

(1)宏观(macroscopic)评分[1-5]:0分,正常;1分,>50%的组织充血;2分,非融合性黏膜或黏膜下出血;3分,融合性黏膜或黏膜下出血或糜烂。

(2)镜下(microscopical)评分[1-5]:0分,正常;1分,黏膜下水肿,或上皮层分离和(或)血管充血;2分,局灶性内出血,或部分上皮细胞丢失和(或)炎症;3分,大面积出血和(或)上皮完全剥离。

(3)炎症细胞浸润[1,12]:0分,无炎症细胞浸润;1分,轻度炎症细胞浸润;2分,明显炎症细胞浸润。

4. 黏膜屏障功能评估[1,3] 通过计算 H+(μeq/h)、K+(μeq/h)的通量来评估黏膜通透性。pH 测定灌注液 H+ 浓度,火焰光度计测定 K+ 浓度,比色法测定黏膜出血量(暴露期和通量期血红蛋白流入灌注液的总量)。

【模型评价】

1. 食管灌注法主要用于明确食管内反流液中的损伤因子及其作用机制,此类方法操作相对简单,动物成活率高。但由于灌注物与复杂的体内反流物不同,无法准确模拟疾病形成的自然病理过程。

2. 兔急性食管炎模型的主要病理学特征是黏膜出血及不同程度的浅表上皮损失,轻度或无炎症,无反应性上皮改变。与一次性灌注急性损伤模型相比,间歇性反复灌注诱发的食管炎模型主要表现为不同程度的食管黏膜上皮损伤(浅表上皮丢失、弥漫性糜烂/溃疡)、炎症细胞浸润和上皮反应性改变(包括细胞增殖、基底增生和乳头状瘤病等),其宏观和微观病变更接近于人类慢性食管炎病理形态学特征。

3. 胃十二指肠内容物的不同成分可能在食管损伤的部位或机制上存在差异,食管黏膜屏障破坏的程度并不总是等同于形态损伤的程度。在连续灌注诱发的兔食管炎模型中,通过大体及镜下观察食管炎、组织出血及食管黏膜屏障功能等指标,比较 pH 值为 7.5 时胰蛋白酶、牛磺酸去氧胆酸盐和胃蛋白酶在生理浓度下的潜在损伤作用,结果显示[2]:胰蛋白酶引起最严重的形态学改变和出血,但仅轻微破坏食管黏膜屏障;牛磺酸去氧胆酸盐仅引起轻微的食管炎和出血,但引起食管黏膜屏障的广泛破坏;在此碱性 pH 下,无论是胃蛋白酶,还是单独的碱性溶液(pH=7.5),均未造成任何标准的食管损伤。表明胃十二指肠内容物中,胰蛋白酶是碱性反流性食管炎中最有害的物质,可引起黏膜侵蚀、炎症和出血。

【参考文献】

[1]NAYA M J,PEREBOOM D,ORTEGO J,et al. Superoxide anions produced by inflammatory cells play an important part in the pathogenesis of acid and pepsin induced oesophagitis in rabbits[J]. Gut,1997,40(2):175-181.

[2]LILLEMOE K D,JOHNSON L F,HARMON J W. Alkaline esophagitis:a comparison of the ability of components of gastroduodenal contents to injure the rabbit esophagus[J]. Gastro-

enterology,1983,85(3):621-628.

[3]LANAS A,SOUSA F L,ORTEGO J,et al. Aspirin renders the esophageal mucosa more permeable to acid and pepsin in rabbits by different mechanisms[J]. Eur J Gastroenterol Hepatol,1995,7(11):1065-1072.

[4]TAY H P,CHAPARALA R C,HARMON J W,et al. Bismuth subsalicylate reduces peptic injury of the oesophagus in rabbits[J]. Gut,1990,31(1):11-16.

[5]SCHWEITZER E J,BASS B J,JOHNSON L F,et al. Sucralfate prevents experimental peptic esophagitis in rabbits[J]. Gastroenterology,1985,88(3):611-619.

[6]LANAS A,ROYO Y,ORTEGO J,et al. Experimental esophagitis induced by acid and pepsin in rabbits mimicking human reflux esophagitis [J]. Gastroenterology,1999,116(1):97-107.

[7]韩勇,赵振元,王云杰,等. 兔实验性食管炎模型的建立及评价[J]. 第四军医大学学报,1999,20(2):152-154.

[8]韩勇,徐晖,王云杰,等. 酸损伤对兔食管下括约肌形态及功能的影响[J]. 第四军医大学学报,2000,21(8):979-982.

[9]HEIJ H A,SELDENRIJK C A,VOS A. Anterior gastropexy prevents gastrostomy - induced gastroesophageal reflux:an experimental study in piglets[J]. J Pediatr Surg,1991,26(5):557-559.

[10]徐志诚,胡廷泽,刘文英,等. 反流性食管炎动物模型制备的新方法[J]. 中国修复重建外科杂志,2004,18(4):288-290.

[11]廖旭,宋洋,朱惠明. 应用食管气囊扩张法建立胃食管反流病动物模型研究[J]. 胃肠病学和肝病学杂志,2009,18(3):257-260.

[12]TREVETHICK M A,CLAYTON N M,STRONG P,et al. Do infiltrating neutrophils contribute to the pathogenesis of indomethacin induced ulceration of the rat gastric antrum[J]. Gut,1993,34(2):156-160.

三、兔食管下括约肌手术法反流性食管炎模型

【基本原理】

通过手术方法切开或部分切除食管下括约肌(lower esophageal sphincter,LES),建立兔反流性食管炎(reflux esophagitis,RE)模型。

【实验材料】

1.药品试剂　①麻醉药品:戊巴比妥钠,水合氯醛,乌拉坦,盐酸氯胺酮注射液等。②组织固定液:10%甲醛溶液或4%多聚甲醛溶液等。

2.仪器设备　①便携式 pH 监测系统:单晶锑电极 pH 监测导管,测量范围 $0<pH<9.0$。②高分辨多通道灌注食管测压系统:测压导管 4 个孔,每孔间距为 5 cm。③其他:

蠕动泵,液体温度调节器,生物显微镜,病理图像分析系统,胃管,常规手术器械等。

3.实验动物 大白兔,5月龄,体重2～3 kg,雌雄兼用。

【方法步骤】

1.贲门括约肌切开法[1]

(1)方法:实验用纯系雄性日本长耳大白兔,5月龄,体重2 kg左右。动物术前禁食12 h、禁水2 h,10%水合氯醛腹腔注射麻醉(3 mL/kg),麻醉后仰卧固定于木板上,经口插入胃管至胃腔。常规备皮、消毒、铺巾,选取剑突下正中切口,长约10 cm,逐层切开进入腹腔,充分暴露食管下段及胃食管交界区。在胃管的支撑下于胃食管交界区的右前壁作一长约3 cm的纵行切口(食管侧2 cm,胃侧1 cm),完全切开胃-食管交界区平滑肌,使胃黏膜及食管黏膜外露。动物于术后当天下午饮水,术后1～2 d少量进食,术后3～4 d恢复正常饮食。

(2)特点:贲门括约肌切开法反流时间大于5 min的次数,术后与术前比较差异有统计学意义;术后总反流次数、最长反流时间(min)和反流率(%),与术前比较差异无统计学意义。

2.贲门括约肌部分切除法[1]

(1)方法:实验用纯系雄性日本长耳大白兔,5月龄,体重2 kg左右。动物术前禁食12 h、禁水2 h,10%水合氯醛腹腔注射麻醉(3 mL/kg),麻醉后仰卧固定于木板上,经口插入胃管至胃腔。常规备皮、消毒、铺巾,选取剑突下正中切口,长约10 cm,逐层切开进入腹腔,充分暴露食管下段及胃食管交界区。于胃食管交界区的右前壁作一个长约3 cm的纵行切口(食管侧2 cm,胃侧1 cm),完全切开并潜行游离胃-食管交界区的平滑肌,将胃食管交界区前1/2周径的平滑肌完全切除,使胃黏膜及食管黏膜充分外露。动物于术后当天下午进水,术后1～2 d少量进食,术后3～4 d恢复正常饮食。

(2)特点:贲门括约肌部分切除法术后总反流次数、最长反流时间(min)、反流时间大于5 min的次数及反流率分别与术前比较差异有统计学意义。

【观察指标】

1.食管下段pH监测[1-2] 术前1周及术后4周,通过食管下段pH测定观察实验动物的反流情况。检查前禁食12 h、禁水2 h,10%水合氯醛腹腔注射麻醉(3 mL/kg),麻醉后将兔仰卧固定于木板上。经口插入胃管至胃腔,注入0.1 mol/L HCl溶液(10 mL/kg),10 mL蒸馏水冲洗胃管后将其拔出。采用便携式pH监测系统,在pH=7.0、pH=1.0的缓冲液中校正pH值后,将pH电极经口插入胃腔,在事先经食管测压确定的食管下括约肌(lower esophageal sphincter,LES)位置上移3 cm后定位,外置参考电极贴于兔的腹部。每只兔监测1 h,监测指标为1 h内发生反流的总次数、最长反流时间(min)、反流时间大于5 min的次数及反流率。发生反流的标准:pH<4.0,每次反流时间>30 s。监测数据由便携式记录盒记录并储存,监测结束后输入计算机进行分析。

2.食管压力测定[3] 将实验兔乌拉坦静脉注射麻醉,仰卧位固定,置入开口器,经口插入测压导管约 25 cm,采用定点牵拉法检测食管下括约肌的位置、长度及压力。水流灌注速度为 0.5 mL/min,导管牵拉速度为 0.5 cm/min。专用软件进行图像及数据分析处理。

3.食管组织病理学检查[4]　取食管,纵行切开食管壁,肉眼观察并进行宏观(macroscopic)评分(包括充血、水肿、糜烂、溃疡、壁内或腔内出血等)。将食管标本置于10% 甲醛溶液固定,梯度乙醇脱水,常规石蜡包埋,对食管近端、中央和远端切片,HE 染色,光镜结合病理图像分析系统观察食管组织学改变,进行光镜下病理分级,主要观察不同程度的上皮丢失(分裂、糜烂、溃疡)、反应性上皮改变(基底增生、有丝分裂、乳头状瘤病、球囊细胞、角化不全)、血管改变(包括水肿、充血、出血、血管病变)和炎症(多形核白细胞、淋巴细胞浸润强度和范围)等。参见本节"兔食管灌注法反流性食管炎模型"。

【模型评价】

1.贲门括约肌部分切除术是在贲门括约肌切开基础上的改进,可用于制备稳定的反流性食管炎的动物模型。该模型不仅可用于抗反流手术方式的评价,而且有助于对食管炎的动态观察与研究。

2.由于兔食管黏膜和胃黏膜菲薄,在进行贲门括约肌部分切除术手术操作时容易将食管黏膜和胃黏膜剥破,造成穿孔,导致动物死亡。术前先经兔的鼻腔放置胃管至胃腔,在食管下段平滑肌切开或部分切除时以胃管作为支撑,仔细地将胃食管交界区前 1/2 周径的平滑肌游离并切除,如有黏膜破损,立即采用 3-0 缝线修补。

【参考文献】

[1]徐志诚,胡廷泽,刘文英,等.反流性食管炎动物模型制备的新方法[J].中国修复重建外科杂志,2004,18(4):288-290.

[2]HEIJ H A,SELDENRIJK C A,VOS A. Anterior gastropexy prevents gastrostomy-induced gastroesophageal reflux:an experimental study in piglets. J Pediatr Surg,1991,26(5):557-559.

[3]廖旭,宋洋,朱惠明.应用食管气囊扩张法建立胃食管反流病动物模型研究[J].胃肠病学和肝病学杂志,2009,18(3):257-260.

[4]NAYA M J,PEREBOOM D,ORTEGO J,et al. Superoxide anions produced by inflammatory cells play an important part in the pathogenesis of acid and pepsin induced oesophagitis in rabbits[J]. Gut,1997,40(2):175-181.

第四节　小鼠胃食管反流病模型

一、小鼠手术法胃食管反流病模型

【基本原理】

采用手术切除前胃和食管-胃吻合术,使胃液反流入食管腔,建立小鼠反流性食管炎(reflux esophagitis,RE)模型。

【实验材料】

1. 药品试剂　①麻醉药品:戊巴比妥钠,水合氯醛,乌拉坦,盐酸氯胺酮注射液,甲苯噻嗪等。②组织固定液:10%甲醛溶液或4%多聚甲醛溶液等。

2. 仪器设备　pH 自动记录仪,电解式局部血液流量计(electrolytic regional blood flowmeter),高效液相色谱仪(high performance liquid chromatograph,HPLC),生物显微镜,病理图像分析系统,常规手术器械等。

3. 实验动物　C57BL/6J 小鼠或瑞士小鼠,8 周龄,雄性或雌雄兼用。

【方法步骤】

1. 胃食管反流术[1-4]

(1)方法

1)术前准备:实验用 8 周龄野生型 C57BL/6J 小鼠,术前给小鼠随意喂食实验室食物和水,保持 12∶12 小时的明暗循环。手术部位剃毛。氯胺酮(80 mg/kg)、甲苯噻嗪(12 mg/kg)腹腔注射麻醉,在眼睛上涂抹润滑眼药膏,防止眼睛干燥,倍他定溶液消毒皮肤。待小鼠肌张力减退以及角膜反射消失后开始手术。

2)胃食管反流术(下段食管-近端胃吻合):将动物仰卧位固定,上腹正中切口(约 2 cm),用剪刀切除剑突以增加暴露,游离并切断肝胃韧带和脾胃韧带,游离、结扎并切断胃短动、静脉,结扎并切断脾脏和基底之间的血管束,将基底稍微向左转动,充分暴露胃食管连接处,清除连接处四周的结缔组织,食管下段做一约 5 mm 的纵行全层切口(同时切开食管肌和黏膜)。以切口下缘为起点分别在前胃上做 3 个全层切口(同时切开胃浆膜、胃肌以及黏膜),切除大部分前胃,用8-0 prolene 缝线(用锥形针)穿过 a 点(食管)和a′点(前胃),准确地黏膜-黏膜对合吻合,分别在 b 点和 b′点,以及其他对点上同样进行黏膜-黏膜对合吻合。缝合线之间间隔 3~4 mm。生理盐水清洗腹腔,清除血液和胃内容物,丝线缝合腹壁(图 1-16、图 1-17)。

3)术后处理:术后用加热垫保持体温;贝特乐(Baytril)腹腔注射(10 mg/kg),1 次/d,

连续 3 d;盐酸丁丙诺啡(buprenorphine hydrochloride)肌内注射(0.05 mg/kg),1 次/d,连续 2 d;术后不禁食,可给予流质或软性饮食。

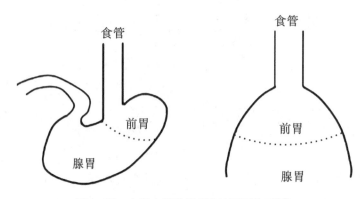

图 1-16 小鼠上消化道解剖(正面和侧面)

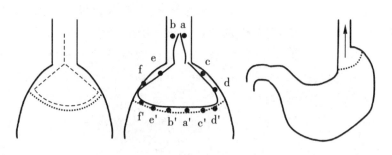

图 1-17 胃食管反流(侧面)

(2)特点:①围手术期动物存活率 95%,死亡的主要原因包括麻醉药物过量、出血和不明原因;术后 4 周动物存活率 90%,主要死于食道狭窄和无法进食;术后 40 周动物存活率 80%,主要死于营养不良或未知原因。②术后 4 周,食管上皮结构因反流而不同程度受损,光镜下可见上皮变厚、乳头伸长,上皮细胞的过度增生和炎症细胞(如中性粒细胞、肥大细胞和嗜酸性粒细胞)的浸润;透射电镜可见细胞间隙扩大。③食管上皮跨膜电阻(transepithelial electrical resistance,TEER)显著降低。

2. 食管-十二指肠侧侧吻合术[1,5-7]

(1)方法

1)术前准备:参见本章第二节"大鼠慢性单纯酸反流性食管炎模型"。

2)食管-十二指肠侧侧吻合术:将动物仰卧位固定,上腹中线切口(约 2 cm),用剪刀切除剑突以增加暴露,分离并切断肝和胃之间的结缔组织,结扎并切断脾脏和基底之间的血管束,将基底稍微向左转动,在视野中显露胃食管交界处的左侧。用剪刀沿食管远端在肌肉上做一 5 mm 纵向切口。轻轻将食管背侧与食管后面的血管分开,在食管和血管之间放置一小棉签(其作用为抬起食管和保护血管)。分别于食管下段及近端十二指肠的对系膜缘各做一个 5 mm 的纵向全层切口。十二指肠切口应避开血管,置于反肠系膜边缘。采用 8-0 Prolene 线间断缝合切口,黏膜对黏膜精准对合吻合。通常在背侧缝 3~4 针,在腹侧缝 2~3 针。取下棉签,用生理盐水冲洗腹腔,缝合关闭腹壁与皮肤切口(图 1-18)。

3)术后处理:参见本章第二节"大鼠慢性单纯酸反流性食管炎模型"。

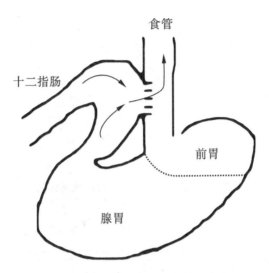

图 1-18　食管-十二指肠侧侧吻合术

(2)特点:①围手术期动物存活率 95%,死亡的主要原因包括麻醉药物过量、出血和不明原因;术后 4 周动物存活率 90%,主要死于食管狭窄和无法进食;术后 40 周动物存活率 80%,主要死于营养不良或未知原因。②术后 4 周,食管上皮结构因反流而不同程度受损,光镜下可见上皮变厚、乳头伸长,上皮细胞的过度增生和炎症细胞(如中性粒细胞、肥大细胞和嗜酸性粒细胞)的浸润;透射电镜可见细胞间隙扩大。③食管上皮 TEER 显著降低。

3. 食管-十二指肠吻合+全胃切除术[1,5,8-9]

(1)方法

1)术前准备:参见本章第二节"大鼠慢性单纯酸反流性食管炎模型"。

2)食管-十二指肠吻合+全胃切除术:将动物仰卧位固定,上腹中线切口(约 2 cm),用剪刀切除剑突以增加暴露,分离并切断肝和胃之间的结缔组织,结扎并切断脾脏和基底之间的血管束,将基底稍微向左转动,在视野中显露胃食管交界处的左侧。轻轻将食管背侧与食管后面的血管分开,在食管和血管之间放置一小棉签(其作用为抬起食管和保护血管)。分别于食管下段及近端十二指肠的对系膜缘各做一个 5 mm 的纵向全层切口。十二指肠切口应避开血管,置于反肠系膜边缘。采用 8-0 Prolene 间断缝合切口,黏膜对黏膜精准吻合。通常在背侧缝 3~4 针,在腹侧缝 2~3 针。将胃小心地抬起,暴露胃背面。肝叶可能被肝和胃背之间的结缔组织夹住,小心切断结缔组织,保护肝脏,暴露食管背侧血管,结扎、切断。在胃食管连接处结扎、切断食管;在幽门处结扎十二指肠,结扎并切开肠系膜,切除全胃。用生理盐水冲洗腹腔,缝合关闭腹壁与皮肤切口(图1-19)。

3)术后处理:参见本章第二节"大鼠慢性单纯酸反流性食管炎模型"。

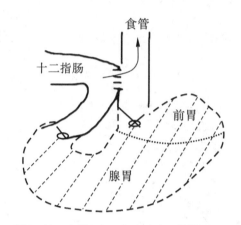

图1-19　食管-十二指肠吻合+全胃切除术

(2)特点:①围手术期动物存活率95%,死亡的主要原因包括麻醉药物过量、出血和不明原因,体重明显减轻;术后4周动物存活率80%,主要死于食管狭窄和无法进食;术后40周动物存活率70%,主要死于营养不良或未知原因。②术后4周,食管上皮结构因反流而不同程度受损,光镜下可见上皮变厚、乳头伸长,上皮细胞的过度增生和炎症细胞(如中性粒细胞、肥大细胞和嗜酸性粒细胞)的浸润;透射电镜可见细胞间隙明显扩大。③食管上皮细胞因子(如IL-1β、IL-6和IL-8)明显升高,食管上皮TEER显著降低。

4.食管-胃-空肠吻合术[10-11]

(1)方法:实验用雄性C57BL/6J小鼠,8周龄。术前24 h禁食,戊巴比妥钠腹腔注射麻醉,仰卧位固定,腹部中线切口,在胃食管交界处和距离Treitz韧带3 cm远端空肠分别做1.5 cm的切口,然后用聚丙烯缝合线端端全层间断吻合,使胃液、十二指肠内容物可经吻合口反流入食管(图1-20)。术后2 h饮水,36 h进食。

(2)特点:①动物死亡率为13.0%,所有死亡均发生在手术后的前30 d。②肉眼可见食管上皮增厚、溃疡,而瘤体少见。③镜下可见鳞状上皮增生(hyperplasic squamous epithelium)率84.8%,上皮化生(metaplasia developed)率45.5%,发育不良(dysplasia developed)发生率21.2%。④P53在所有发育不良区域均呈阳性;CDX-2在所有化生中呈阳性,在部分不典型增生中呈阳性;PDX-1在88%发育不良和71%化生中呈阳性。

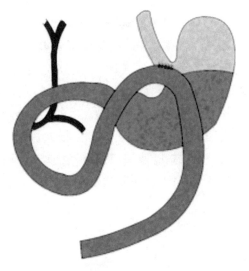

图 1-20　食管-胃-空肠吻合术

5. 食管-空肠吻合术[10,12-19]

（1）方法：实验用雄性 C57BL/6J 小鼠或瑞士小鼠,8 周龄。术前 24 h 禁食。戊巴比妥钠腹腔注射麻醉,仰卧位固定,腹部中线切口,暴露胃,用眼科组织镊将胃提出,剪断肝胃韧带,显露食管,用眼科止血钳仔细游离食管,保留迷走神经。缝合线结扎贲门,于食管下段近贲门处剪断食管,用 6-0 聚丙烯贯穿缝合胃端。在 Treitz 韧带远端 4 cm 处空肠前壁切一椭圆孔,用 4～6 条 7-0 聚丙烯缝合线将食管残端与空肠椭圆孔吻合（图 1-21）。术后 2 h 饮水,术后第 2 天进食。

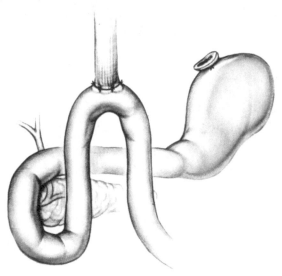

图 1-21　食管-空肠吻合术

（2）特点：①动物死亡率11.6%。②肉眼可见食管上皮增厚、溃疡，食管炎发生率为60.6%，肿瘤发生率为3%。③镜下可见鳞状上皮增生（hyperplasic squamous epithelium）率73.7%，Barrett's食管（Barrett's esophagus，BE）发生率42.4%，癌症发生率12.2%，腺癌伴或不伴鳞状细胞癌的发生率6.1%。④CDX-2在部分不典型增生中呈阳性。

6. 食管-空肠吻合术+全胃切除术[10,19-22]

（1）方法：实验用雄性C57BL/6J小鼠，8周龄。术前禁食24 h，戊巴比妥钠腹腔注射麻醉，仰卧位固定，腹部中线切口，在胃食管交界处做横向切口，在十二指肠与幽门交界处做纵向切口，切除全胃，关闭十二指肠残端，然后在距Treitz韧带以下约4 cm处空肠做一纵行切口，将食管残端与空肠切口进行端侧全层间断吻合（图1-22）。术后禁水24 h，禁食48 h。

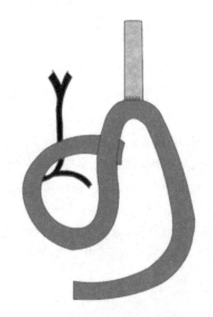

图1-22　食管-空肠吻合术+全胃切除术

（2）特点：①动物死亡率13.0%。②肉眼可见食管上皮增厚、溃疡，而瘤体少见。③镜下可见鳞状上皮增生（hyperplasic squamous epithelium）率94.9%，上皮化生（metaplasia developed）率15.4%，发育不良（dysplasia developed）发生率2.6%。④P53在所有发育不良区域均呈阳性；CDX-2在所有化生中呈阳性，在部分不典型增生中呈阳性；PDX-1在88%发育不良和71%化生中呈阳性。

【观察指标】

1. 一般情况　观察记录动物术后饮水量、摄食量、体重、大便、活动、精神状态及死亡情况等，计算动物体重变化率和存活率。

2. 食管黏膜跨膜阻抗（transepithelial electrical resistance，TEER）测定[5,23-25]　取部分食管组织，清除食管周围的结缔组织和血块并小心分离食管黏膜和肌肉，将食管黏膜浸泡在 4 ℃含氧乳酸林格液中,并迅速安装在 mini–Ussing chamber 中由两块塑料板对合围成的 Lucite 环(孔径 2 mm,面积 0.031 4 cm^2)上,将对合的塑料板插入 2 个充满含氧乳酸林格液的室腔之间,每个室腔内装有 5 mL 林格液(37 ℃),并不断有混合气体(95% O$_2$、5% CO$_2$)充入。两对电极分别和两个室腔内的液体相接触,一对电极为电压检测电极,主要记录跨膜电位差(potential difference,PD);另一对电极为电流检测电极,主要记录瞬时的环路电流(Isc)。通过欧姆定律计算 TEER(TEER = PD/Isc)。将黏膜置于 mini–Ussing chamber 并待所有检测数值基本达到稳定后(约 30 min),每隔 15 min 记录 1 次 PD 和 Isc 并计算 TEER,连续记录 2 h。

3. 病理学检查

(1)立体显微镜观察:取食管,纵行切开食管壁,生理盐水冲洗,用 0.1% 阿利新蓝(Alcian blue,pH 5.8)染色,立体显微镜(20 倍)观察,测量食管黏膜损伤面积,进行宏观评分[26]。0 分:无变化;1 分:糜烂≤3 个,3～6 mm 长;2 分:糜烂≥6 个,6～9 mm 长;3 分:溃疡,无穿孔,伴小出血区;4 分:溃疡,伴穿孔及大片出血区。

(2)食管组织学观察:将食管标本置于 10% 甲醛溶液固定,梯度乙醇脱水,常规石蜡包埋,对食管近端、中央和远端切片,HE 染色,光镜结合病理图像分析系统观察食管组织学改变,进行光镜下病理评分。

1)损伤评分[26-27]:1 分,食管正常;2 分,黏膜下水肿或上皮层分离;3 分,壁内出血或部分上皮丢失病灶;4 分,大面积出血或完全上皮脱屑。

2)炎症评分[26,28]:0 分,无浸润;1 分,极轻度浸润;2 分,轻度浸润;3 分,中度浸润;4 分,明显浸润。

(3)食管黏膜电镜观察[5] 取新鲜食管黏膜组织,4% 戊二醛溶液固定 1 h 后置于 1% 锇酸溶液固定 1 h,用罗凡那醋酸缓冲液冲洗,然后置于 50% 的罗凡那醋酸缓冲液配置的乙酸铀酰溶液中,梯度乙醇脱水,Poly/Bed 812 树脂包埋,超薄切片机分别制作厚切片和薄切片。将厚切片(0.5nm)置于 1% 的 Toludine Blue 溶液染色、观察,以确定食管黏膜的观察位置。薄切片分别置于 2% 乙酸铀酰溶液和及 Reynolds′柠檬酸铅溶液中染色、封片,电子显微镜观察,通过 Image J software 测量食管黏膜细胞间隙。

4. 其他 参见本章第二节"大鼠手术法胃食管反流病模型"。

【模型评价】

1. 小鼠与大鼠的食管在组织学上十分相似。小鼠作为实验模型动物的优势是价格便宜、繁殖能力强,目前有众多转基因/基因敲除小鼠用于实验研究,如 K14–Cdx2 及 p63–/–小鼠等。但小鼠的食管细,手术操作难度较大,术后存活率较低。有研究显示[29-31],小鼠和大鼠食管对胃食管反流以及致癌物的反应有明显差异,如小鼠食管在胃食管反流的刺激下并未出现明显的多层上皮病理表型。

2. 不同动物的食管特点有所不同,人类食管是由非角化的复层鳞状上皮构成,其上皮下存在黏膜下腺。在使用不同的动物构建相关疾病的动物模型时,从组织学上需要考虑是否存在黏膜下腺及食管上皮角化的程度等。啮齿类(小鼠及大鼠)和家兔食管不存在黏膜下腺结构,而犬和猪则存在黏膜下腺[29]。

3.其他:参见本章第二节"大鼠手术法胃食管反流病模型"。

【参考文献】

[1]HE J,FANG Y,CHEN X. Surgical models of gastroesophageal reflux with mice[J]. J Vis Exp,2015,25(102):e53012.

[2]ATTWOOD S E,SMYRK T C,DE MEESTER T R,et al. Duodenoesophageal reflux and the development of esophageal adenocarcinoma in rats[J]. Surgery,1992,111(5):503- 510.

[3]HENNESSY T P,EDLICH R F,BUCHIN R J,et al. Influence on gastroesophageal incom- petence on regeneration of esophageal mucosa[J]. Archives of surgery,1968,97(1):105- 107.

[4]MELO L L,KRUEL C D P,KLIEMANN L M,et al. Influence of surgically induced gastric and gastroduodenal content reflux on esophageal carcinogenesis-experimental model in Wistar female rats[J]. Dis Esophagus,1999,12(2):106-115.

[5]FANG Y,CHEN H,HU Y,et al. Gastroesophageal reflux activates the NF-κB pathway and impairs esophageal barrier function in mice[J]. Am J Physiol Gastrointest Liver Physiol, 2013,305(1):G58-G65.

[6]ATTWOOD S E,SMYRK T C,DEMEESTER T R,et al. Duodenoesophageal reflux and the development of esophageal adenocarcinoma in rats[J]. Surgery,1992,111(5):503- 510.

[7]MELO L L,KRUEL C D P,KLIEMANN L M,et al. Influence of surgically induced gastric and gastroduodenal content reflux on esophageal carcinogenesis-experimental model in Wistar female rats[J]. Dis Esophagus,1999,12(2):106-115.

[8]王雯,李兆申,许国铭,等. 不同方式建成3种反流性食管炎模型[J]. 解放军医学杂 志,2000,25(3):171-173.

[9]BYRNES C K,BAHADURSINGH A,AKHTER N,et al. Duodenal reflux produces hyper- proliferative epithelial esophagitis-a possible precursor to esophageal adenocarcinoma in the rat[J]. J Gastrointest Surg,2003,7(2):172-180.

[10]TERABE F,AIKOU S,AIDA J,et al. Columnar metaplasia in three types of surgical mouse mod- els of esophageal reflux[J]. Cell Mol Gastroenterol Hepatol,2017,4(1):115-123.

[11]KUMAGAI H,MUKAISHO K,SUGIHARA H,et al. Cell kinetic study on histogenesis of Barrett's esophagus using rat reflux model[J]. Scand J Gastroentero,2003,38(7):687- 692.

[12]XU X,COCICERO J,MACRI E,et al. Barrett's esophagus and associated adenocarcinoma in a mouse surgical model[J]. J Surg Res,2000,88(2):120-124.

[13]CHEN K H,MUKAISHO K,LING Z Q,et al. Association between duodenal contents re-

flux and squamous cell carcinoma–establishment of esophageal cancer cell line derived from the metastatic tumor in rat reflux model[J]. Anti–Cancer Res,2007,27(1A):175–181.

[14]HANBY A M,PERA M,FILIPE I,et al. Duodenal content reflux esophagitis in the rat:an animal model for the ulcer–associated cell lineage (UACL)[J]. Am J Pathol,151(6):1819–1824,1997.

[15]CHEN K H,MUKAISHO K,SUGIHARA H,et al. High animal–fat intake changes the bile–acid composition of bile juice and enhances the development of Barrett's esophagus and esophageal adenocarcinoma in a rat duodenal–contents reflux model[J]. Cancer Sci,2007,98(11):1683–1688.

[16]PERA M,CARDESA A,BOMBI J A,et al. Influence of esophagojejunostomy on the induction of adenocarcinoma of the distal esophagus in Sprague–Dawley rats by subcutaneous injection of 2,6–dimethylnitrosomorpholine[J]. Cancer Res,1989,49(23):6803–6808.

[17]FEIN M,PETERS J H,CHANDRASOMA P,et al. Duodenoesophageal reflux induces esophageal adenocarcinoma without exogenous carcinogen[J]. J Gastrointest Surg,1998,2(3):260–268.

[18]GREENE C L,WORRELL S G,DE MEESTER T R. Rat reflux model of esophageal cancer and its implication in human disease[J]. Ann Surg,2015,262(6):910–924.

[19]王瑞华,欧阳钦,陈曦,等.建立三种大鼠反流性食管炎模型的方法[J].浙江大学学报(医学版),2009,38(3):297–304.

[20]SETO Y,KOBORI O,SHIMIZU T,et al. The role of alkaline reflux in esophageal carcinogenesis induced by N–amyl–N–methylnitrosamine in rats[J]. Int J Cancer,1991,49(5):758–763.

[21]MIWA K,SAHARA H,SEGAWA M,et al. Reflux of duodenal or gastroduodenal contents induces esophageal carcinoma in rats[J]. Int J Cancer,1996,67(2):269–274.

[22]NISHIJIMA K,MIWA K,MIYASHITA T,et al. Impact of the biliary diversion procedure on carcinogenesis in Barrett's esophagus surgically induced by duodeno–esophageal reflux in rats[J]. Ann Surg,2004,240(1):57–67.

[23]JOVOV B,VAN ITALLIE C M,SHAHEEN N J,et al. Claudin–18:a dominant tight junction protein in Barrett's esophagus and likely contributor to its acid resistance[J]. Am J Physiol Gastrointest Liver Physiol,2007,293(6):G1106–G1113.

[24]房渝,黄春,温剑虎,等.NF-κB信号通路的激活在胃食管反流破坏食管黏膜上皮屏障功能机制中的作用[J].重庆医科大学学报,2017,42(9):1119–1125.

[25]房渝.胃食管反流通过NF-κB介导的炎症破坏小鼠食管黏膜屏障功能[D].长沙:中南大学,2014.

[26] POPLAWSKI C, SOSNOWSKI D, SZAFLARSKA–POPAWSKA A, et al. Role of bile acids, prostaglandins and COX inhibitors in chronic esophagitis in a mouse model[J]. World J Gastroenterol, 2006, 12(11): 1739-1742.

[27] GOTLEY D C, MORGAN A P, COOPER M J. Bile acid concentration in the refluxate of patients with reflux oesophagitis[J]. Br J Surg, 1988, 75(6): 587-590.

[28] NEHRA D, HOWELL P, PYE J K, et al. Assessment of combined bile acid and pH profiles using an automated sampling device in gastro–oesophageal reflux disease[J]. Br J Surg, 1998, 85(1): 134-137.

[29] 房渝, 任冬仁, 陈浩, 等. Barrett 食管和食管腺癌的动物模型[J]. 胃肠病学, 2012, 17(4): 193-197.

[30] XU X, LOCICERO J, MACRI E, et al. Barrett's esophagus and associated adenocarcinoma in a mouse surgical model[J]. J Surg Res, 2000, 88(2): 120-124.

[31] HAO J, LIU B, YANG C S, et al. Gastroesophageal reflux leads to esophageal cancer in a surgical model with mice[J]. BMC Gastroenterol, 2009, 9: 59.

二、小鼠暴饮暴食法反流性食管炎模型

【基本原理】

暴饮暴食(overeating)是导致胃食管反流的主要原因之一,采用重复禁食和喂养的饮食控制方案,诱导小鼠暴饮暴食,建立小鼠胃食管反流病(gastroesophageal reflux disease, GERD)非手术动物模型[1]。

【实验材料】

1. 药品试剂 ①麻醉药品:异氟醚,戊巴比妥钠,水合氯醛,乌拉坦,盐酸氯胺酮注射液等。②组织固定液:10% 甲醛溶液或 4% 多聚甲醛溶液等。③其他:磷酸盐缓冲液(phosphate–buffered saline, PBS), H_2O_2, 甲醇, 诱导型一氧化氮合酶(inducible nitric oxide synthase, iNOS)抗体, P 物质抗体等。

2. 仪器设备 生物显微镜,病理图像分析系统,常规手术器械等。

3. 实验动物 雌性 C57BL/6J 小鼠, 5 周龄。

【方法步骤】[1]

实验用雌性 C57BL/6J 小鼠, 5 周龄, 将动物随机分为 4 组。①1 组:对照组, 自由饮食。②2 组:每隔 1 d 禁食 1 次。③3 组:进食 1 d, 连续禁食 2 d。④4 组:进食 2 d 后禁食 1 d。在实验期间,每天测量小鼠体重和食物摄入量。分别于实验 2、4 和 8 周,进行小鼠相关指标检测(图 1-23)。

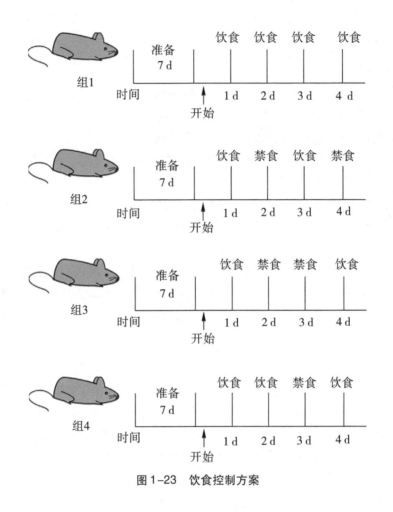

图 1-23　饮食控制方案

【观察指标】

1. 体重与食物摄入量　每日称体重,测量每个喂养日的食物摄入量。

2. 食管组织病理学检查　分别于实验第 2、4 和 8 周,采用异氟醚吸入麻醉后吸入 CO_2 实施安乐死,切除食管组织,4% 多聚甲醛固定,梯度乙醇脱水,常规石蜡包埋,对食管近端、中央和远端切片,HE 染色,光镜结合病理图像分析系统观察食管组织学改变。

3. 免疫组化 GERD 标记物检测　实验 8 周后,采用免疫组织化学检测食管组织中的 GERD 标志物。将经 4% 多聚甲醛固定、石蜡包埋的组织标本进行石蜡切片(4 μm),脱蜡后用 0.03% H_2O_2 在甲醇中处理 10 min,以抑制内源性过氧化物酶活性。切片在磷酸盐缓冲盐水(PBS)中洗涤后,用 iNOS 抗体(1∶200)或 P 物质抗体(1∶200)在 4 ℃下孵育过夜,并在室温下用生物素化的抗兔 IgG (H+L)或抗鼠 IgG (H+L)二抗在 PBS(1∶400)中处理 2 h。使用亲和素-生物素复合物检测系统(avidin-biotin complex detection system) 和 3,3′-二氨基联苯胺(3,3′-diaminobenzidine,DAB)底物试剂盒检测抗原-抗体复合物。

用 Mayer 氏苏木精反染后,光镜下观察切片。每张切片观察 5 个高倍视野(×200),病理图像分析系统半定量比较染色强度、面积,将染色组织分为弱强度组(无或弱染色强度)和强强度组(中等或强染色强度)。

【模型特点】

1. 体重变化　①对照组(第 1 组)小鼠实验期间体重稳步增加,每日摄食量无显著差异。②实验组(2 ~ 4 组)动物禁食后体重下降,进食后体重增加。③2、3 组小鼠禁食与进食之间的体重差异平均为 2 ~ 3 g,大于第 4 组。④2 组和 3 组平均每只小鼠摄食量比 1 组增加约 3 g,而 4 组的食物摄取量与 1 组无明显差异。⑤虽然 2 组暴饮暴食的频率高于 3 组,但两组的平均体重并无明显差异。

2. 胃、食管的宏观形态及下食管黏膜的组织学改变　①实验第 8 周,与其他组比较,2 组小鼠的胃更加膨胀和充盈,食管组织发生颜色改变,说明 2 组动物形成了暴饮暴食状态,并对食管组织造成了一定的损害。②实验第 2 周,各实验组与对照组比较,未见明显食管组织学变化;实验第 4 周,第 2 组和第 3 组小鼠食管黏膜层内产生细胞碎屑样颗粒;实验第 8 周,食管角蛋白层被破坏剥落,两组动物食管黏膜病理性改变更为明显。

3. 下食管黏膜 iNOS 和 P 物质的表达　实验 2 组 iNOS 和 P 物质的表达明显高于其他实验组和对照组以 2 组最强($P<0.05$)。

【模型评价】

1. 采用不同的饮食控制(包括禁食和喂养),建立小鼠暴饮暴食致胃反流的非手术动物模型。各种饮食控制(包括禁食和喂养)均可能诱发暴饮暴食,而高频率的禁食和暴饮暴食可以有效地引起胃食管反流。通过食管组织 GERD 标志物(iNOS 和 P 物质)免疫组织化学检测和病理组织学观察,证明饮食控制可使小鼠暴饮暴食,引起与胃反流相似的下食管黏膜改变。由禁食引起的暴饮暴食建立的小鼠 GERD 模型,可用于各种与反流或咽喉反流疾病相关药物有效性和安全性评估。

2. 该模型虽然观察到下食管黏膜的宏观和微观变化,但尚没有直接的证据表明暴饮暴食会导致胃内容物反流到食管。在反流性食管反流患者中,一过性食管下括约肌松弛(transient lower esophageal sphincter relaxation, TLESR)增多或食管下括约肌(lower esophageal sphincter,LES)压力降低常伴有食管胃交界(esophagogastric junction,EGJ)功能障碍,使更多胃内容物反流到食管,导致反流性食管炎。由于 EGJ 压力的调节主要是通过 LES 实现的,胃膨胀导致 EGJ 抗反流屏障减弱可能与 TLESR 升高及其 GERD 发病机制有关[2-7]。因此,未来的研究需要提供更多低压力 LES 和食管反流的证据。

【参考文献】

[1] IM N R, KIM B, JUNG K Y, et al. Non-surgical animal model of gastroesophageal reflux disease by overeating induced in mice[J]. J Investig Med,2021,69(6):1208-1214.

[2] LIN S, LI H, FANG X. Esophageal motor dysfunctions in gastroesophageal reflux disease and therapeutic perspectives[J]. J Neurogastroenterol Motil,2019,25(4):499-507.

［3］GYAWALI C P,ROMAN S,BREDENOORD A J,et al. Classification of esophageal motor findings in gastro－esophageal reflux disease：conclusions from an international consensus group［J］. Neurogastroenterol Motil,2017,29(12).

［4］BEAUMONT H,BENNINK R J,DE JONG J,et al. The position of the acid pocket as a major risk factor for acidic reflux in healthy subjects and patients with GORD［J］. Gut,2010,59(4):441-451.

［5］FOCK K M,TALLEY N,GOH K L,et al. Asia－Pacific consensus on the management of gastro－oesophageal reflux disease:an update focusing on refractory reflux disease and Barrett's oesophagus［J］. Gut,2016,65(9):1402-1415.

［6］ESLAMI O,SHAHRAKI M,BAHARI A,et al. Dietary habits and obesity indices in patients with gastro－esophageal reflux disease:a comparative cross－sectional study［J］. BMC Gastroenterol,2017,17(1):132.

［7］SAVARINO E,BREDENOORD A J,FOX M,et al. Advances in the physiological assessment and diagnosis of GERD［J］. Nat Rev Gastroenterol Hepatol,2018,15(5):323.

三、小鼠非糜烂性反流病模型

【基本原理】

非糜烂性反流病(non－erosive reflux disease,NERD)是一种非常普遍的胃食管反流病(gastroesophageal reflux disease,GERD)表型,有典型的烧心、反流症状,胃镜检查未见黏膜破损,其他辅助检查提示存在异常的食管酸暴露,并排除其他引起烧心反流症状的原因。采用硅化无毒环狭窄近幽门十二指肠和结扎胃底与胃腺过渡区的方法,建立小鼠NERD模型[1]。

【实验材料】

1. 药品试剂　①麻醉药品:异氟醚,戊巴比妥钠,水合氯醛,乌拉坦,盐酸氯胺酮注射液等。②组织固定液:10%甲醛溶液或4%多聚甲醛溶液等。③口服补液(oral rehydration solution,ORS):含75 mmol/L Na^+、65 mmol/L Cl^-、20 mmol/L K^+、10 mmol/L 柠檬酸(citrate)和75 mmol/L 葡萄糖(glucose)。④Krebs－Henseleit 碳酸氢盐缓冲液(Krebs － Henseleit bicarbonate buffer,KHBB):118 mmol/L NaCl,4.7 mmol/L KCl,1.2 mmol/L $CaCl_2$,1.2 mmol/L $MgSO_4$,1.2 mmol/L NaH_2PO_4,25 mmol/L $NaHCO_3$,11 mmol/L 葡萄糖,pH 7.4。⑤其他:多重细胞因子(multiplex cytokine)试剂盒,髓过氧物酶(myeloperoxidase,MPO)试剂盒,磷酸盐缓冲液(phosphate－buffered saline,PBS),胃蛋白酶,牛磺脱氧胆酸(taurodeoxycholic acid,TDC),荧光素等。

2. 仪器设备　①硅化无毒环(siliconized nontoxic ring):直径3.25 mm,宽2.5 mm。②尤斯室(Ussing Chamber)系统。③其他:多功能酶标仪,生物显微镜,病理图像分析系统,常规手术器械等。

3.实验动物　雌性瑞士小鼠,体重 30 ~ 35 g。

【方法步骤】[1-2]

实验用雌性瑞士小鼠,体重 30 ~ 35 g。术前禁食 18 h,自由饮用口服补液。将小鼠用氯胺酮(100 mg/kg)、噻嗪(10 mg/kg)腹腔注射麻醉,上腹部中线切口(约 1 cm),在幽门附近的十二指肠周围放置硅化无毒环,造成不完全狭窄并限制胃排空(未完全阻塞十二指肠管腔)。然后用 4-0 尼龙线将胃底与胃腺部分之间的过渡区结扎,以限制胃的顺应性。缝合腹壁和皮肤闭合腹部。假手术组小鼠除不进行十二指肠缩窄和胃结扎外,余同手术组,并将胃移出腹腔约 30 s 后放回腹腔。

【观察指标】

1.一般情况　观察记录动物术后 1 ~ 14 d 饮水量、摄食量、体重、大便、活动、精神状态及死亡情况等,计算动物体重变化率和存活率。

2.食管湿重及组织含水量　①取食管,纵行切开,用无菌生理盐水清洗后称湿重。②取部分食管组织,称湿重后置于 80 ℃烤箱中烤至恒重,称干重,计算食管组织含水量[含水量=(湿重-干重)/湿重×100%]。

3.组织病理学检查[1,3]　取胃-食管过渡段上方 0.5 cm 处的食管组织,10% 甲醛溶液固定,梯度乙醇脱水,常规石蜡包埋、切片、HE 染色。光镜结合病理图像分析系统观察食管组织学改变,参照相关标准进行食管组织病理学评分:基底细胞层增生(0 ~ 2 分),上皮内多形核细胞(0 ~ 2 分),糜烂(0 ~ 1 分),水肿(0 ~ 4 分),固有层多形核细胞(0 ~ 3 分)。

4.多重细胞因子检测[1,4]　使用多重细胞因子试剂盒,按说明书要求测定食管组织角质细胞源细胞因子(keratinocyte-derived cytokine, KC)、肿瘤坏死因子(tumor necrosis facto-α, TNF)-α、白细胞介素(IL)-6 和 IL-1 含量。

5.髓过氧物酶活性测定[1,5]　食管 MPO 存在于嗜中性粒细胞和其他髓系细胞的嗜氮颗粒中,并被用作粒细胞浸润的标志。将食管样品在含有十六烷基三甲基溴化铵(hexadecyltrimethyl-ammonium bromide, HTAB)的磷酸钾缓冲溶液(PBS, pH 6.0)中均质,4 500 r/min 离心 15 min。取上清在 450 nm 波长处测量吸光度。

6.Ussing Chamber 实验　取食管,纵行切开,剥离其肌肉层,制作食管黏膜片(由角质化、分层的鳞状上皮和下面的结缔组织组成),食管黏膜在含 KHBB 液的盘子中打开,置于 Ussing Chamber 中,曝光面积 0.017 cm²。

(1)跨膜电阻(transepithelial electrical resistance, TEER)测定[1,6]:首先纠正液体的回路电阻,使用 Ag/AgCl 电极连续监测黏膜电位差(potential difference, PD)。根据欧姆定律,通过铂线施加双极电流脉冲(50 μA, 200 ms,间隔 6 s)所引起的电压偏转计算出基本TEER。平衡电气系统,直到获得稳定的 TEER 基线(30 min)。之后,将管腔侧暴露于对照溶液 KHBB 或测试溶液中 60 min,其中含有胃蛋白酶(1 mg/mL)和牛磺脱氧胆酸(2 mmol/L)。在曝光期间连续记录 TEER (Ω/cm²),计算暴露后 10、30 和 60 min 测试溶液 TEER 与基线的变化百分率。

（2）黏膜渗透性（mucosal permeability）[1,7]：食管黏膜切片置于扩散室中，测量其对荧光素的通透性（376 Da，1 mg/mL，用 KHBB 稀释，pH 7.4）。用 KHBB（pH 7.4）稳定一段时间（30 min）后，将管腔侧的溶液替换为含有荧光标记物的溶液。每隔 1 h 从浆液侧取样（100 μL），持续 3 h。使用荧光微板阅读器检测荧光标记物。

【模型特点】

1. 模型小鼠 14 d 存活率 78%，体重轻度下降。

2. 模型小鼠未见糜烂性食管炎病理性改变。

3. 食管黏膜可见显微镜下炎症表现，食管湿重增加，IL-6、KC 水平和 MPO 活性升高，术后 3～7 d 达到峰值，术后 14 d 消退。

4. 术后 7 d 和 14 d，与假手术组相比，模型组小鼠 TEER 降低，食管上皮通透性增加。

【模型评价】

1. 该动物模型的主要特征：①组织病理学改变，但没有宏观侵蚀。②炎症初始反应（即水肿、中性粒细胞浸润和细胞因子升高）在术后 3～7 d 达峰值，并在术后第 14 天消退。③黏膜完整性受损，与对照组（假手术组）相比，暴露于测试溶液时 TEER 显著降低，荧光素通透性增加。④奥美拉唑治疗可预防术后 7 d 观察到的炎症改变和屏障功能损害。

2. 小鼠 NERD 模型仅伴有微观炎症和食管上皮完整性受损，可用于 NERD 病理生理探讨和制定有效的治疗策略。

【参考文献】

[1] SILVA R O, OLIVEIRA F F B, BINGANA R D, et al. A novel murine model of esophageal nonerosive reflux disease：from inflammation to impairment in mucosal integrity[J]. Am J Physiol Gastrointest Liver Physiol,2017,312(6)：G658-G665.

[2] OMURA N, KASHIWAGI H, CHEN G, et al. Establishment of surgically induced chronic acid reflux esophagitis in rats[J]. Scand J Gastroenterol,1999,34(10)：948-953.

[3] YERIAN L, FIOCCA R, MASTRACCI L, et al. Refinement and reproducibility of histologic criteria for the assessment of microscopic lesions in patients with gastroesophageal reflux disease：the esohisto project[J]. Dig Dis Sci,2011,56(9)：2656-2665.

[4] BRADFORD M M. A rapid and sensitive method for the quantitation of microgram quantities of protein utilizing the principle of protein-dye binding[J]. Anal Biochem,1976,72：248-254.

[5] DE BORTOLI N, OTTONELLO A, ZERBIB F, et al. Between GERD and NERD：The relevance of weakly acidic reflux[J]. Ann NY Acad Sci,2016,1380(1)：218-229.

[6] TOBEY N A, HOSSEINI S S, ARGOTE C M, et al. Dilated intercellular spaces and shunt permeability in nonerosive acid-damaged esophageal epithelium[J]. Am J Gastroenterol,

2004,99(1):13-22.

[7]FARRÉ R,DE VOS R,GEBOES K,et al. Critical role of stress in increased oesophage-al mucosa permeability and dilated intercellular spaces[J]. Gut, 2007, 56(9):1191-1197.

第五节　犬反流性食管炎模型

【基本原理】

采用内窥镜下食管下环形肌切开术(lower esophageal sphincter,LES),建立犬反流性食管炎(reflux esophagitis,RE)模型。

【实验材料】

1. 药品试剂　①麻醉药品:戊巴比妥钠,水合氯醛,乌拉坦,盐酸氯胺酮注射液等。②组织固定液:10%甲醛溶液或4%多聚甲醛溶液等。③其他:肾上腺素,靛胭脂等。

2. 仪器设备　多导肠胃功能测定仪,pH动态检测记录仪,生物显微镜,病理图像分析系统,胃管,常规手术器械等。

3. 实验动物　Beagle犬,6~12月龄,体重10~12 kg,雌雄兼用。

【方法步骤】[1-2]

1. 术前准备　实验犬在术前禁食禁水1 d,以0.10~0.15 mg/kg的速眠新Ⅱ号对实验犬进行静脉全麻,无须进行气管插管,使所有实验犬可以进行自主呼吸,若实验犬在麻醉后仍然存在躁动等状态,应适当增加麻醉药的使用剂量。在内镜下测量门齿到贲门之间的距离,在胃和食管交界处的上端7~10 cm处切开黏膜层,并在右后壁黏膜处注射肾上腺素和靛胭脂,采用Hook刀将黏膜层切开1~3 cm的开口,暴露黏膜的下层组织,并进行相关的分离操作。

2. 食管黏膜下隧道的建立　食管黏膜下隧道建立的核心原则是与食管环形肌层保持垂直的角度,确保黏膜隧道始终处于直线型。

3. 切开环形肌　在胃镜下采用Hook刀在GEJ上端7~9 cm处切入,从上到下垂直切至GEJ下段1~3 cm处,暴露纵行肌,再采用Hook刀从环形肌和纵行肌的空隙中伸入,切入环形肌,在胃镜的引导下,逐步将整个环形肌切开。

【观察指标】

1. 食管下段pH监测[1-2]　于制备前7 d和后7 d分别采用pH动态检测记录仪检测实验犬食管pH值。采集实验犬食管酸反流(pH值<4)次数,长时间酸反流(pH<4持续

5 min 以上）次数,最长反流时间（pH<4 持续的最长时间）,以及酸反流率。

2. 食管压力测定[1-2]　于制备前 7 d 和后 7 d 分别采用多导肠胃功能测定仪测定实验犬的食管压力。具体测定方法如下：采用多导胃肠功能测定仪,使用高分辨四道毛细灌注测压系统,以实验犬胃内正常的压力作为基准线,测定其食管压力。

3. 食管组织病理学检查[1-2]　取食管,纵行切开食管壁,肉眼观察并进行宏观评分（包括充血、水肿、糜烂、溃疡、壁内或腔内出血等）。将食管标本置于 10% 甲醛溶液固定,梯度乙醇脱水,常规石蜡包埋,对食管近端、中央和远端切片,HE 染色,光镜结合病理图像分析系统观察食管组织学改变,进行光镜下病理分级,主要观察不同程度的上皮丢失（分裂、糜烂、溃疡）、反应性上皮改变（基底增生、有丝分裂、乳头状瘤病、球囊细胞、角化不全）、血管改变（包括水肿、充血、出血、血管病变）和炎症（多形核白细胞、淋巴细胞浸润强度和范围）等。参见本章第三节"兔食管灌注法反流性食管炎模型"。

【模型特点】

1. 术后动物存活率 100%,胃食管反流模型成功率为 66.7%。食管压力明显降低,反流次数、反流最长时间和反流率与术前比较明显增加。

2. 模型犬食管组织上皮层存在明显的膨胀和增厚,黏膜层有大量的炎症细胞浸润,部分肌层出现断裂现象。

【模型评价】

1. 内镜下环形肌切开术是一种简单可靠的制备胃食管反流病动物模型的方法,该法制备胃食管反流病动物模型具有成功率高、不影响实验动物解剖结构及与人类胃食管反流发病机制相吻合等特点,可用于评价胃食管反流的内镜治疗或手术治疗的疗效观察[3]。

2. 犬为大型动物,实验成本相对较高,从而影响该模型的推广应用。

【参考文献】

[1] 孙贤久,秦先锋,郭少卿,等.内镜下制备胃食管反流病动物模型的方法研究[J].中国医药科学,2018,8（3）:32-35.

[2] 孙贤久,秦先锋,郭少卿,等.内镜下构建抗反流动物的实验研究[J].中国医学创新,2018,15（5）:18-21.

[3] 孙贤久,秦先锋,郭少卿,等.消化内镜手术构建食管抗返流屏障治疗犬胃食管反流病效果观察[J].海南医学,2017,28（5）:693-695.

第六节 胃食管反流病中医证候模型

一、大鼠肝郁证胃食管反流病模型

【基本原理】

胃食管反流病(gastroesophageal reflux disease,GERD)属中医"吐酸"范畴,肝失疏泄、肝胃气滞是本病的主要病机,肝郁证是主要证候类型[1]。临床研究显示,肝郁证与焦虑、抑郁状态关系密切,胃食管反流病症状的严重程度与心理状态呈正相关[2]。采用食管十二指肠侧侧吻合术(esophagogastroduodenal anastomnosis,EGDA)或幽门半结扎与贲门肌撕裂法,结合慢性不可预见性温和刺激(chronic unpredictable mild stimulation,CUMS),建立大鼠肝郁证 GERD 模型。

【实验材料】

1. 药品试剂 ①麻醉药品:戊巴比妥钠,水合氯醛,乌拉坦,盐酸氯胺酮注射液等。②组织固定液:10% 甲醛溶液或 4% 多聚甲醛溶液等。③其他:大鼠胃饥饿素(Ghrelin)、γ-氨基丁酸(GABA)、ELISA 试剂盒,生长激素促分泌性受体-1a(growth hormone secretagogue receptor 1a,GHSR-1a)、Ghrelin 抗体,乙醇,二甲苯等。

2. 仪器设备 LED 频闪灯、旷场分析箱、摄像头,便携式 pH 检测仪或 pH 自动记录仪,酶标仪,小动物行为活动记录仪,肛温计,生物显微镜,病理图像分析系统,常规手术器械等。

3. 实验动物 雄性 SD 大鼠,20~22 周龄,体重 170~190 g。

【方法步骤】

1. EGDA+CUMS 法[1-3]

(1)方法

1)EGDA:术前禁食 24 h、禁水 2 h,1% 戊巴比妥钠腹腔注射麻醉(40 mg/kg),仰卧位固定,剃除上腹部毛,沿腹正中线切口逐层进入腹腔,将胃提出剪断肝胃韧带,游离食管,保留迷走神经,于贲门上方 1 cm 处及十二指肠上距幽门 2 cm 处分别切约 1 cm 的开口,用眼科镊将食管内层白色黏膜撕开,黏膜面相对,食管与十二指肠的开口行侧吻合术缝合,将胃放回腹腔,用硫酸庆大霉素冲洗手术部位,缝合关闭腹腔,术后禁食 24 h。假手术组大鼠麻醉开腹后,仅用 5-0 带线缝合针将食管外膜及十二指肠游离缘的肠壁缝合连接,用硫酸庆大霉素冲洗手术部位,缝合关闭腹腔。

2)CUMS:包括噪声干扰 3 h、倾斜笼具 24 h、禁食 24 h、禁水 24 h、4 ℃冰水游泳 5 min、夹尾 5 min、潮湿垫料 24 h、束缚固定 2 h、群养整夜(9 只/笼)、持续光照 36 h、孤养 24 h、频闪 3 h 共 12 种刺激,每日随机 2 种,共 28 d。为使刺激不可预测,应激时间与方式在白天或夜晚随机选取,并保证连续 3 d 内不使用相同的应激方式。实验过程中,接受应激处理的所有动物需在同一天的相同时间暴露于同一应激源。

(2)特点:①EGDA 术后,大鼠体重增长缓慢,约 1 周后恢复正常;接受 CUMS 大鼠表现烦躁,易激惹,夹尾时反应剧烈,挣扎,尖叫。随着时间的推移,大鼠反应麻木,束缚时主动钻入束缚筒,表现安静,粪便稀薄,解开束缚后喜欢贴笼壁,理毛行为减少,游泳时挣扎次数减少,进入疲劳的时间缩短,同时伴有毛色失去光泽、脱落等,符合中医肝郁证候表现特点。②模型大鼠食管壁增厚,管腔不规则增粗,食管黏膜可见糜烂、溃疡面,部分可见出现白色"树皮样"黏膜增生外观(白斑)。光镜下可见黏膜增厚明显,乳头延伸甚至超过上皮厚度 2/3,伴基底层断裂,大量炎症细胞浸润。③与假手术组相比,模型组大鼠糖水偏好比降低,旷场实验总穿格数减少、中央区持续停留时间缩短,血清中 Ghrelin 含量升高,下丘脑 GABA 含量降低,胃组织中 Ghrelin 阳性细胞表达、下丘脑 GHSR-1a 蛋白表达增强。

2.幽门半结扎+贲门肌撕裂术+CUMS 法[4-6]

(1)方法

1)幽门半结扎+贲门肌撕裂术:实验用雄性 SD 大鼠,体重 200～300 g。术前禁食不禁水 24 h,戊巴比妥钠腹腔注射麻醉,沿腹中线纵行剪开,剪断肝胃韧带及胃周围筋膜,将胃全部提出,充分暴露胃及幽门,用 4-0 尼龙线将幽门部分结扎,注意避开血管;结扎胃左动脉,以防损伤血管引起出血。自食管胃结合处开始向上钝性分离,长度约 1 cm,避免损伤食管内膜,并用抗生素配合生理盐水湿润腹腔,防止粘连,关腹。术后单笼饲养,禁食不禁水 24 h。

2)CUMS:术后 7 d,在大鼠单笼孤养基础上,进行慢性温和不可预见性刺激(chronic unpredictable mild stimulation,CUMS)。主要包括强迫游泳试验、束缚试验、昼夜颠倒、禁食、禁水,每天随机选取一种刺激,共 14 d。①强迫游泳:将大鼠放入水深 30 cm 的柱状玻璃桶中,以大鼠漂浮不能站立,跳跃无法跳出水槽为准,水温 20 ℃,15 min/次。②束缚:用大鼠固定器将大鼠固定,限制大鼠的头部活动和进退,不影响呼吸和排泄,6 h/次。③黑白颠倒:7:00 将大鼠放入暗室 12 h,19:00 将大鼠放入开灯的房间 12 h。④禁食 24 h。⑤禁水 24 h。

(2)特点:①模型大鼠精神状态差,目光呆滞,反应迟缓,毛发枯槁,饮食、饮水较前明显减少,大便量多,有时不成形。②与假手术组相比,模型组大鼠食管胃结合处 pH 值下降,黏膜上皮细胞之间的 DSG1 mRNA 表达降低,细胞间隙增宽,强迫游泳中静止时间延长,对糖水的偏爱程度下降,旷场实验爬行格数及直立次数明显减少,外周血中 IL-4、IL-10、CRH、ACTH 和 CORT 的蛋白含量明显升高,下丘脑 CRF、CRF1、CRF2、PKA、GABAA、GABAB mRNA 表达明显下降。③模型大鼠食管黏膜未见糜烂、溃疡,角质层明显增厚,基底层弯曲,棘细胞增多,乳头状突起明显,超过黏膜层的 3/4。

【观察指标】

1. 一般情况 每日观察大鼠的精神状态、饮水、摄食、皮毛色泽、自主活动及粪便,大鼠对刺激的反应等,定期称体重。

2. 糖水偏好实验 CUS 28 d 后,大鼠单笼饲养,正常进食,自由摄取 1% 蔗糖水或纯水 24 h,计算糖水偏好率。

$$糖水偏好率(\%) = 糖水消耗量(g)/(糖水+纯水)消耗量(g) \times 100\%$$

3. 旷场实验 CUS 28 d 后,运用旷场实验装置,通过自动摄像设备记录大鼠 5 min 内在箱中的活动情况。保持周围环境安静,将大鼠轻柔地置于中央方格,然后开始拍摄记录。每只大鼠测试结束后均需用 30% 乙醇擦拭敞箱以消除上一只大鼠存留的气味。实验结束后分析录像,获得每只大鼠总穿格数及中央区持续停留时间。

4. 血清 Ghrelin 及下丘脑 GABA 含量测定 大鼠禁食、禁水 12 h,1% 戊巴比妥钠溶液腹腔注射(40 mg/kg)麻醉。沿大鼠腹部正中线剖开腹腔,用一次性真空采血管收集腹主动脉血 5 mL,室温下 3 000 r/min 离心 3 min,取血清,-80 ℃冰箱保存。取下丘脑组织,加入适量生理盐水捣碎,匀浆,离心取上清,BCA 法测定蛋白浓度。严格按 ELISA 试剂盒说明书检测大鼠血清中 Ghrelin 和下丘脑中 GABA 含量,450 nm 光波处测吸光度值,650 nm 光波作为对照,采用 Curve Exper 1.4 进行四参数标准曲线拟合。

5. 下丘脑 GHSR-1a 蛋白表达(Western blot 法) 取下丘脑组织,用 RIPA 取蛋白,BCA 法测定蛋白浓度,常规制备 SDS-PAGE 胶,加样进行电泳,转移蛋白质于 PVDF 膜,用 5% 脱脂奶粉封闭 1.5 h,加入一抗,于 4 ℃过夜,洗膜后 HRP 标记山羊抗兔 IgG 二抗室温孵育 2 h,再次洗膜后 ECL 检测目的蛋白条带。灰度值用 Image J 软件分析,蛋白表达量以目的蛋白与 β-actin 的条带灰度比值表示。

6. 胃组织 Ghrelin 蛋白表达(免疫组织化学法) 解剖分离胃,沿胃大弯剖开,生理盐水冲洗,取胃底部组织,10% 甲醛溶液固定,梯度乙醇脱水,常规石蜡包埋切片,配置碱性修复液,高压锅进行抗原修复 5 min,自然冷却至室温。0.3% H_2O_2 室温孵育 15 min;滴加 Ghrelin 一抗(1∶50),室温孵育 2 h;滴加 HRP 标记山羊抗小鼠 IgG 二抗,室温孵育 40 min。DAB 液显色,标记苏木素复染细胞核 1 min,自来水冲洗,蓝化。逐级乙醇脱水后,中性树胶封片,光镜下观察 Ghrelin 蛋白表达。

7. 病理学检查 取食管与贲门连接处食管组织,10% 甲醛溶液固定,梯度乙醇脱水,常规石蜡包埋切片,HE 染色,光镜结合病理图像分析系统观察食管组织病理形态学变化。

【模型评价】

1. 采用食管十二指肠侧侧吻合术制备大鼠胃食管反流病疾病模型,该造模方式较为接近于人类反流的病理生理过程,模型大鼠食管黏膜上皮组织出现不同程度的炎症性改变、组织结构不清和基底细胞层增厚。慢性不可预见性刺激(CUMS)是研究肝郁证候的重要造模方法[7],实验动物表现出明显情志异常,糖水偏爱实验、旷场实验等行为学改变符合中医肝郁证候病变特点[1]。

2.幽门半结扎与贲门肌撕裂法结合 CUMS 所建立的大鼠 GERD 肝郁证模型,模型大鼠较符合非糜烂性胃食管反流病的临床特征改变,是一种较为理想、兼有心理障碍表现的非糜烂性胃食管反流病的动物模型[4]。

3.心理应激是引起焦虑抑郁的一个重要原因,也是肝郁模型的常用方法。慢性不可预见温和刺激(CUMS)是心理应激中常用的一种方式,它是将多种不同因素的刺激以不可预见的形式施加于动物模型,诱导动物出现焦虑抑郁情绪,主要包括快感缺失和绝望行为等。与单因素刺激相比,它能够较为准确地体现临床中的疾病是由环境、情志、疲劳等多种综合因素导致的结果,也更符合临床实际。同时慢性不可预见刺激可以避免单一因素刺激引起的大鼠的适应性,多种刺激因素叠加也比较稳定,是目前使用最多的应激方法。

【参考文献】

[1]陈冬雪,钱占红,夏聪媛,等.对 Ghrelin/GHSR-1a/GABA 通路关键因子在胃食管反流病肝郁证模型中表达水平的研究[J].北京中医药大学学报,2021,44(6):519-526.

[2]张丽颖,唐旭东,李保双,等.非糜烂性反流病患者症状与心理状态相关性分析[J].中国中医药信息杂志,2011,18(9):19-20.

[3]陈冬雪.从脑肠轴 Ghrelin 通路探索通降颗粒改善胃食管反流病肝胃不和证的作用机制[D].呼和浩特:内蒙古医科大学,2021.

[4]徐亭亭.非糜烂性胃食管反流病病证结合大鼠模型建立与疏肝和胃方干预效应研究[D].上海:上海中医药大学,2019.

[5]TUGAY M,YILDIZ F,UTKAN T,et al. Esophagitis impairs esophageal smooth muscle reactivity in the rat model:an in vitro study[J]. Dig Dis Sci,2003,48(11):2147-2152.

[6]樊江波,畅洪昇,董世芬,等.慢性应激致肠易激综合征大鼠模型的建立与评价[J].中国实验动物学报,2010,18(2):91-95.

[7]胡柳,卓泽伟,阮璐薇,等.肝郁证模型及其方法评价进展评述[J].中华中医药杂志,2019,34(1):41-43.

二、大鼠脾虚湿热证胃食管反流病模型

【基本原理】

采用食管十二指肠侧侧吻合术(esophagogastroduodenal anastomnosis,EGDA)或部分幽门结扎+贲门肌切开术复制胃食管反流病(gastroesophageal reflux disease,GERD)模型,在此基础上,结合高脂高糖饮食、高湿高温环境,建立大鼠脾虚湿热证 GERD 模型。

【实验材料】

1.药品试剂　①麻醉药品:戊巴比妥钠,水合氯醛,乌拉坦,盐酸氯胺酮注射液

等。②组织固定液:10%甲醛溶液或4%多聚甲醛溶液等。③其他:二甲苯,PBS 缓冲液,柠檬酸盐缓冲液,苏木素–伊红染色液,大鼠胃泌素(gastrin,GAS)、胃动素(motilin,MTL)、血管活性肠肽(vasoactive intestinal peptide,VIP)、超氧化物歧化酶(SOD)、丙二醛(MDA)ELISA 试剂盒,大鼠总胆汁酸试剂盒,大鼠胃蛋白酶试剂盒,注射用青霉素钠,56%红星二锅头,卵清蛋白,氢氧化铝凝胶,蜂蜜,猪油等。

2. 仪器设备　①人工气候箱:PVC 材质,大小 100 cm×40 cm×40 cm,内含风暖加热器 2 支(气候箱两侧,对吹),加湿器 1 个(开口位于气候箱中间),温度计 1 支,中间由金属网(直径 1.5 mm,不锈钢)平均分成 5 格(每格放 5 只大鼠+食盒水盒),内设智能温控、湿控,箱体下部装金属网将大鼠托起,底部放置粪便托盘,内铺垫料。②酶标仪,大小鼠抓力测定仪,pH 自动记录仪,肛温计,生物显微镜,病理图像分析系统,常规手术器械等。

3. 实验动物　成年雄性 SD 或 Wistar 大鼠。

【方法步骤】

1. 食管十二指肠侧侧吻合术+高脂高糖饮食+高温高湿环境法[1-5]

(1)方法

1)食管十二指肠侧侧吻合术:实验用雄性 SD 大鼠,体重 180～220 g。术前禁食不禁水 24 h,手术日 3%戊巴比妥钠腹腔注射麻醉(30 mg/kg),麻醉成功后仰卧位固定于鼠板,于腹部剑突下 4.0 cm×4.0 cm 区域备皮,碘伏消毒,铺无菌洞巾。沿上腹部正中线开腹,长度约 3 cm,逐层进入腹腔,用弯镊逐步剥离胃部,剪断肝胃韧带及周围筋膜,充分暴露食管下段及十二指肠游离缘,过程中避免损伤肝脏及迷走神经。于胃食管连接部上方沿纵轴以眼科镊划开 0.8～1.0 cm 切口,并小心划开食管壁内层的白色黏膜,避免损伤对侧黏膜;于幽门下 1 cm 左右的十二指肠游离缘划开 1 cm 切口,将两处切口黏膜面相对,以 3-0 带线缝合针分别缝合切口的上、下、左、右 4 个边界缝合后将暴露组织推回腹腔,以 0.9%氯化钠注射液进行腹腔冲洗后分层缝合,关闭腹腔。术后予青霉素预防感染,自由饮用 5%葡萄糖溶液,禁食 24 h 后恢复饮食。假手术组大鼠麻醉开腹后,不切开食管及十二指肠,仅用 3-0 带线缝合针缝合食管外膜及十二指肠游离缘的肠壁。

2)卵蛋白注射:术后第 5 天,腹腔注射卵清蛋白/氢氧化铝凝胶混匀液(卵清蛋白 30 mg+氢氧化铝凝胶 10 mg)1 mL。

3)高脂高糖饮食:术后第 8 天,普通饲料喂食,200 g/L 蜂蜜水自由饮用,单日油脂灌胃(10 g/kg),双日白酒灌胃(10 mL/kg),连续 14 d。

4)高温高湿环境:术后第 17 天,放入温度为(32±2)℃、相对湿度为 95%的自制湿热气候箱中,连续 5 d。

(2)特点:①模型大鼠存在不同程度精神萎靡,嗜卧懒动,毛发不荣,活动减少,肛周秽浊,动物存活率 75%。②与假手术组比较,模型组大鼠体重、进食量下降,肛温、粪便含水量升高,胃液 pH 值、总胆汁酸和胃蛋白酶含量增加。③食管黏膜组织水肿,上皮细胞欠平整,基底细胞增生,排列不整齐,乳头肌延长可达黏膜上皮厚度的 2/3,存在炎症细胞浸润。甲苯胺蓝染色肥大细胞(mast cell,MC)数量增多,免疫组化类胰蛋白酶(mast cell tryptase,MCT)、蛋白酶激活受体-2(protease activated receptors-2,PAR-2)、瞬时受体电位香草酸受体1(transient receptor potential vanilloid 1,TRPV 1)平均光密度值(mean optical density,MOD)增加。

2.部分幽门结扎+贲门肌切开术+高温高湿环境+高糖饮食法[6-8]

(1)方法

1)部分幽门结扎+贲门肌切开术:实验用雄性 Wistar 大鼠,12 周龄,体重 250~320 g。适应性饲养 7 d,术前禁食不禁水 24 h,3.5% 水合氯醛腹腔注射麻醉(1 mL/kg),仰卧位固定,常规备皮、消毒,上腹部正中切口,长约 3 cm,逐层开腹,暴露食管下段及胃食管交界区,用细针及 0 号细线缝扎横过胃-食管交界处的胃左动脉的分支,在食管-胃交界处纵行切开贲门肌 0.5 cm,分离至黏膜层完全暴露于视野中,以加强反流。在幽门与十二指肠交界近幽门处,半结扎幽门(避开血管),关腹前用无菌纱布吸尽腹腔中的液体,腹腔内注入 0.9% 氯化钠溶液 1 mL 及庆大霉素 10 000 U,术后禁食不禁水 24 h。

2)高温高湿环境+高糖饮食:大鼠饲养于高热潮湿的环境下,在普通饲料喂养的基础上,10% 蜂蜜+10% 白糖混合饮料自由饮用,连续 3 周。

(2)特点:①模型大鼠体重下降,被毛松散、毛色光泽减弱,出现不同程度的行动迟缓、对外界刺激淡漠、饮水量及食量下降,多数大鼠出现便溏。②食管黏膜可见糜烂、溃疡和炎症细胞浸润。③与假手术组比较,模型组大鼠血清 GAS 含量、SOD 活性明显下降,MDA、VIP 含量显著升高;食管黏膜 VIP 表达升高,SP 表达降低。

【观察指标】

1.一般情况　密切观察大鼠在整个实验过程中的一般状况,包括进食、饮水、排便等行为学表现及毛色、精神状态等。定期进行体重、进食量、饮水量测定。

2.粪便性状及粪便含水量　收集的 24 h 粪便,称重记录粪便湿重。后用烘干机将粪便烘干,称重,记录粪便干重,计算粪便含水量。

$$粪便含水量(\%)=(粪便湿重-粪便干重)/粪便湿重×100\%$$

3.抓力实验　右手将大鼠放在抓力板上,握住大鼠尾部,左手固定抓力板,待大鼠平静后,左手轻轻松开抓力板,右手加压向后拉鼠尾并确保大鼠用力抓住抓力板,使仪器可测量到大鼠的最大抓力,连续测 3 次取平均值。

4.肛温测量　石蜡润滑后以肛温计测量大鼠肛温,每只大鼠测 2 次,取平均值。

5.胃液 pH 值、总胆汁酸和胃蛋白酶含量测定　大鼠用 3% 戊巴比妥腹腔注射麻醉(30 mg/kg),上腹部正中切口,暴露胃部,结扎幽门与十二指肠结合部,腹腔关闭。于 60 min 后处死大鼠,暴露腹腔,结扎贲门部后摘取全胃。剪开胃部,将胃内容物倒入离心管中,离心 15 min,取上清液测定 pH 值、总胆汁酸和胃蛋白酶含量。

6.血清 GAS、MTL、VIP、MDA 含量和 SOD 活性测定　门静脉取血 4 mL,注入含有 7.5% EDTA 二钠 30 μL 和抑肽酶 40 μL,试管中混匀,4 ℃、3 000 r/min 离心 10 min,取血清 ELISA 法测定 GAS、MTL、VIP、MDA 含量和 SOD 活性。

7. 病理学检查　将食管整段取出并沿纵轴剪开,以生理盐水清洗食管内容物,观察食管黏膜并拍照。避开吻合口取中下段食管组织,10% 甲醛或 4% 多聚甲醛溶液固定,梯度乙醇脱水,常规石蜡包埋、切片。①HE 染色,光镜结合病理图像分析系统进行食管组织病理形态学观察。②切片脱蜡水洗,甲苯胺蓝染色 30 min,冲洗、脱水、透明、封片,在光镜 200 倍视野下拍照,在 400 倍视野下每张切片随机选取 3 个食管黏膜部位,观察肥大细胞(mast cell,MC)形态和数量。③取食管黏膜组织石蜡包埋切片,免疫组织化学染色,检测类胰蛋白酶(mast cell tryptase,MCT)、蛋白酶激活受体-2(protease activated receptors-2,PAR-2)、瞬时受体电位香草酸受体 1(transient receptor potential vanilloid 1,TRPV 1)蛋白表达。

【模型评价】

1. 以肝胃郁热证、脾胃虚弱证、痰气交阻证及肝胃不和证在临床上较常见。其病位多涉及肝脾二脏,"肝主疏泄""脾主运化",运化不畅则积滞难出,疏泄不利则气郁上逆,遂高发于有不良情绪、不良生活习惯的人群[9-10],病程表现出慢性、症状反复发作的特点。

2. GERD 病因多为六淫伤中,情志不遂,饮食不适而内伤脾胃,中焦失司,气机郁滞,逆乱失和,脾胃不能升清降浊,则水反为湿,谷反为滞,湿滞日久化生热毒,湿热毒邪互结而酿生浊毒。病机常表现为气机郁滞、湿热内阻、浊毒内蕴、瘀血停滞、阴液亏虚,可单一为病又多相兼为害,而湿浊和热毒是本病发病和病机演变的关键[7]。

3. 采用 EGDA 或部分幽门结扎+贲门肌切开术,结合高脂高糖饮食、高湿高温环境,建立大鼠 GERD 脾虚湿热证模型,模型大鼠体重、进食量减少,肛温、粪便含水量增加,食管黏膜形态学观察发现大鼠食管黏膜可见明显基底层细胞增生,炎症细胞浸润,乳头肌延长,细胞间隙疏松等形态学改变,基本符合 GERD 的病理特征和脾虚湿热证的证候特点。

【参考文献】

[1] 车慧,王凤云,张佳琪,等.健脾清化颗粒对胃食管反流病脾虚湿热证病证结合大鼠食管黏膜肥大细胞活化的影响[J].世界科学技术-中医药现代化,2022,24(8):3181-3188.

[2] 谢璟仪.基于 Nrf2 介导 NF-κB 通路探讨健脾清化颗粒调控食管黏膜炎症性损伤机制[D].北京:北京中医药大学,2020.

[3] 吕冠华,劳绍贤.脾胃湿热证动物模型的建立与评价[J].广州中医药大学学报,2005,22(3):231-235.

[4] 张娇,程正义,唐旭东,等.反流性食管炎混合反流病证结合大鼠模型的建立与评价[J].中华中医药杂志,2017,32(3):1021-1025.

[5] 李兆申,詹丽杏,邹多武,等.腹腔注射卵清白蛋白致大鼠内脏高敏感的研究[J].第二军医大学学报,2003,24(2):127-130.

［6］赵艳,霍永利,冯玉彦,等.化浊解毒方对浊毒内蕴型反流性食管炎大鼠超氧化物歧化酶及丙二醛的影响[J].河北中医,2015,37(9):1360-1362,1365.

［7］赵艳,霍永利,冯玉彦.化浊解毒方对浊毒内蕴型反流性食管炎大鼠的影响[J].中国实验方剂学杂志,2014,20(20):182-185.

［8］赵艳,冯玉彦.化浊解毒方对浊毒内蕴型反流性食管炎大鼠黏膜脑肠肽及胃肠激素的影响[J].中成药,2014,36(8):1739-1741.

［9］李依洁,史海霞,魏玮.胃食管反流病动物模型在中医研究中的应用[J].世界中西医结合杂志,2015,10(12):1764-1766.

［10］陈睿,汪洁,吴姗姗,等.铜陵市城区成人胃食管反流病临床流行病学研究[J].安徽医药,2014,18(12):2326-2328.

第二章 胃炎模型

第一节　概　述

　　胃炎(gastritis)是各种原因引起的胃黏膜炎症,为最常见的消化系统疾病之一。按临床发病的缓急,一般可分为急性和慢性胃炎两大类型;按病因不同可分为幽门螺杆菌相关性胃炎、应激性胃炎、自身免疫性胃炎等。不同病因引起的胃炎其病理改变亦有所不同,通常包括3个过程:上皮损伤、黏膜炎症反应和上皮再生。根据其病理改变的不同,急性胃炎又可分为单纯性、糜烂出血性、腐蚀性、化脓性胃炎等;慢性胃炎可分为非萎缩性、萎缩性和特殊类型胃炎三大类。各型胃炎的诊断和鉴别诊断主要依据胃镜检查。仅有上皮损伤和细胞再生过程,而无黏膜炎症反应,则称为胃病(gastropathy)[1-2]。

一、急性胃炎

　　急性胃炎是由多种原因引起的急性胃黏膜非特异性炎症,病理组织学以中性粒细胞浸润为主要特点。根据黏膜损害程度,分为急性单纯性胃炎(acute simple gastritis)和急性糜烂性胃炎(acute erosive gastritis)。急性单纯性胃炎主要表现为上腹饱胀、隐痛、食欲减退、嗳气、恶心、呕吐等。由沙门菌或金黄色葡萄球菌及其毒素致病者,常于进不洁饮食数小时或24 h内发病,多伴有腹泻、发热,严重者可表现为脱水、酸中毒或休克等;外周血白细胞总数增加,中性粒细胞比例增多。糜烂出血性胃炎可无症状或为原发病的症状所掩盖,也可表现为腹痛、腹胀、恶心等消化不良症状;严重者起病急骤,在原发病的病程中突发上消化道出血,表现为呕血或黑便。内镜检查可见胃黏膜充血、水肿、渗出,严重者表现为黏膜糜烂、出血或溃,可表现为弥漫性或局限性。急性胃炎是一种可逆性病变,可在短期内治愈。除消化道大出血外,本病一般预后良好[1-2]。

【病因与发病机制】

　　1.创伤与应激　如全身感染、严重创伤、颅内高压、手术、多器官功能衰竭、败血症、休克、精神紧张、过度紧张劳累等,可致胃黏膜微循环障碍、缺氧,黏液分泌减少,局部前列腺素合成不足,屏障功能损坏;也可增加胃酸分泌,大量氢离子反渗,损伤血管和黏膜,引起糜烂和出血。应激状态下,交感神经及迷走神经兴奋,前者使胃黏膜血管痉挛收缩,血流量减少;后者则使黏膜下动静脉短路开放,黏膜缺血缺氧加重,导致胃黏膜上皮损害,发生糜烂和出血。

2. 药物与食物　常见于非甾体抗炎药(non-steroidal antiinflammatory drugs,NSAIDs)如阿司匹林、对乙酰氨基酚等非特异性环氧合酶(cyclooxygenase,COX)抑制剂。COX 是花生四烯酸代谢的限速酶,有两种异构体:结构型 COX-1 和诱生型 COX-2。COX-1 在组织细胞中微量恒定表达,有助于上皮细胞的修复。COX-2 主要受炎症诱导表达,促进炎症介质的产生。非特异性 COX 抑制剂旨在抑制 COX-2,从而减轻炎症反应,但因特异性差,同时也抑制了 COX-1,导致维持黏膜正常再生的前列腺素 E 不足(图2-1),黏膜修复障碍,出现糜烂和出血,多位于胃窦及球部,也可见于全胃。肠溶剂型的 NSAIDs 虽可减轻对胃黏膜的局部损伤作用,但因 NSAIDs 致胃黏膜病变的主要机理是通过小肠吸收后,对黏膜 COX-1 抑制,因此,肠溶剂型的 NSAIDs 依旧可以导致急性胃炎。非甾体抗炎药还能干扰胃黏膜上皮细胞合成硫糖蛋白,使胃内黏液减少,脂蛋白膜的保护作用削弱,引起胃腔内氢离子逆扩散,导致黏膜固有层肥大细胞释放组胺、血管通透性增加,以致胃黏膜充血、水肿、糜烂和出血等病理过程。同时药物还抑制前列腺素合成,使胃黏膜的修复受到影响而加重炎症。

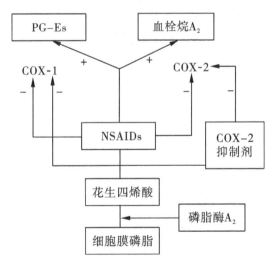

图2-1　NSAID 导致胃黏膜损伤的原理

抗肿瘤化疗药物在抑制肿瘤生长时常对胃肠道黏膜产生细胞毒作用,导致严重的黏膜损伤,且合并细菌和病毒感染的概率增加。此外,口服铁剂、氯化钾、肾上腺皮质激素、抗生素等也可致胃黏膜糜烂。

过冷、过热或过于粗糙的食物、饮料(如茶、浓咖啡、烈酒)、刺激性调味品及过量食用辣椒等刺激性食物等均可破坏黏膜屏障造成胃黏膜的损伤和炎症。乙醇具有的亲脂性和溶脂性能,可导致胃黏膜糜烂及黏膜出血,炎症细胞浸润多不明显。

3.生物因素 包括细菌及其毒素。常见的致病菌为沙门菌属、嗜盐菌、肠致病性大肠埃希菌等;常见毒素为金黄色葡萄球菌及肉毒杆菌毒素,尤其是前者较为常见。进食污染细菌或毒素的不洁食物后可合并肠炎,此即急性胃肠炎。近年因病毒感染而引起本病者渐多。

4.物理因素 放置鼻胃管、剧烈恶心或干呕、胃内异物、食管裂孔疝、胃镜下各种止血技术(如激光、电凝)、息肉摘除等微创手术,以及大剂量放射线照射均可导致胃黏膜糜烂甚至溃疡。

5.十二指肠-胃反流 上消化道动力异常、幽门括约肌功能不全、胃 Billroth-Ⅱ 式术后、十二指肠远端梗阻,均可导致十二指肠内容物、胆汁、肠液和胰液反流入胃,其中的胆汁酸和溶血卵磷脂可以损伤胃黏膜上皮细胞,引起糜烂和出血。

6.胃黏膜血液循环障碍 肝性、肝前性门静脉高压常致胃底静脉曲张,不能及时清除代谢产物,胃黏膜常有渗血及糜烂,称为门静脉高压性胃病。胃动脉治疗性栓塞后的局部区域、一些罕见疾病伴随的胃黏膜血管炎均可使胃黏膜缺血,从而导致糜烂或出血。

【病理】

病变多为弥漫性,也可为局限性,仅限于胃窦部。大体表现为黏膜充血、水肿,表面常有渗出物及黏液覆盖。急性糜烂出血性胃炎表现为多发性糜烂和浅表性溃疡,常有簇状出血病灶。显微镜下表现为黏膜固有层中性粒细胞浸润或形成小脓肿。糜烂出血性胃炎的胃黏膜上皮失去正常柱状形态并形成脱落,黏膜层有多发局灶性出血、坏死。有些急性胃炎仅伴很轻甚至不伴有炎症细胞浸润,可以上皮和微血管的异常改变为主,称之为胃病(gastropathy)。

二、慢性胃炎

慢性胃炎(chronic gastritis)是多种病因引起的胃黏膜慢性炎症,是主要由幽门螺杆菌(Helicobacter pylori,Hp)感染所引起的临床常见病。病理上以淋巴细胞浸润为主要特点,部分患者在后期可出现胃黏膜固有腺体萎缩和化生,继而出现上皮内瘤变,与胃癌的发生密切相关。慢性胃炎缺乏特异性临床表现,且症状的轻重与胃黏膜的病变程度并非一致。大多数患者常无症状或有程度不等的消化不良症状,如上腹痛、腹胀、餐后饱胀和早饱感等。严重萎缩性胃炎患者可有贫血、消瘦、舌炎、腹泻等[1-4]。

【流行病学】

慢性胃炎是我国人群最常见的消化系统疾病,目前我国基于内镜诊断的慢性胃炎患病率接近90%。Hp 感染是慢性胃炎发生的主要病因,相关 Meta 分析显示全球约44.3%的人口感染 Hp,而慢性活动性胃炎患者的 Hp 感染率高达 99.4%,即所谓的 Hp 相关性胃炎。我国 Hp 感染率为 40.6%~55.8%,因此,慢性胃炎的患病率较高。因大部分慢性萎缩性胃炎患者无明显消化道症状或未行胃镜检查,慢性萎缩性胃炎的实际患病率可能更高,估算我国整体人群的慢性萎缩性胃炎患病率>20%。

　　慢性萎缩性胃炎的发生风险与年龄呈正相关,且男性略高于女性。慢性活动性胃炎的患病率约由 10~19 岁的 5% 升至 30~39 岁的 12%,慢性萎缩性胃炎的患病率由 60~69 岁的 0.8% 升至 70~79 岁的 1.2%,此后继续随年龄增长而增高。慢性萎缩性胃炎发病的年龄依赖特征与 Hp 感染关系密切。慢性萎缩性胃炎的发病率亦会随我国人口老龄化进程加深而呈上升趋势。慢性萎缩性胃炎的患病率与胃癌发病率呈正相关[3-4]。

【分类】

　　慢性胃炎的分类尚未统一,一般基于其病因、内镜所见、胃黏膜病理变化、胃炎分布范围等相关指标进行分类[3-5]。

　　1.悉尼系统分类　目前多以悉尼系统进行慢性胃炎分类(表 2-1),主要根据部位、形态学和病因学三者而定。结合我国的实际情况,将慢性胃炎分成慢性非萎缩性(浅表性)胃炎(chronic non-atrophic gastritis)、慢性萎缩性胃炎(chronic atrophic gastritis)和特殊类型胃炎三大类。

表 2-1　悉尼系统胃炎分类

胃炎分类		病因	胃炎同义词
非萎缩性		幽门螺杆菌(Hp)	浅表性
		其他因素	弥漫性胃窦炎 慢性胃窦炎 间质滤泡性 高分泌性 B 型胃炎
萎缩性	自身免疫性	自身免疫	A 型胃炎 弥漫性胃体炎 恶性贫血相关
	多灶萎缩性	Hp 饮食因素 环境因素	B 型 AB 型胃炎 化生性

续表 2-1

胃炎分类		病因	胃炎同义词
特殊类型	化学性	化学性刺激 胆汁 非甾体抗炎药（NSAIDs） 其他因素	反应性 反流性 C 型胃炎
	放射性 淋巴细胞性	射线损伤 原发性 免疫反应性麦胶 药物性 Hp	疣状胃炎（胃镜下） 乳糜泻相关
	非感染性 肉芽肿性	克罗恩病 结节病 Wegener 肉芽肿及其他血管炎病 外源性物质 原发性	孤立性肉芽肿
	嗜酸性粒细胞性	食物过敏 其他过敏原	过敏
	其他感染性疾病	细菌(除外 Hp) 病毒 霉菌 寄生虫	蜂窝织炎

2. 世界卫生组织（WHO）分类　WHO 国际疾病分类第 11 版胃炎分类。

DA42　胃炎

DA42.0　自身免疫性胃炎

DA42.1　幽门螺杆菌引起的胃炎

DA42.2　嗜酸细胞性胃炎

　　　　4A83.0 食物诱发的嗜酸细胞性胃肠炎

DA42.3　淋巴细胞性胃炎

DA42.4　变应性胃炎

　　　　DA42.40 IgE 介导的超敏反应引起的变应性胃炎

DA42.41 非 IgE 介导的超敏反应引起的变应性胃炎

DA42.4Y 其他特指的变应性胃炎

DA42.4Z 未特指的变应性胃炎

DA42.5 十二指肠胃反流引起的胃炎

DA42.6 巨大肥厚性胃炎(Ménétrier 病)

DA42.7 具有特异性内镜或病理学特征的病因不明的胃炎

DA42.70 病因不明的急性非萎缩性(浅表性)胃炎

DA42.71 病因不明的慢性非萎缩性(浅表性)胃炎

DA42.72 病因不明的急性出血性胃炎

DA42.73 病因不明的慢性萎缩性胃炎

DA42.74 病因不明的化生性胃炎

DA42.75 病因不明的肉芽肿性胃炎

DA42.76 病因不明的肥厚性胃炎

DA42.7Y 其他特指的具有特异性内镜或病理学特征的病因不明的胃炎

DA42.8 外部原因引起的胃炎

DA42.80 酒精性胃炎

DA42.81 放射性胃炎

DA42.82 化学性胃炎

DA42.83 药物性胃炎

DA42.8Z 未特指的外部原因引起的胃炎

DA42.9 胃蜂窝织炎

DA42.Y 其他特指的胃炎

DA42.Z 未特指的胃炎

3. 其他分类　慢性胃炎亦可根据病因分为 Hp 胃炎和非 Hp 胃炎,Hp 胃炎京都全球共识被定义为感染性疾病。

【病因与发病机制】

1. 生物因素　Hp 感染是慢性胃炎最主要的病因,70% ~90% 的慢性胃炎患者胃黏膜有 Hp 感染。感染一般难以自发清除,从而导致慢性感染。Hp 感染引起胃炎的机制与细菌毒力因子直接或通过免疫反应间接损伤胃黏膜、诱发炎症反应有关。Hp 为革兰氏阴性微需氧菌,长 2.5 ~4.0 μm,宽 0.5 ~1.0 μm,呈弯曲螺旋状,一端带有 2 ~6 根鞭毛,寄居于胃上皮细胞表面,在胃小凹上部的上皮表面和黏液层中最易找到,亦可侵入细胞间隙中。Hp 胃炎是一种感染性疾病,其致病机制与以下因素有关:①Hp 产生多种酶如尿素酶及其代谢产物氨、过氧化氢酶、蛋白溶解酶、磷脂酶 A 等,对黏膜有破坏作用;②Hp分泌的细胞毒素(cytotoxin)如含有细胞毒素相关基因(*cag A*)和空泡细胞毒素基因(*vag A*)的菌株,可导致胃黏膜细胞的空泡样变性及坏死;③Hp 抗体可造成自身免疫损伤。

2.免疫因素　机体免疫功能异常导致自身抗体如抗壁细胞抗体（parietal cell antibody，PCA）和抗内因子抗体（intrinsic factor antibody，IFA）产生，PCA 可引起胃体黏膜炎症、萎缩，IFA 可导致维生素 B_{12} 吸收不良。自身免疫性胃炎（autoimmune gastritis，AIG）主要表现为胃体萎缩性胃炎，伴有血和（或）胃液 PCA 和（或）抗 PCA 阳性，严重者因维生素 B_{12} 缺乏而有恶性贫血表现。壁细胞抗原和 PCA 形成的免疫复合体在补体参与下破坏壁细胞。IFA 与内因子结合后阻断维生素 B_{12} 与内因子结合，导致恶性贫血。AIG 的发病与遗传因素相关，研究发现一些遗传易感基因，如人类白细胞抗原（human leucocyte antigen，HLA）-DRB1 * 03 和 HLA-DRB1 * 04 与 AIG 相关，Hp 感染可能是部分 AIG 的始发因素。

3.物理因素　长期饮浓茶、烈酒、浓咖啡、过热、过冷或过于粗糙的食物，可导致胃黏膜屏障的反复损伤。长期的高盐摄入可导致胃壁细胞脱落造成胃黏膜屏障功能受损，促进亚硝酰胺吸收，导致胃黏膜萎缩、肠化甚至癌变。

4.化学因素　长期大量服用非甾体抗炎药（non-steroidal antiinflammatory drugs，NSAIDs）如阿司匹林等药物可抑制胃黏膜前列腺素的合成，破坏黏膜屏障；烟草中的尼古丁不仅可影响胃黏膜的血液循环，还可导致幽门括约肌功能紊乱，造成胆汁反流；各种原因的胆汁、胰液和肠液反流均可破坏黏膜屏障，造成胃黏膜慢性炎症改变。

5.其他　萎缩性胃炎的发生率随年龄而增加，老年人是萎缩性胃炎的高发人群。除 Hp 感染外，同属螺杆菌的海尔曼螺杆菌也可引起慢性胃炎。其他感染性胃炎（包括其他细菌、病毒、寄生虫、霉菌）更少见。嗜酸性粒细胞性、淋巴细胞性、肉芽肿性胃炎和 Menetrier 病相对少见。对于克罗恩病累及胃所导致的胃黏膜肉芽肿改变也需要提高认识。

【病理】

1.黏膜慢性炎症　固有膜内以炎症细胞浸润为特征，炎症细胞以淋巴细胞为主，可见灶性出血。根据慢性炎症细胞密集程度和浸润深度对慢性炎症进行分级（以前者为主）。正常：单个核细胞每高倍视野不超过 5 个，如数量略超正常而内镜无明显异常时，病理可诊断为无明显异常；轻度：慢性炎症较少并局限于黏膜浅层，不超过黏膜层的 1/3；中度：慢性炎症细胞较密集，超过黏膜层 1/3，达到 2/3；重度：慢性炎症细胞密集，占黏膜全层。活动性炎症表现为在慢性炎症基础上有中性粒细胞浸润。

2.腺体萎缩　胃黏膜萎缩是指胃固有腺体（幽门腺或泌酸腺）减少，组织学上有两种类型。化生性萎缩：胃固有腺体被肠化或假幽门化生腺体替代；非化生性萎缩：胃黏膜层固有腺体被纤维组织或纤维肌性组织替代，或炎症细胞浸润引起固有腺体数量减少。萎缩程度以固有腺体减少量来计算。

3.化生　慢性胃炎胃黏膜萎缩性病变中常见有肠化生（intestinal metaplasia）和假幽门腺化生（pesudopyloric metaplasia）。前者指肠腺样腺体替代了胃固有腺体；后者指胃体泌酸腺的颈黏液细胞增生，形成幽门腺样腺体，它与幽门腺在组织学上一般难以区别，病理检查时应注意所取黏膜确实来自胃体部而非幽门部。一般的胃黏膜化生指肠化生，根据细胞形态及分泌的黏液类型,用组织化学和酶学方法将其分小肠型完全肠化生、小肠型不完全肠化生、大肠型完全肠化生、大肠型不完全肠化生。肠化生范围和肠化生亚型对预测胃癌发生危险性有一定的价值,其中不完全型/大肠型肠化生与胃癌关系更密切。

4.上皮内瘤变　上皮内瘤变(intraepithelial neoplasia)与异型增生(dysplasia)、不典型增生同义,系指腺管及表面上皮在增生中偏离正常分化所产生的形态和功能异常。细胞核多形性,核染色过深,核质比例增大,胞质嗜碱性,细胞极性消失。黏液细胞、主细胞和壁细胞之间差别消失。胃上皮分泌产物改变或消失,腺管结构不规则。上皮内瘤变可见于炎症、糜烂、溃疡、胃息肉或胃癌边缘黏膜上,本身尚不是癌,但可能恶变,也可能长期保持原状,甚至自然地或在某些药物作用下退变恢复。上皮内瘤变是世界卫生组织(WHO)国际癌症研究协会推荐使用的术语,更强调肿瘤演进的过程,分为低级别(low grade neoplasia)和高级别(high grade neoplasia)。WHO 于 2002 年修订了胃黏膜上皮病变分类及处理原则,即 Vienna 分类。

5.其他组织学特征　分非特异性和特异性两类,不需要分级。前者如淋巴滤泡、小凹上皮增生、胰腺化生等;后者如肉芽肿、集簇性嗜酸性粒细胞浸润、明显上皮内淋巴细胞浸润和特异性病原体等。

【参考文献】

[1]王吉耀,葛均波,邹和建.实用内科学(上册)[M].16 版.北京:人民卫生出版社,2022.

[2]葛均波,徐永健.内科学[M].8 版.北京:人民卫生出版社,2018.

[3]中华医学会消化病分会.全国慢性胃炎研讨会共识意见[J].中华消化杂志,2000,20(3):199-201.

[4]房静远,杜奕奇,刘文忠,等.中国慢性胃炎诊治指南(2022 年,上海)[J].胃肠病学,2023,28(3):149-180.

[5]DIXON M F,GENTA R M,YARDLEY J H,et al. Classification and grading of gastritis. the updated sydney system. international workshop on the histopathology of gastritis, houston 1994[J]. Am J Surg Pathol,1996,20 (10):1161-1181.

第二节　幽门螺杆菌感染法胃炎模型

一、小鼠幽门螺杆菌感染法胃炎模型

【基本原理】

幽门螺杆菌(Helicobacter pylori,Hp) 感染是慢性胃炎常见病因,Hp 感染致病的先决条件是定植。定植后的 Hp 通过鞭毛运动穿过胃黏膜表面黏液层,通过黏附分子或其他分子黏附在黏蛋白上,使菌体能渗入胃黏膜上皮细胞。该过程涉及 Hp 分泌尿素酶、中和胃酸并调节其周围环境的 pH 值。Hp 通过调节尿素酶活性改变胃黏蛋白的黏弹性,将黏液凝胶转变为黏弹性流体,有助于其通过鞭毛运动穿透黏液层进入宿主细胞。进入宿主细胞后的 Hp 激活各种细菌基因,释放外膜囊泡(outer membrane vesicles,OMV)、空泡细胞毒素(vacuolating cytotoxin A,Vac A)、细胞毒素相关基因 A(cytotoxin-associated gene A,Cag A)、外膜蛋白(outer membrane protein,OMP)等多种因子,导致胃黏膜上皮细胞损伤,从而引起胃炎、胃溃疡、恶性肿瘤等多种疾病。模拟人类胃部 Hp 感染,将 Hp 定植在动物的胃部,建立小鼠 Hp 感染法胃炎模型。

【实验材料】

1. 药品试剂　①麻醉药品:戊巴比妥钠,水合氯醛,乌拉坦,盐酸氯胺酮注射液等。②组织固定液:10% 甲醛溶液或 4% 多聚甲醛溶液等。③试剂盒:Hp 鉴定试剂盒,幽门螺杆菌核酸定量检测试剂盒。④其他:碳酸氢钠(NaHCO$_3$)消炎痛,水杨酸钠,乙醇,去氧胆酸钠,幽门螺杆菌快速尿素酶检测试剂盒。

2. 仪器设备　超净工作台,多功能三气培养箱,荧光定量 PCR 仪,扫描电子显微镜,激光扫描共聚焦显微镜,透射电镜,流式细胞仪,生物显微镜,病理图像分析系统,常规手术器械等。

3. 实验动物　C57BL/6、BALB/c 小鼠,体重 18~22 g,雄性或雌雄兼用。

4. 细菌与培养　Hp 标准菌株 Sydney strain 1(SS1)或 Sydney strain 2000(SS2000)。用空肠弯曲菌琼脂基础培养基培养+1% 可溶性淀粉+7.5% 的无菌羊血,或接种于布氏琼脂平板(布氏琼脂为基础,加入 10% 脱纤维羊血制成)。在微需氧的气体条件下(10% CO$_2$,5% O$_2$,85% N$_2$)培养 3 d,用布氏肉汤冲洗,调整布氏肉汤菌量为 1×10^9 CFU/mL。

【方法步骤】

1. Hp SS2000 接种法[1-4]

(1)方法:实验用 C57BL/6 小鼠,适应性饲养 1 周后,禁食、禁水 12 h,50% 乙醇预处理 1 次,0.3 mL/只;模型组隔天灌胃接种 Hp 标准菌株 SS2000 菌液(1×10^9 CFU/mL),0.5 mL/只,共 5 次;空白组灌胃等量的无菌脑心浸液肉汤。所有小鼠灌胃前禁食、禁水 12 h,灌胃后禁食、禁水 4 h。末次灌胃结束后 8 周,禁食、禁水 24 h,处死所有小鼠。

(2)特点:模型组小鼠灌胃 Hp 后食量减小,活动迟缓,被毛光泽较差,形体稍小;末次 Hp 灌胃 8 周后,胃黏膜的完整性或连续性受到破坏,腺体肿胀,以幽门黏膜为中心的胃黏膜上皮细胞间及固有层甚至黏膜下层可见大量炎症细胞浸润,部分形成淋巴聚集灶;与空白对照组比较,黏膜病理评分明显升高。尿素酶实验、Giemsa 染色和细菌培养证实,模型组小鼠的 Hp 定植率为 100%;组织学观察到胃窦部位的黏膜腺体定植的细菌最多,在胃腺体表面、胃腺窝及上层黏液中均可见到 Hp 定植;细菌微需氧培养结果显示模型组小鼠胃黏膜 Hp 的定植密度约 10^7 CFU/g。

2. Hp SS1 接种法[5-6]

(1)方法:实验用 BALB/c 小鼠,7~8 周龄,18~22 g。禁食、禁水 12~24 h,模型组灌胃接种 Hp 标准菌株 SS1 液(1×10⁹ CFU/mL),0.4 mL/只,1 次/d,连续 4 次。

(2)特点:接种 Hp 后 4、8 周,模型组小鼠胃黏膜尿素酶试验均呈阳性。从 Giemsa 染色可清楚地显示 Hp 呈 S 形,多位于胃小凹上部及胃腺腔内,其中灌胃后 4、8 周在胃窦的胃小凹上半部及胃腺腔内可见极少量的 Hp 定植,16 周时胃窦及胃体 Hp 的定植量有增加。从 HE 染色显示:感染 Hp 后 4 周未见明显的炎症反应,8 周时胃窦黏膜固有层可见少量淋巴细胞浸润,而 16 周时浸润的炎症细胞明显增加,有淋巴细胞、浆细胞、嗜酸性细胞及少量的中性粒细胞。

【观察指标】

1. 一般情况观察　观察实验期间小鼠的精神状态、体重变化、毛色、饮食、活动及死亡等情况。

2. 病理组织学检查

(1)大体观察:将动物麻醉,在距贲门和幽门 1.5 cm 处切除胃,沿胃大弯剪开,大体观察黏膜色泽、弹性、皱襞、黏液等情况。用游标卡尺测量胃黏膜损伤区域的长度和宽度,按照 Guth 标准评分。1 分,点状糜烂;2 分,糜烂长度<1 mm;3 分,糜烂长度 1~2 mm;4 分,糜烂长度 2~3 mm;5 分,糜烂长度>3 mm;损伤宽度>1 mm 则得分加倍,全胃得分之和为胃黏膜损伤指数(ulcer index,UI)。

(2)细菌学检查

1)尿素酶试验[7-8]:灌胃感染结束后,小鼠禁食 24 h 后处死,使用灭菌的手术器械,取出胃组织,沿胃大弯剪开胃部,使用无菌的 PBS 冲洗胃部残渣,取胃腺部组织,置于快速尿素酶试剂内,37 ℃烘箱内孵育 6 h,由淡黄色变为粉红色者为阳性,不变色者为阴性。

2)硼酸亚甲蓝染色法[9-11]:将胃黏膜组织甲醛固定后经连续切片,将脱蜡切片放入亚甲蓝染色液染 0.5~1.0 min,蒸馏水洗去硼酸亚甲蓝液,风干,二甲苯透明,中性树胶封片,光镜下观察。背景为蓝色,红细胞为红色,幽门螺杆菌为蓝紫色弯曲状物。全切片无幽门螺杆菌为(−),高倍视野中偶见幽门螺杆菌为(+),幽门螺杆菌数量不多,散在分布为(++),幽门螺杆菌数量多或成团分布为(+++)。

3)直接涂片革兰氏染色法[11-13]:将胃黏膜研碎后涂于无菌玻片上,范围为 1.5 cm×2.5 cm 大小,酒精灯固定,先用结晶紫染色 1 min 后,清水冲洗;然后用碘液媒染,乙醇脱色后用沙黄复染,清水冲洗,至流出液无色,风干,10 × 100 倍油镜观察。HP 为革兰氏阴性呈"S"状、C 弯曲状或螺旋状。

4)Giemsa 染色法[14-16]:石蜡切片脱蜡至水,加 0.5% 盐酸酒精 10 min,充分水洗,再蒸馏水洗;将切片在 Giemsa 工作液内经微波炉 60 Watts 加温 2~4 min,迅速蒸馏水洗,再以 1% 冰醋酸水溶液迅速浸洗,迅速蒸馏水洗;经 95% 酒精、无水酒精脱水各 3 次,二甲苯透明,中性树胶封固。光镜下观察,胃黏膜细胞核呈蓝色或紫色,胞浆呈粉红色,HP 呈淡蓝色至蓝色,弯曲状或弧形。

5）甲苯胺蓝染色法[17-18]：石蜡切片常规脱蜡入水，入 1% 甲苯胺蓝溶液 20 min，蒸馏水洗，95% 酒精分化，使切片清晰即可，自来水清洗，常规脱水、透明、树胶封固，光镜下观察。甲苯胺蓝染色镜下观察 Hp 呈蓝色，胃黏膜上皮、胞浆及分泌物呈淡蓝色，固有膜、结缔组织呈深蓝色；Hp 呈弯曲状、S 状、短弧状及杆状，位于胃小凹或胃小凹分泌物中，亦可见于上皮胞浆中。

6）银染法（Warth-Starry，WS）[19-20]：石蜡切片脱蜡至蒸馏水洗后放入浸银液缸中，分别取 5 mL、10 mL 溶剂加入显影液粉 1、2 瓶中，与浸银共置于 60 ℃ 温箱中助溶 30 min；倾去浸银液缸中液体，蒸馏水洗 2 次，将显影液 1、2 瓶中液体快速混匀后倒入浸银液缸中显影 1.5 min（以组织呈咖啡色为宜）；倾去显影液，水洗 2 次，脱水、透明、树胶封固，光镜下观察。在改良嗜银染色切片中，螺旋形 Hp 主要呈短螺旋状，包括细而直、细而成角（海鸥翅样）和短螺旋状；在淡黄色背景中呈较为明显的黑褐色，多数 Hp 直径类似。

7）免疫组织化学法[19-24]：组织切片经脱蜡、水化后，将切片置于柠檬酸抗原修复液中高压 2 min，自然冷却，PBS 冲洗；滴加 50 μL 即用型 HP 鼠抗人单克隆抗体，室温孵育 1 h，PBS 冲洗 3 min × 3；滴加 50 μL 即用型二抗检测系统，室温孵育 30 min，PBS 冲洗 3 min × 3；滴加 50 L DAB 显色液，室温孵育 5 min，PBS 冲洗 3 min × 3；苏木精复染、PBS 返蓝、梯度乙醇脱水、透明液透明、中性树胶封固，光镜下观察。淡蓝色背景中，Hp 菌体呈棕黄色，外形为螺旋形和球状，包括卷曲的螺旋状菌群，末端较细的直形或成角形，伴有球状末端的直形或成角形、短雪茄形，菌体直径略大于改良银染法；非螺旋状者包括球状和椭圆形球状菌群，多数球状 Hp 直径近似于螺旋形 1/3 ~ 1/2 长。Hp 主要分布于黏膜表面的黏液中、小凹腺腔内或附着于上皮细胞表面，部分位于上皮细胞内及间质中，部分病例上皮细胞内和间质组织细胞质中可见棕黄色团块，难以分清螺旋状或球状菌。感染强度的判断：观察胃黏膜黏液层、表面、小凹，以及腺管表面上皮的 Hp 菌体，未见 Hp 则为无；少见或者 Hp 菌体长度<标本全长的 1/3 则为轻度感染（+）；Hp 菌体长度介于标本全长的 1/3 ~ 2/3 则为中度感染（++）；Hp 菌体成堆存在并且在整个标本上均有分布则为重度感染（+++）。

8）免疫荧光染色法[25-26]：切片脱蜡水化，甩干水分，滴加 HP 免疫荧光试剂，孵育 1 ~ 2 min，用清水冲洗染液，直接封片后置于装有 B 波段（激发波长 460 ~ 490 nm，发射波长 510 nm）激发滤镜的荧光显微镜下观察。Hp 荧光染色试剂中含有细胞骨架蛋白 β-actin 抗体和荧光染料吖啶橙，Hp 呈现橙红色荧光，呈短杆状略弯曲，周围组织细胞为黄绿色荧光。

9）PCR-荧光探针法[21,27-29]：也称为实时荧光定量 PCR（Real-time Quantitative PCR，qPCR），是一种在 PCR 反应体系中加入特异性荧光探针的技术。取石蜡切片（或胃黏膜组织）装入 EP 管中，将 EP 管中加入 220 μL TL 缓冲液，90 ℃ 1 h，室温放置 1 min，12 000 r/min 离心 2 min，小心穿过石蜡层，吸取 200 μL 液体（包含组织）置于新的 1.5 mL EP 管，加入 20 μL OB 蛋白酶，简短离心，收集管盖上液体，55 ℃ 水浴 2 h，以组织基本消化为准，中间每隔 20 min 混匀 1 次。室温 12 000 r/min 离心 2 min，转移上清至新的 1.5 mL 离心管,加入 220 μL BL 缓冲液和 4 μL 线性丙烯酰胺,颠倒混匀,简短离心,收集管盖上液体,70 ℃ 水浴 10 min。加入 220 μL 无水乙醇,颠倒充分混匀。转移混合液到 Hi Bind 柱中,放置 1 min。室温 8 000 r/min 离心 30 s,弃去滤液,加入 500 μL HB 缓冲液,放置 1 min。室温 8 000 r/min 离心 30 s,弃去滤液,加入 500 μL DNA 洗涤液,放置 1 min。室温 8 000 r/min 离心 30 s,弃去滤液。室温 12 000 r/min 离心 2 min,以尽量去除 DNA 吸附膜上的乙醇。将柱子装到新的无菌 1.5 mL EP 中,加入 70 ℃ 预热的洗脱缓冲液 50 μL,室温静置 2 min,12 000 r/min 离心 2 min。将提取好的组织 DNA 与配制好的 PCR 扩增试剂混匀,按顺序置于 PCR 仪上,编辑样本信息,设定循环参数。

10）细菌培养:以布氏琼脂为基础,加入 7% 脱纤维兔血、TMP（5 mg/L）、万古霉素（10 mg/L）和两性霉素（5 mg/L）制成血平板,备用。取胃黏膜匀浆于血平板,置于含 10% CO_2、5% O_2 及 85% N_2 的混合气体培养箱中,37 ℃ 培养 72 h。

（3）组织形态学观察:取胃窦小弯侧全层胃组织,10% 甲醛溶液固定,梯度乙醇脱水,常规石蜡包埋、切片、HE 染色,光镜结合病理图像分析系统观察胃组织形态学改变。

1）胃黏膜 Hp 定植[5]:观察高倍镜下 10 个视野,以 Hp 数量的多少进行计分来判断其定植情况。0 分,无 Hp 定植;1 分,小量 Hp 定植;2 分,多数胃小凹有 Hp;3 分,几乎所有胃小凹有成堆 Hp。

2）胃黏膜炎症[1,5,13]:观察高倍镜下 10 个视野固有层慢性炎症细胞（淋巴细胞、浆细胞及嗜酸性粒细胞）和中性粒细胞浸润情况,并对慢性炎症和炎症活动程度进行计分。①慢性炎症。0 分:固有层偶见淋巴细胞;1 分:固有层有散在的淋巴细胞、浆细胞、嗜酸性粒细胞;2 分:固有层有大量的淋巴细胞、浆细胞;3 分:固有层有大量的淋巴细胞、浆细胞。②活动性炎症。0 分:固有层偶见中性粒细胞;1 分:固有层有散在的中性粒细胞;2 分:固有层有较多的中性粒细胞;3 分:固有层有大量的中性粒细胞。

【模型评价】

1. 小鼠因遗传背景明确、个体差异小、品系多、价廉、易饲养繁殖等而被较为广泛使用。

2. Hp 在小鼠中具有良好的定植力,且 Hp 的定植量随时间的延长有增加的趋势;感染 8 周时可发现胃黏膜轻度炎症反应,至 16 周出现较明显的慢性活动性炎症改变。SS1 Hp 定植于 BALB/C 小鼠并引起慢性活动性炎症改变,与人类感染 Hp 的病理过程相似。

3. 小鼠 Hp 感染胃炎动物模型有简便、价廉、易于建立等优点,对 Hp 疫苗在防治幽门螺杆菌感染的实验研究具有重要的价值,是一种较为理想的 Hp 慢性感染动物模型[5]。此模型可用于观察 Hp 感染的病理过程及各种抗 Hp 感染药物的疗效观察,对于研究 Hp 感染与急性胃炎、慢性胃炎、消化性溃疡,以及胃癌等的关系及其发病机制都有重要意义。

4. 组织学是诊断 Hp 的金标准。其优点在于可直接检测到致病菌的位置,可明确 Hp 是否处于休眠期,并可对浅表性胃炎、萎缩性胃炎、肠化生、异型增生及胃癌等病理性改变的病变程度进行评估,对指导后续治疗、预后判断及胃癌的早期诊断等方面具有重要意义。而病理学不同的检测方法具有不同程度的差异[30-31]。

（1）HE 染色是病理诊断中首选的常用方法之一，但该染色中 Hp 菌体和背景均呈蓝紫色，肉眼难以区分，检出的菌体数较少，导致检测 Hp 的敏感度和特异度均不高，敏感度为 60% ~ 80%，特异度约 75%；另外，受质子泵抑制剂等药物影响，Hp 可转化成球状形式，导致 HE 染色无法检测出，易造成假阴性现象，据统计，HE 染色导致的假阳性和假阴性可达 19%[31]。

（2）Giemsa 染色的背景颜色和待检测的 Hp 颜色一致，对比度差，当标本中 Hp 含量很少时，很难被检测出。并且 Giemsa 染色无法区分球状 Hp 和其他球菌，易导致假阴性结果。此外，传统 Giemsa 染色检测费用高，耗时长。改良 Giemsa 染色，虽然染色时间缩短，但仍受炎症程度、菌体密度和菌体活跃程度的影响较大。研究发现 Giemsa 染色的敏感度跨度较大，当 Hp 菌体较活跃时 Giemsa 染色的敏感度可达 60% ~ 83%，当菌体活跃度下降时其敏感度可降低至 33.6%[31-32]。

（3）银染检测中，附着在菌体上的银染颗粒呈棕黑色，背景呈棕褐色，较易区分，但常因银染颗粒太多，与菌体混在一起，造成假阳性结果。研究显示，银染检测 Hp 的假阳性率约为 6.9%。此外，银染还存在配制染色液烦琐、需要严格把控染色时间、染色过程中需要使用水浴箱、染色时间较长，以及试剂不稳定等缺点[31]。

（4）甲苯胺蓝染色中 Hp 和背景均呈蓝色，肉眼难以区分，需在高倍镜下仔细辨认，检测出的菌体数较少。研究显示，该方法检测 Hp 的敏感度约 80%，但由于可同时染色其他革兰氏阴性菌，因此特异度较差[31]。

（5）免疫组化染色是通过 Hp 的特异性抗体检测组织当中的 Hp 分布，该方法中，着色菌体与组织色差明显，即使在低倍镜下观察，也可见棕褐色阳性信号，且不受菌体活跃度和球形变的影响。多项研究表明，免疫组化染色的特异度、灵敏度及准确率均高于HE、Giemsa、银染和甲苯胺蓝染色，均可达 98% 以上[33-35]。2 896 例胃活检的单中心诊断结果评估显示，免疫组化染色较 Giemsa 染色阳性率更高（27.5% vs 23.7%），这意味着免疫组化染色敏感度更高，可以提高诊断准确率[32]。与常规 HE 和改良 Giemsa 染色相比，免疫组化染色在极少菌体感染的情况下能够准确检测出 Hp 的存在[33]。此外，由于在常规 HE 切片上，即可有效区分 Hp 与 Hh，免疫组化染色的应用，在提高诊断准确率的同时，并不会带来新的误判[31]。

（6）免疫荧光染色采用抗原与抗体结合荧光染料定位检测 Hp，与免疫组化染色具有很好的一致性，有高敏感度与特异度[36]，并可使用该方法检测克拉霉素耐药性。但该检测方法非特异性着色的问题尚未解决，同时需在暗室用荧光显微镜观察，且无法长期保存标本[31]。

（7）PCR-荧光探针法检测 Hp 具有简单、准确、快速、自动化、高效等优点[37]，准确的引物设计和正确的基因选择是 qPCR 反应成功的关键[38]。但其无法与组织形态学相结合，且可能存在敏感度过高的现象。结果的准确性很大程度上还取决于实验人员的操作、仪器、反应试剂和分析数据所用软件的选择[39]。此外，qPCR 还存在较多不便之处，如使用的材料在提取 DNA 前要超低温保存和运输、原材料不能长期保存、微生物 DNA 提取试剂盒费用昂贵、提取的 DNA 保存不当会影响实验结果等[40]。

【参考文献】

[1]张岚,孙朝琴,张姝,等.幽门螺杆菌对小鼠胃黏膜 G、D 细胞及胃泌素和生长抑素的影响[J].贵阳医学院学报,2015,40(2):130-134,137.

[2]LEE A,O'ROURKE J,DE UNGRIA M C,et al. A standardized mouse model of Helicobacter pylori infection:introducing the Sydney strain[J],Gastroenterology,1997,112(4):1386-1397.

[3]THOMPSON L J,DANON S J,WILSON J E,et al. Chronic Helicobacter pylori infection with Sydney strain 1 and a newly identified mouse-adapted strain (Sydney strain 2000) in C57BL/6 and BALB/c mice[J]. Infect Immun,2004,72(8):4668-4679.

[4]王毅超,郭刚.不同预处理方法建立幽门螺杆菌感染动物模型的比较[J].中国生物制品学杂志,2002(5):292-294.

[5]李弼民,朱置,谢勇,等.BALB/C 小鼠 Hp 感染胃炎动物模型的建立和免疫治疗实验研究[J].现代诊断与治疗,200,12(3):131-133.

[6]郭刚,曾韦棍,刘开云,等.幽门螺杆菌感染小鼠及其抗原免疫小鼠后体液免疫应答的比较[J].免疫学杂志,2002,18(1):27-29.

[7]连大卫,扶丽君,许艺飞,等.幽门螺杆菌感染小鼠慢性胃炎模型的建立及评价[J].中国比较医学杂志,2017,27(7):6-12.

[8]程亚红,向英.13C 尿素呼气试验与快速尿素酶试验检测幽门螺旋杆菌感染的比较[J].实用心脑肺血管病杂志,2011,19(1):79.

[9]AYDIN O,EGILMEZ R,KARABACAK T,et al. Interobserver variation in histopathological assessment of Helicobacter pylori gastritis[J]. World J Gastroenterol,2003,9(10):2232-2235.

[10]王彬.硼酸美蓝染色法检测幽门螺杆菌 198 例分析[J].中国社区医师(医学专业半月刊),2009,11(17):36.

[11]周璐,王可,周剑莉.胃黏膜幽门螺旋杆菌检测方法比较[J].黑龙江医学,2013,37(12):1199-1200.

[12]姜海燕.微生物检验技术在慢性胃炎临床治疗中的意义[J].中国现代药物应用,2009,3(23):91-92.

[13]SAKAGAMI T1,DIXON M,O'ROURKE J,et al. Atrophic gastric changes in both Helicobacter felis and Helicobacter pylori infected mice are host dependent and separate from antral gastritis[J]. Cut,1996(39):639-641.

[14]赵一岭,李玉松,王文勇,等.用于胃幽门螺杆菌检查的改良 Giemsa 染色法[J].细胞与分子免疫学杂志,1997,13(S1):53-54.

[15]张文.胃幽门螺杆菌改良 Giemsa 染色法[J].天津医药,1999,27(1):54.

[16]尹浩民.用 Giemsa 染色法检查胃幽门螺杆菌[J].诊断病理学杂志,1994,1(2):113.

[17]王力,邸静.甲苯胺蓝染色幽门螺杆菌的病理应用体会[J].现代医药卫生,2007, 23(17):2566-2567.

[18]刘勇.幽门螺杆菌的甲苯胺蓝染色法[J].九江医学,1996,11(3):164-165.

[19]沙莉,朱东兵,沈小建,等.银染与免疫组化染色检测幽门螺杆菌的效果对比[J].诊断病理学杂志,2013,20(8):509-510.

[20]刘洪波,祁晓莉,张勇,等.免疫组化染色在幽门螺旋杆菌病理检测中的优势与意义[J].临床与实验病理学杂志,2018,34(3):341-342.

[21]蒋樟英.荧光定量 PCR 法与免疫组织化学法检测胃黏膜活检标本幽门螺杆菌感染的价值对比[J].吉林医学,2022,43(6):1644-1645.

[22]赖妙玲,廖德贵,曾嘉敏,等.三种方法检测胃黏膜活检标本幽门螺杆菌感染的病理诊断价值[J].临床与实验病理学杂志,2021,37(11):1377-1380.

[23]刘粉霞,陈丽.胃幽门螺旋杆菌 3 种检测方法的对比分析[J].中国社区医师(医学专业),2012,14(34):275.

[24]中华医学会消化病学分会幽门螺杆菌和消化性溃疡学组,全国幽门螺杆菌研究协作组,刘文忠,等.第五次全国幽门螺杆菌感染处理共识报告[J].中华消化杂志,2017, 37(6):364-378.

[25]张缨,王晓露,秦峰,等.免疫荧光染色检测胃黏膜活检标本中幽门螺杆菌和真菌感染的应用研究[J].胃肠病学,2021,26(1):30-34.

[26]陈丽雅,王凤翔,朱方超,等.免疫荧光染色在幽门螺杆菌检测中的应用价值[J].中国现代医生,2022,60(21):42-45.

[27]梁利民.荧光 PCR 法检测人胃组织中幽门螺旋杆菌核酸的实验研究[J].安徽医药,2011,15(8):1010-1011.

[28]朱玉琴,黄秋梅,雷莹.PCR 分型检测胃黏膜组织中幽门螺旋杆菌的应用研究[J].海峡药学,2020,32(1):140-144.

[29]朱玉琴.实时荧光 PCR 检测胃黏膜组织中幽门螺杆菌的应用研究[D].福州:福建医科大学,2023.

[30]曾妙,杨三三,李雪诺,等.幽门螺旋杆菌的检测方法研究现状[J].海南医学,2020, 31(6):784-788.

[31]中华医学会消化内镜学分会病理学组.胃黏膜幽门螺杆菌感染病理组织学专家共识[J].中华消化内镜杂志,2023,40(8):589-594.

[32]KOCSMÁR É,SZIRTES I,KRAMER Z,et al. Sensitivity of Helicobacter pylori detection by Giemsa staining is poor in comparison with immunohistochemistry and fluorescent in situ hybridization and strongly depends on inflammatory activity[J]. Helicobacter,2017,22(4):e12387.

[33]AKEEL M,ELHAFEY A,SHEHATA A,et al. Efficacy of immunohistochemical staining

in de tecting Helicobacter pylori in Saudi patients with minimal and atypical infection［J］. Eur J Histochem,2021,65(3):3222.

［34］BENOIT A,HOYEAU N,FLÉJOU J F. Diagnosis of Helicobacter pylori infection on gastric b iopsies:standard stain,special stain or immunohistochemistry? ［J］. Ann Pathol, 2018,38(6):363-369.

［35］CARDOS A L,MAGHIAR A,ZAHA D C,et al. Evolution of diagnostic methods for helicobac ter pylori infections:from traditional tests to high technology,advanced sensitivity and di scrimination tools［J］. Diagnostics (Basel),2022,12(2):508.

［36］WAN W,PU Q,HUANG X,et al. Comparison of quantum dot immunofluorescence his tochemistry with conventional immunohistochemistry in detecting Helicobacter pylori infection in paraffin-embedded tissues of gastric biopsy［J］. J Mol Histol,2021,52(3):461-466.

［37］SCHABEREITER-GURTNER C,HIRSCHL A M,DRAGOSICS B,et al. Novel real-time PCR assay for detection of Helicobacter pylori infection and simultaneous clarithromycin susceptibility testing of stool and biopsy specimens［J］. J Clin Microbiol,2004,42(10): 4512-4518.

［38］KALALI B,FORMICHELLA L,GERHARD M. Diagnosis of Helicobacter pylori:changes towards the future［J］. Diseases,2015,3(3):122-135.

［39］ARCHIMANDRITIS A,TZIVRAS M,SOUGIOULTZIS S,et al. Rapid urease test is less sensitive than histology in diagnosing Helicobacter pylori infection in patients with non-variceal up per gastrointestinal bleeding［J］. J Gastroenterol Hepatol,2000,15(4):369-373.

［40］CUKIER H N,PERICAK-VANCE M A,GILBERT J R,et al. Sample degradation leads to false-positive copy number variation calls in multiplex real-time polymerase chain reaction assays［J］. Anal Biochem,2009,386(2):288-290.

二、沙鼠幽门螺杆菌法感染胃炎模型

【基本原理】

幽门螺杆菌(helicobacter pylori,Hp)感染是慢性胃炎最主要的病因,70%~90%的慢性胃炎有 Hp 感染。采用口服灌喂 Hp 液体培养悬液的方法,建立沙鼠幽门螺杆菌感染胃炎模型。

【实验材料】

1. 药品试剂　①麻醉药品:戊巴比妥钠,水合氯醛,乌拉坦,盐酸氯胺酮注射液等。②组织固定液:10%甲醛溶液或4%多聚甲醛溶液等。③其他:N-甲基-N-硝基-N-亚硝基胍(N-methyl-N'-nitro-N-ni-trosoguanidine,MNNG),乙醇等。

2. 仪器设备　细菌微需氧培养系统(自制),酶标仪,PCR 仪,生物显微镜,病理图像分析系统,常规手术器械等。

3. 实验动物　蒙古沙鼠,体重 50～80 g,雌雄兼用。

4. 感染用细菌　Hp SS1,Hp NCTC 11637,Hp ATCC 43504。

【方法步骤】

1. 乙醇预处理+Hp SS1 接种法[1-5]

(1)方法:实验用蒙古沙鼠,8 周龄,体重 50～55 g,禁食、水 12 h,接种前灌胃给予 50% 乙醇,0.2～0.3 mL/只;12 h 后,灌胃接种 Hp 标准菌株 SS1 悬液(1×10^9 CFU/mL),0.5 mL/只,连续 3 次,每次间隔 12 h,在最后 1 次灌喂后 2 h 恢复给食、给水。对照组灌胃等容积无菌肉汤。

(2)特点:沙鼠 Hp 感染率 100%。第 4、8 周,模型沙鼠解剖时肉眼未见有黏膜糜烂、出血和溃疡等改变,偶见轻微充血及炎症;第 12～24 周,部分沙鼠胃黏膜肉眼可见明显出血、炎症及溃疡病变,有时溃疡可深达肌层。从感染的第 4 周起胃黏膜切片可见模型沙鼠胃窦及幽门部胃黏膜上皮细胞、腺窝上皮细胞间及固有层中出现大量炎症细胞,包括中性粒细胞、淋巴细胞和单核细胞;黏膜下层血管扩张、充血明显,腺体萎缩并伴有上皮细胞变性及坏死。随着时间推移炎症细胞浸润加重,逐渐形成以淋巴细胞聚集为主的淋巴滤泡,显示出与人胃部的病理改变较高的相似性。病理切片用油镜观察,在胃窦及胃体部黏膜上皮细胞表层黏液、胃腺窝中及上皮细胞间可见大量 Hp 存在。

2. Hp ATCC43504 接种法[6-8]

(1)方法:实验用雄性蒙古沙鼠,4～5 周龄,体重 40～50 g。接种前禁食 24 h,灌胃给予 Hp 标准菌株 ATCC43504 悬液(1×10^{9}CFU/mL),0.8～1.0 mL/只,2 h 后自由摄水、进食,一周内接种 3 次,共 3 次。

(2)特点:感染率为 100%。模型沙鼠黏膜组织可见明显出血、慢性活动性胃炎及溃疡;光镜下可见大量慢性炎症细胞浸润并形成以淋巴细胞聚集为主的淋巴滤泡,黏膜下层血管扩张、充血明显,腺体萎缩并伴有上皮细胞变性及坏死。

3. 乙醇预处理+Hp ATCC43504 接种法[9-11]

(1)方法:实验用蒙古沙鼠,6 周龄,体重 50～55 g。禁食、水 24 h,接种前灌胃给予 40% 乙醇,10 mL/kg;30 min 后,灌胃接种 Hp 标准菌株 ATCC43504 悬液(2×10^8 CFU/mL),0.5 mL/只。1 次/d,连续 3 d。

(2)特点:①组织学改变。感染后 2 周,模型沙鼠以幽门黏膜为中心的胃黏膜上皮细胞、腺窝上皮细胞间及固有层中可见以中性粒细胞浸润为主的急性炎性改变,8 周以后转变为以淋巴细胞、单核细胞浸润为主的慢性炎性改变,以腺体颈部明显。胃黏膜下层血管扩张、水肿,其内皮细胞肿大,炎症细胞浸润随着感染的持续而逐渐加重,可见淋巴细胞聚集,形成淋巴滤泡。3 个月后,胃窦部及幽门部可见胃溃疡,溃疡累及到肌层。上皮细胞核染色质增多,呈现多形性,并可见多数核分裂象存在。胃小凹上皮细胞变性,过形成及异型性出现。②HE 染色、Uiemsa 染色、免疫组织化学染色。在上皮细胞表层黏液及腺窝内可见 Hp 存在。部分菌体在黏液凝胶层内成浮游状态或侵入上皮细胞间。菌体量和菌体的存在部位与细胞损害和炎症细胞浸润的程度有关。③Brdu 和 PCNA 染色。在黏膜固有层炎症部位可见细胞增殖带增宽,被标识的阳性细胞比正常黏膜明显增多,且与炎症程度成正比。

4. HpNCTC11637 接种法[12-15]

(1)方法:实验用雌性蒙古沙鼠,5 周龄,体重 50~60 g。①Hp 培养:将 Hp 接种于含有 10%绵羊血、0.4% Hp 选择剂的哥伦比亚血琼脂平板,置于 37 ℃微需氧环境中(5% O_2,85% N_2,10% CO_2)培养,待生长旺盛时(细菌接种后 3~4 d)收集细菌,加 1 mL PBS 重悬,5 000 g 离心 3 min,弃去上清后再加 1 mL PBS 重悬,用分光光度计测定菌液浓度。②Hp 接种:接种前禁食不禁水 24 h,灌胃给予 Hp 标准菌株 NCTC11637 悬液($1×10^9$ CFU/mL),0.5 mL/只,隔天 1 次,共 3~5 次。对照组灌胃等容积无菌肉汤。

(2)特点:Hp 感染率 100%。第 4 周,模型沙鼠可见胃黏膜片状充血红斑,表面上皮和腺上皮无明显受损,黏膜固有层充血明显,局部间质扩张充血,可见炎症细胞浸润。第 8 周,胃黏膜表面可见大片充血红斑,胃黏膜固有层内见大量浆细胞、淋巴细胞及中性粒细胞等炎症细胞浸润,可见淋巴滤泡。第 16 周、24 周,出现糜烂,局限于黏膜层,糜烂基底由脱落上皮和坏死组织组成,其下方是正常基底上皮;伴有明显淋巴组织增生,并出现多数淋巴滤泡形成。第 48 周,黏膜表面可见溃疡,局部胃黏膜缺如,溃疡底部穿越黏膜下层深达肌层,可见炎性渗出物,纤维样坏死组织,新鲜肉芽组织及陈旧肉芽组织。血管充血水肿,管壁明显增厚,管腔狭窄。

5. Hp NCTC11637 接种+MNNG 诱导法[16]

(1)方法:实验用蒙古沙鼠,8 周龄,体重 50~55 g。①Hp 培养:复苏液氮保存的菌株 Hp NCTC11637,取布氏肉汤 12~15 mL,置于已高压消毒的无菌三角烧瓶中,加入 1.2~1.5 mL 胎牛血清及抗生素稀释液,取出固体培养 2~3 d 的 Hp,用接种环将 1 块平板的菌落刮入盛有 0.5 mL 布氏肉汤的无菌离心管中,制成细菌悬液,将离心管中的细菌悬液转入三角烧瓶内并摇匀,向烧瓶内吹入混合气体(5% O_2,85% N_2,10% CO_2)2 min 左右,迅速用保鲜膜密封三角瓶。将三角瓶置入 37 ℃转速为 150/min 的恒温摇床中振荡培养 24~36 h。用比浊法及倍比稀释法证实浓度>$1×10^8$ CFU/mL。Hp 的鉴定采用相差显微镜观察形态及运动。②Hp 接种:禁食 24 h 后,灌胃接种 Hp 标准菌株 NCTC11637 悬液($1×10^8$CFU/mL),0.5 mL/只,4 h 后动物自由摄食、饮水。③MNNG 诱导:Hp 接种 4 周后,自由饮用 MNNG 水溶液(20 μg/mL),连续 30 周。

(2)特点:Hp 感染率 100%,定植于黏液层和胃小弯。12 周均出现炎症细胞浸润,幽门腺囊性扩张,伴淋巴细胞、中性粒细胞浸润。24~36 周时大体标本可见出血和糜烂。肠上皮化生发生率 78.1%,异型增生发生率 56.3%,腺瘤发生率 3.3%。

【观察指标】

1.一般情况观察　观察实验期间沙鼠的精神状态、体重变化、毛色、饮食、活动及死亡等情况。

2. 病理组织学检查

(1)解剖取材[17]:将动物深麻醉下剖腹,心脏或腹主动脉采血后,切除全胃(包括一部分十二指肠)。丢弃有鳞状上皮的前胃,将胃置于无菌培养皿中。沿胃大弯切开后平放,用无菌生理盐水轻轻冲洗胃壁。从鳞状柱连接处延伸至近端十二指肠纵向切开一半,放入组织学盒中,10%甲醛溶液固定。另一半胃切成两半,将其中 1/4 胃组织放入收集管中(含无菌 PBS、抗真菌/抗生素)进行定量培养,剩余 1/4 放入收集管冷冻保存,见图 2-2。

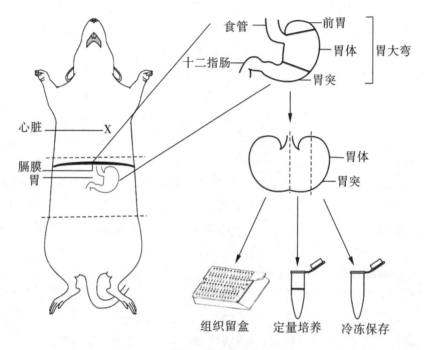

图 2-2　沙鼠胃组织的解剖取材示意

(2)细菌学检查:采用尿素酶试验、直接涂片革兰氏染色法、硼酸亚甲蓝染色、Giemsa 染色法、甲苯胺蓝染色法银染法、免疫组化法、免疫荧光染色法、PCR-荧光探针法等方法中选择 3 种方法,检测沙鼠胃部 Hp 定植情况,3 项中有 2 项为阳性则认为 Hp 定植成功。参见本节"小鼠幽门螺杆菌感染法胃炎模型"。

(3)组织形态学观察:取胃窦小弯侧全层胃组织,10%甲醛溶液固定,梯度乙醇脱水,常规石蜡包埋、切片,HE 染色,光镜结合病理图像分析系统观察胃组织形态学改变。参见本节"小鼠幽门螺杆菌感染法胃炎模型"。

3. 胃内定植 Hp 的定量培养[5,18]　在纵行剖开的一半胃组织的胃窦、胃体和胃底部各剪取 3 块黏膜组织,约 50 mg/块,将每个部位的 3 块黏膜组织称量后,置于内装 0.5 mL 无菌生理盐水的无菌玻璃匀浆器中进行研磨,然后取研磨液作 10 倍系列稀释,每个稀释度取 50 μL 均匀涂布于脑心浸液血琼脂选择性平板,置微需氧环境培养 3 ~ 5 d,记数 Hp 菌落数,再根据稀释倍数换算成每克胃组织中的活菌数(CFU)。

【模型评价】

1. 自 1991 年首次报道幽门螺杆菌定植蒙古沙鼠以来,主要用于研究幽门螺杆菌的发病机制,该模型代表了一种有效且具有成本效益的啮齿动物模型,概括了幽门螺杆菌诱导的人类胃炎和消化性溃疡发生的许多特征[17,19-21]。

2. Hp 感染沙鼠后,依次出现急性胃炎、慢性胃炎、十二指肠溃疡,类似人感染 Hp 后组织的病理演变过程。沙鼠的胃容量比小鼠大,适宜直接进行组织学检查。因此,虽然沙鼠存在好斗、繁殖困难、数量少等缺点,但仍不失为 Hp 研究中具有较好发展前景的动物模型。蒙古沙鼠接种 Hp 后可致慢性胃炎、胃溃疡、胃癌、MALT 淋巴瘤,寿命较小鼠长,可以建立 Hp 长期感染动物模型,其胃黏膜发生的病理改变与人类 Hp 感染发生的胃黏膜改变类似[22-24]。

【参考文献】

[1]王毅超,郭刚,刘开云,等.不同预处理方法建立幽门螺杆菌感染动物模型的比较[J].中国生物制品学杂志,2002,15(5):292-294.

[2]郭刚,王毅超,邹全明,等.幽门螺杆菌长期感染蒙古沙鼠模型的建立[J].中华微生物学和免疫学杂志,2001,21(6):103-104.

[3]郭刚,王毅超,刘开云等.蒙古沙鼠感染幽门螺杆菌后的胃部病理学变化研究[J].中国人兽共患病杂志,2002,18(3):25-26,47-122.

[4]郭刚,邹全明,杨珺等.人幽门螺杆菌蒙古沙鼠适应性定植相关蛋白表达差异的研究[J].微生物学杂志,2004,(05):10.

[5]郭刚,刘开云,解庆华,等.幽门螺杆菌沙鼠感染模型的定量分析研究[J].第三军医大学学报,2002,(03):286-288.

[6]梁堂帅.蒙古沙鼠感染幽门螺杆菌后胃黏膜 Galectin-9、Tim-3 表达水平的分析[D].长春:吉林大学,2012.

[7]韩洪超.康复新液对幽门螺旋杆菌感染蒙古沙鼠胃粘膜病变的抑制作用[D].长春:吉林大学,2012.

[8]蔡洪科.18β-甘草次酸对幽门螺杆菌感染蒙古沙鼠胃粘膜病变的抑制作用[D].长春:吉林大学,2010.

[9]迟晶,傅宝玉,九岛亮治,等.沙土鼠感染幽门螺杆菌后胃粘膜病理学改变的研究[J].临床消化病杂志,1999,11(2):60-61.

[10]迟晶,于继红,傅宝玉.乙醇和消炎痛对幽门螺杆菌种植及损伤胃黏膜的影响[J].中国医科大学学报,2003,23(6):517-518.

[11]迟晶,徐秀英,傅宝玉,等.幽门螺杆菌感染砂土鼠细胞增殖能力的研究[J].中国医科大学学报,2000,29(5):42-43,50.

[12] 徐昌隆,陆少燕,宗素进,等. 幽门螺杆菌感染蒙古沙鼠胃部菌群改变及病理学变化[J]. 中国微生态学杂志,2011,23(5):404-406.

[13] 严杰,胡爱萍,李强,等. 蒙古沙鼠幽门螺杆菌感染动物模型的建立[J]. 浙江大学学报(医学版),2003,32(1):24-26,31.

[14] 潘亮亮,周燕,任晓丽,等. 长期反复感染幽门螺杆菌对蒙古沙鼠胃黏膜超微结构的影响[J]. 中国肿瘤,2013,22(5):397-402.

[15] 吴丽霞,鲍丽雅,陈定宇,等. 幽门螺杆菌感染蒙古沙鼠胃组织 NLRP3 炎症小体相关因子和自噬相关蛋白表达分析[J]. 中国病原生物学杂志,2023,18(5):552-556.

[16] 兰春慧,张渊智,房殿春. 幽门螺杆菌感染诱发蒙古沙鼠胃黏膜肠上皮化生和异型增生[J]. 解放军医学杂志,2003,28(11):856-858.

[17] NOTO J M,ROMERO-GALLO J,PIAZUELO M B,et al. The mongolian gerbil:a robust model of helicobacter pylori-induced gastric inflammation and cancer[J]. Methods Mol Biol,2016,1422:263-280.

[18] 郭刚. 人幽门螺杆菌蒙古沙鼠适应性定植相关蛋白的鉴定及功能研究[D]. 重庆:第三军医大学,2005.

[19] 李弘,颜丽萍,梁勇,等. 幽门螺杆菌感染动物模型最新进展[J]. 世界最新医学信息文摘,2019,19(16):79-81.

[20] YOKOTA K,KUREBAYASHI Y,TAKAYAMA Y,et al. Colonization of Helicobacter pylori in the gastric mucosa of Mongolian gerbils[J]. Microbiol Immunol,1991,35(6):475-80.

[21] HIRAYAMA F,TAKAGI S,KUSUHARA H,et al. Induction of gestric ulcer and intestinal meta plasia in Mongolian gerbils infected with Helicobacter pylori[J]. J Gastroenteril,1996,31(5):755-757.

[22] 王毅超,郭刚. 幽门螺杆菌感染动物模型的研究[J]. 国外医学(流行病学传染病学分册),1999(4):173-176.

[23] 郭学军,张永斌,邹移海. 幽门螺杆菌感染动物模型述评[J]. 广州中医药大学学报,2006,23(1):78-80.

[24] 叶翠莲,杨致邦. 幽门螺杆菌体内试验的研究现状[J]. 国外医学. 流行病学传染病学分册,2005,32(5):316-318.

三、豚鼠幽门螺杆菌感染法胃炎模型

【基本原理】

幽门螺杆菌(helicobacter pylori,Hp)感染是慢性胃炎最主要的病因,70%~90%的慢性胃炎有 Hp 感染。采用灌胃接种 Hp 悬液的方法,建立豚鼠 Hp 感染胃炎模型。

【实验材料】

1. 药品试剂 ①麻醉药品:戊巴比妥钠,水合氯醛,乌拉坦,盐酸氯胺酮注射液等。②组织固定液：10%甲醛溶液或4%多聚甲醛溶液等。③其他：西咪替丁注射液，NaHCO₃。

2.仪器设备 Beagle 犬灌喂设备（自制），纤维胃镜，细菌微需氧培养系统（自制），酶标仪，PCR 仪，生物显微镜，病理图像分析系统，常规手术器械等。

3.实验动物 豚鼠，体重 300～350 kg，雌雄兼用。

4.感染用细菌 Hp 菌株 Sydney strain 1（SS1），Hp 菌株 NCTC 11637，Hp 菌株 119 gp，Hp 菌株 gp4。

【方法步骤】

1. Hp 菌株 NCTC11637 接种法[1]

（1）方法

1）Hp 培养及定量：活化后的 Hp 标准菌株用哥伦比亚血琼脂培养基平板培养 2～3 d，生理盐水洗下，据 Mcfarland 比浊管工作曲线配制 Hp 生理盐水悬液（2×10^9 CFU/mL）。

2）Hp 接种：实验用 6 周龄豚鼠，雌雄兼用，禁食不禁水 12 h 后，灌胃接种 Hp 生理盐水悬液，0.5 mL/只，1 次/d，共 3 次。接种后 6 h 恢复饮食。

3）Hp 定植评价：Hp 接种后 6、8 周，进行感染动物 Hp 的分离培养与鉴定和胃组织病理学检查。

（2）特点：接种 Hp 后第 6、8 周，Hp 感染率分别为 75.0% 和 87.5%。第 6 周感染豚鼠组织病变不明显，而第 8 周后胃黏膜可见明显组织红肿并有轻、中度的炎症反应。

2. Hp 菌株 SS1 接种法[2-3]

（1）方法

1）Hp 培养及定量：Hp 接种于含 8% 绵羊血和 5% 胎牛血清的布氏琼脂培养基上，在厌氧罐中，37 ℃培养。用接种环将培养 3 d 的 Hp SSl 菌落刮下，重悬于 Hp 保种液中，比浊分光光度法测菌液浓度，调菌液浓度为 1×10^8 CFU/mL。

2）Hp 接种：实验用 6 周龄豚鼠，雌雄兼用，禁食、禁水 12～24 h 后，灌胃接种 Hp 悬液，0.1 mL/只，1 次/2 d，共 2 次。接种后 4 h 恢复饮食。

3）Hp 定植评价：Hp 接种后 2 周，无菌取动物全胃，沿胃大弯侧将鼠胃剪开，无菌生理盐水冲去胃内容物，沿纵轴将胃分成 3 等份，一份用于快速尿素酶检测，一份用于 Hp 培养，一份置于 10% 甲醛溶液固定，用于组织学分析。

（2）特点：接种 Hp 后 2 周，模型豚鼠 Hp 感染率 100%，胃组织出现明显的炎性细胞浸润。Hp 感染持续 5 个月，大多数动物组织学上出现严重的胃窦炎，表现为胃隐窝上皮局灶性变性和坏死；在胃上皮中观察到有丝分裂象数量增加，表明再生过程；感染动物在免疫印迹中显示出针对幽门螺杆菌细胞表面蛋白的特异性抗体，血清补体 C3 和胆固醇水平升高。

3. Hp 菌株 119 gp 接种法[4]

（1）方法

1）Hp 培养及定量：Hp 菌株 119 gp 是 cagA 和 vacA 毒素阳性的临床分离株，通过豚鼠传代获得。在含有 10% 马血清（TSB）的胰蛋白酶豆汤中培养 2 d，使用 100 mL 瓶子（装约 20 mL 肉汤），调菌液浓度为 $5×10^7$ CFU/mL。

2）Hp 接种：实验用 5 ~ 6 周龄 Dunkin-Hartley 豚鼠，禁食 24 h 后，灌胃接种 Hp 悬液，3 mL/只。

3）动物取材与 Hp 鉴定：动物处死后取胃，沿胃大弯剪开，用无菌磷酸盐缓冲液（phosphate-buffered saline，PBS，pH 值 7.2）冲洗，沿中线切开。一半胃于 10% 甲醛溶液中固定。另一半胃于 Gab-Camp 琼脂上培养，在 37 ℃ 微氧条件下培养 4 ~ 8 d，通过菌落形态和脲酶、过氧化氢酶和氧化酶试验鉴定 Hp。

（2）特点：模型豚鼠病理组织学可见不同程度的胃窦、胃体炎症性改变，酶免疫测定（enzyme immunoassay，EIA）免疫反应增高，血清 C3 水平在 3 周和 7 周后升高，血清胆固醇水平高于对照组。

4. Hp 菌株 gp4 接种法[5]

（1）方法

1）Hp 培养及定量：Hp 菌株 gp4 是从先前感染豚鼠的胃窦活检中培养所得。将细菌置于含去纤维蛋白马血 0.1% 的巧克力血琼脂（CBA）上，5% CO_2、37 ℃ 恒温箱中微需氧条件下培养。调菌液浓度为 $1×(10^8 ~ 10^{10})$ CFU/mL。

2）Hp 接种：实验用 Dunkin-Hartley 豚鼠，体重 200 ~ 300 g。禁食 24 h 后，灌胃给予 $NaHCO_3$（0.2 mol/L），2 mL/只；5 ~ 15 min 后，灌胃接种 Hp 悬液，1 mL/只，1 周内接种 3 次。

3）动物取材与 Hp 鉴定：接种后第 3、7 周，动物处死后取胃（包括部分食管和十二指肠），沿胃大弯剪开，用无菌 PBS（pH 值 7.2）冲洗，沿中线切开，形成包括所有区域在内的两半。一半胃于 10% 甲醛溶液中固定，另一半又被分成两部分。刮去一半的黏膜层，悬浮于 600 μL 的 PBS 中；取 100 μL 于 Gab-Camp 琼脂上，37 ℃ 的微氧条件下培养。另一半胃分为胃底区、胃体区、胃窦区和十二指肠区。每个活检组织接种到一个 gabp-camp 琼脂板上，在 37 ℃ 微氧条件下培养 4 ~ 8 d，通过菌落形态和脲酶、过氧化氢酶和氧化酶试验鉴定 Hp。

（2）特点：模型豚鼠胃组织细菌培养 Hp 检出率 84%。所有培养阳性动物在 Western blotting 和组织病理学检查中均表现出对 Hp 抗原的特异性免疫反应，酶免疫测定抗体滴度升高。大多数动物胃组织出现上皮糜烂、重度炎症反应和多形核白细胞和淋巴细胞浸润，可见上皮内粒细胞、隐窝脓肿和淋巴滤泡。此外，模型动物可表现为炎症胃黏膜的毛细血管扩张及黏蛋白产生增加。

【观察指标】

1. 一般情况观察 观察实验期间沙鼠的精神状态、体重变化、毛色、饮食、活动及死亡等情况。

2. 血清学(serology)检查[3-6] 分别于 Hp 接种前后,采用酶免疫分析法(enzyme immunoassay,EIA)和免疫印迹法(immunoblot)检测幽门螺杆菌特异性免疫反应。

(1)酶免疫分析法:免疫板每孔包被 5 mg/mL 酸甘氨酸 100 mL 提取的 Hp 细胞表面蛋白。加入 1:200 稀释的血清,37 ℃孵育 90 min。用辣根过氧化物酶偶联兔抗豚鼠免疫球蛋白稀释 1:1 000 作为第二抗体。底物溶液为 1,2-苯二胺(10 mg),用 0.1 M 柠檬酸磷酸钠 25 mL 和 30% H_2O_2 稀释。分光光度计 450nm 处测定吸光度,按下式计算相对抗体活性(relative antibody activity,RAA)。

$$RAA = 平均吸光度/参比孔平均吸光度 \times 100\%。$$

(2)免疫印迹法:细胞表面蛋白提取物和分子量为 14 400~97 000 的标准品用 10%~20% 梯度凝胶和 5% 的堆叠凝胶在 50 V 下分离 10 min,然后在 200 V 下分离约 1.5 h,直到染料前端到达凝胶的末端。将分离的 Hp 蛋白电泳转移到 PVDF 膜上,在半干燥的电子印迹设备中,0.8 MA/cm² 电泳 1.5 h。膜在阻断缓冲液中饱和 2×15 min 后冲洗。条状切割后与 1:50 稀释的豚鼠血清在 8 ℃的洗涤缓冲液中孵育 16 h。以人血清作为 Hp 试验的阴性对照。以 1:600 稀释的辣根过氧化物酶偶联兔抗豚鼠免疫球蛋白作为第二抗体,在含有 0.04% 3-氨基 9-乙基咔唑和 0.015% H_2O_2 的 50 mM 醋酸钠缓冲液中反应,检测结合抗体。

(3)其他:放射免疫法测定豚鼠血清白蛋白和 C3 含量。

3. 病理组织学检查[1-6] 根据实验要求,在 Hp 接种后不同时间,无菌取动物全胃,沿胃大弯侧将鼠胃剪开,无菌生理盐水冲去胃内容物,沿纵轴将胃分成 3 等份,一份用于快速尿素酶检测,一份用于 Hp 培养,一份固定于 10% 甲醛溶液用于组织学分析,综合评价 Hp 在豚鼠胃内的定植情况与胃组织病理形态学变化。

(1)Hp 定植评价:在超静工作台中用打孔器(直径 6 mm)取一片胃窦部组织(面积 28.26 mm²)加入 2.8 mL 无菌生理盐水中,组织匀浆器研磨均匀后,取 1 μL 胃组织匀浆,加 Hp 保种液至 1 mL 混匀,取 100 μL 稀释液,用玻棒均匀涂布于 Hp 选择性固体培养基上,然后置于厌氧罐中培养 5 d,对可疑菌落采用尿素酶试验和 Gram 染色法定性鉴定。其他方法参见本节"小鼠幽门螺杆菌感染法胃炎模型"。

(2)组织形态学观察:取 10% 甲醛溶液固定胃组织,梯度乙醇脱水,常规石蜡包埋、切片,HE 染色,光镜结合病理图像分析系统观察胃组织形态学改变。参见本节"小鼠幽门螺杆菌感染法胃炎模型"。

【模型评价】

1. 豚鼠对包括 Hp 在内的许多病原微生物均较敏感,且其感染后的胃黏膜炎性病变酷似人类的 Hp 慢性胃炎,较为适合研究 Hp 相关疾病[7]。此外,在胃解剖和生理方面,豚鼠可能比任何其他小型实验动物更接近人类。

2. 豚鼠体内不能合成维生素 C,而维生素 C 的重要成分抗坏血酸可抑制具有强烈致癌作用的亚硝胺的形成。从免疫学角度,豚鼠的胃能分泌 IL-8 同源物,而 Hp 重要的致病作用特性之一就是诱导胃组织分泌 IL-8,诱发以嗜中性粒细胞为主的细胞浸润性胃炎病变。因此,Hp 人工感染豚鼠模型在模拟人 Hp 感染时更接近人的自然感染状态,对于研究人感染 Hp 后相关疾病的发生、发展,以及研究维生素 C 在其中的作用是一种理想的动物模型[8]。

3. 豚鼠可能是沙鼠幽门螺杆菌感染模型的重要替代品,因为这两个物种在实验感染后都会发生严重的胃炎。由于严重的炎症似乎可以促进胃癌的发展,胃炎明显的豚鼠可能成为新的幽门螺杆菌诱导的胃癌模型的良好候选者[9-10]。

4. Hp 模型豚鼠胃组织病理学图与人类 Hp 感染非常相似,黏膜炎症伴隐窝脓肿、糜烂及淋巴滤泡形成。与小鼠 Hp 模型相比,炎症细胞反应更为明显,不仅浸润到黏膜肌层,而且分布更为广泛,在大多数感染动物中均观察到严重的胃炎。因此,豚鼠是研究幽门螺杆菌引起的 B 型胃炎及其相关疾病的良好模型[5]。

5. 豚鼠 Hp 感染胃炎模型的主要缺点是豚鼠对饲养环境要求很高,不易饲养和繁殖,死亡率相对较高[7-8]。

【参考文献】

[1]李仙,王伯飞.幽门螺杆菌豚鼠动物模型的建立[J].上海大学学报(自然科学版),2006,12(4):437-440.

[2]康巧珍,李肖蕖,段广才.幽门螺杆菌豚鼠模型的构建[J].中国人兽共患病学报,2007,23(1):80-82.

[3]SJUNNESSON H,STUREGARD E,HYNES S,et al. Five month persistence of Helicobacter pylori infection in guinea pigs[J]. APMIS,2003,111(6):634-642.

[4]SJUNNESSON H,STUREGRD E,GRUBB A,et al. Comparative study of Helicobacter pylori infection in guinea pigs and mice-elevation of acute-phase protein C3 in infected guinea pigs[J]. FEMS Immunol Med Microbiol,2001,30(2):167-172.

[5]STUREGARD E,SJUNNESSON H,HO B,et al. Severe gastritis in guinea-pigs infected with Helicobacter pylori[J]. J Med Microbiol,1998,47(12):1123-1129.

[6]NILSSON I. Studies of immune responses to cell surface proteins of helicobacter pylori and borrelia burdorferi by enzyme immunoassay and immunoblotting[M]. Lund:Lund University,1998.

[7]王毅超,郭刚.幽门螺杆菌感染动物模型的研究[J].国外医学(流行病学传染病学分册),1999,26(4):173-176.

[8]郭学军,张永斌,邹移海.幽门螺杆菌感染动物模型述评[J].广州中医药大学学报,2006,23(1):78-80.

[9]李弘,颜丽萍,梁勇,等.幽门螺杆菌感染动物模型最新进展[J].世界最新医学信息文摘,2019,19(16):79-81.

[10]PEEK R M JR,BLASER M J. Helicobacter pylori and gastrointestinal tract adenocarcinomas[J]. Nature Rev Cancer,2002,2(1):28-37.

四、大鼠幽门螺杆菌感染法胃炎模型

【基本原理】

幽门螺杆菌（Helicobacter pylori，Hp）感染是慢性胃炎常见病因，Hp 存在于胃黏膜，分泌的高活性尿素酶能快速水解胃黏膜上皮细胞间的尿素产生氨，导致胃黏膜上皮细胞周围环境改变，胃黏膜局部乃至整个胃内 pH 值升高，致 H^+ 发生逆扩散。另外，尿素水解产生的局部高浓度氨还直接影响胃黏膜上皮细胞的 Na^+-K^+-ATP 酶，造成细胞损害，形成胃炎或溃疡。模拟人类胃部 Hp 感染，将 Hp 定植在动物的胃部，建立大鼠 HP 感染法胃炎模型。

【实验材料】

1. 药品试剂　①麻醉药品：戊巴比妥钠，水合氯醛，乌拉坦，盐酸氯胺酮注射液等。②组织固定液：10% 甲醛溶液或 4% 多聚甲醛溶液等。③碳酸氢钠（$NaHCO_3$），消炎痛，水杨酸钠，乙醇，幽门螺杆菌快速尿素酶检测试剂盒。

2. 仪器设备　扫描电子显微镜，真空蒸发仪，离子溅射仪，激光扫描共聚焦显微镜，透射电镜，流式细胞仪，生物显微镜，病理图像分析系统，常规手术器械等。

3. 实验动物　SD 或 Wistar 大鼠，体重 200~250 g，雄性或雌雄兼用。

4. 细菌与培养　Hp 标准菌株 Sydney strain 1（SS1），接种于布氏琼脂平板（布氏琼脂为基础，加入 10% 脱纤维羊血制成），在微需氧的气体条件下（10% CO_2，5% O_2，85% N_2）培养 3~5 d，用布氏肉汤冲洗，调整布氏肉汤菌量为 1×10^9 CFU/mL。

【方法步骤】

1. Hp 感染法[1]

（1）方法：①实验细菌及培养。Hp 菌株 SS1，经鉴定含有 *cagA* 基因和 *vacA* 基因。采用改良 Skirrow 培养基培养，含 5% 的脱纤维羊血及万古霉素、二性霉性等抗生素，37 ℃ 微氧培养 3~5 d。Hp 的鉴定包括菌落形态、尿素酶试验、涂片观察等。②Hp 动物灌喂。实验用雄性 Wistar 大鼠，体重 80~100 g。灌胃接种 SS1 菌液（1×10^9 CFU/mL），1.5 mL/次，共 5 次，1 周内完成。

（2）特点：模型组大鼠第 4 周时所有动物胃窦、胃体 Hp 检查均阳性，SS1 主要定值于胃窦的胃小凹及腺腔，胃体较少且其定植量随感染时间的延长有增加的趋势，至第 24 周时仍有明显定植；对照组动物未有 Hp 定植。病理组织学检查，第 4 周时动物未见炎症反应，至第 8 周、12 周和 24 周胃窦及胃体出现轻至中度慢性活动性胃炎，未见萎缩性炎症改变。

2. Hp+$NaHCO_3$ 诱导法[2-4]

（1）方法：①实验细菌及培养。Hp 菌株为胃镜检查患者胃组织钳取物直接接种于空肠弯曲菌选择性培养基上，微氧条件 37 ℃ 培养 72 h，检查菌落，革兰氏染色为阴性杆菌，

呈弯曲或S形,尿素酶、氧化酶、过氧化氢酶试验阳性并传代培养。②Hp动物灌喂。实验用Wistar大鼠,体重170~200 g。禁食12~14 h后,先用胃管喂以5% $NaHCO_3$溶液,2 mL/只;15 min后用胃管注入从培养基上冲洗下的Hp菌液(1×10^8~1×10^{10} CFU/mL),1.5 mL/只;30 min后进食。每周感染1次,共4次。

(2)特点:模型组大鼠Hp检测于感染结束时和感染后4周全部为阳性,对照组均为阴性;感染后8周,大鼠阳性率87.5%。感染Hp的大鼠胃黏膜组织出现不同程度的慢性或活动性炎症,黏膜上皮细胞出现变性病灶。电镜观察模型鼠胃黏膜上皮细胞微细结构出现明显病变。

3. Hp+消炎痛+MNNG诱导法[5]

(1)方法:实验用雄性Wistar大鼠,体重80~100 g。①灌喂Hp菌液前,一次性皮下注射消炎痛(20 mg/kg)。②Hp菌株SS1,接种于布氏琼脂平板(布氏琼脂为基础,加入10%脱纤维羊血制成),在微需氧的气体条件下(10% CO_2,5% O_2,85% N_2)培养3 d,用布氏肉汤冲洗,调整布氏肉汤菌量为1×10^9 CFU/mL。消炎痛预处理,再隔日灌胃接种SS1菌液1次,每只每次1.5 mL,共5次l0 d,灌胃前后分别禁食12 h及4 h。③灌胃接种SS1菌液2周后,大鼠自由饮用MNNG溶液,24 h更换一次药液,连续8~12周,其间不再给予其他饮水。

(2)特点:模型组大鼠胃窦黏膜Hp定植率70%。胃窦黏膜变薄,固有层腺体中度减少,伴有中度慢性活动性炎症,未见腺体化生及不典型增生。

4. Hp+综合诱导法[2,6-7]

(1)方法:实验用雄性Wistar大鼠,体重100~140 g。①主动免疫:每只大鼠足底皮下注射佐剂抗原(用同种大鼠胃黏膜的生理盐水组织匀浆与freund佐剂以1:1配成乳剂)0.3 mL/次,每4周注射1次,共2次。②寒凉胆汁灌胃及饮食不节:在做主动免疫的同时,采用寒凉猪胆汁,按12.5 mL/kg给大鼠灌胃(灌胃前4 h停食,自由饮水),1次/d,连续90 d。③去氧胆酸钠水溶液自由饮:浓度为20 mmol/L,共90 d。④饥饱失常:饱食2 d,禁食1 d。⑤Hp感染:每次感染前先禁食12~14 h,用胃管喂菌液1.5 mL,30 min后给食,每周感染1次,共6次。

(2)特点:模型组大鼠造模后期活动减少,扎堆,食量减少,便溏,动物体重明显减轻。胃液pH值明显低于正常对照组。病理组织学检查可见不同程度地出现萎缩性胃炎的改变,40%~60%的大鼠出现肠化生。Hp感染后2周,尿素酶实验阳性率为60%,细菌培养阳性率为70%,组织切片检查阳性率为70%;Hp感染后4周;尿素酶实验阳性率为67%,细菌培养阳性率为70,组织切片检查阳性率为88%,吉姆萨染色显示胃黏膜内有Hp定居。

【观察指标】

1.一般情况观察　观察实验期间大鼠的精神状态、体重变化、毛色、饮食、活动及死亡等情况。

2.细菌学检查

(1)尿素酶试验[8]:幽门螺杆菌是人胃内唯一能够产生大量尿素酶的细菌,可通过检测尿素酶来诊断幽门螺杆菌感染。尿素酶分解胃内尿素生成氨和二氧化碳,使尿素浓度降低、氨浓度升高。将取出的 1 块胃黏膜组织立即加入尿素酶反应基质中,观察 1 ~ 5 min,基质由淡黄色变为粉红色者为阳性,不变色者为阴性。

(2)PCR 检测[9]:①胃黏膜组织标本处理:将胃黏膜组织取出,放入 1.5 mL 离心管,加入 40 μL 裂解液(含 0.05% 蛋白酶 K),搅匀后,37 ℃水浴过夜。取出离心,再沸水浴中放置 5 min,最后 10 000 r/min 离心 2 min,待用。②PCR 反应:在 0.5 mL 离心管内加入 PCR 反应液 20 μL、Taq 酶 1 U,待检标本上清液 3 μL。混匀后稍加离心,滴入 2 滴灭菌液体石蜡油。标本经 94 ℃预变性 2 min 后,按下列条件进行扩增:94 ℃ 30 s,55 ℃ 30 s,72 ℃ 60 s,重复 35 个循环。取 15 μL 反应产物,经含 0.05% 溴乙啶的 2% 琼脂糖凝胶电泳(5 V/cm) 30 min,在紫外灯下观察结果。若 203 bp 处出现橙黄色条带,则 Hp 阳性。每批检测均做阳性和阴性对照。

(3)细菌培养:以布氏琼脂为基础,加入 7% 脱纤维兔血、TMP (5 mg/L)、万古霉素(10 mg/L)和两性霉素(5 mg/L)制成血平板,备用。取胃黏膜匀浆于血平板,置于含 10% CO_2、5% O_2 及 85% N_2 的混合气体培养箱中,37 ℃培养 72 h。

3.病理组织学检查

(1)大体观察:将动物麻醉,在距贲门和幽门 1.5 cm 处切除胃,沿胃大弯剪开,大体观察黏膜色泽、弹性、皱襞、黏液等情况。用游标卡尺测量胃黏膜损伤区域的长度和宽度,按照 Guth 标准评分[10],计算胃黏膜损伤指数(ulcer index, UI)。1 分,点状糜烂;2 分,糜烂长度<1 mm;3 分,糜烂长度 1 ~ 2 mm;4 分,糜烂长度 2 ~ 3 mm;5 分,糜烂长度>3 mm;损伤宽度>1 mm 则得分加倍,全胃得分之和即为 UI。

(2)光学显微镜观察:取胃窦小弯侧全层胃组织,10% 甲醛溶液固定,梯度乙醇脱水,常规石蜡包埋、切片,HE 染色,光镜结合病理图像分析系统观察胃组织形态学改变。对慢性炎症、活动性、萎缩和肠化等形态学变量分成无、轻度、中度和重度 4 级,其对应分值为 0 分、1 分、2 分、3 分[5]。

1)慢性炎症:根据慢性炎症细胞密集程度和浸润深度分级,以前者为主。①正常:单个核细胞每高倍视野不超过 5 个,如数量略超正常而镜下无明显异常时可诊断为无明显异常。②轻度:慢性炎症细胞较少并局限于黏膜浅层,不超过黏膜层的 1/3。③中度:慢性炎症细胞较密集,超过黏膜层的 1/3,达到 2/3。④重度:慢性炎症细胞密集,占据黏膜全层。计算密度程度要避开淋巴滤泡及其周围的淋巴细胞区。

2)活动性:慢性炎症背景上有中性粒细胞浸润。①轻度:黏膜固有层少数中性粒细胞浸润。②中度:中性粒细胞较多存在于黏膜层,并在表面上皮细胞间、小凹上皮细胞间或腺管上皮间可见。③重度:中性粒细胞较密集或除中度所见外还见小凹脓肿。

3)萎缩:指胃的固有腺体减少,幽门腺萎缩是幽门腺减少或由肠化腺体替代,胃底(体)腺萎缩是指胃底(体)腺假幽门腺化生、肠上皮化生或腺体本身减少。萎缩程度以胃固有腺减少各1/3来计算。①轻度:固有腺体数减少不超过原有腺体的1/3,大部分腺体仍保留。②中度:固有腺体数减少超过1/3,但未超过2/3,残存腺体不规则分布。③重度:固有腺体数减少超过2/3,仅残留少数腺体,甚至完全消失。标本过浅未达到黏膜肌层的不可能诊断萎缩,要剔除。胃窦部少数淋巴滤泡不算萎缩,但胃体黏膜层出现淋巴滤泡要考虑为萎缩。

4)肠腺化生:①肠化部分占腺体和表面上皮总面积1/3以下的为轻度。②1/3~2/3的为中度。③2/3以上为重度。

【模型评价】

1.Hp在胃内定植可引起人类不同的病理改变,包括胃炎、消化性溃疡、黏膜相关淋巴组织(MALT)淋巴瘤、癌前病变和胃腺癌。统计表明感染幽门螺杆菌的个体发生消化性溃疡（PUD）的风险比未感染的个体高出6.8倍。Hp诱导的消化性溃疡发生于慢性浅表性胃炎,与胃酸分泌增加和Th1细胞极化免疫反应有关[11]。

2.大鼠Hp感染胃炎模型常用品系为Wistar和SD,单独使用Hp感染时,胃黏膜的定植能力差,造成轻微炎症。只有在大鼠胃黏膜预先存在损伤时,Hp才能感染并引起炎症反应。因此,选择适合的感染菌株并增加模型的病理变化程度是解决大鼠感染模型的关键。Hp大鼠模型对于研究Hp与胃黏膜损伤的关系,筛选抗菌药物,研究Hp的致病机制及胃炎和消化性溃疡的防治等具有重要的辅助作用[12-15]。

【参考文献】

[1]曾志荣,胡品津,陈旻湖,等.幽门螺杆菌长期感染大鼠腺胃模型的建立[J].中国人兽共患病杂志,1998(5):20-23.

[2]陈晶晶,姚楚铮,庄弘,等.幽门螺杆菌对大鼠的实验性感染[J].中华医学杂志,1991,71:590-591.

[3]王丙信,姚希贤,白文元.经口感染幽门螺杆菌制备大鼠胃炎模型的实验研究[J].中国实验动物学杂志,1995,5(4):200-203.

[4]王丙信,姚希贤,白文元,等.中西医结合对幽门螺杆菌感染胃炎模型治疗作用的实验研究[J].中国实验动物学杂志,1997,7(1):34-37.

[5]张琳,姚冬梅,姚希贤,等.大鼠Hp相关性慢性胃炎模型的制作[J].中国比较医学杂志,2004,14(3):162-165.

[6]张占海,杨丽彩,危北海,等.建立萎缩性胃炎幽门螺旋杆菌感染动物模型的方法[J].中国中西医结合脾胃杂志,1996,4(1):46-47.

[7]李兆申.综合法制作大鼠萎缩性胃炎模型的实验研究[J].中华医学杂志,1992,72(2):81-83.

[8]张玉林,蒋笑平,虎建恩,等.尿素酶试验检测幽门螺杆菌[J].郑州大学学报(医学版),2004,39(1):133-134.

[9]施新明,邹纬,刘明,等.聚合酶链反应检测胃活检组织标本中的幽门螺杆菌[J].上海

医学,1998,21(5):33-34.

[10]GUTH P H,AURES D,PAULSEN G. Topical aspirin plus HCl gastric lesions in the rat. Cytoprotective effect of prostaglandin,cimetidine,and probanthine[J]. Gastroenterology, 1979,76(1):88-93.

[11]SHAN J,BAI X,HAN L,et al. Association between atherosclerosis and brastric biomarkers concerning Helicobacter pylori infection in a Chinese healthy population[J]. Exp Gerontol,2018,112:97-102.

[12]王毅超,郭刚.幽门螺杆菌感染动物模型的研究[J].国外医学(流行病学传染病学分册),1999,26(4):173-176.

[13]李弘,颜丽萍,梁勇,等.幽门螺杆菌感染动物模型最新进展[J].世界最新医学信息文摘,2019,19(16):79-81.

[14]郭学军,张永斌,邹移海.幽门螺杆菌感染动物模型述评[J].广州中医药大学学报,2006,23(1):78-80.

[15]刘冬梅.幽门螺杆菌感染动物模型的研究进展[J].现代消化及介入诊疗杂志,2000,5(2):64-67.

五、猪幽门螺杆菌感染法胃炎模型

【基本原理】

幽门螺杆菌(Helicobacter pylori,Hp)感染是慢性胃炎和消化性溃疡的主要病因,亦可能是胃癌发生的危险因素之一。分别选用中国 1 号小型猪、悉生猪、屏障出生猪和普通杂交家猪,采用口服 Hp 悬液的方法,建立猪 Hp 感染胃炎模型。

【实验材料】

1.药品试剂　①麻醉药品:戊巴比妥钠,水合氯醛,乌拉坦,盐酸氯胺酮注射液等。②组织固定液:10% 甲醛溶液或 4% 多聚甲醛溶液等。③其他:N-甲基-N-硝基-N-亚硝基胍(N-methyl-N'-nitro-N-ni-trosoguanidine,MNNG),乙醇,丙酮,甲苯胺蓝,HE染色试剂盒,WS 银染试剂盒,免疫组织化学 SP 染色试剂盒等。

2.仪器设备　灌喂设备(自制),纤维胃镜,细菌微需氧培养系统(自制),酶标仪,PCR 仪,生物显微镜,病理图像分析系统,常规手术器械等。

3.实验动物　中国 1 号小型猪,悉生猪(Gnotobiotic Piglet),屏障出生猪(barrier-born pig),普通猪等。

4.感染用细菌　Hp 8315,胃溃疡或十二指肠溃疡患者分离培养 Hp 等。

【方法步骤】

1.中国 1 号小型猪 Hp 感染模型[1-2]

(1)方法

1)实验动物:实验用中国 1 号小型猪,足月妊娠母猪出现分娩先兆后,少量氯胺酮麻醉,清洗,严格腹部消毒,于手术间内剖腹取胎,将乳猪置于无菌隔离器内饲养,给予灭菌牛奶,自由采食。

2)接种前预处理:将 10 d 龄乳猪随机分为低酸组(高舒达肌内注射,1.2 mg/kg,1 次/d,连续 3 d)、高酸组(五肽胃泌素肌内注射,18 μg/kg,1 次/d,连续 3 d)、黏膜损伤组(消炎痛口服,12.5 mg/kg,1 次/d,连续 3 d)和正常对照组(不做任何处理)。

3)Hp 接种:第 14 天,口服接种 Hp 菌株悬液(1×10⁹CFU/mL),2 mL/只,1 次/3 d,共 3 次。对照组给予等容积生理盐水。

(2)特点

1)宏观表现:模型组大部分动物胃黏膜表面均可见黏膜稍增厚、水肿,伴有浅表糜烂。对照组食管、胃、十二指肠黏膜未见病理改变。

2)HE 染色:模型动物可见食管、胃、十二指肠黏膜内均有程度不等的浅表黏膜糜烂,炎性渗出,固有层内有炎症细胞浸润,部分可见淋巴滤泡增生。

3)尿素酶试验:模型乳猪食管、胃体、胃窦、十二指肠、小肠、大肠黏膜全部呈阳性反应。

4)Warthin Starry 银染:模型乳猪的胃体、胃窦黏膜表面有见大量的杆状或 s 形被染为黑色的 Hp 菌,部分病灶可见堆积的 Hp,食管黏膜、十二指肠黏膜亦可见到清晰被染为黑褐色的 Hp。

5)Hp 细菌培养:模型乳猪培养出 Hp 菌,其菌落特点为白色透明、直径约 1 mm,涂片后可见大量的 Hp 菌,尿素酶及 Hp-PCR 检查均呈阳性反应,且与尿素酶检查结果基本一致。

2.悉生猪 Hp 感染模型[3-6]

(1)方法

1)实验动物:实验用悉生猪,足月妊娠母猪出现分娩先兆后,轻度麻醉下剖腹取胎,将乳猪置于无菌隔离器内饲养,给予灭菌牛奶,自由采食。

2)接种前预处理:出生后第 4 天(4 d 龄),口服西咪替丁(60 mg/kg),抑制胃酸分泌。

3)Hp 接种:出生后第 4 天(5 d 龄),乳猪禁食 12 h 后,口服接种 Hp 菌株-蛋白胨悬液[(3.8~4.4)×10⁹CFU/mL],2 mL/只。对照组乳猪口服等容积蛋白胨水溶液。

4)处死与取材:分别于 Hp 接种后 1、2、4 周,深麻醉下取胃,沿纵轴切开,进行肉眼观察、组织学和细菌学检查等。

(2)特点

1)临床表现及肉眼病变:Hp 感染未导致明显可见的胃上皮糜烂或溃疡。Hp 接种后 2 周,与对照组相比,模型乳猪胃腔黏液增加明显,其他未见明显变化。部分模型乳猪与接种后 2 d 出现轻度短暂腹泻、轻度厌食与倦怠等表现。Hp 接种后 4 周,模型乳猪可见明显的黏膜下和黏膜淋巴样卵泡(结节)。

2)微观病变:所有感染幽门螺杆菌的乳猪均出现慢性活动性胃炎的组织病理学病

变,其强度和严重性随着时间的推移而增加。未感染的对照组在胃底和幽门的黏膜下层偶尔发现单个核细胞,少见黏膜下淋巴样小聚集体,未见中性粒细胞。1周后,胃心区(gastric cardiac regions)含有中性粒细胞浸润,主要局限于贲门的非腺体(即上皮)区域,中性粒细胞形成上皮内聚集体(微脓肿);固有层也可见单核细胞,但在非腺状区更为突出;黏膜下区有细胞聚集,偶见隐窝区消失。2周后,中性粒细胞反应消失,黏膜下层和固有层单核细胞数量均明显增加。后一区域可见离散的淋巴滤泡聚集体。第3周,显微镜下病变加重,主要是单核细胞浸润和增殖,淋巴滤泡突出,偶有合并形成大的细胞片包围黏膜下层和固有层。

3)微生物学:胃组织 WS 银染色及细菌分离显示,在整个 4 周的研究期间,所有感染动物的 4 个解剖区域中至少有 1 个通过 WS 银染色显示出生物体。细菌主要局限于胃上皮的浅表黏液分泌层,生物体位于上皮外,似乎附着在脱细胞黏液层下方细胞的糖萼上。在黏膜较深的部分偶见微生物。生物似乎是细胞外的,并且局限于偶尔扩张的胃窝的腔内,而黏膜下层或固有层未见结构完整的有机体。

4)血清学:Hp 接种 2 周后,模型动物体内出现幽门螺杆菌的特异性抗体,而 Hp 接种 1 周的动物和对照动物未见幽门螺杆菌的血清抗体。

3. 屏障出生猪 Hp 感染模型[7-8]

(1)方法

1)实验动物:实验用屏障出生猪(barrier-born pig),无常见的猪感染病原体(支原体、博德氏菌、嗜血杆菌、密螺旋体、弯曲杆菌、布鲁氏菌、钩端螺旋体、多杀性巴氏杆菌、致病性大肠埃希菌、沙门菌、产气荚膜梭菌和分枝杆菌等),可能携带化脓性棒状杆菌、溶血性链球菌和凝固酶阳性葡萄球菌,但无临床感染迹象。8 周龄(15~20 kg)转至普通实验猪舍,与其他猪隔离饲养,并给予普通猪饲料。

2)接种前预处理:接种 Hp 前 1 周,口服奥美拉唑预处理(40 mg/d),抑制胃酸分泌;接种前禁食 14 h,接种前 5 min 静脉注射罂粟碱(40 mg)。

3)Hp 接种:分别于 0 周和第 1 周,口服接种 Hp 菌株–生理盐水悬液 $(5 \times 10^8 \text{ CFU/mL})$,5 mL/只。对照组乳猪口服等容积生理盐水溶液。

4)检查与取材:前 3 周每周进行内窥镜检查,之后每隔一周进行 1 次。0 周和第 6 周抽取血清样本。

(2)特点:①临床症状。观察期间未发现模型猪出现腹泻、呕吐、体重减轻或食欲缺乏等临床症状。②Hp 检测。模型猪 Hp 检出率73.33%。③内镜观察。模型猪胃体部变红的区域向远端延伸,通常红色区域包围着苍白区域而使黏膜呈斑片状。幽门前区或十二指肠未见明显改变,未见明显的糜烂性胃炎或溃疡。未感染猪和对照猪未见宏观黏膜异常。④组织学观察。在接种前,偶有单核白细胞存在于固有层和上皮区域。在幽门螺杆菌感染的猪中,接种后 2~6 周,单核淋巴细胞数量增加,主要位于固有层和上皮内,有时呈聚集状,黏膜下层未见深部浸润。幽门螺杆菌感染猪的组织学表现各不相同,在第4 周至第 8 周最为明显。所有感染猪在观察期结束时(第 8 周之后),单个核细胞和聚集体的数量趋于减少,几乎与接种前相同。在8周的观察期内,未感染猪和对照组未观察到组织学变化。⑤血清学检测:感染幽门螺杆菌的猪血清中均检测到幽门螺杆菌抗体滴度升高。对照组和未感染猪无幽门螺杆菌的抗体反应。

4. 普通猪 Hp 感染模型[9]

(1)方法

1)实验动物:20 d龄杂交乳猪(大白猪和皮特兰猪的杂交,商业农场购买),雌雄兼用,普通猪舍、标准饲料饲养,27 d龄断奶。

2)Hp菌株:Hp菌株31A/93,来源于幽门溃疡患者,70 ℃下保存在由10%甘油溶液和4%蛋白酶蛋白胨3号溶液按4:1比例配制的储存介质中。该菌株具有很强的运动性,脲酶、过氧化氢酶和氧化酶阳性,对萘啶酸具有抗性。

3)细菌接种物的制备:将Hp菌株置于厌氧罐的血琼脂板上,37 ℃孵育3 d。光镜检查细菌的形态和运动并证实其产生脲酶的能力后,进行传代培养。在每个传代期(3 d)结束时,将培养物悬浮于1 mL无菌生理盐水中。根据McFarland's浊度标准,调整Hp悬液浓度($1×10^9$CFU/mL)。悬浮液于2 500×g离心10 min,去上清,加入4 mL无菌生理盐水与细菌颗粒混合。

4)Hp接种:分别于第1次(29 d龄)和第2次(49 d龄)Hp接种前禁食不禁水15 h,接种前2.5 h肌内注射地塞米松(0.2 mg/kg),接种前1.5 h口服西咪替丁(60 mg/kg),每次口服接种Hp菌株-生理盐水悬液($1×10^9$CFU/mL),4 mL/只。对照组乳猪口服等容积无菌生理盐水。

5)处死与取材:受试幼猪在36～76 d龄时被安乐死。禁食12 h,甲苯噻嗪(1.4 mg/kg)、阿托品(0.04 mg/kg)和氯胺酮(28 mg/kg)肌内注射麻醉,戊巴比妥钠(100 mg/kg)静脉注射处死动物,切除胃,沿胃大弯切开,生理盐水冲洗,宏观观察。立即从贲门、基底和幽门区黏膜收集多个组织样本,进行电镜、光镜观察和Hp细菌学检查。

(2)特点

1)宏观表现:模型幼猪均有明显的黏膜下水肿和胃皱襞肿大,胃腺黏膜可见严重充血、微糜烂病变、出血及多个微结节(淋巴滤泡),以胃小弯处最为明显。

2)光镜观察:①WS银染和免疫组化染色可见贲门、基底和幽门区Hp,细菌呈S形或弯曲,主要位于胃黏液中,与胃上皮密切相关;主要分布在胃窝上皮的表面和上半部分,在胃窝深处和胃腺腔内有少量分布,胃上皮基底层下未见Hp。②模型猪贲门、胃底和幽门黏膜均可见严重局灶性至弥漫性Hp相关胃炎的显微镜病变。黏膜下水肿明显,以黏膜浅表部水肿为主;胃底及幽门黏膜严重充血及出血,尤以上半部分为多。受Hp感染影响最显著的上皮细胞是胃黏膜细胞,镜下可见变性、坏死、顶端细胞质部分的破坏和丧失、细胞间水肿和与基底层的脱离。胃黏液细胞的严重退化和损失导致了上皮侵蚀。胃黏液细胞也表现出其顶端细胞质部分的损耗,因此核质比很高。胃黏膜层可见大量脱落的上皮细胞。另一个显著的组织学特征是上皮细胞增殖显著增加。胃腺上皮固有层被淋巴细胞严重浸润。

3)电镜检查:微绒毛的破坏和丧失,胃黏膜细胞也表现为黏蛋白颗粒耗竭和溶解,根尖膜破裂,含黏蛋白的细胞质部分破坏和丢失,管腔表面特征性不规则;晚期的改变包括压痕、棒状突起和粗糙的瓣状突起;胃黏膜细胞多呈圆顶状膨出。壁细胞退行性改变(细胞内水肿、线粒体变性等)。

【观察指标】

1. 血清免疫反应[7,10]　胃镜检查前采集血清样本,-20 ℃冷冻,用于随后的幽门螺杆菌抗体检测。常规酶免疫分析法检测血清中抗体的产生。接种所用菌株作为包被抗原,每孔加入 Hp 悬液(10⁷ CFU/mL) 100 μL。血清样品按要求稀释后,采用过氧化物酶偶联兔抗猪免疫球蛋白,光度计 495 nm 处测量测量吸光度。

2. 内窥镜检查[7,11]　猪禁食不饮水 18~24 h,内窥镜检查前 10 h,用葡萄糖溶液代替饮用水。阿扎立平(4 mg/kg)+盐酸右美托咪啶(20 mg/kg)静脉注射麻醉,内窥镜系统检查食管、胃和大部分十二指肠黏膜。自幽门前区(距幽门 2~5 cm)取 2 个活检标本。标本 1 快速冷冻,-70 ℃保存,用于组织病理学和免疫组织化学染色。标本 2 匀浆,用于 Hp 细菌培养。

(1)幽门螺杆菌的培养:活检样本匀浆幼接种于血琼脂板上培养,可疑菌落进行革兰氏染色,光镜下观察。

(2)组织学检查:活检样本冷冻切片(6 μm),HE 染色,光镜下观察淋巴细胞和浆细胞在上皮和固有层的位置和数量。

(3)免疫组织化学染色:活检样本冷冻切片(6 μm),4 ℃丙酮中固定 5 min。具体方法参见本节"小鼠幽门螺杆菌感染法胃炎模型"。

3. 胃组织病理学检查[5,9]

(1)大体观察:将动物麻醉下取胃(包括部分食管和十二指肠),沿胃大弯切开,摊平,用无菌生理盐水轻轻冲洗胃壁。对胃炎症(黏膜下淋巴滤泡)、黏液减少、黏膜下水肿和溃疡或糜烂等进行肉眼大体观察。

(2)光镜观察:分别取贲门、胃底、胃窦和幽门腔(包括幽门环)组织,10% 甲醛溶液固定,梯度乙醇脱水,常规石蜡包埋、切片,分别进行 HE 染色和 Warthin-Starry 银染,光镜结合病理图像分析系统观察胃组织形态学改变,对炎症病变进行评分。0 分:未见炎症细胞,胃组织与未感染的对照组比较无明显区别。1 分:轻微炎症,包括固有层单个核细胞的局灶性集合。2 分:中度炎症,表现为局灶性和弥漫性单个核细胞浸润胃固有层,偶有淋巴样滤泡。3 分:重度炎症,表现为明显的弥漫性单个核细胞浸润胃固有层,伴大量淋巴样滤泡。上皮改变包括急性细胞肿胀、细胞质空泡化和坏死。

(3)电镜观察:组织标本固定在 2.5% 戊二醛溶液磷酸钠缓冲液(pH 值 7.3)中,后固定在 1% 锇四氧化二钠醋酸钠缓冲液(pH 值 7.2)中。然后将组织在丙酮和环氧丙烷中脱水,Epon 812 包埋,超薄切片(80 nm 厚),甲苯胺蓝染色,醋酸铀酰和柠檬酸铅复染,电镜观察胃组织细胞超微结构。

（4）细菌学检查：在尿素酶试验、直接涂片革兰氏染色法、硼酸亚甲蓝染色，Giemsa 染色法，甲苯胺蓝染色法银染法，免疫组化法，免疫荧光染色法，PCR-荧光探针法等方法中选择 3 种方法，检测胃部 Hp 定植情况，3 项中有 2 项为阳性则认为 Hp 定植成功。参见本节"小鼠幽门螺杆菌感染法胃炎模型"。

4. 其他参见本节"小鼠幽门螺杆菌感染法胃炎模型"。

【模型评价】

1. 猪是一种功能性的单胃哺乳动物，其饮食习惯、解剖结构和生理特点与人类相似[4]，是一种对 Hp 易感的动物。小型猪 Hp 感染诱导的慢性胃炎类似于儿童自然感染 Hp 后的胃炎，持续时间可达 22 个月以上。此外，小型猪对 Hp 抗生素治疗比人类敏感，因此可用于治疗 Hp 抗生素的疗效鉴定及药物评价。此外，猪为大型实验动物，寿命相对较长，有利于内窥镜反复胃活检样本采集。

2. 考虑到动物胃中螺杆菌属细菌的复杂性，同时为了尽量避免有可能干扰 Hp 感染成功的种种因素，选用无菌（Germ-Free，GF）级小猪，以口服接种 Hp 方法，成功地建立了 Hp 感染的悉生猪胃炎模型[5]。同时证明，Hp 的感染力与其动力成正相关，动力最强的菌株 26695 毒性最强，感染率为 100%；动力一般的菌株 60190 毒性相对较弱，感染率为 40%；而动力最弱的菌株 Tx30a 毒性最小，感染率仅为 17%[12]。但悉生猪价格较昂贵，饲养需要特殊环境，在胃内定植及允许观察的时间短，影响了其在相关领域研究中的应用。

3. 与悉生猪相比，屏障出生猪的饲养管理较为容易，成本相对较低且可进行长期观察[7-8,13]。

4. 所有 6 只接种过的仔猪都有幽门螺杆菌定植。对实验性胃炎的病理进行了光镜、电镜检查。幽门螺杆菌在常规仔猪中引起了严重的淋巴细胞性胃炎，并再现了人类疾病的大部分病理特征。因此，普通仔猪为研究人类幽门螺杆菌相关胃炎病变发展的各种致病机制提供了一个有希望的新模型[9,14]。

5. 由于普通猪的胃菌群丰富及异常菌种过度生长（主要是乳杆菌），在实验感染后很难分离出幽门螺杆菌。然而，根据 WS 染色显示的特征形态和定位、免疫组织化学鉴定以及电镜观察到的特征性超微结构特征，证明所有感染仔猪均成功建立了幽门螺杆菌定植。由于电镜下 Hp 引起的病变的超微结构与在人类基本一致，许多幽门螺杆菌细胞黏附在胃上皮细胞上，而在其他常用的动物模型（如 SPF 蒙古沙鼠）中很少附着，因此，普通仔猪可能是研究 Hp 黏附的理想模型动物。

【参考文献】

[1] 孙桂华,宋鸿,黄小让,等.中国 1 号小型猪建立幽门螺杆菌相关性胃炎模型[J].新消化病学杂志,1997,5(12):765-768.

[2] 宋鸿,孙桂华,黄小让,等.幽门螺杆菌感染对猪胃粘膜上皮增生的影响[J].第一军医大学学报,2002,22(1):59-60.

[3] WAXLER G L, SCHMIDT D A, WHITEHAIR C K. Technique for rearing gnotobiotic pigs[J]. Am J Vet Res,1966,27(116):300-307.

[4] KRAKOWKA S, MORGAN D R, KRAFT W G, et al. Establishment of gastric Campylobacter pylori infection in the neonatal gnotobiotic piglet[J]. Infect Immun,1987,55(11): 2789-2796.

[5] KRAKOWKA S, EATON K A, LEUNK R D. Antimicrobial therapies for Helicobacter pylori infection in gnotobiotic piglets[J]. Antimicrob Agents Chemother,1998,42(7):1549-1554.

[6] KRAKOWKA S, EATON K A, RINGS D M, et al. Gastritis induced by Helicobacter pylori in gnotobiotic piglets[J]. Rev Infect Dis,1991,13(Suppl 8):S681-S685.

[7] ENGSTRAND L, GUSTAVSSON S, JÖRGENSEN, A. et al. Inoculation of barrier-born pigs with Helicobacter pylori: a useful animal model for gastritis type B[J]. Infect Immun, 1990,58(6):1763-1768.

[8] KOBRA T, SHIMADA Y, SATO K, et al. Contribution of ferrous iron to maintenance of the gastric colonization of Helicobacter pylori, in miniature pigs[J]. Microbiological Research,2002,157(4):323-330.

[9] POUTABIDIS T, TSANHARIS T, KANAKOUDIS G, et al. Heficobacter pylori-induced gastritis in experimentally infected conventional piglets[J]. Veterinary Pathology,2001,38 (6):667-678.

[10] PÅHLSON C, HALLéN A, FORSUM U. Curved rods related to Mobiluncus: phenotypes as defined by monoclonal antibodies[J]. Pathol Microbiol Immunol Scand B,1986,94 (3):117-125.

[11] ENGSTRAND L, SCHEYNIUS A, PÅHLSON C, et al. Association of Campylobacter pylori with induced expression of class II transplantation antigens on gastric epithelial cells[J]. Infect Immun,1989,57(3):827-832.

[12] EATON K A, MORGAN D R, KRAKOWKA S. Campylobacter pylori virulence factors in gnotobiotic piglets[J]. Infect Immun,1989,57(4):1119-1125.

[13] 刘冬梅. 幽门螺杆菌感染动物模型的研究进展[J]. 现代消化介入诊疗杂志,2000, 5(2):64-67.

[14] 李弘,颜丽萍,梁勇,等. 幽门螺杆菌感染动物模型最新进展[J]. 世界最新医学信息文摘,2019,19(16):79-81.

六、犬幽门螺杆菌感染法胃炎模型

【基本原理】

幽门螺杆菌(helicobacter pylori,Hp)感染是慢性胃炎最主要的病因,70%~90%的慢性胃炎有 Hp 感染。采用口服灌喂 Hp 液体培养悬液的方法,建立犬幽门螺杆菌感染胃炎模型。

【实验材料】

1. 药品试剂 ①麻醉药品:戊巴比妥钠,水合氯醛,乌拉坦,盐酸氯胺酮注射液等。②组织固定液:10% 甲醛溶液或 4% 多聚甲醛溶液等。③其他:西咪替丁注射液,NaHCO₃。

2. 仪器设备 Beagle 犬灌喂设备(自制),纤维胃镜,细菌微需氧培养系统(自制),酶标仪,PCR 仪,生物显微镜,病理图像分析系统,常规手术器械等。

3. 实验动物 ①健康成年 Beagle 犬,体重 5 ~ 6 kg,雌雄兼用。②通过标准方法从无特定病原体的 Beagle 母犬中获得无致病菌的 Beagle 幼犬(悉生犬)。

4. 感染用细菌 ①Hp 菌株 M13;②Hp 菌株 26695。

【方法步骤】

1. 成年 Beagle 犬 Hp M13 接种模型[1]

(1)方法

1)Hp 菌悬液制备:将 M13 菌株液体培养 24 h 后收集细菌,离心浓缩后分光度仪测定悬液中细菌含量,将浓度调整为 $3×10^9$ CFU/mL。

2)感染前预处理:将 Beagle 犬于感染前禁食、禁水 12 h;感染前西咪替丁肌内注射,NaHCO₃溶液灌胃。

3)Hp 接种:实验组灌喂 Hp 菌悬液,对照组灌喂等量 Hp 液体培养基。2 h 后恢复给食、水。连续 3 d 重复以上实验,共感染 3 次。

(2)特点

1)Beagle 犬在灌喂 Hp 后前 2 个月胃镜检测胃部组织表现出程度较浅的胃炎症状;3 个月后出现不同程度的充血、肿胀、黏膜糜烂、溃疡等病理改变,且随着时间延长病理变化呈现一定的蔓延趋势。

2)Hp 感染的 Beagle 犬胃组织标本脲酶、触酶,以及氧化酶试验结果均阳性。胃组织在培养 5 d 后发现血平板上出现针尖样菌落,革兰氏染色镜检有染色阳性的弯曲菌存在。病理切片观察可见模型动物胃组织腺窝以及上皮间有 Hp 存在。

2. 悉生幼犬 Hp 26695 接种模型[2]

(1)方法

1)Hp 菌悬液制备:将 Hp 26695 菌株置于布鲁氏菌肉汤培养基(含 10% 的胎牛血清)中培养,24 h 后(对数生长期)离心收集培养物,洗涤后悬浮于蛋白胨水中,血细胞计数,将浓度调整为 $3×10^8$ CFU/mL。

2)Hp 接种:实验组 7 d 龄悉生幼犬口服接种 Hp 26695 蛋白胨水悬液(3 × 10^8 CFU/mL),2 mL/只。对照组悉生幼犬口服等容积蛋白胨水。

（2）特点

1）接种后第 30 天,悉生幼犬胃内 Hp 26695 定植率和血清特异性免疫球蛋白 G 检出率 Hp 100%。

2）尿素酶图谱分析与微生物学结果表明悉生幼犬 Hp 定植密度低于人体组织。

3）Hp 可在犬的咽、食管、十二指肠和直肠检出。

4）病理学检查可见大体病变局限于胃,由<1 mm 的小淋巴滤泡组成;镜下可见胃固有层内灶性至弥漫性淋巴浆细胞浸润伴滤泡形成,中性粒细胞和嗜酸性粒细胞轻度至中度浸润。

【观察指标】

参见本节"猪幽门螺杆菌感染法胃炎模型"。

【模型评价】

1.犬为大型实验动物,其胃部结构、饮食习性等与人类本身有诸多相似之处,寿命相对较长,有利于内窥镜的反复检查和慢性疾病动物实验研究。

2.由于 Beagle 犬价格相对较高,限制其模型的广泛应用。

【参考文献】

[1]王毅超,邹全明,郭红,等.幽门螺杆菌感染 Beagle 犬动物模型研究[J].中国人兽共患病杂志,2005(1):41-44.

[2]RADIN M J,EATON K A,KRAKOWKA S,et al. Helicobacter pylori gastric infection in gnotobiotic beagle dogs[J]. Infect Immun,1990,58(8):2606-2612.

第三节　十二指肠胃反流胃炎模型

【基本原理】

十二指肠胃反流（duodenogastric reflux,DGR）被认为是导致慢性胃炎尤其是慢性萎缩性胃炎（chronic atrophic gastritis,CAG）的主要原因,也是引起胃黏膜癌前病变的诱发因素之一。分别采用胃-空肠吻合术、幽门弹簧植入术和自制反流液灌胃等方法,建立大鼠十二指肠胃反流性慢性胃炎模型。

【实验材料】

1.药品试剂　①麻醉药品:戊巴比妥钠,水合氯醛,乌拉坦,盐酸氯胺酮注射液等。②组织固定液:10% 甲醛溶液或 4% 多聚甲醛溶液等。③自制反流液:精密称取牛磺胆酸钠 2.50 g、卵磷脂 0.25 g、胰酶 1.50 g,以纯净水定容至 100 mL,置于 4 ℃ 冰箱保存备用。④试剂盒:总胆汁酸(total bile acid,TBA)试剂盒,前列腺素 E₂(prostaglandin E₂,
PGE₂)、胃泌素(gastrin,GAS)、瘦素(leptin,LEP)、肿瘤坏死因子-α(tumor necrosis factor-
α,TNF-α)、白细胞介素-1β(interleukin-1β,IL-1β)放射免疫分析法或酶联免疫吸附法
(enzyme-linked immunosorbent assay,ELISA)试剂盒。

2.仪器设备 液晶 pH 计,酶标仪,γ-放射免疫计数器,生物显微镜,病理图像分析系
统,常规手术器械,全自动生化分析仪,高速冷冻离心机等。

3.实验动物 SD 或 Wistar 大鼠,体重 200~230 g,雄性或雌雄兼用。

【方法步骤】

1.胃空肠吻合部分反流模型[1-4]

(1)方法:实验用雄性 SD 或 Wistar 大鼠,体重 200~250 g,术前禁食 24 h,自由饮水。
乌拉坦腹腔注射麻醉(20 g/kg),仰卧位固定,上腹正中切口开腹,切口长度 3~4 cm。将
距 Treitz 韧带以下 3~4 cm 处的空肠侧壁与胃大弯前胃部分的前壁(距幽门口 1.5~
2.0 cm 处),顺蠕动方向进行侧侧吻合。吻合口长约 0.5~0.8 cm,吻合方式为间断缝合
20~25 针,吻合口后壁采用缝线内进内出的内翻缝合法,前壁采用外进外出外翻缝合法。
关腹前腹腔注入青霉素 20 万 IU、庆大霉素 2 万 IU。术后禁食 3 d,随意饮水。

(2)特点:模型大鼠胃液 pH 及 TBA 明显升高。术后 9 个月,胃黏膜主要表现为腺体
萎缩,腺腔扩大,腺体数目减少。腺体可有囊性扩张,黏膜肌层增生肥厚,可见淋巴细胞、
浆细胞、嗜酸细胞浸润,少数可见中性粒细胞浸润。黏膜上皮部分有脱落现象,未见肠上
皮化生。大部分以萎缩性胃炎为主要表现;部分出现异型增生,表现为黏膜细胞大小不
一、核浆比例增大、腺体结构紊乱等;少数为慢性浅表性胃炎改变。50 周后,43% 发生腺
癌,14% 为异型增生,43% 为肠化生。

2.胃空肠吻合全反流模型[1-2,5-7]

(1)方法

方法 1:按上述"胃-空肠吻合部分反流模型"方法步骤完成胃-空肠吻合术后,再将
十二指肠 Treitz 韧带以下切断,一端结扎包埋,另一端吻合于胃大弯前胃部分的前壁(距
幽门口 1.5 cm 处),导致全部十二指肠内容物持续胃内反流。

方法 2:实验用雄性 Wistar 大鼠,体重 200~230 g。禁食不禁水 16 h 后,戊巴比妥钠
腹腔注射麻醉(35 mg/kg),仰卧位固定,上腹正中切口开腹,暴露胃及空肠,将距幽门约
2 cm 的前胃部和距 Treitz 韧带约 3 cm 的空肠相吻合,吻合口长 0.6~0.8 cm。随后将距
胆管十二指肠开口处约 0.5 cm 处的远胃端十二指肠横断,做荷包缝合。术前、后 1 d 均
给予高糖盐水,术后第 2 天恢复进食。

方法 3:实验用雄性 Wister 大鼠,体重(254±14)g。2% 氟化烷吸入麻醉。腹部中线
切开,分离显露胃和十二指肠(避免损伤血管和迷走神经),沿胃大弯切口(约 8 mm)。分
别在胆汁和胰管入口处十二指肠近端和十二指肠-空肠连接处远端 5 cm 切断,游离含胆
总管和胰总管的十二指肠段。空肠近端与胃幽门远端行端端吻合,十二指肠近端做荷包

缝合关闭,十二指肠远端空肠与胃大弯切口行端侧吻合。十二指肠液通过胃空肠吻合口引入胃体区域,通过幽门并从幽门排出(图2-3)。

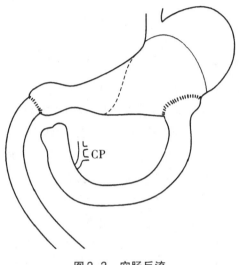

图2-3　空肠反流

方法4:实验用雄性 Wister 大鼠,体重(254±14) g。2% 氟化烷吸入麻醉。腹部中线切开,分离显露胃和十二指肠(避免损伤血管和迷走神经),沿胃大弯切口(约8 mm)。在十二指肠-空肠交界处远端 2 cm 切断,肠管近端做荷包缝合关闭,远端与胃大弯切口端侧吻合。十二指肠液通过幽门进入胃窦,通过胃体,通过胃空肠造口排出(图2-4)。

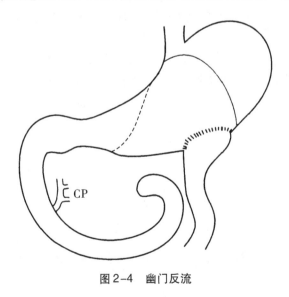

图2-4　幽门反流

(2)特点:模型大鼠胃液 pH、TBA 和血清 GAS 明显升高,胃黏膜 PGE_2 明显降低。肉眼可见胃液多呈黄绿色,前胃部呈乳头状增生,腺胃部淤血或充血、水肿明显,部分黏膜呈灰白色,并有脱落,窦部变薄,皱襞减少甚至消失,胃壁张力明显降低。光镜下可见胃黏膜固有膜血管扩张充血、出血,淋巴细胞、浆细胞及嗜酸细胞浸润明显,少数也可见中性粒细胞浸润。部分上皮呈乳头状增生,小凹延长,腺体良性增生。大多数以黏膜炎症为主要表现。部分出现腺体萎缩,表现为萎缩性胃炎。少数出现黏膜异型增生。胃窦、胃体部病理形态学积分明显高于正常对照组。

3. 毕-Ⅱ式胃空肠吻合术[8-9]

(1)方法:实验用雄性 Wistar 大鼠,体重 200~230 g。禁食不禁水 16 h,戊巴比妥钠腹腔注射麻醉(35 mg/kg),仰卧位固定,上腹正中切口开腹,暴露胃及空肠,切除远端 1/3 腺胃,闭合十二指肠断端;将残胃缝合口和距 Treitz 韧带约 3 cm 的空肠相吻合,吻合口长 0.6~0.8 cm。术前、后 1 d 均给予高糖盐水,术后第 2 天恢复进食。

(2)特点:术后 8 周,模型组大鼠体重明显降低,胃液 pH 值明显升高,胃黏膜 PGE_2 明显降低。术后 10 周时吻合口周围腺癌的发生率为 0,20 周时为 18.8%,40 周时为 34.4%,随时间的推移其发生率有平行上升的趋势。

4. 幽门弹簧植入术[10-13]

(1)方法:实验用雄性 Wistar 大鼠,体重 240~260 g。①制备幽门弹簧:将金属环型宫内节育器中硅橡胶和铜丝去掉,拉直,并剪成小段弹簧,将两边断端弯入弹簧内。②弹簧幽门植入术:3.5%水合氯醛腹腔注射麻醉(10 mL/kg),仰卧位固定,上腹正中切口,在无菌条件下开腹,暴露胃,在腺胃前壁距幽门环 0.2 cm 无或少血管处切一小口,金属弹簧(长 2 cm,直径 0.2 cm)前 1/3 插过其幽门环进入十二指肠,用缝线将弹簧两端及中央固定,按手术常规逐层缝合胃及腹壁切口。③高盐热淀粉糊灌胃:术后第 2 周开始,灌胃给予高盐热淀粉糊(含15%氯化钠,25%可溶性淀粉,60~70 ℃),2 mL/d,2 次/周,连续 10~12 周。

(2)特点:模型组大鼠胃窦黏膜肉眼可见局灶苍白区,粟粒状结节较为多见。光镜下可见胃黏膜萎缩变薄,腺体数量减少,间质内有淋巴细胞、单核细胞、嗜酸性粒细胞浸润,可见淋巴滤泡形成和肠上皮化生及上皮不同程度的非典型增生,个别腺体呈共壁形象或囊性扩张。不同时期有程度不等的慢性浅表性、萎缩性胃炎、肠上皮化生等改变。

5. 自制反流液灌胃法[14-15]

(1)方法:实验用雄性 Wister 或 SD 大鼠,体重 180~220 g。自制反流液(牛磺胆酸钠 2.50 g、卵磷脂 0.25 g、胰酶 1.50 g,以纯净水定容至 100 mL)灌胃给药(15 mL/kg),1 次/d,连续 35 d。

(2)特点:与正常组比较,1~2 周模型大鼠无明显变化,3~5 周模型大鼠毛色发黄黯淡,抚之干涩,耳色和尾色淡白,精神状态均有不同程度的萎靡,活动较少,喜扎堆,食量减少,体重增长不明显,便溏;胃黏膜色逐渐有水肿表现,表面不完整,且伴有轻度充血;胃黏膜与血清 PGE_2、GAS 含量显著降低,TNF-α、IL-1β 含量明显升高。

【观察指标】

1. 血清胃泌素含量测定　将大鼠禁食不禁水 16 h 后,戊巴比妥钠腹腔注射麻醉,开腹,结扎幽门、贲门和吻合口,关闭腹腔,50 min 后分离颈总动脉,采血,置于 5 mL 离心管中,3 000 r/min,离心 20 min,取血清,放射免疫法测定血清胃泌素含量。

2. 胃液 pH 值和总胆汁酸含量测定　结扎幽门后 1 h,摘取全胃,滤纸拭净血迹,沿胃大弯剪开,收集胃液,并用 1 mL 生理盐水冲洗胃黏膜,将胃液和冲洗液置于 5 mL 带盖离心管中,3 500 r/min,离心 20 min,取胃液上清液置于 1.5 mL EP 管中,−20 ℃冰箱保存备用。型液晶 pH 计测定胃液 pH 值,使用胆汁酸试剂盒全自动生化分析仪测定胃液总胆汁酸含量。

3. 黏膜 PGE_2 含量测定　刮取一侧胃体黏膜,称重后,立即冻存于液氮罐中备用,用前以 1 mL 生理盐水制成匀浆。放射免疫法测定 PGE_2 含量。

4. 胃组织病理学检查　将刮取黏膜后的全胃置于 10% 甲醛溶液固定,1 周后分别取胃窦、另一侧未刮取黏膜的胃大弯及胃小弯处的胃体,梯度乙醇脱水,常规石蜡包埋、切片,HE 染色,光镜结合病理图像分析系统观察胃组织学改变,根据组织形态变化分为慢性炎症、腺体萎缩、异型增生和肠腺化生,进行光镜下病理分级[1,16-20]。

(1)慢性炎症:根据慢性炎症细胞密集程度和浸润深度分级,两可时以前者为主。计算密度程度时,要避开淋巴滤泡及其周围的淋巴细胞区。①正常:单个核细胞每高倍视野不超过 5 个。②轻度:慢性炎症细胞较少并局限于黏膜浅层,不超过黏膜层的 1/3。③中度:慢性炎症细胞较密集,黏膜层浸润 1/3 ~ 2/3。④重度:慢性炎症细胞密集,占据黏膜全层。

(2)萎缩:指胃的固有腺体减少,幽门腺萎缩是幽门腺减少或由肠化腺体替代,胃底(体)腺萎缩是指胃底(体)腺假幽门腺化生、肠上皮化生或腺体本身减少。萎缩程度以胃固有腺减少各 1/3 来计算。①轻度:固有腺体数减少不超过原有腺体的 1/3,大部分腺体仍保留。②中度:固有腺体数减少 1/3 ~ 2/3,残存腺体不规则分布。③重度:固有腺体数减少>2/3,仅残留少数腺体,甚至完全消失。

(3)肠腺化生:①肠化部分占腺体和表面上皮总面积<1/3 的为轻度。②1/3 ~ 2/3 的为中度。③>2/3 为重度。

(4)异型增生:分轻度、中度和重度 3 级。

(5)其他组织学特征:分非特异性和特异性两类(不进行分级,出现时注明)。前者如淋巴滤泡、小凹上皮增生、胰腺化生和假幽门腺化生等;后者如肉芽肿、集簇性嗜酸性粒细胞浸润、明显上皮内淋巴细胞浸润和特异性病原体等。假幽门腺化生是胃底腺萎缩的指标,判断时要核实取材部位。

5. 胃黏膜损伤指数(ulcer index,UI)[21]　沿胃大弯剪开全胃,按照 Guth 标准积分,以胃黏膜损伤面积的长径计分。1 分,点状糜烂;2 分,糜烂长度<1 mm;3 分,糜烂长度 1 ~ 2 mm;4 分,糜烂长度 2 ~ 3 mm;5 分,糜烂长度>3 mm;侵蚀宽度>1 mm 则计分加倍,全胃得分之和即为 UI。

6. 胃壁黏液凝胶层厚度[21-22]　沿胃大弯切开使胃黏膜外翻,生理盐水轻轻漂洗,分别于腺胃前后壁中心处向黏膜下层注入 0.5 mL 生理盐水,使黏膜层隆起并与黏膜下层分离,用眼科剪切下胃黏膜后铺于普通滤纸上,胃黏膜腔面朝上,用间隔 1.6 mm 的平行刀片(用胶布将两只双面刀片平行固定于载玻片两侧,刀刃侧平行,间隔一个载玻片厚度约 16 mm)垂直于黏膜面切取 1.6 mm 黏膜组织厚片,将厚片转 90°铺于载玻片上用目镜测微尺测定中间明亮带厚度,即胃壁黏液凝胶层厚度。每只大鼠切片 5 ~ 6 张,测定15 ~ 16 次,取平均值。

【模型评价】

1. DGR 是指十二指肠内容物如胆汁、胰液和肠液反流至胃内所引起的一种生理或病理现象,反流至胃内的胆汁、胰液和肠液等十二指肠内容物长期缓慢地造成胃黏膜细胞损伤最终甚至诱发细胞癌变。通过建立十二指肠胃反流动物模型,动态观察胃黏膜从浅表性胃炎→萎缩性胃炎→异型增生的演变过程及其细胞增殖与凋亡及相关基因表达规律,为阐明 DGR 损伤胃黏膜及癌变机制提供理论依据。

2. 在胃肠外科中,胃空肠吻合术是引起胆汁反流高发生率的手术之一。单纯胃空肠吻合术使十二指肠反流液主要通过胃空肠吻合的输入袢进入胃内滞留。因反流液有可能间断地通过胃空肠吻合口和幽门两个途径实现反流液进入胃内,反流量相对较少,故称为 DGR 部分反流术。在胃空肠吻合的基础上,再做近胆管处十二指肠横断,两端结扎包埋,这样导致十二指肠液只能通过幽门反流进入胃内滞留,反流量大,故称为 DGR 全反流术。两种模型的病理改变均符合于人类慢性胃炎的常见部位和特征,组织学显示了与人类慢性浅表性胃炎、萎缩性胃炎、胃黏膜上皮异型增生等病变十分相似,病程上显示了从浅表性胃炎→萎缩性胃炎→异型增生,最后诱发癌变的渐进过程。通过手术造模能综合模拟临床致病因素,接近人类病理改变,是研究 CAG 的病因学和进行治疗药物筛选的合适模型。

3. 采用弹簧幽门植入术配合高盐热淀粉糊灌胃法制备的大鼠萎缩性胃炎(atrophic gastritis,AG)模型,以胃窦黏膜萎缩为主,其血清 PGE_2、胃泌素水平低于正常大鼠,符合我国人群 AG 发病特点。该模型综合了高热、高盐、高淀粉、胆汁反流、弹簧物理刺激等多种因素,各因素之间相互作用大大缩短了单一造模所需的时间,其萎缩半效时间为术后 2 个月,继续造模至 4 个月,胃黏膜全部萎缩,未见典型的肠上皮化生(intestinal metaplasia,IM)及上皮内瘤变,模型成功率达 96%,是一种稳定、便捷的 AG 大鼠模型。

4. 自制反流液灌胃法操作相对简单,动物成活率高,主要用于明确十二指肠反流液中的损伤因子对胃黏膜损害和防御机制的研究,并可用于评价药物治疗效果。然而,人类十二指肠胃反流是一个涉及诸多因素的慢性病理变化,由于灌注物与复杂的体内反流物不同,无法准确模拟疾病形成的自然病理过程。

5. 病理检查评估胃组织萎缩时,标本过浅未达到黏膜肌层的不能诊断萎缩(剔除),胃窦部少数淋巴滤泡不算萎缩,而胃体黏膜层出现淋巴滤泡可考虑为萎缩[16]。

【参考文献】

[1]董西林,董蕾,龚均,等.十二指肠胃反流对大鼠胃黏膜细胞增殖与凋亡及相关基因表

达的影响[J].西安交通大学学报(医学版),2004,25(3):262-265

[2]孙云,李庆瑞,赵秀兰.十二指肠返流法制作大鼠胃溃疡模型[J].中华医学杂志,1994,74(5):321.

[3]徐菲菲,叶寿山,张霄翔.苍藿平胃颗粒对大鼠慢性胃炎及胆汁反流性胃炎的治疗作用研究[J].中药材,2012,35(7):1123-1125.

[4]SEVEN R,MERCAN S,OZARMAQAN S,et al. Nucleolar organizing regions in the operated rat stomach:relationship to metaplasia,dysplasia and carcinoma[J]. Br J Surq,1993,80(1):57-59.

[5]杨鸿,侯家玉.胆汁反流致慢性萎缩性胃炎的实验研究[J].北京中医药大学学报,2001(5):26-29.

[6]ØVREBØ KK,AASE S,GRONG K,et al. Ulceration as a possible link between duodenogastric reflux and neoplasms in the stomach of rats[J]. J Surg Res,2002,107(2):167-178.

[7]ØVREBØ KK,SVANES K,AASE S,et al. Duodenogastric reflux increases the penetration of N-3H-methyl-N-nitro-N-nitrosoguanidine into the antral mucosa of rats:a possible role for mucosal erosions and increased cell proliferation in gastric carcinogenesis[J]. Jpn J Cancer Res,2002,93(5):484-494.

[8]杨鸿,侯家玉,田德禄,等.柴芩平胃胶囊对胆汁反流性胃炎大鼠胃肠激素的影响[J].北京中医药大学学报,2002,25(5):24-25.

[9]KONDO K,KOJIMA H,AKIYAMA S,et al. Pathogenesis of adenocarcinoma induced by gastrojejunostomy in Wistar rats:role of duodenogastric reflex[J]. Carcinogenesis,1995,16(8):1747-1751.

[10]史瑞,李晓红,方蕾,等.弹簧幽门植入术结合高盐热淀粉糊灌胃诱导大鼠萎缩性胃炎模型的方法及评价[J].世界华人消化杂志,2011,19(10):1001-1008.

[11]李玉凤,陈亮亮,李学军.基于TGF-β1/Smad3通路探讨脾胃培源方对慢性萎缩性胃炎大鼠干预作用[J].湖南中医药大学学报,2019,39(2):173-177.

[12]赵晶,孟捷,杨晋翔,等.消痞颗粒对慢性萎缩性胃炎伴不典型增生大鼠胃黏膜增殖和凋亡的影响[J].中医杂志,2012,53(24):2118-2121.

[13]张旭晨.综合法复制大鼠胃癌前期病变模型[J].中华实验外科杂志,1994,11(5):31-33.

[14]于婷,包永睿,孟宪生,等.基于代谢组学的大鼠实验性反流性胃炎模型研究[J].中国新药杂志,2015,24(3):337 343.

[15]马肖,刘蓉,潘燕龙,等.小柴胡汤对胆汁反流性胃炎模型大鼠相关胃肠激素及炎症因子的影响[J].甘肃中医药大学学报,2023,40(5):1-6.

[16]中华医学会消化病分会.全国慢性胃炎研讨会共识意见[J].中华消化杂志,2000,20(3):199-201.

[17]HUBERT J,STEIN M D,THOMAS C,et al. Clinical value of endoscopy and histology in the diagnosis of duodenogastric reflux disease[J]. Surgery,1992,112(4):796-803.

[18]中国中西医结合学会消化系统疾病专业委员会.慢性胃炎的中西医结合诊治方案（草案）[J].中国中西医结合杂志,2005,25(2):172-175.

[19]杨牧祥,于文涛,胡金宽,等.胃炎饮对实验性胆汁反流性胃炎大鼠血清 GAS 的影响[J].中华中医药学刊,2009,27（10）:2026-2028.

[20]顾庆华,绍荣世,罗佩英,等.胆胃宁颗粒剂治疗胆汁反流性胃炎的实验研究[J].中医药学刊,2004,22(12):2245-2248.

[21]杨华,龚均.十二指肠胃反流大鼠胃黏膜氨基己糖、磷脂、PGE$_2$的变化[J].陕西医学杂志,2012,41(2):131-132,161.

[22]湛先保,李兆申,许国铭,等.厚片法测定大鼠胃壁黏液凝胶层的厚度[J].第二军医大学学报,2000,21(6):594.

第四节　物理因素诱导法胃炎模型

【基本原理】

长期高盐与过热饮食是慢性胃炎尤其是慢性萎缩性胃炎(chronic atrophic gastritis,CAG)发生的危险因素。分别采用热水(55 ℃)、盐水(15% 氯化钠溶液)和热盐水(55 ℃,15% 氯化钠溶液)灌胃的方法,建立大鼠物理刺激法胃炎模型。

【实验材料】

1.药品试剂　①麻醉药品:戊巴比妥钠,水合氯醛,乌拉坦,盐酸氯胺酮注射液等。②组织固定液:10%甲醛溶液或4%多聚甲醛溶液,甲苯胺蓝,戊二醛,丙酮,环氧丙烷,四氧化锇等。③试剂盒:白细胞介素(interleukin,IL)-6、IL-8 酶联免疫吸附法(enzyme-linked immunosorbent assay,ELISA)试剂盒,超氧化物歧化酶(superoxide dismutase,SOD)及总抗氧化力(total antioxidant capacity,TAC)试剂盒,免疫组化SP试剂盒。④其他:兔抗大鼠 p53,小鼠抗大鼠增殖细胞核抗原(proliferating cell nuclear antigen,PCNA),FITC 标记的山羊抗小鼠 IgG,德克萨斯红(Texas Red)标记的山羊抗兔 IgG 等。

2.仪器设备　扫描电子显微镜,真空蒸发仪,离子溅射仪,激光扫描共聚焦显微镜,透射电镜,流式细胞仪,生物显微镜,病理图像分析系统,常规手术器械等。

3.实验动物　SD 或 Wistar 大鼠,体重 200～250 g,雄性或雌雄兼用。

【方法步骤】

1.高渗盐水灌胃法[1-5]

(1)方法:实验用雄性 SD 或 Wistar 大鼠,体重 200～250 g。将大鼠用 25 ℃、15%氯

化钠溶液灌胃,1 次/d,2.5 mL/次,连续 32 周。

(2)特点:高渗盐水灌胃后第 24 周,模型大鼠光镜下可见胃黏膜出现腺体明显缩小,黏膜肌层的平滑肌呈束状增生插入私膜固有层中。腺体上 1/3 ~ 2/3 腺上皮萎缩,腺管腔增宽,胃小凹颈部黏膜宽度变窄。24 周扫描电镜可见胃黏膜表面扁平,腺细胞表面粗糙,腺腔间黏膜变宽;并见局限性黏膜剥脱,剥脱后的黏膜腺体萎缩,腺腔增大;到 32 周时,见胃黏膜上皮细胞萎缩、腺腔直径增大、细胞表面破溃,出现大小不等、形状不规则的糜烂面并见纤维性渗出。

2. 热水灌胃法[6-7]

(1)方法:实验用雄性 SD 或 Wistar 大鼠,体重 200 ~ 250 g。将大鼠用 55 ℃、蒸馏水灌胃,1 次/d,2.5 mL/次,连续 32 周。

(2)特点:热水灌胃后 24 周,光镜下可见模型大鼠胃黏膜出现萎缩表现。扫描电镜见胃黏膜细胞萎缩、腺腔增大并见出血现象;32 周时细胞萎缩加重,大量上皮细胞脱落、细胞破损、局灶性糜烂。透射电镜见腺体和腺细胞萎缩,胞质内细胞器减少,分泌颗粒减少并空泡化,粗面内质网明显扩张,并出现早期凋亡现象。32 周时胞质内细胞器锐减,早期凋亡现象较前普遍。第 24 周时胃黏膜细胞核中即可见 $p53$ 蛋白绿色荧光和 PCNA 蛋白红色荧光表达,第 32 周和 65 周时表达更为明显,免疫荧光双标记时可见两种蛋白共表达。说明长期过热饮食可造成胃黏膜的损伤,并有超微结构的损害,可导致胃黏膜萎缩。并引起胃黏膜癌相关基因 $p53$ 和 PCNA 蛋白表达增强,可能与胃癌的发生有关。

3. 热盐水灌胃法[8-11]

(1)方法:实验用雄性 SD 或 Wistar 大鼠,体重 200 ~ 250 g。将大鼠用 55 ℃、15% 氯化钠溶液灌胃,1 次/d,2.5 mL/次,连续 32 周。

(2)特点:热盐水灌胃至 10 周,大鼠胃黏膜出现萎缩。电镜下可见热盐水灌胃较早就出现了线粒体肿胀,粗面内质网扩张,微绒毛变短或丢失,随灌胃时间的延长,线粒体肿胀明显,局部空泡化,部分线粒体溶解坏死。内质网扩张明显,部分脱颗粒,微绒毛大量丢失。血清和胃黏膜组织中 SOD 活性及 TAC 水平显著降低。

【观察指标】

1. 血清 IL-6 和 IL-8 含量测定　将动物麻醉下腹主动脉取血,分离血清,ELISA 测定血清 IL-6、IL-8 含量。

2. 病理组织学检查

(1)大体观察:将动物用戊巴比妥腹腔注射麻醉,取出鼠胃,沿大弯剪开作大体观察,包括黏膜的色泽、弹性、皱襞多少、黏液是否丰富等。

(2)光学显微镜观察:沿大鼠胃小弯条状取材,包括胃窦及部分胃体,10% 甲醛溶液固定,梯度乙醇脱水,常规石蜡包埋、切片,HE 染色,光镜结合病理图像分析系统观察胃组织形态学改变。参照相关胃炎诊断分类标准[12-14],对黏膜厚度、胃小凹颈部黏膜宽度及细胞厚度进行测量。

(3)扫描电镜观察[1]:沿大鼠胃小弯快速取约 1.0 cm×1.0 cm×0.5 cm 的组织块投入

30 mg/L 戊二醛固定液进行前固定,40 ℃ 2 h 以上;PBS 漂洗 5 min×2 次;梯度乙醇脱水后,真空干燥,喷金。采用真空蒸发仪、离子溅射仪、扫描电子显微镜下进行观察。

(4)透射电镜观察[2]:沿大鼠胃小弯快速取约 0.1 cm×0.1 cm×0.5 cm 的组织(包括胃窦及部分胃体)投入 30 mg/L 戊二醛固定,缓冲液洗涤后再经 10 g/L 四氧化锇 40 ℃ 固定 1 h,双蒸水漂洗,逐级丙酮脱水,环氧丙烷置换,Eponl 2 包埋。聚合过程:37 ℃ 12 h → 45 ℃ 24 h→60 ℃ 24 h 聚合完成后,做超薄切片,甲苯胺蓝染色,透射电镜下观察并记录结果。

3. *p*53、PCNA 蛋白免疫荧光标记和激光扫描共聚焦显微镜观察[15]

(1)免疫荧光标记:①胃黏膜组织切片于二甲苯中浸 3 次,10 min/次;脱蜡后 100%、95%、70% 梯度乙醇中脱二甲苯,2 min/次;蒸馏水中浸 5 min,0.01 mol/L PBS 振洗 3 次,5 min/次;正常山羊血清封闭,37 ℃ 30 min。②单标记时分别滴加兔抗大鼠 *p*53(1∶100)和小鼠抗大鼠 PCNA(1∶200),双标记时滴加 1∶1 混合的上述两种一抗,置湿盒内 4 ℃ 过夜。③取出切片,37 ℃ 复温 60 min,0.01 mol/L PBS 振洗 3 次,5 min/次;单标记时分别滴加 FITC 标记的山羊抗小鼠 IgG 和 Texas Red 标记的山羊抗兔 IgG,双标记时滴加 1∶1 混合的上述两种二抗,37 ℃ 40 min;0.01 mol/L PBS 振洗 3 次,5 min/次;缓冲甘油封片。同时设空白对照(以 PBS 代替一抗)和抗体特异性对照(加一抗不加二抗,或加二抗不加一抗)。所有切片均同时染色。

(2)激光扫描共聚焦显微镜观察:用于 FITC 的激发波长为 488 nm,用于 Texas Red 的激发波长为 568 nm。用于图像采集的物镜为 40×油镜,数值孔径(NA)1.3,图像存为 512×512 像素类型,焦距值设为 1.0。如需更大的放大倍数,可选择更大焦距值。可根据不同样本,在共聚焦系统提供的梯值中选择扫描所用激光值。

4. 胃黏膜组织细胞凋亡及其调控基因蛋白表达[11,16-17]

(1)细胞凋亡检测:采用末端转移酶介导的 dUTP 切口末端标记法(TUNEL)。①4 μm 石蜡切片经二甲苯脱蜡,梯度乙醇水化;②新鲜配制 3% H_2O_2 及 90% 甲醇混合液封闭,室温处理 10 min 阻断内源酶;③加 TBS 1∶100 稀释,蛋白酶 K 37 ℃ 消化 15 min;④加标记缓冲液(Labeling Buffer),20 μL/片,40 ℃ 20 h,取出再置 37 ℃ 标记 2 h;⑤加封闭液 50 μL/片,室温 30 min;⑥用封闭液 1∶100 稀释生物素化抗地高辛抗体,50 μL/片,37 ℃ 反应 30 min;⑦用 TAB 1∶100 稀释 SABC 混匀后加至切片,37 ℃ 反应 30 min;2 ~ 3 步后蒸馏水洗涤 3 次,2 min/次;6 ~ 7 步后 TBS 洗涤 3 次,2 min/次;⑧DAB–H_2O_2 显色 10 min,苏木素轻度复染,脱水透明,封片。光学显微镜下观察显色反应并计数,每张切片观察 5 个视野,每个视野计数 100 个细胞,计算凋亡指数。

(2)凋亡相关基因 *Bcl-2*、*Fas* 表达检测:采用免疫组织化学染色,SABC 即用型试剂盒,切片常规脱蜡水化,经 3% H_2O_2 及 90% 甲醇封闭内源性过氧化物酶 20 min,微波修复抗原 10 min,山羊血清孵育 25 min 后加一抗 4 ℃ 冰箱过夜,次日加对应的生物素化二抗,37 ℃,30 min;ABC 复合物,37 ℃,30 min。之后用 DAB 显色。以上各步骤除血清孵育后甩干血清直接加一抗外,均间以 PBS 洗涤 3 次,3 ~ 5 min/次。显微镜下观察 DAB 显色满意后自来水冲洗 5 min;苏木素复染 5 s,自来水冲洗 5 min;脱水,透明,封片。*Bcl*-2、*Fas* 阳性染色为棕黄色颗粒,每个视野阳性细胞数小于 5% 为阴性(−),大于 5% 时为阳性(+)。

【模型评价】

1. 高盐、腌制食品与过热饮食是导致慢性胃炎、胃癌发生的重要危险因素[18]。长期的高盐摄入可导致胃壁细胞脱落造成胃黏膜屏障功能受损,促进亚硝酰胺吸收,导致胃黏膜萎缩、肠化甚至癌变[19]。

2. 采用与人类饮食结构密切相关的因素(高盐和过热饮食),制备大鼠慢性胃炎动物模型,与其他模型相比,造模因素的选择更贴近人类尤其是中国北方人群的饮食习惯,具有造模因素单一、造模时间短、方法简单、成功率高、重复性好、病理结果可靠等优点。

【参考文献】

[1]张玲霞,张沥,陶梅,等.高渗盐水致大鼠萎缩性胃炎胃黏膜扫描电镜观察[J].中国医师杂志,2005,7(11):1452−1454.

[2]陶梅,张沥,张玲霞,等.盐水致大鼠萎缩性胃炎胃黏膜组织细胞透射电镜观察[J].中华消化杂志,2005,25(9):558−559.

[3]张玲霞,张沥,陶梅,等.激光共聚焦显微镜观察盐水致大鼠萎缩性胃炎胃粘膜组织细胞 HSP 及 Fas 蛋白[J].陕西医学杂志,2007(11):1495−1497.

[4]楚有良,张沥,陶梅,等.血清 IL-6、IL-8 在盐水致大鼠萎缩性胃炎发生发展过程中的作用[J].陕西医学杂志,2007(7):807−809.

[5]张玲霞,张沥,陶梅,等.盐水灌胃大鼠胃黏膜组织细胞的超微结构观察[J].中国组织工程研究与临床康复,2007(4):703−706,803.

[6]张玲霞,张沥,陶梅,等.热水致大鼠慢性萎缩性胃炎胃黏膜组织细胞 HSP-70 及 Fas 蛋白表达[J].世界华人消化杂志,2006,14(26):2586−2589.

[7]陶梅,张沥,张玲霞,等.热水致大鼠萎缩性胃炎胃黏膜超微结构变化[J].第四军医大学学报,2005,26(14):1264−1267.

[8]江梅,张沥,海春旭,等.热盐水致大鼠萎缩性胃炎血清和胃黏膜组织 SOD 和 TAC 的变化[J].第四军医大学学报,2005,26(19):1768−1770.

[9]张沥,张玲霞,徐俊荣,等.热盐水致大鼠萎缩性胃炎动物模型的建立[J].世界华人消化杂志,2002,10(5):571−574.

[10]陶梅,张沥,张玲霞,等.血清 IL-6,IL-8 在热盐水致大鼠萎缩性胃炎发生发展过程中的作用[J].陕西医学杂志,2005(11):1356−1358.

[11]张玲霞,张沥,徐俊荣,等.热盐水致大鼠萎缩性胃炎胃粘膜组织细胞凋亡及其调控基因蛋白表达影响的实验研究[J].陕西医学杂志,2003(3):210−212,290.

[12]DIXON M F,GENTA R M,YARDLEY J H,et al. Classification and grading of gastritis. The updated sydney system. International workshop on the histopathology of Gastritis,

Houston 1994[J]. Am J Surg Pathol,1996,20(10):1161-1181.

[13]中华医学会消化病分会.全国慢性胃炎研讨会共识意见[J].中华消化杂志,2000,20(3):199-201.

[14]中国中西医结合学会消化系统疾病专业委员会.慢性胃炎的中西医结合诊治方案（草案）[J].中国中西医结合杂志,2005,25(2):172-175.

[15]张玲霞,张沥,陶梅,等.热水诱导慢性萎缩性胃炎大鼠胃黏膜组织 p53 和增殖细胞核抗原蛋白的表达[J].胃肠病学,2008(8):474-477.

[16]许岸高,李韶光,刘集鸿,等.胃癌癌前病变演化与细胞凋亡和增殖的关系[J].中华医学杂志,1999,79(3):185-186.

[17]高善铃,钱素娟,刘巍.胃癌细胞凋亡及其相关基因的研究[J].中国肿瘤临床,1999,28(8):72.

[18]刘娜,沈月平,李宝霞,等.高盐饮食及腌制食品与胃癌关系的 Meta 分析[J].环境与职业医学,2009,26(3):263-266,270.

[19]易晋宇,殷静,石海莲,等.慢性萎缩性胃炎动物模型制备研究进展[J].辽宁中医杂志,202,48(1):210-214.

第五节　化学因素诱导法胃炎模型

【基本原理】

分别采用乙醇、碘乙酰胺（iodoacetamide,IA）、N-甲基-N-硝基-N-亚硝基胍（N-methyl-N'-nitro-N-ni-trosoguanidine,MNNG）、氨水（NH$_3$·H$_2$O）、非甾体抗炎药（non-steroidal antiinflammatory drugs,NSAIDs）、氢氧化钠（NaOH）、食醋等化学物质灌胃或自由饮用的方法,建立大鼠化学刺激法急、慢性胃炎模型。

【实验材料】

1.药品试剂　①麻醉药品:戊巴比妥钠,水合氯醛,乌拉坦,盐酸氯胺酮注射液等。②组织固定液:10% 甲醛溶液或 4% 多聚甲醛溶液等。③化学诱导剂:乙醇,碘乙酰胺（IA）,N-甲基-N-硝基-N-亚硝基胍（N-methyl-N'-nitro-N-ni-trosoguanidine,MNNG）,水杨酸钠,吲哚美辛,NaOH,氨水,食醋等。④试剂盒:白细胞介素（interleukin,IL）-6、IL-8 酶联免疫吸附法（enzyme-linked immunosorbent assay,ELISA）试剂盒,超氧化物歧化酶（superoxide dismutase,SOD）及总抗氧化力（total antioxidant capacity,TAC）试剂盒,免疫组化 SP 试剂盒。⑤其他:兔抗大鼠 p53,小鼠抗大鼠增殖细胞核抗原（proliferating cell nuclear antigen,PCNA）,FITC 标记的山羊抗小鼠 IgG,德克萨斯红（Texas

Red)标记的山羊抗兔 IgG 等。

2. 仪器设备 扫描电子显微镜,真空蒸发仪,离子溅射仪,激光扫描共聚焦显微镜,透射电镜,流式细胞仪,生物显微镜,病理图像分析系统,常规手术器械等。

3. 实验动物 SD 或 Wistar 大鼠,体重 200～250 g,雄性或雌雄兼用。

【方法步骤】

1. 乙醇诱导法

(1)65 度白酒灌胃法[1-3]

1)方法:实验用雄性 SD 大鼠,体重 200～220 g。每周二、周五禁食 12 h,红星二锅头白酒(乙醇含量 56%)灌胃,乙醇剂量为 8 g/kg,连续 4 周。

2)特点:与正常对照组比较,模型组大鼠胃黏膜表皮损伤评分(epidermal damage score,EDS)和溃疡指数(ulcer index,UI)显著增加,血浆 ET-1 含量明显升高,胃黏膜 PGE$_2$、己糖胺(hexosamine)含量、血清 NO 含量和胃黏膜层厚度显著降低。扫描电镜和透射电镜观察显示,模型对照组上皮连接模糊,细胞间连接消失,胞内细胞器损伤明显加重。

(2)乙醇灌胃+5%乙醇水自由饮用法[4-6]

1)方法:实验用雄性 SD 大鼠,体重 200～220 g。禁食 12 h 后,灌胃给予 50% 乙醇 1 mL,其他时间自由饮用 5% 乙醇水,每天乙醇摄入量 9～10 g/kg,连续 5 d。

2)特点:与正常对照组比较,模型组大鼠乙醇引起胃炎的组织学特征,其特征是表面上皮细胞的丧失和多形核白细胞的浸润。胃黏膜质膜中磷脂酰胆碱(PC)含量降低,胆固醇含量升高。

(3)无水乙醇一次性灌胃法[7]

1)方法:实验用雄性 SD 大鼠,体重 200～220 g。禁食不禁水 24 h 后,一次性灌胃给予无水乙醇(5 mL/kg)。

2)特点:与正常对照组比较,模型组大鼠出现明显的胃宏观形态学改变,腺区充血,黏膜水肿伴点状、线状出血坏死;胃黏膜黏液的产生显著减少;镜下可见胃黏膜损伤严重,胃浅表上皮破坏脱落伴大范围出血、水肿、坏死、白细胞浸润,部分部位黏膜下层可见损伤细胞。胃黏膜中 PGE$_2$ 含量明显降低,TNF-α、IL-1β 含量明显增加。

2. 碘乙酰胺诱导法

(1)自由饮用法[8-11]

1)方法:实验用 SD 或 Wistar 大鼠,体重 200～220 g,雄性或雌雄兼用。每日自由饮用 0.07%～0.1% 的碘乙酰胺溶液代替饮水,连续 1～4 周。

2)特点:与正常对照组比较,模型组大鼠肉眼可见胃黏膜有明显充血水肿、红斑点,呈线状或片状;镜下可见胃黏膜毛细血管扩张淤血,在胃小凹区、固有腺底部直至黏膜肌层见不同程度的淋巴细胞、嗜酸性粒细胞和嗜中性粒细胞浸润。

(2)灌胃+自由饮用法[12]

1)方法:实验用雄性 Wistar 大鼠,体重 200～240 g。0.1% 碘乙酰胺溶液灌胃,

0.1 mL/次,1 次/d,连续 5 d;同时自由饮用 0.1% 碘乙酰胺与 1.0% 蔗糖混合液代替饮水,连续 7 d。

2)特点:模型组黏膜完整,黏膜固有层中等度水肿伴炎性细胞浸润,包括嗜中性粒细胞、淋巴细胞、浆细胞和肥大细胞。

3. MNNG 诱导法

(1)MNNG 自由饮用法[13-16]

1)方法:实验用 SD 或 Wistar 大鼠,体重 200～220 g,雄性或雌雄兼用。①将 5 g/瓶的 MNNG 液溶于 400 mL 的灭菌自来水中,配制成 12.5 mg/mL 浓度的储存母液,用锡纸包裹容器并置于 4 ℃ 冰箱避光保存;②将母液配制成 180 μg/mL 的子溶液,并装入外贴黑色避光纸的饮水瓶中;③大鼠自由饮用 170～180 μg/mL 的 MNNG 饮用液,每 24 h 更换 1 次药液,在此期间不予其他饮水,连续 8～16 周。

2)特点:模型组大鼠均不同程度地出现多灶性萎缩性胃炎,多数动物出现中度异型增生,表现为腺体大小、排列和形状不规则,腺上皮细胞大小形状不一,分泌现象减少或者消失,部分细胞排列成多层。胃黏膜腺体层厚度减小,黏膜肌层厚度增加。胃液 pH 值显著升高,胃游离黏液量显著减少。与正常对照组比较,模型组大鼠 Bcl-2、Cyclin D1 蛋白阳性表达率显著升高。

(2)MNNG 灌胃法[17-18]

1)方法:实验用新生 3 d 的 Wistar 大鼠,灌胃给予 400 μg/mL MNNG 溶液,0.1 mL/只,1 次/d,连续灌胃 10 d,正常喂养 56 周。

2)特点:实验第 6～26 周时,肉眼见大鼠胃黏膜无明显变化。至第 14 周,光镜下38% 的标本出现腺体萎缩减少。第 26 周病理组织学改变见 96% 的标本出现黏膜肌及腺体萎缩,并有 45% 的标本可见异型增生改变。第 38 周,99% 的标本有 CAG,51% 的标本伴异型增生。至第 56 周,1/3 的胃脏肉眼即见肿瘤,光镜下 94% 标本有 CAG 或伴胃黏膜异型增生,38% 的标本有胃腺或腺胃癌。

(3)MNNG 自由饮用+灌胃法[19]

1)方法:实验用 SD 大鼠,体重 90～110 g,雌雄各半。167 μg/mL 浓度的 MNNG 溶液饮水自由饮用;0.017 mol/L 浓度的 MNNG 溶液灌胃,1 mL/只,1 次/d,连续 8 周。

2)特点:与正常对照组比较,模型组大鼠胃组织 NF-κB p65/IκBα、cyclinD1 和 p16 表达明显升高。

4. 氨水诱导法

(1)氨水自由饮用法[20]

1)方法:实验用 SD 或 Wistar 大鼠,体重 180～220 g,雌雄兼用。每天自由饮用0.025% 氨水,连续饮用 90 d。

2)特点:模型组大鼠胃液总酸度、胃蛋白酶活性及胃泌素明显下降;胃黏膜皱襞不规则,表层黏液细胞间质扩张、水肿、固有层增生,有大量的嗜酸性粒细胞和淋巴细胞浸润,胃底腺排列不紧密、不规则,壁细胞形态结构不正常,胃黏膜充血、胃小凹、胃底腺水肿;

胃体部炎症细胞数增加。

（2）氨水自由饮用+饥饱失常法[21-22]

1）方法：实验用 SD 或 Wistar 大鼠，体重 180～220 g，雌雄兼用。每天自由饮用 0.02% 冰氨水，加用饥饱失常法供食（单日不供食，双日供食），连续 90 d。

2）特点：模型组大鼠胃黏膜充血水肿，呈淡红色，红白相间，有散在点状、斑点或条状出血和糜烂，可见陈旧性出血和新鲜出血，黏膜损伤率高；胃腺管紊乱或疏密不均，黏膜层充血性水肿，可见大量上皮细胞坏死脱落，胃黏膜层出现轻度炎细胞浸润（以淋巴细胞和嗜酸性粒细胞为主，少量中性粒细胞），黏膜固有层、黏膜肌层变薄且肌层紊乱、下缘缺损；酸性黏液减少，蓝染面积减少且不连续，黏膜屏障破坏；胃体部、幽门部胃微循环血流量显著下降。

5. NSAIDs 诱导法

（1）水杨酸钠灌胃法[23]

1）方法：实验用 SD 大鼠，体重 150～190 g，雌雄各半。大鼠灌胃给予 5% 水杨酸钠溶液（10 mL/kg），1 次/d，连续饮用 5 周。

2）特点：模型组大鼠胃黏膜血管扩张充血，腺体形态尚规则，固有层可见少量炎症细胞浸润。

（2）水杨酸钠灌胃+饥饱失常法[24]

1）方法：实验用 Wistar 大鼠，体重（140±20）g，雄雌各半。2% 水杨酸钠溶液灌胃，2 mL/只，1 次/d，灌胃前后 1 h 禁食、禁水，共给药 6 周；前 3 周自由进食、进水；后 3 周单日禁食、自由饮水，双日足量喂食、自由饮水；隔日在温水中游泳 1 次，10 min/次。

2）特点：模型组大鼠精神萎靡不振，少动，不活泼，倦怠，被毛稀疏而无光泽，体重逐渐下降；肉眼观察可见胃黏膜表面粗糙干燥，黏液少，颜色灰白，有点状或片状出血；光镜检查胃黏膜皱襞不规则，表层黏液细胞间质扩张，水肿，固有层增生，有嗜酸粒细胞和淋巴细胞浸润，幽门腺区有局灶性小肠上皮化生。

（3）吲哚美辛皮下注射法[25-26]

1）方法：实验用雄性 SD 大鼠，体重 160～200 g。将吲哚美辛溶于 5% $NaCO_3$ 溶液中，用蒸馏水稀释成 2 mg/mL 混悬液，皮下注射（2 mg/kg）。

2）特点：模型组大鼠均有不同程度的精神萎靡，食欲差，活动减少，体重减轻，毛发稀疏，光泽差。吲哚美辛皮下注射 7 h 后，模型组大鼠可见胃黏膜损伤主要是胃窦部黏膜，以黏膜表面条索状出血为主，胃黏膜出现广泛点片状、条状出血和糜烂，散在溃疡伴有胃黏膜平滑，皱襞减少；镜下可见胃黏膜表面上皮细胞变性，有的脱落，可见糜烂、渗出，黏膜内有充血及水肿，胃腺体中、下层出血伴少量深层坏死。造模 7 d 后，模型组大鼠胃黏膜明显变薄，皱减少，平坦，胃壁弹力减弱。

（4）阿司匹林灌胃法[27-28]

1）方法：实验用雄性 SD 大鼠，体重 180～200 g。阿司匹林用 0.5% 羧甲基纤维素钠溶液配成悬浊液，一次性灌胃给药，150～200 mg/kg。

2）特点：模型组大鼠大体观察可见胃腺部黏膜充血水肿明显，可见多处条状、点状出血和糜烂形成。镜下可见黏膜结构失去完整性与连续性，可见大片坏死灶，深达黏膜深层，腺体结构破坏，炎症细胞浸润。

（5）阿司匹林腹腔注射法[29-30]

1）方法：实验用雄性 Wistar 大鼠，体重 250～350 g。禁食 24 h 后，腹腔注射 30 mg/mL 浓度的阿司匹林溶液，150 mg/kg。

2）特点：模型组大鼠肉眼可见腺胃黏膜充血明显、有条状及点状出血，局部有小片糜烂及溃疡灶。镜下可见黏膜结构失去完整性及连续性，部分区域出现黏膜上皮缺失，腺体细胞水肿，局部可见黏膜层糜烂及坏死组织，腺体间可见出血，小血管内充血，固有层及黏膜下层有较多的炎症细胞浸润，主要为中性粒细胞及浆细胞。

6. NaOH 诱导法

（1）冰 NaOH 溶液灌胃法[31]

1）方法：实验用 SD 大鼠，体重 180～200 g，雌雄兼用。禁食不禁水 24 h，蒸馏水灌胃（10 mL/kg），1 h 后，灌胃 0.3 mol/L，4 ℃冰 NaOH 溶液，1.5 mL/只。

2）特点：模型组大鼠肉眼观察胃黏膜损伤明显，损伤面以外的黏膜色泽淡红或白，损伤面红或暗红，条索状或片状，容易计算损伤指数。镜下可见损伤深浅不一，有溃疡。

（2）冰水+NaOH 溶液灌胃法[31]

1）方法：实验用 SD 大鼠，体重 180～200 g，雌雄兼用。4 ℃冰水灌胃（10 mL/kg），2 次/d，连续 7 d。禁食不禁水 24 h 后，灌胃 0.3 mol/L 浓度的 NaOH 溶液，1.0 mL/只。

2）特点：与单纯冰 NaOH 溶液灌胃法模型相比，该模型大鼠的胃黏膜上皮损伤严重，充血甚至出血、水肿、变性、坏死，充血区域呈斑片状。黏膜下层水肿严重，可见炎症细胞浸润。

7. 食醋诱导法[1,32]

（1）方法：实验用 Wistar 大鼠，体重 180～200 g，雌雄兼用。灌胃给予食醋（10 mL/kg），1 次/d，连续 10 d。

（2）特点：模型组大鼠胃黏膜中性和酸性黏液增多，胃黏膜萎缩，固有层充血、水肿、炎症细胞浸润。电镜下可见胃壁细胞的线粒体混浊，嵴消失。

【观察指标】

1. 一般情况观察　观察实验期间大鼠的精神状态、体重变化、毛色、饮食、活动等情况。

2. 胃酸总酸度测定[15]　末次给药后次日，将禁食 16 h 的大鼠用乌拉坦麻醉，结扎大鼠胃幽门和贲门部后复位，缝合腹壁。5 h 后取全胃，沿胃小弯剪开，收集胃液，3 500 r/min 离心 20 min，吸取上清液 0.5 mL，用酚酞及托弗试剂作为指示剂，0.01 mol/L 的 NaOH 滴定致终点，记录消耗 NaOH 数量，测定胃总酸含量。

3. 胃微循环血流量测定[21]　大鼠麻醉后仰卧位姿势，左最后肋骨下 0.3～0.5 cm 剪开皮肤及肌肉，剪断胃小弯处系膜充分暴露胃体，在胃左动脉食管支 3～4 间用激光多普勒血流计针式探头测定胃体部微循环血流量(测试时,生理盐水纱布保持胃体湿润),在胃体部与幽门部交界处,幽门部无明显大动、静脉血管处测定幽门部微循环血流量。

4. 血 NO、ET-1、胃黏膜 PGE$_2$ 的检测　腹主动脉静脉取血 2 mL,注入含有 10% 乙二胺四乙酸二钠 30 μL、抑肽蛋白 800 U 的抗凝管中,混合均匀。血浆进行离心分离,温度为 4 ℃,速度为 3 000 r/min,时间为 30 min。血浆 ET-1 水平和胃黏膜 PGE$_2$ 含量的检测采用放射免疫分析法,严格按照说明书进行。采用化学发光法检测血清 NO 水平。

5. 病理组织学检查

(1)大体观察:将动物麻醉,在距贲门和幽门 1.5 cm 处切除胃,沿胃大弯剪开,大体观察黏膜色泽、弹性、皱襞、黏液等情况。用游标卡尺测量胃黏膜损伤区域的长度和宽度,按照 Guth 标准测定积分,计算胃黏膜损伤指数(ulcer index, UI)[3,33]。1 分,点状糜烂;2 分,糜烂长度<1 mm;3 分,糜烂长度 1~2 mm;4 分,糜烂长度 2~3 mm;5 分,糜烂长度>3 mm;损伤宽度>1 mm 则得分加倍,全胃得分之和即为 UI。

(2)光学显微镜观察:取胃窦小弯侧全层胃组织,10% 甲醛溶液固定,梯度乙醇脱水,常规石蜡包埋、切片、HE 染色,光镜结合病理图像分析系统观察胃组织形态学改变。

1)胃黏膜炎症分级[34]:参照 1994 年休斯顿提出的胃炎诊断及分类法,在胃体、窦部分别取 10 个视野,按炎细胞浸润程度分为以下各级别,每个级别用数字 0~3 表示。0:无炎症,计 0 分。+:在胃黏膜上皮内(胃小凹区)或固有腺底部可见多个慢性炎细胞,计 1 分。++:在胃黏膜小凹区至黏膜肌层均有较多的炎症细胞浸润,计 2 分。+++:胃黏膜内可见成堆炎细胞聚集灶,计 3 分。凡介于以上各级之间者,在低级别炎症数字上加 0.5 分。

2)胃黏膜损伤程度[3]:采用上皮损伤评分法(epithelial damage score, EDS)对胃黏膜光镜下的形态学变化进行评分。1 分,胃黏膜正常;2 分,黏膜上皮细胞损伤;3 分,腺细胞损伤;4 分,黏膜糜烂、出血或溃疡。在光镜下观察每个切片 1 cm 的长度,然后计算每个切片的累积评分。

3)胃黏膜层厚度及黏液糖蛋白含量测定[3]:采用转换荧光显微镜厚涂片法测定各组胃黏膜层厚度(采用墨色法增强对比)。利用微米目镜测量胃黏膜凝胶层的中心亮区厚度,检测胃黏膜凝胶层的厚度。用分光光度计比色法检测己糖胺(黏液糖蛋白的主要成分)的水平。

4)胃黏膜上皮细胞功能评价[22]:取胃组织石蜡切片,采用阿利新蓝-糖蛋白结合法(AB-PAS)染色,高倍镜下(400×)胃体部和幽门部分别取 3 个观察面分析并采用 Image-Pro Plus 软件分析处理,其中每个观察面至少有 6 个以上连续直线排列的表面上皮细胞。酸性黏液 AB-PAS 染色染蓝色,混合性黏液 AB-PAS 染色染紫红色,上皮细胞胞浆 AB-PAS 染色染淡红色。计算上皮细胞黏蛋白指数和酸性黏蛋白指数。

上皮细胞黏蛋白指数(%)=(酸性黏液面积+混合黏液面积/上皮细胞面积)×100%

酸性黏蛋白指数(%)=(酸性黏液面积/上皮细胞面积)×100%

(3)胃黏膜超微结构观察[3]:取靠近胃窦组织(5 mm×5 mm),2.5% 戊二醛和 2% 四氧化锇双重固定,常规乙醇脱水,乙酸异戊酯过渡,临界点干燥,离子溅射镀膜机在样品上放置镀金靶合金。采用扫描电镜和透射电镜观察实验大鼠胃黏膜的细胞形态、胃黏膜上皮细胞的连接、胃窝的形态以及细胞内线粒体和高尔基体等细胞器的超微结构变化。

【模型评价】

1. 乙醇是饮用酒和酒精饮料的主要成分,因其具有脂溶性,故易导致胃黏膜的损伤。酗酒可引起急性糜烂出血性胃炎,长期饮酒可导致胃功能紊乱、慢性萎缩性胃炎。高浓度乙醇可通过直接侵蚀作用造成胃黏膜损伤。乙醇经胃首过代谢转换成乙醛,其局部毒性作用可能与胃癌的发生相关。建立乙醇性胃炎动物模型,探究乙醇性胃黏膜损伤的发病机制对指导其防治具有重要意义[35]。

2. 碘乙酰胺是蛋白组学中半胱氨酸和组氨酸的烷基化试剂,可抑制蛋白酶活力下降甚至消失而不使蛋白变性,具有诱导细胞缺氧、黏膜损伤、焦虑和抑郁等作用,可基本模拟消化系统疾病如慢性胃炎、功能性消化不良、溃疡性结肠炎的病理生理机制,故目前广泛应用于慢性胃炎、功能性消化不良、溃疡性结肠炎动物模型的建立和研究[36]。在碘乙酰胺诱导的胃炎模型中,大鼠在饮水量、体重、基础胃酸分泌及肉眼观察下的胃黏膜病变损伤程度等方面均有差异性,这些差异性可能与动物品系、碘乙酰胺溶液浓度、造模时间及使用方式的不同相关。与化学刺激物如阿司匹林、消炎痛、乙醇等造成的胃黏膜急性重度损伤模型相比,碘乙酰胺诱导的胃炎模型表现胃轻度的胃黏膜损伤,且造模时间相对较短,是慢性浅表性胃炎的可靠模型[10,37]。

3. MNNG 作为一种有毒的强力致癌物质,可直接作用于胃肠道黏膜,是公认的萎缩性胃炎造模剂。以 MNNG 法为主的动物模型主要用来模拟人类过多摄食硝酸盐(腌制食品)后,在胃内还原转化为亚硝酸胺等致癌物质,引起胃黏膜萎缩、肠上皮化生及胃癌等病变过程。MNNG 能够不依赖于酶直接作用于胃黏膜上皮 DNA,诱导 DNA 链已有碱基出现烷化或者产生 DNA 加合物导致胃癌的产生。此外,大鼠的肝、肾可将 MNNG 转换为甲基硝基胍(1-methyl-3-nitroguanidine,MNG)并伴随尿液排出体外的能力较强,而胃的转换能力相对较弱,且 MNNG 更容易渗透到胃底黏膜和幽门处,故 MNNG 可以作为一种特异性胃癌诱导剂广泛运用于动物实验[38-41]。

目前,MNNG 有自由饮水法和灌胃法 2 种常规给药途径。①自由饮水法目前被广泛采用,其优点在于操作简便,可有效避免手术或者灌胃等机械操作对大鼠造成的伤害,降低死伤率,且药物的整体摄入量可以在一定程度上保证,胃黏膜病理变化符合萎缩发展至胃癌的病理进程。该法的缺点在于 MNNG 的保存条件为 2~8 ℃低温且避光,虽然避光效果一般能通过特殊处理饮水瓶达到,但低温较难保证,故可能会造成一定量的MNNG 缓慢分解。此外,每只大鼠的每日饮水量可控性差。此外,造模周期相对较长,也更容易导致 MNNG 药物毒性对操作人员产生不利影响及废弃药液污染环境等。②灌胃法的优点在于药物溶液现配现用、定量灌胃,有效保证了每只大鼠的每日摄入量,成模周期明显短于自由饮水法。缺点在于该法的工作量相对较大,对操作人员的技能手法有一定要求。反复的灌胃操作易引起大鼠食管损伤、胃肠胀气等不良反应,增加了大鼠的伤亡率,影响最终成模效果。

该方法造模容易较快出现胃癌的病变,与萎缩性胃炎的自然病程有较大的差异[36]。

4. NSAIDs 是一类不含甾体结构的化合物,一般分为水杨酸类(如阿司匹林、赖氨匹林等)、苯胺类(如对乙酰氨基酚、贝诺酯等)、乙酸类(如吲哚美辛等)、丙酸类(如布洛芬)及昔康类(如吡罗昔康)等。尽管其化学结构不同,却有相同的药理作用和类似的不良反应。NSAIDs 是非特异性环氧合酶(cyclooxygenase,COX)抑制剂,主要作用机制是抑制前列腺素的合成,发挥解热、镇痛、抗炎、抗风湿等作用。胃肠组织中广泛表达的结构酶 COX-1,可诱导产生内源性前列腺素 PGE_2 和前列腺环素 PGI_2,二者具有促进胃黏膜形成、改善胃黏膜血流量、减少胃酸分泌、维持黏液和黏膜屏障功能等作用。长期大量服用 NSAID 除直接损伤胃黏膜细胞外,主要通过抑制 COX 活性,减少前列腺素合成,破坏黏膜屏障,引起胃炎或胃溃疡[42-43]。NSAIDs 诱导的大鼠模型,3 个月可出现胃炎,6~9 个月可出现明显的萎缩型胃炎,造模成功率 100%,模型病变典型,稳定性好,廉价简便。对于临床评价 NSAIDs 用药的安全性及不良反应,研究慢性萎缩型胃炎转归及干预治疗等均有参考价值。

5. 其他化学物质(氨水、NaOH、食醋等)胃炎模型,各具优缺点,研究者可根据不同的实验目的进行选择。

6. 化学刺激法根据其刺激因素的种类多少、刺激时间长短不同,其模型成功率高低各异,部分方法复制的模型在短期内有自然恢复现象[2]。

【参考文献】

[1]冯文涛,蔡文君,陆施婷,等.慢性胃炎动物模型建立的实验方法研究进展[J].中国中西医结合消化杂志,2015,23(10):745-748.

[2]辛竞,王新茗,张仲林,等.慢性胃炎动物模型复制进展[J].中国药师,2017,20(11):2053-2056.

[3]NING J W,LIN G B,JI F,et al. Preventive effects of geranylgeranylacetone on rat ethanol-induced gastritis[J]. World J Gastroenterol,2012,18(18):2262-2269.

[4]VÁZQUEZ-RAMÍREZ R,OLGUÍN-MARTÍNEZ M,KUBLI-GARFIAS C,et al. Reversing gastric mucosal alterations during ethanol-induced chronic gastritis in rats by oral administration of Opuntia ficus-indica mucilage[J]. World J Gastroenterol,2006,12(27):4318-4324.

[5]HERNÁNDEZ-MUÑOZ R,MONTIEL-RUÍZ F. Reversion by histamine H2-receptor antagonists of plasma membrane alterations in ethanol-induced gastritis[J]. Dig Dis Sci,1996,41(11):2156-2165.

[6]HERNÁNDEZ-MUÑOZ R,MONTIEL-RUÍZ C,VÁZQUEZ-MARTÍNEZ O. Gastric mucosal cell proliferation in ethanol-induced chronic mucosal injury is related to oxidative stress and lipid peroxidation in rats[J]. Lab Invest,2000,80(8):1161-1169.

[7]WANG Q S,ZHU X N,JIANG H L,et al. Protective effects of alginate-chitosan micro-

spheres loaded with alkaloids from Coptis chinensis Franch. and Evodia rutaecarpa（Juss.）Benth.（Zuojin Pill）against ethanol-induced acute gastric mucosal injury in rats［J］. Drug Des Devel Ther,2015,9:6151-6165.

［8］DIAL E J,HALL L,J J,et al. Rats with gastritis have increased sensitivity to the gastrin stimulatory effects of luminal ammonia［J］. Gastroenterology,1996,110(3):801-808.

［9］ZUN X,JIAN M S,HUAI D H. Chronic gastritis rat model and role of inducing factors［J］. Word J Gastroenterol,2004,10(21):3212-3214.

［10］陈娟,刘佳,秦泽慧,等.新胃乃安片对胃黏膜损伤的作用［J］.中药药理与临床,2013,29(4):131-134.

［11］LEE S E,SONG H J,PARK S Y,et al. Effect of ECQ on Iodoacetamide-Induced Chronic Gastritis in Rats［J］. Korean J Physiol Pharmacol,2013,17(5):469-477.

［12］陈丽萍,吴山力,Erzsebet F,等.碘乙酰胺诱导的大鼠胃炎中神经肽免疫阳性神经纤维的变化［J］.吉林大学学报(医学版),2007,1(33):75-77.

［13］王鲜庭,唐梅文,陈先翰,等.加味七方胃痛颗粒对慢性萎缩性胃炎大鼠 Bcl-2 及 Cyclin D1 蛋白表达的影响［J］.时珍国医国药,2016,27(8):1816-1817.

［14］李慧臻,刘洪,贾艳敏.健脾活血方对胃癌前病变大鼠组织病理学的影响［J］.辽宁中医杂志,2012,39(1):165-166.

［15］李春启,刘为纹,房殿春,等.维甲酸对大鼠实验性腺胃黏膜癌前病变的逆转治疗作用［J］.中华消化杂志,1994,14(6):319-321.

［16］魏盛,朱德豪,张克升,等.仁青常觉治疗 MNNG 致大鼠慢性萎缩性胃炎的实验研究［J］.中药新药与临床药理,2015,26(1):52-56.

［17］陈飞松,施波,车建途,等.芪龙方防治大鼠胃癌癌前疾病的作用［J］.中国中西医结合脾胃杂志,1999,7(2):68-71.

［18］施波,陈飞松,傅招娣,等.芪龙方防治 MNNG 诱发的大鼠胃癌及对病变胃基因表达的影响［J］.中国中西医结合杂志,2001,(S1):111-113.

［19］刘庆生,蔡丹莉,陈芝芸,等.益气活血方对胃癌前病变大鼠 NF-κB、cyclinD1 和 p16 表达的影响［J］.中华中医药学刊,2014,32(8):1979-1982.

［20］齐越,姜鸿,王帅,等.仲景温胃颗粒对氨水致大鼠慢性萎缩性胃炎模型影响［J］.辽宁中医药大学学报,2016,18(5):34-36.

［21］杨建辉,张峰.大鼠慢性萎缩性胃炎脾胃虚寒型模型建立的实验研究［J］.江西中医学院学报,2012,24(3):66-69.

［22］林晓春,陈育尧,白殊同,等.甘草总黄酮对慢性浅表性胃炎大鼠胃粘膜损伤的保护作用［J］.南方医科大学学报,2013,33(2):299-304.

［23］赵艺.慢性胃炎大鼠脾胃虚证和湿热证证候模型的造模方法［J］.中国中西医结合消化杂志,2014,22(4):221-223.

［24］张淑芹,赵林山,郑继奎,等.慢性萎缩性胃炎动物模型的复制［J］.哈尔滨师范大学

自然科学学报,2001,17(6):81-83.

[25]邝卫红,杨同广.健中愈疡片防治非甾体抗炎药致胃黏膜损伤的实验研究[J].中药新药与临床药理,2007,18(5):359-361.

[26]VAANANEN P M,MEDDINGS J B,WALLACE J L. Role of oxygen-derived free radicals in indomethacin-induced gastric injury[J]. Am J Physiol,1991,261(3Pt1):G470-G475.

[27]高欣,张振玉,吴海露,等.莫沙必利对阿司匹林致大鼠急性胃黏膜损伤的保护作用[J].胃肠病学,2012,17(9):550-554.

[28]史晓梅,刘宏岩,肖钰雪,等.赤石脂对急性心肌梗死后应用阿司匹林致大鼠胃黏膜损伤的保护作用及机制[J].中国老年学杂志,2024,44(5):1219-1223.

[29]FUJISAWA M,MURATA T,HORI M,et al. The 5-HT4 receptor agonist mosapride attenuates NSAID-induced gastric mucosal damage[J]. J Gastroenterol,2010,45(2):179-186.

[30]金哲,胡伏莲,杨桂彬.吉法酯对阿司匹林致大鼠急性胃黏膜损伤的保护作用[J].中国新药杂志,2004,13(5):401-403,477.

[31]陈艳芬,陈蔚文,李茹柳.寒、热型胃黏膜损伤模型的对比和应用研究[J].广东药学院学报,2005,21(3):290-294.

[32]彭成,罗亮.过食酸味所致脾虚机理的实验研究[J].山东中医学院学报,1989,13(6):13-14.

[33]GUTH P H,AURES D,PAULSEN G. Topical aspirin plus HCl gastric lesions in the rat. Cytoprotective effect of prostaglandin,cimetidine,and probanthine[J]. Gastroenterology,1979,76(1):88-93.

[34]项尊,姒健敏,黄怀德.大鼠慢性胃炎模型的快速建立及致萎缩因素探讨[J].浙江大学学报(医学版),2001,30(1):16-19.

[35]刘世艳,杨勇,古春昱,等.乙醇性胃黏膜损伤相关机制的研究进展[J].中国实验诊断学,2013,17(10):1928-1930.

[36]易晋宇,殷静,石海莲,等.慢性萎缩性胃炎动物模型制备研究进展[J].辽宁中医杂志,202,48(1):210-214.

[37]李建锋,谢胜,陈广文,等.碘乙酰胺在消化系统疾病动物模型研究中的应用概况[J].中国实验动物学报,2018,26(4):533-539.

[38]陈心怡,舒劲.MNNG溶液联合多因素诱导胃癌前病变大鼠模型研究进展[J].中国比较医学杂志,2022,32(8):104-108.

[39]陆钰婷,刘华一,尚家驹,等.N-甲基-N′-硝基-N-亚硝基胍复合法建立胃癌前病变大鼠模型的研究进展[J].中国中药杂志,2021,46(16):4089-4095.

[40]MIWA H,ENDO K,WADA R,et al. Cellular proliferation and differentiation in rat atrophic gastric mucosa induced by N-methyl-N′-nitro-N-nitrosoguanidine[J]. J Clin

Gastroenterol,1997,25（Suppl 1）:S116-S121.

[41]留甜甜,宋亚刚,田硕,等.基于中西医临床病症特点的慢性萎缩性胃炎动物模型分析[J].中国中药杂志,2021,46(4):777-781.

[42]田文武,王心怡,刘丹,等.非甾体抗炎药致胃肠损伤机制的研究进展[J].生命的化学,2018,38(2):250-254.

[43]傅得兴,封宇飞.非甾体类抗炎药的安全性研究[J].临床合理用药杂志,2011,4(26):51-53.

第六节　综合因素诱导法胃炎模型

【基本原理】

采用多种综合因素协同诱导的方法,建立大鼠胃炎模型。

【实验材料】

1. 药品试剂　①麻醉药品:戊巴比妥钠,水合氯醛,乌拉坦,盐酸氯胺酮注射液等。②组织固定液:10%甲醛溶液或4%多聚甲醛溶液等。③化学诱导剂:乙醇,碘乙酰胺(Iodoacetamide,IA),N-甲基-N'-硝基-N-亚硝基胍(N-methyl-N'-nitro-N-ni-trosoguanidine,MNNG),水杨酸钠,吲哚美辛,氨水($NH_3 \cdot H_2O$),氢氧化钠(NaOH),热盐水等。④试剂盒:白细胞介素(interleukin,IL)-6、IL-8、肿瘤坏死因子-α(TNF-α)、胃蛋白酶原Ⅰ(pepsinogen Ⅰ,PG Ⅰ)、胃蛋白酶原Ⅱ(pepsinogen Ⅱ,PG Ⅱ)和血清胃泌素(gastrin,GAS)酶联免疫吸附法(enzyme-linked immunosorbent assay,ELISA)试剂盒,胃蛋白酶、超氧化物歧化酶(superoxide dismutase,SOD)及总抗氧化力(total antioxidant capacity,TAC)试剂盒,免疫组化SP试剂盒等。

2. 仪器设备　八导智能胃肠电图仪,扫描电子显微镜,真空蒸发仪,离子溅射仪,激光扫描共聚焦显微镜,透射电镜,活性金属环型165宫内节育器,生物显微镜,病理图像分析系统,常规手术器械等。

3. 实验动物　成年SD或Wistar大鼠,雄性或雌雄兼用。

【方法步骤】

1. 脱氧胆酸钠+乙醇+氨水法[1]

（1）方法:实验用雄性Wistar大鼠,体重180~220 g。①脱氧胆酸钠(20 mol/L)加热至50 ℃,空腹灌胃,2 mL/次,1 次/d,连续6个月;②60%的乙醇,空腹灌胃,2 次/周,2 mL/次,连灌6个月;③灌胃后1 h,自由饮用0.05%的氨水(NaOH与NH_4Cl配制而成,日常饮用水,每天更换),连续6个月。

（2）特点：模型组大鼠精神萎靡，活动缓慢，爱聚成堆，眼睛无神，毛发松散而无光泽，体重增加缓慢，6 个月死亡率 11.11%。②模型大鼠肉眼观察胃多有扩张，胃壁变薄，弹性差，胃内容物增多，皱襞低平、减少或消失，走向紊乱，皱襞，黏液少，黏膜色泽淡白或灰白，且部分伴有散在出血点。③光镜下扫描电镜胃黏膜层变薄，固有腺体数量减少，间质有多种炎症细胞（主要为淋巴细胞和浆细胞），胃窦黏膜病变重于胃体。④扫描电镜可见模型组胃黏膜上皮细胞萎缩，腺腔直径增大或缩小，排列紊乱，表面粗糙，上皮广泛破溃、细胞脱落明显。⑤模型成功率 88.89%，肠上皮化生率 50.00%，不典型增生率 25.00%。

2. 脱氧胆酸钠+乙醇+饥饱失常法[2]

（1）方法：实验用雄性 SD 大鼠，体重 170~180 g。①第 1~5 周，自由饮用 20 mmol/L 脱氧胆酸钠溶液（每天现配）。②第 6~13 周，每隔 3 d 轮换 1 次，分别自由饮用 20 mmol/L 脱氧胆酸钠溶液和 15% 乙醇溶液；同时前 5 周每 5 d，后 8 周每 7 d，按 10 mL/kg 剂量，用 150 g/L 75 ℃氯化钠溶液加室温无水乙醇配制成 60% 的乙醇溶液，水浴恒温 55 ℃后灌胃。③1~8 周 2 d 饱食、1 d 禁食，9~13 周 2 d 饱食、1 d 禁食水。

（2）特点：①模型组大鼠大体观察可见多有胃扩张，黏膜红白相间，以白色为主，皱襞变平甚至消失，黏膜血管暴露，黏膜呈颗粒或结节状等基本表现。光镜下可见胃黏膜内炎症细胞聚集灶，腺体明显减少，排列不整，厚度明显缩小。

3. 脱氧胆酸钠+乙醇+氨水+饥饱失常法[3-4]

（1）方法：实验用 SD 大鼠，体重 180~220 g，雌雄各半。①60% 乙醇空腹灌胃，2 mL/次，2 次/周。②20 mmol/L 脱氧胆酸钠灌胃，2 mL/次，2 次/d。③第 1~6 周，0.05% 氨水自由饮用；第 7~12 周，0.1% 氨水自由饮用。④2 d 足量喂食，1 d 禁食。连续 12 周。

（2）特点：①模型组大鼠食欲差，体重增长慢，毛色萎黄，精神萎靡，活动减少。②与正常对照组比较，模型组胃游离酸（FA）、总酸（TA）含量、胃蛋白酶活性与游离黏液含量均显著增高。③胃黏膜上皮排列紊乱，有大量炎症细胞浸润，部分有成堆淋巴细胞聚集灶，黏膜肌层无增厚。

4. 脱氧胆酸钠+乙醇+氨水+水杨酸钠+饥饱失常法[5]

（1）方法：实验用 Wistar 大鼠，体重 180~220 g，雌雄各半。①0.1% 氨水代替正常水日常自由饮用；②20 mmol/L 脱氧胆酸钠溶液加热至 55 ℃灌胃（10 mL/kg），1 次/d；③2% 水杨酸钠溶液灌胃（10 mL/kg），1 次/d；④40% 酒精灌胃（10 mL/kg），2 次/周；⑤饥饱失常处理，2 d 饱食，保证足量，1 d 饥饿。连续 68 d。

（2）特点：模型组大鼠体重增长缓慢，皮毛色泽枯槁，松弛粗糙，竖毛易脱落，稀便，食欲减退，精神萎靡，倦怠懒动、聚堆等；胃液容量减少，胃液总酸度有降低，血清中胃泌素含量升高。

5. MNNG+水杨酸钠+热盐水+饥饱失常法[6]

（1）方法：实验用 SD 大鼠，体重 180~220 g，雌雄各半。①MNNG 使用前用去离子水配成 120 μg/mL 浓度，避光、2~8 ℃低温保存，灌胃给药，5 mL/kg，1 次/d。②2% 的水杨酸钠溶液和 15% 的氯化钠溶液(加热至 50 ℃)隔日交替灌胃。③饥饱失常处理,足量喂食 1 d,禁食 1 d,交替进行。连续 12 周。

(2)特点:与正常对照组比较,模型组大鼠胃电图波形平均频率和平均幅值明显降低,异常节律指数和频率变异系数明显升高,胃黏膜 PGE_2、$PGF_{2\alpha}$ 水平显著降低。

6. MNNG+雷尼替丁+饥饱失常法[7]

(1)方法:实验用 SD 大鼠,体重 180～220 g,雌雄各半。①将提前配制的 1 g/L 的 MNNG 储备液用去离子水稀释为 170 μg/mL 的溶液,装入裹有锡箔纸的饮水瓶内,自由饮用,24 h 更换 1 次,造模期间不再给予其他饮水。②含 0.03% 的雷尼替丁颗粒饲料 2 d 足量喂养,1 d 禁食。连续 10 周。

(2)特点:模型组大鼠从造模第 2 周起毛色晦暗、稀疏,易脱落,随造模时间推移该组大鼠逐渐喜聚集,活动减少,并出现大便稀软甚至稀溏现象,进食量及饮水量亦较正常组减少。胃黏膜发白,皱襞减少且较细。胃内残留物较多。胃黏膜明显变薄,腺体明显减少,伴有弥漫或灶性炎症细胞浸润及纤维(肌性)组织增生,表现为中重度炎症。

7. MNNG+雷尼替丁+水杨酸钠+饥饱失常法[8]

(1)方法:实验用雄性 Wistar 大鼠,体重 100～130 g。①用去离子水配制成浓度为 1 g/L 的母液,存放于 4 ℃ 冰箱备用,每周制备 1 次,使用时将其稀释成 150 μg/mL 的溶液,置于黑色饮水瓶中,自由饮用,每天更换。②自由进食含 0.05% 雷尼替丁的颗粒状 SPF 级大鼠饲料,其间不予其他食物。③配以饥饱失常的方式,即双日饱食,单日禁食。④单日禁食时,大鼠给予 2% 水杨酸钠溶液灌胃,5 mL/kg。连续 24 周。

(2)特点:模型组大鼠形体消瘦,精神倦怠,毛发枯黄,活动度减少,唇、爪淡白,部分大鼠出现唇青紫、舌暗红、爪青紫。胃黏膜固有腺体明显减少,腺体出现轻度到重度不等的异型增生,腺管结构不规则,排列紊乱,疏密不均,核体积增大,深染,排列密集,位于细胞基底部。

8. MNNG+雷尼替丁+乙醇法[9-10]

(1)方法:实验用 Wistar 大鼠,体重 160～180 g,雌雄各半。①MNNG 用去离子水配成 1 g/L 的储备液,于 4 ℃ 冰箱避光保存,用前以自来水稀释为 120 μg/mL 浓度的溶液,装入用黑胶布包裹的避光饮水瓶内供模型组大鼠自由饮用,每日更换。②雷尼替丁溶液灌胃,0.03 g/kg,1 次/d。③每周禁食 1 次,每次 16 h,禁食第 2 天灌胃 50% 乙醇,1 mL/只,当天不再灌胃雷尼替丁溶液。连续 14 周。

(2)特点:模型组大鼠胃内容物恶臭,胃黏膜苍白,胃壁较薄,胃黏膜皱襞走向紊乱,部分区域皱襞变浅或消失,部分见出血点等。光镜下可见胃黏膜见不同程度的萎缩,固有层腺体减少,排列不规则,间隙较大,肠上皮化生,少数见异型增生,有炎症细胞浸润。大鼠胃窦区胃黏膜厚度/黏膜肌层厚度值(L1/L2)、血浆胆囊收缩素(CCK)和血清表皮生长因子(EGF)降低。

9. 热盐水+水杨酸钠+脱氧胆酸钠+饥饱失常法[11]

(1)方法:实验用 Wistar 大鼠,体重 160~180 g,雌雄各半。①50 g/L、55 ℃热盐水灌胃,10 mL/kg,1 次/d。②2% 水杨酸钠溶液灌胃,10 mL/kg,1 次/d。③20 mmol/L 脱氧胆酸钠溶液自由饮用。④饥饱失常处理,2 d 饱食,1 d 禁食。连续 90 d。

(2)特点:模型组大鼠光镜可见胃黏膜明显变薄,腺体明显减少,黏膜表面可见散在的陈旧出血点,黏膜下小血管清晰可见,并有弥漫或灶性淋巴细胞、浆细胞浸润及纤维组织增生,以中重度炎症表现为主,部分腺体有轻至中度非典型增生,个别出现肠上皮化生。胃壁细胞和主细胞减少,黏液细胞增生。电镜可见腺体减少,间质可见大量细胞浸润。部分黏膜上皮的黏液细胞由增生的高柱状吸收细胞所替代,其表面微绒毛长而密,胞质内可见线粒体、溶酶体和有衣小泡;在肠化生的腺上皮细胞间可见杯状细胞;有的腺上皮变矮,壁细胞水肿、微管泡系统明显减少,泡内可见絮状物质,基质出现大量液化现象,线粒体明显减少,嵴模糊不清、空泡变性或嵴断裂,可见轻微核固缩,主细胞内粗面内质网和游离核糖体明显减少,酶原颗粒胞膜不清;胃窦 G 细胞分泌颗粒减少甚至消失。

10. 乙醇+水杨酸钠+饥饱失常法[12]

(1)方法:实验用雄性 Wistar 大鼠,体重 150~200 g。①将 2 g 水杨酸钠加入 100 mL 的 30% 乙醇溶液中,禁食、禁水 1 h 后灌胃给药,1 次/d,3 mL/次。②隔日喂食不禁水。连续 12 周。

(2)特点:模型组大鼠胃黏膜上皮表面可见坏死上皮细胞,腺体有不同程度的萎缩或不完全型增生,腺体间隙增宽,肠化;黏膜变薄,黏膜固有层内见较多炎性细胞,毛细血管充血,血管扩张,肌层变薄。与正常对照组比较,模型组大鼠血清炎症因子 β 干扰素（IFN-β）、TNF-α、IL-6、一氧化氮合酶 2（NOS2）的含量均明显升高。

11. 乙醇+水杨酸钠+劳累+饥饱失常法[13]

(1)方法:实验用雄性 Wistar 大鼠,体重 180~230 g。①将 2 g 水杨酸钠放入 100 mL 30% 的乙醇溶液中,配置成 2% 水杨酸钠和 30% 乙醇的混合溶液灌胃,1 次/d,2.5 mL/次,给药前后分别禁食禁水 1 h。连续 8 周。②于实验第 5 周开始,将大鼠置于转笼装置中,通过摇动转轮手柄,使大鼠在其中随着笼子的转动而不停地向前跳动,10 min/次,1 次/d,连续 4 周。③于实验第 5 周开始,单日禁食,双日足量喂食,自由饮水。

(2)特点:模型组大鼠毛色灰暗、无光泽,活动缓慢、萎靡、爱扎堆,常有稀便,体重与正常对照组比较明显减轻。胃扩张,胃壁变薄,胃中内容物多,黏膜平坦,颜色灰白,胃酸分泌明显减少。胃黏膜腺体萎缩,可见大量以淋巴细胞和浆细胞为主炎症细胞浸润,部分可见黏液腺化生。胃黏膜壁细胞体积小,细胞边缘呈不规则多边形,胞浆皱缩,排列不整,细胞间隙增大,核浆比相对增大,腺腔增宽,并有大量壁细胞呈空泡样变性。

12. 幽门弹簧植入+高盐热淀粉糊灌胃法[14]

(1)方法:实验用雄性 Wistar 大鼠,体重 140~180 g。

1)制备幽门弹簧:将活性金属环型 165 宫内节育器剪成 2 cm 长的弹簧,螺距为

0.02～0.03 cm,所有弹簧经高温蒸汽灭菌后使用。

2)弹簧幽门植入术:大鼠禁食不禁水 16 h,10% 的水合氯醛腹腔注射麻醉,开腹暴露胃,将制备好的弹簧插入幽门,逐层缝合胃及腹壁切口。手术后禁食不禁水 24 h;青霉素腹腔注射,40 万 U/d,连续 3 d;恢复性饲养 1 周。

3)高盐热淀粉糊溶液灌胃:手术后第 2 周开始,造模大鼠给予含 15% 氯化钠溶液和 25% 可溶性淀粉的高盐热淀粉糊溶液(60 ℃)灌胃,2 mL/次,2 次/周。总造模时间 4 个月。

(2)特点:模型组大鼠毛发松散凌乱,无光泽,进食量、饮水量均明显减少,体重减轻,死亡率为 26.6%。血清 PGⅠ、PGⅡ 和 GAS 水平明显降低。腺胃黏膜表面黄染,胃壁质地较僵硬,弹性下降;胃黏膜见不同程度的萎缩,黏膜层变薄,固有层腺体减少,排列稀疏不规则,细胞核着色深染,有炎症细胞浸润,黏膜肌层增厚。

【观察指标】

1.一般情况观察　观察实验期间大鼠的精神状态、体重变化、毛色、饮食、活动等情况。

2.胃电图检测[6,15]　将大鼠固定于鼠架上,在剑突下、胃大弯、胃小弯和幽门体表投影处相应皮肤用胶布固定 4 个 Ag/Ag Cl 电极(人用电极改进),采用八导智能胃肠电图仪测定治疗前后大鼠空腹胃电图,然后根据检测结果,统计分析胃电参数中波形平均频率、波形平均幅值、异常节律指数和频率变异系数的变化。

3.胃酸、游离黏液与胃蛋白酶的测定[3-4]　动物禁食 18 h,麻醉下立即剖腹,暴露全胃,结扎并剪断幽门和贲门,取出全胃,沿胃大弯剪开,用 4 mL 蒸馏水洗胃内容物,收集于刻度离心管中并定容至 5 mL,3 000 r/min 离心 10 min,取上清液,测定胃游离酸(FA)、总酸(TA)含量和游离黏液含量。按照胃蛋白酶试剂盒说明书测定胃蛋白酶活性。

4.血清学检查[14]　大鼠用 10% 水合氯醛腹腔注射麻醉,腹主动脉取血,于离心管中常温 3 000 r/min 离心 10 min,取上清 ELISA 法测定血清 PGⅠ、PGⅡ 和 GAS 含量。

5.胃微循环血流量测定[16]　大鼠麻醉后仰位姿势,左侧最后一根肋骨下 0.3～0.5 cm 剪开皮肤及肌肉,剪短胃小弯处系膜暴露胃体,在胃左动脉食管支 3～4 支间用激光多普勒血流计针式探头测定胃体部微循环血流量(测试时,用生理盐水纱布保持胃体湿润)。在胃体部与幽门部交界处测定幽门部血流量(避开大动脉、静脉),取胃体部和幽门部微循环血流量均值为胃微循环血量值。

6.病理组织学检查

(1)大体观察:将动物麻醉,在距贲门和幽门 1.5 cm 处切除胃,沿胃大弯剪开,大体观察黏膜色泽、弹性、皱襞、黏液等情况。用游标卡尺测量胃黏膜损伤区域的长度和宽度,按照 Guth 标准测定积分,计算胃黏膜损伤指数(ulcer index,UI)[17]。1 分:点状糜烂;2 分:糜烂长度<1 mm;3 分:糜烂长度 1～2 mm;4 分:糜烂长度 2～3 mm;5 分:糜烂长度>3 mm。侵蚀宽度>1 mm 则得分加倍,全胃得分之和即为 UI。

(2)光学显微镜观察:取胃窦小弯侧全层胃组织,10% 甲醛溶液固定,梯度乙醇脱水,常规石蜡包埋、切片,HE 染色,光镜结合病理图像分析系统观察胃组织形态学改变。

1)胃窦黏膜腺体厚度(L1)和黏膜肌层厚度(L2)测定[3-4]:用测微器在距幽门环(250±50)μm 处测量 L1 和 L2,并计算 L1 与 L2 之比(L1/L2)。

2)胃黏膜炎细胞浸润分级[3-4]:用半定量法,按炎细胞浸润程度分为 0~3 级。0 级,无炎症;1 级,在胃黏膜上皮内(胃小凹区)或固有腺底部可见多个慢性炎症细胞;2 级,在胃黏膜小凹区至黏膜肌层均有较多的炎症细胞浸润;3 级,在胃黏膜内可见成堆炎症细胞聚集灶。

3)腺体萎缩程度[18-19]:病理表现为固有腺体减少,萎缩程度以胃固有腺体减少面积来计算。①无萎缩:固有腺体数无减少;②轻度萎缩:固有腺体数减少不超过原有腺体的1/3。③中度萎缩:固有腺体数减少介于原有腺体 1/3~2/3。④重度萎缩:固有腺体数减少超过 2/3,仅残留少数腺体,甚至完全消失。

4)其他:参见本章"化学因素诱导法胃炎模型"。

(3)电子显微镜观察[11]:在每只大鼠新鲜胃标本上分别切取胃窦部和胃体部胃黏膜1 mm×1 mm 大小各 2 块,迅速固定于 2.5% 戊二醛内,置 4 ℃ 冰箱。充分固定后用0.1 mol的磷酸缓冲液充分冲洗,再用 1% 的锇酸固定后 1.5 h,丙酮逐级脱水,Epon821 环氧树脂包埋,每个样品切 1 μm 的半薄切片,光镜下选取病变明显部位作超薄切片,经醋酸钠和柠檬酸铅双重染色后,透射电镜下观察。

【模型评价】

1.单因素诱导法(物理、化学、生物、手术等)建立的胃炎动物模型,主要针对某一特定的致病因素,目的明确,对于探讨其病理生理机制、预防与治疗措施具有重要意义;所建立的慢性胃炎动物模型都具有一定的稳定性和可重复性。但造模周期长相对较长,且不符合人类多因素相互作用导致慢性胃炎的病因病理特性。

2.人类慢性胃炎通常是多种因素共同作用的结果,多因素综合诱导法是指应用MNNG、氨水、雷尼替丁、脱氧胆酸钠、水杨酸钠溶液、乙醇、热盐水、饥饱失常、夹尾刺激、手术等两种或多种办法组合进行模型复制的方法。慢性胃炎尤其是慢性萎缩性胃炎是一种慢性消化系统疾病,病程较长,病性复杂,应用综合因素诱导方法进行模型复制更能模拟人类疾病发病情况,相较于单一化学因素诱导法有明显优势。且方法联用的组合方式具有多样性,研究者可根据实验目的与条件的不同做相应的调整或改进,是目前慢性胃炎最常用的模型复制方法[20-23]。

3.多因素综合诱导法方法较多,观察指标与评价标准并不统一,尚缺乏不同组合诱导法之间优缺点的比较研究,有待进一步规范与深入研究。

【参考文献】

[1]苏剑东,吴灵飞,蒲泽锦.慢性萎缩性胃炎动物模型的实验研究[J].汕头大学医学院学报,2007,20(2):88-99.

[2]刘磊,李琴华,潘志华,等.联合法致大鼠慢性萎缩性胃炎模型的建立[J].中国全科医

学,2010,13(11):3769-3771.

[3]任守忠,郭建生,马志建,等.安胃丸对慢性胃炎模型大鼠的保护作用研究[J].中国药房,2012,23(43):4052-4054.

[4]任守忠,马志健,王继浩,等.大鼠慢性浅表性胃炎模型的建立[J].中国实验方剂学杂志,2011,17(17):191-194.

[5]李海燕,董宇翔.创新三参滋胃颗粒治疗慢性萎缩性胃炎的机制探讨[J].中华中医药学刊,2015,33(1):199-201.

[6]罗伟,刘春雷,王军英,等.针刺与智能通络治疗仪联合应用对慢性萎缩性胃炎大鼠胃电节律及胃黏膜组织前列腺素 E-2、前列腺素 F-(2α)的影响[J].针刺研究,2014,39(6):482-486.

[7]徐婷婷,安振涛,严展鹏,等.益气健脾方对 CAG 模型大鼠成模的抑制作用机制研究[J].中华中医药学刊,2016,34(10):2409-2412.

[8]刘婷,苏泽琦,刘福生,等.调气活血法治疗大鼠慢性萎缩性胃炎的疗效观察及其影响胃酸分泌的机制[J].中华中医药杂志,2016,(10):4176-4179.

[9]李俊青.参七消痞颗粒对 MNNG 负荷多因素致大鼠慢性萎缩性胃炎的干预作用及机制探讨[D].北京:北京中医药大学,2013.

[10]李俊青,李纯,刘希,等.复方参七消痞汤对慢性萎缩性胃炎大鼠胃组织病理形态及血清生长激素皮表皮生长因子的影响[J].中国中西医结合消化杂志,2013,21(7):337-340.

[11]谢晶日,玉海强,王静滨.胃灵冲剂对慢性萎缩性胃炎大鼠胃黏膜影响的实验研究[J].中国中医药科技,2006,13(5):311-312.

[12]何小艳,马存贞,伊凡,等.养阴活胃合剂对慢性萎缩性胃炎模型大鼠血清炎症因子的影响[J].新疆医科大学学报,2015,38(2):129-132.

[13]邵雪辉,王建国.大鼠慢性萎缩性胃炎模型的建立[J].张家口医学院学报,2002,19(2):14-16.

[14]赵唯含,于勇,陈泳凝,等.两种慢性萎缩性胃炎大鼠模型的建立与比较[J].吉林中医药,2020,40(3):375-378.

[15]郑泰然,李晓娟,刘淑娟.功能性消化不良患儿体表胃电图变化[J].中国医药指南,2012,10(16):208-209.

[16]姚瑶,林晓春,雷晓林,等.慢性萎缩性胃炎大鼠模型的建立及稳定性评价[J].中药药理与临床,2013,29(4):162-166.

[17]GUTH P H,AURES D,PAULSEN G. Topical aspirin plus HCl gastric lesions in the rat. Cytoprotective effect of prostaglandin, cimetidine, and probanthine[J]. Gastroenterology, 1979,76(1):88-93.

[18]于春月,刘婷,刘凯歌,等.慢性萎缩性胃炎病证结合动物模型的建立与评价[J].中华中医药杂志,2018,3(5):2140-2144.

[19]房静远,杜奕奇,刘文忠,等.中国慢性胃炎共识意见(2017年,上海)[J].胃肠病学,2017,22(11):670-687.

[20]冯文涛,蔡文君,陆施婷,等.慢性胃炎动物模型建立的实验方法研究进展[J].中国中西医结合消化杂志,2015,23(10):745-748.

[21]辛竞,王新茗,张仲林,等.慢性胃炎动物模型复制进展[J].中国药师,2017,20(11):2053-2056.

[22]易晋宇,殷静,石海莲,等.慢性萎缩性胃炎动物模型制备研究进展[J].辽宁中医杂志,202,48(1):210-214.

[23]葛君玺,秦格,谢逸轩,等.基于数据挖掘的慢性萎缩性胃炎动物模型应用分析[J].中药新药与临床药理,2023,34(6):818-823.

第七节　胃炎中医证候模型

一、大鼠脾虚型胃炎模型

【基本原理】

分别采用去氧胆酸钠自由饮用/免疫复合物注射致敏、N-甲-N-硝基-亚硝基(MNNG)自由饮用/乙醇灌胃或水杨酸钠长期灌胃的方法,复制大鼠胃炎(chronic atrophic gastritis,CAG)模型,在此基础上,依据中医学多因素病因学理论,结合饥饱失常/耗气破气法、饥饱失常/苦寒泻下法或饥饱失常/过度劳倦法,建立大鼠脾虚型胃炎模型。

【方法步骤】

1.胆酸+免疫+耗气破气+饥饱失常法[1]

(1)脱氧胆酸钠自由饮用:实验用雄性Wistar大鼠,体重(70.4±8.6)g。用0.2%去氧胆酸钠替代饮用水,自由饮用3个月。

(2)免疫复合物注射:去氧胆酸钠饮用2周后,取30%胃黏膜组织溶液与等量完全弗氏佐剂混合乳化,足腱部皮内注射,0.1 mL/只。皮内注射1周后,取单纯同浓度胃黏膜组织溶液,腹腔注射激发,0.1 mL/只。

(3)耗气破气:去氧胆酸钠饮用1.5个月后,取厚朴、枳实、大黄以3:3:2比例常规制成100%煎剂灌胃,4 mL/只,1次/2 d。

(4)饥饱失常:在进行"耗气破气"的同时,灌胃日禁食,隔日喂足量食物。

2.MINNC+乙醇+苦寒泻下+饥饱失常法[2]

(1)MINNC自由饮用:实验用雄性Wistar大鼠,体重140~170 g。每3 d用电子分析天平称取 MNNG 2 g,以蒸馏水 2 000 mL 稀释配成浓度 1 mg/mL 的保存液,4 ℃冰箱避光保存。每日将保存液稀释浓度为 100 μg/mL 作为 CAC 模型组大鼠的饮水。大鼠适应性饲养 1 周,正常组正常饮水,模型组大鼠自由饮用上述 MNNG 的稀释液,饮水瓶外用黑色漆涂过以避光,每日更换此饮液,共 10 周。

(2)乙醇灌胃:MNNG 自由饮用同时,用 4% 乙醇灌胃,2 mL/次,2 次/周,共 10 周。

(3)苦寒泻下:生大黄煎剂(1 g/mL)灌胃,20 mL/kg,1 次/d。连续 4 周。

(4)饥饱失常:在进行大黄灌胃期间,灌胃日禁食,隔日喂足量食物。

3. 水杨酸钠+饥饱失常+过度劳倦法[3-4]

(1)水杨酸钠灌胃:实验用 Wistar 大鼠,体重 120 ~ 160 g,雌雄各半。以 2% 水杨酸钠溶液灌胃,1 次/d,2 mL/次。灌胃前后各 1 h 禁食禁水,共 8 周。

(2)饥饱失常:前 4 周自由进食进水。第 5 周开始,单日禁食、自由饮水,双日足量喂食、自由饮水,持续 4 周。

(3)过度劳倦:第 5 周,在进行饥饱失常的同时,单日在电动滚筒式跑步机中跑步,双日在温水中游泳,1 次/d,10 min/次,持续 4 周。

【模型特点】

1. 胆酸+免疫+耗气破气+饥饱失常法

(1)症状体征:模型大鼠出现溏便,纳呆,消瘦,蜷缩,耳尾色白,毛无光泽等症状体征。

(2)病理特征:与正常组比较,胃小凹相对深度和黏膜肌厚度显著增加,酸性和中性黏液细胞带相对厚度明显降低;光镜下可见胃小凹变形,黏膜糜烂,固有层炎细胞浸润,间质增生,腺体中主细胞、壁细胞减少,腺底变薄或缺失,囊状腺,黏膜下层血管扩张充血;扫描电镜可见上皮细胞平面散布如颗粒状,大片糜烂,胃小凹开口如网状。

2. MINNC+乙醇+苦寒泻下+饥饱失常法

(1)症状体征:模型大鼠精神萎靡不振,倦怠乏力,喜眯眼,喜扎堆,喜静卧,刺激其反应极差,行动迟缓,食欲明显减退,形体瘦小,骨骼显露,毛发疏松枯黄无光泽,并易脱落,肛门污秽,大便稀溏。

(2)病理特征:模型大鼠胃壁弹力减弱,黏膜菲薄,色泽苍白,表面黏液少,皱襞平坦或走向紊乱,部分标本胃窦可见程度不同的黏膜点状或灶状糜烂。胃黏膜固有层有不同程度的淋巴细胞和浆细胞浸润,腺上皮萎缩,腺体变小,腺体数量减少,胃黏膜厚度变薄。

3. 水杨酸钠+饥饱失常+过度劳倦法[3-4]

(1)症状体征:模型大鼠逐渐出现毛色枯槁无光泽,毛变疏松、粗糙、易脱落,拱背,肛门周围污染,食量减少,乏力,倦怠嗜睡,精神萎靡闭目,喜扎堆,耳色淡白,尾色灰白,形体瘦小等类似于脾虚的表现。

(2)病理特征:与正常组比较,模型组大鼠胃黏膜厚度变薄,可见大量炎症细胞浸润,主要为淋巴细胞和浆细胞,部分可见淋巴细胞聚集或淋巴滤泡形成,少数可见明显肠上皮化生;胃体黏膜壁细胞明显减少,并有大量壁细胞呈空泡样变性;幽门腺不同程度萎缩,胃窦黏膜 G 细胞分布不均匀,数量明显减少。电镜可见柱状上皮腔面微绒毛显著脱落,酶原颗粒电子密度减低;主细胞内质网中度以上扩张及脱颗粒,酶原颗粒数量减少;壁细胞线粒体内部结构几乎全部破坏,嵴疏松或呈空泡样变性。

【参考文献】

[1]陈小野,吕爱平,邹世洁.大鼠脾虚型慢性萎缩性胃炎模型胃黏膜病理形态学研究[J].中国中西医结合杂志,1995,15(S1):119-121,378.

[2]徐珊,周嘉鹤,王常松,等.慢性萎缩性胃炎证病结合模型的复制[J].中国中医药科技,2008,15(1):6-8.

[3]范英昌,张斌,胡利明,等.大鼠脾气虚型慢性萎缩性胃炎动物模型的实验研究—胃黏膜病理形态及超微结构改变的研究[J].天津医药,1994,2:86-88.

[4]孟静岩,高金亮,徐东琴,等.脾虚型慢性胃炎动物模型环核苷酸含量变化的观察[J].辽宁中医杂志,1994,21(3):99-101.

二、大鼠肝郁型胃炎模型

【基本原理】

慢性胃炎肝郁证候多由于思虑过度,损伤脾胃;或五志过激,肝气郁结,横逆犯胃,导致了脾胃的升降失司,而出现胃痛、胃胀或嗳气、食少等症状[1]。采用化学(脱氧胆酸钠、阿司匹林、氨水)和免疫诱导法建立胃炎模型,在此基础上,叠加夹尾、肾上腺素注射、束缚等多因素刺激,建立肝郁型胃炎模型。

【方法步骤】

1.胆酸/阿司匹林+免疫+夹尾/肾上腺素法[1-2]

(1)脱氧胆酸钠/阿司匹林自由饮用:实验用雌性 Wistar 大鼠,体重(198.7±23.71)g。用 0.3% 脱氧胆酸钠和 0.6% 阿司匹林水溶液隔周交替替代饮用水至实验结束。

(2)免疫复合物注射:取同批大鼠胃黏膜组织生理盐水溶液(30%),与等量完全弗氏佐剂混合,充分乳化后,足跖部皮内注射,在实验第 10 天、24 天和 48 天作免疫注射(末次注射浓度为 60%,不加弗氏佐剂),0.1 mL/只;造模时间 35~51 周。

(3)夹尾激怒/肾上腺素注射:实验第 8 周开始,用钳子夹大鼠尾部,使之保持激怒、争斗状态,30 min/d;同时每 3 周腹侧皮下注射 0.1% 肾上腺素 2 次,0.1 mL/次(含肾上腺素 0.1 mg)。造模时间 28~44 周。

2.氨水+束缚法[3]

(1)氨水自由饮用/灌胃:实验用 Wistar 大鼠,体重 160~200 g,雌雄各半。每天以 0.02% 氨水作为饮用水给大鼠自由饮用;1% 氨水灌胃(10 mL/kg),1 次/周,连续 13 周。

(2)束缚刺激:从第 10 周开始,将大鼠装入自制束缚筒中(束缚筒直径 5~6 cm,长 20 cm,可调节,PET 材质,前端留通气孔,后端为开关,可用医用棉球塞于后端以调节束缚强度)限制其自由活动,第 1 天上午 7:00 起束缚 4 h,以后每日增加束缚 20 min,并逐渐增加棉球量以加大束缚强度,通过增强束缚强度和时间消除大鼠对应激的耐受性。束缚 2 周后,改为每日 23:00 至第 2 天 6:00,以后每日增加束缚 20 min,并逐渐增加棉球量,共计 4 周。

【模型特点】

1. 胆酸/阿司匹林+免疫+夹尾/肾上腺素法

(1)症状体征:实验 8 周后,模型大鼠开始易怒,尾巴发热,舌淡红,苔薄白;实验 34 周后,激怒明显,无故撕咬。

(2)病理特征:与正常组比较,模型大鼠胃小凹相对深度、黏膜肌厚度、酸性和中性黏液细胞带相对厚度、胃黏膜核分裂象数显著增加;上皮细胞呈结节状突向腔面,无明显糜烂,胃小凹开口被挤变小或消失。

2. 氨水+束缚法

(1)症状体征:模型大鼠扎堆、靠边明显,反应较慢,眯眼且目暗,皮毛蓬松、枯黄,食量饮水减少,大便稀(稀、黏便占一半以上);与正常组比较,体重明显减轻。

(2)病理特征:模型大鼠黏膜色苍白,胃壁弹性较差,皱襞平坦或走向紊乱,黏膜层变薄,附着少量黏液,部分大鼠胃黏膜有的出血点;镜下可见胃黏膜腺体部分萎缩消失,厚度变薄,黏膜腺体减少,排列紊乱,并伴有明显炎症细胞浸润,少量样本浸润可深达黏膜肌层,部分聚集成团。

【参考文献】

[1]冯文涛,蔡文君,陆施婷,等.慢性胃炎中医常见证候动物模型的研究进展[J].中华中医药杂志,2016,31(7):2703-2705.

[2]邹世洁,陈小野.大鼠 CAG 证病结合模型的宏观症征观察[J].长春中医药大学学报,2007,23(5):13-15.

[3]任健,刘家义,陈宇.慢性胃炎肝郁证大鼠模型胃黏膜病理及 Bax、Bcl-2 蛋白表达的相关研究[J].吉林中医药,2011,31(7):693-695.

三、大鼠湿热型胃炎模型

【基本原理】

分别采用非甾体抗炎药(non-steroidal antiinflammatory drug,NSAIDs)或 N-甲基-N-硝基-N-亚硝基胍(N-methyl-N-nitro-N-nitrosoguanidine,MNNG)灌胃或自由饮用的方法,建立大鼠化学刺激法胃炎模型。在此基础上,叠加高脂高糖饮食和湿热环境,建立大鼠湿热型胃炎模型。

【方法步骤】

1. 水杨酸钠+高脂高糖+湿热环境法[1-5]

（1）水杨酸钠灌胃：实验用雄性 Wistar 大鼠,8 周龄,体重 140～170 g。以 2% 水杨酸钠灌胃,10 mL/kg,1 次/d,连续 20 d。

（2）高脂高糖饮食:20% 蜂蜜水自由饮用,油脂(10 g/kg)与 52 度白酒(10 mL/kg)隔日灌服,连续 20 d。

（3）湿热环境:将大鼠放入人工气候箱中,温度(32±2)℃,相对湿度 95%,12 h/d,连续 20 d。

2. MINNC+乙醇+高脂高糖+湿热环境法[6-7]

（1）MINNC 自由饮用:实验用雄性 Wistar 大鼠,体重 140～170 g。适应性饲养 1 周后,大鼠自由饮用 MNNG 溶液(100 μg/mL),饮水瓶外用黑色漆漆过以避光,每日更换此饮液,共 10 周。

（2）乙醇灌胃:MNNG 自由饮用同时,用 4% 乙醇灌胃,2 mL/次,2 次/周,共 10 周。

（3）高脂高糖饮食:第 7 周开始撤除普通饲料,换用高糖高脂饲料(10% 猪油、20% 蔗糖、2% 胆固醇、1% 胆酸钠、67% 普通饲料)喂养大鼠,连续 4 周。

（4）湿热环境:将大鼠放入人工气候箱中,温度(33±2)℃,相对湿度(95±3)%,2 h/d,连续 4 周。

【模型特点】

1. 水杨酸钠+高脂高糖+湿热环境法

（1）症状体征:前期大鼠体重无明显增加,精神倦怠,饮食量逐渐减少;放入人工气候箱后前述症状更明显,体重减轻,并出现烦躁不安,毛发疏松粗糙,阴囊松弛下垂,大便不成形或稀便,纳呆少饮,小便黄、量少等。

（2）病理特征:胃黏膜充血水肿明显,多可伴有糜烂、出血点、缺损、脱落、坏死,固有层见大量炎症细胞浸润,胃黏液糊量偏多。

2. MINNC+乙醇+高脂高糖+湿热环境法

（1）症状体征:模型大鼠精神不振,疲乏无力,行动懒散,喜扎堆,被毛蓬松发黄,形体消瘦,食欲减退,大便时塘时结,小便量少,色黄。

（2）病理特征:大鼠胃壁弹力减弱,黏膜菲薄,色泽苍白,表面黏液少,皱襞平坦或走向紊乱,部分标本胃窦可见程度不同的黏膜点状或灶状糜烂;光镜下可见胃黏膜固有层有不同程度的淋巴细胞和浆细胞浸润,腺上皮萎缩,腺体变小,腺体数量减少,胃黏膜厚度变薄。

【参考文献】

[1]王明星,胡运莲,许盼.连朴清胃胶囊对慢性胃炎脾胃湿热证模型大鼠血清 TNF-α 及 IL-1β 的影响[J].湖北中医杂志,2015,37(9):6-8.

[2]胡运莲,王明星.连朴清胃胶囊对脾胃湿热证慢性胃炎模型大鼠血清 HSP-70 及 SIgA

表达的影响[J].中国中西医结合消化杂志,2014,22(12):729-732.

[3] 李合国,劳绍贤.清浊安中汤对慢性胃炎脾胃湿热证大鼠模型细胞凋亡及 Bcl-2 的影响[J].中国实验方剂学杂志,2012,18(21):189-192.

[4] 王丽.CSG 脾虚与湿热模型大鼠胃粘膜组织微观变化的对比研究[D].沈阳:辽宁中医药大学,2011.

[5] 廖圣根,曾俊,王爱瑶,等.慢性胃炎脾胃湿热证大鼠胃黏膜蛋白质组与三仁汤治疗的实验研究[J].中国中西医结合杂志,2013,33(1):76-80.

[6] 徐珊,周嘉鹤,王常松,等.慢性萎缩性胃炎证病结合模型的复制[J].中国中医药科技,2008,15(1):6-8.

[7] 徐珊,王常松,周嘉鹤,等.慢性萎缩性胃炎不同证型与胃肠激素关系的实验研究[J].中华中医药杂志,2007,22(7):448-450.

四、大鼠胃热型胃炎模型

【基本原理】

嗜食辛辣厚味,易导致阳明热盛,诱发胃肠积热;中医认为酒味辛性热,归肝胃经,饮酒不节,易伤肝碍胃,导致脘闷胀痛,进而引起急慢性胃病[1]。采用辣椒煎液和乙醇灌胃的方法,建立大鼠胃热型胃炎模型。

【方法步骤】[1-2]

实验用 SD 大鼠,体重 180～220 g,雌雄各半。大鼠灌服 8% 辣椒煎液,10 mL/kg,2 次/d,连续 7 d。禁食不禁水 24 h 后,灌服蒸馏水,10 mL/kg;1 h 后,无水乙醇灌胃,1 mL/只。

【模型特点】

1. 症状体征　模型大鼠表现为躁动、兴奋,脚张立,饮多,大便量少、便质干硬或颗粒状,舌唇色红。

2. 病理特征　模型大鼠胃黏膜固有层重度充血,黏膜上皮及腺上皮细胞空泡变性,上皮细胞可见嗜酸性变、溶解性坏死或凝固性坏死,少数可见纤维素样坏死,部分区域糜烂。IL-8、TNF-α 含量显著升高。

【参考文献】

[1] 冯文涛,蔡文君,陆施婷,等.慢性胃炎中医常见证候动物模型的研究进展[J].中华中医药杂志,2016,31(7):2703-2705.

[2] 陈艳芬,陈蔚文,李茹柳.寒、热型胃黏膜损伤模型的对比和应用研究[J].广东药学院学报,2005,21(3):290-294.

五、胃寒型胃炎模型

(一)大鼠胃寒型胃炎模型

【基本原理】

中医传统基础理论认为,虚寒证是由机体阳气衰弱所致的证候之一,由于阳气的温煦、推动、气化功能不足,而出现畏寒肢冷、少气乏力、面色㿠白、精神萎靡等症,病机主要归结于虚和寒。现代医学认为,虚是功能不足,功能减弱,如免疫系统功能低下,内分泌系统功能低下等;寒是外在表现,主要是能量代谢障碍,或产热太少,或耗热过多[1]。采用辣椒煎液和乙醇灌胃的方法,建立大鼠胃热型胃炎模型。

【方法步骤】

1. 冰水+NaOH 法[1-3]　实验用 SD 大鼠,体重 180~220 g,雌雄各半。大鼠灌服 4 ℃冰水,10 mL/kg,2 次/d,连续 7 d。禁食不禁水 24 h 后,灌服 0.3 mol/L 的 NaOH 溶液,1 mL/只。

2. 冰氨水+冰乙醇+饥饱失常法[1,4]　实验用 SD 大鼠,体重 180~220 g,雌雄各半。0.02% 的冰氨水作为饮用水,自由饮用;65% 冰乙醇给大鼠灌胃,2 mL/只,2 次/周;饥饱失常法供食,即单日不供食,双日供食;共为期 12 周。

【模型特点】

1. 冰水+NaOH 法

(1)症状体征:模型大鼠表现为躁动、兴奋,脚张立,饮多,大便量少、便质干硬或颗粒状,舌唇色红。

(2)病理特征:模型大鼠胃黏膜固有层重度充血,黏膜上皮及腺上皮细胞空泡变性,上皮细胞可见嗜酸性变、溶解性坏死或凝固性坏死,少数可见纤维素样坏死,部分区域糜烂。IL-8、TNF-α 含量显著升高。

2. 冰氨水+冰乙醇+饥饱失常法

(1)症状体征:模型大鼠不同程度有毛色枯槁无华,疏松粗糙,易脱落,拱背,肛周污染,食量减轻,活动减少,喜扎堆,耳尾色白,形体偏小。

(2)病理特征:模型大鼠胃黏膜平滑,皱襞低平、稀少,甚至消失,胃黏膜明显变薄,表面黏液少。部分动物胃黏膜上皮脱落,腺体呈不同程度的萎缩,排列不规则,胃窦部、胃体交界部,固有膜的炎症细胞浸润较为严重,部分动物固有膜有水肿,血管呈不同程度的扩张,胃窦部黏膜厚度及窦部和体部的肌层厚度明显低于正常组。

【参考文献】

[1]冯文涛,蔡文君,陆施婷,等.慢性胃炎中医常见证候动物模型的研究进展[J].中华中医药杂志,2016,31(7):2703-2705.

[2] 陈艳芬,陈蔚文,李茹柳.寒、热型胃黏膜损伤模型的对比和应用研究[J].广东药学院学报,2005,21(3):290-294.

[3] 陈艳芬,陈蔚文,李茹柳.大鼠寒热型胃黏粘膜损伤模型的研究[J].中药药理与临床,2002,18(2):44-46.

[4] 杨建辉,张峰.大鼠慢性萎缩性胃炎脾胃虚寒型模型建立的实验研究.江西中医学院学报,2012,24(3):66-69.

(二)犬胃虚寒型胃炎模型

【基本原理】

采用氨水替代饮用水自由饮用、水杨酸钠灌胃和饥饱失常法,建立犬胃虚寒型胃炎模型。

【方法步骤】[1]

实验用成年杂种犬,体重10~15 kg,雌雄兼用。0.02%氨水替代饮用水自由饮用;禁食、禁水1 h后,2%水杨酸钠溶液灌胃,10 mL/kg,1次/d;饥饱失常法供食,即单日禁食,双日供食;0.02%氨水替代饮用水自由饮用。连续2个月。

【模型特点】

1. 症状体征 模型犬出现呕吐,呕吐物包括食糜、胆汁、血液,逐渐消瘦,皮毛色泽枯槁,松弛粗糙,竖毛,易脱落,拱背,食量减少,活动缓慢,无力,不喜挣扎,常有稀便,体重明显降低。

2. 病理特征 模型组犬胃壁弹性减弱,黏膜菲薄,皱襞平坦或走行紊乱,部分标本胃窦部黏膜表面可见散在的陈旧出血点,黏膜下小血管清晰可见。光镜可见模型组犬壁细胞和腺体明显减少,黏液细胞增多,黏膜上结缔组织疏松,内有较多的淋巴细胞和多形核白细胞,以中重度炎症表现为主。

【参考文献】

[1] 唐顺龙.犬脾胃虚寒型慢性胃炎模型的建立及电针治疗效果[D].重庆:西南大学,2011.

六、大鼠肾虚型胃炎模型

【基本原理】

采用去氧胆酸钠/阿司匹林交替自由饮用加免疫复合物注射的方法,诱导大鼠萎缩性胃炎,在此基础上添加甲基硫氧嘧啶(MTU)饮用,建立大鼠肾虚型胃炎模型。

【方法步骤】[1-2]

1. 脱氧胆酸钠/阿司匹林自由饮用 实验用雌性Wistar大鼠,体重(198.7±23.71)g。用0.3%脱氧胆酸钠和0.6%阿司匹林水溶液隔周交替替代饮用水至实验结束。

2.免疫复合物注射　在造模第 10 天和第 24 天,取同批大鼠 30% 胃黏膜匀浆,与等量完全弗氏佐剂混合乳化,足跖部皮内注射;第 48 天,取 60% 胃黏膜匀浆(不加弗氏佐剂),腹腔激发注射,0.1 mL/只。造模时间 45 周。

3.MTU 自由饮用　在实验第 6 周开始,用甲基硫氧嘧啶(MTU)以 0.08% 浓度加入去氧胆酸钠溶液或阿司匹林溶液中自由饮用,造模时间 40 周。

【模型特点】

1.症状体征　实验 8 周见毛枯,嗜睡,眼睁不大,温顺,别有颤抖,耳尾色白,部分溏便;舌淡红、暗、苔略少。实验 27 周后,开始见全身脱毛,行动迟缓,形态虚弱,部分动物见白内障,下门齿变黄明显;舌淡嫩。实验 34 周后,见身上发冷。死亡率高。体温降低明显。

2.病理特征　与正常组比较,胃小凹相对深度和黏膜肌厚度显著增加,酸性和中性黏液细胞带相对厚度明显降低;光镜下可见胃小凹变形,黏膜糜烂,固有层炎症细胞浸润,间质增生,腺体中主细胞、壁细胞减少,腺底变薄或缺失,囊状腺,黏膜下层血管扩张充血。

【参考文献】

[1]陈小野,邹世洁.大鼠 CAG 证病结合模型舌象扫描电镜观察[J].山西中医,2001,17(6):50-53.

[2]邹世洁,陈小野,王震,等.大鼠 CAG 证病结合模型胃肠内分泌观察[J].长春中医学院学报,1997,13(64):55-56.

第三章 消化性溃疡模型

第一节 概 述

消化性溃疡(peptic ulcer, PU)指在各种致病因子的作用下,消化道黏膜发生炎症反应和坏死、脱落,形成破损,溃疡的黏膜坏死缺损穿透黏膜肌层,严重者可达固有肌层或更深。PU 最常发生在十二指肠球部(十二指肠溃疡)和胃(胃溃疡),也可发生在食管、十二指肠、胃空肠吻合口附近,或含有胃黏膜的 Meckel 憩室内。与糜烂等浅表性黏膜缺损不同,PU 指消化道因各种致病因子作用出现明显黏膜破损,深度超过黏膜肌层,严重者甚至达到或超过固有肌层。胃溃疡(gastric ulcer, GU)和十二指肠溃疡(duodenal ulcer, DU)是最常见的消化性溃疡[1-3]。

【流行病学】

消化性溃疡是一种全球性多发性疾病,不同国家和地区的 PU 发病率有较大差异。2019 年全球约有 809 万例 PU 患者,相比 1990 年增加 25.82%。但在亚洲,过去 20 年里不同人种(包括马来人、中国人和印度人)的 PU 患病率均稳步下降,与幽门螺杆菌(Helicobacter pylori, Hp)相关 PU 减少的情况一致。PU 发病率及其所致死亡率的下降趋势随时间推移、Hp 根除率的上升而逐渐趋缓,这可能与 PU 的主要危险因素已从 Hp 感染逐渐转变为非甾体抗炎药(nonsteroidal antiinflammatory drugs, NSAIDs)的广泛使用有关。据估计,普通人群中 PU 的终身患病率为 5% ~ 10%;男性 PU 发病率高于女性,2019 年男女发病人数比为 1:0.94。十二指肠溃疡比胃溃疡多见,为(1.5 ~ 5.6):1,在胃癌高发区则胃溃疡多于十二指肠溃疡。消化性溃疡可发生在不同的年龄,十二指肠溃疡多见于青壮年,胃溃疡多见于中老年,前者发病高峰比后者早 10 年。同一国家消化性溃疡患病率存在差异,我国南方患病率高于北方,城市高于农村,可能与饮食习惯、生活节奏有关。

【病因与发病机制】

PU 的发病机制主要与胃、十二指肠黏膜的损伤因素和黏膜防御修复因素之间失衡有关。溃疡形成是高泌酸环境与炎症、缺血、药物、代谢紊乱、病毒、嗜碱性物质和嗜酸性物质的渗透等因素或压力共同作用的结果。机体通过黏膜防御机制防止黏膜损伤,维持黏膜完整性,当损伤因素超过防御因素或黏膜防御机制本身受到损害时,就会导致黏膜破损。内源性前列腺素通过调节黏膜血流、碳酸氢盐和黏液分泌等,在维持黏膜完整性方面起重要作用。消化性溃疡的发生是一种或多种有害因素对黏膜破坏超过黏膜抵御损伤和自身修复的能力所引起的综合结果。Hp 感染和服用阿司匹林或其他 NSAIDs 是PU 的主要致病因素。

1.胃酸和胃蛋白酶　　胃酸与胃蛋白酶自身消化是形成消化性溃疡的原因之一。盐酸是胃液的主要成分,由壁细胞分泌胃酸。胃蛋白酶由胃体和胃底部的主细胞分泌的胃蛋白酶原经盐酸激活转化而来,活性与胃内 pH 有关,pH 值为 1~3 时胃蛋白酶最活跃,能水解食物蛋白、胃黏液中糖蛋白,甚至自身组织蛋白,pH 值大于 4 时活性迅速下降。胃酸和胃蛋白酶增高均可引起消化性溃疡,但胃蛋白酶激活依赖胃酸的分泌,抑制胃酸分泌可促进溃疡愈合,因此胃酸的存在是溃疡发生的决定性因素。

胃酸分泌受神经、体液调节。已知壁细胞膜含有 3 种刺激胃酸分泌的受体,即组胺受体(histamine receptors)、胆碱能受体(cholinergic receptors)和胃泌素受体(gastrin receptors),这些受体与相应的刺激物组胺、乙酰胆碱(acetylcholine, Ach)和胃泌素结合后,激活细胞内第二信使,促进胃酸分泌,三者间胃酸分泌相互联系、相互协调起作用。壁细胞上还存在抑制性前列腺素受体和生长抑素受体,能抑制和调控胃酸的分泌。壁细胞顶端存在分泌性膜结构及 H^+–K^+–ATP 酶(又称氢离子泵或质子泵)。壁细胞兴奋后,含质子泵的管泡移向细胞的顶端,使顶端膜的面积增加,顶端膜回缩后形成分泌小管。质子泵由 α、β 两个亚单位组成,将 H^+ 从壁细胞内转送到分泌小管腔后入胃腔,又将分泌小管内 K^+ 摄入壁细胞浆中,泌酸过程中由 ATP 提供能量。即胃酸分泌是通过神经-内分泌调节,经过不同步骤引起质子泵泌酸的一个最终的共同环节。十二指肠溃疡者胃酸分泌量明显增高,而胃溃疡发病过程中除幽门前区溃疡者外胃酸分泌量大多正常甚至低于正常。胃酸分泌增多的因素主要有以下几个方面。①壁细胞数量增多:正常人平均胃黏膜内大约有 10 亿个壁细胞,十二指肠溃疡者的平均壁细胞数量为 19 亿,显著高于正常人。然而,十二指肠溃疡患者与正常人之间有显著的重叠。壁细胞数量的增加可能是由于遗传因素和(或)胃酸分泌刺激物(如胃泌素)长期作用的结果。②壁细胞对刺激物质的敏感性增强:十二指肠溃疡患者对食物或五肽胃泌素刺激后的胃酸分泌反应大于正常人,这可能与患者壁细胞上与胃泌素结合的受体亲和力增加或体内抑制胃泌素分泌的物质减少有关。③胃酸分泌正常反馈抑制机制缺陷:正常情况下,胃酸分泌具有自身调节作用。正常人胃窦部的 pH 值降至 2.5 以下时,G 细胞分泌胃泌素的功能受到明显的抑制。当食糜和胃酸进入十二指肠后,刺激二指肠和小肠黏膜释放胰泌素、缩胆囊肽(胆囊收缩素)、肠抑胃肽和血管活性肠肽等具有抑制胃酸分泌的激素。但部分十二指肠溃疡患者存在胃窦部 G 细胞功能亢进和胃酸反馈抑制作用缺陷。④迷走神经张力增高:迷走神经释放乙酰胆碱,后者兼有直接刺激壁细胞分泌盐酸和刺激 G 细胞分泌胃泌素的作用。

2. Hp 感染 Hp 是一种革兰氏阴性微需氧细菌，发达国家的 Hp 感染率与发展中国家差异很大。Hp 感染率和相关疾病发生率在西方国家呈下降趋势。在我国，虽然 Hp 感染率已从 1983 ~ 1994 年的 58.3% 降至 2015 ~ 2019 年的 40.0%，但感染率仍然很高。细菌与宿主、环境因素之间的相互作用决定了 Hp 感染的最终临床结局。15% ~ 20% 的 Hp 感染患者可发生 PU，Hp 感染是胃溃疡和十二指肠溃疡的重要致病因素，十二指肠溃疡患者中的检出率高达 95% ~ 100%。胃溃疡为 70% 以上。用抑酸治疗愈合的溃疡，停药后 1 年复发率为 50% ~ 90%，根除 Hp 治疗后溃疡复发率降低达 1% ~ 5%，并减少溃疡并发症的发生率。应用根除 Hp 治疗方案 1 ~ 2 周，不再给予抑酸治疗，4 周后复查，溃疡愈合率高于常规抑酸分泌 4 周的愈合率。部分难治性溃疡，在根除 Hp 后能得到愈合。说明根除 Hp 可有效治愈溃疡，缩短溃疡愈合的时间。

Hp 感染可改变壁细胞的细胞因子分泌，直接影响 H^+-K^+-ATP 酶 α 亚基，激活与体液蛋白相关的降钙素基因相关肽感觉神经元，抑制胃泌素产生。10% ~ 15% 的 Hp 感染患者也可因高胃泌素血症刺激肠嗜铬样细胞组胺分泌，引起壁细胞酸分泌增加。目前 Hp 在胃、十二指肠黏膜诱发不同类型病变的原因尚未完全明晰，目前有以下几种假说。

（1）Hp-胃泌素-胃酸学说：Hp 感染引起高胃泌素血症，机制包括以下几种。①Hp 的尿素酶水解尿素产生氨，局部黏膜的 pH 升高，破坏胃酸对 G 细胞释放胃泌素反馈抑制作用。②Hp 引起胃窦黏膜 D 细胞数量减少，影响生长抑素分泌，减少抑制 G 细胞释放胃泌素，使反馈抑制功能受损。高胃泌素血症刺激胃酸分泌，根除 Hp 感染后，血清胃泌素水平下降。

（2）屋漏顶学说：Hp 感染损害了局部黏膜防御和修复。尿素酶催化尿素分解成氨，降低黏液中蛋白的含量，破坏黏液的完整性，氨干扰细胞能量代谢，造成细胞变性；空泡细胞毒素 A（vacuolating cytotoxin A，Vag A）和细胞毒相关基因 A（cytotoxin associated gene A，Cag A）蛋白具有非细胞毒和致免疫的特点；脂多糖（lipopolysaccharide，LPS）刺激细胞因子释放，抑制层粘连蛋白和上皮细胞上受体的结合，破坏黏膜的完整性；Hp 的某些抗原成分与胃黏膜某些细胞成分相似，导致胃黏膜细胞免疫原性损伤。胃黏膜屏障功能的削弱，如"漏雨的屋顶"，在胃酸的作用下形成溃疡，给予抑酸治疗后，溃疡愈合，只能获得短期疗效。根除 Hp，使胃炎得到治疗后，溃疡不易复发。此学说强调了 Hp 感染所致的防御因素减弱，导致相关 GU 的发生。

（3）十二指肠胃上皮化生学说：十二指肠胃上皮化生是十二指肠对酸负荷的一种代偿反应。Hp 只能定植在十二指肠胃上皮化生组织内，十二指肠胃上皮化生为 Hp 定植提供条件，Hp 感染导致十二指肠炎症，黏膜屏障破坏，最终导致 DU 的发生。

3. NSAIDs NSAIDs 是一类临床常用药物，占每年所有药物处方的 5% ~ 10%，能有效缓解疼痛，减少局部和全身炎症反应发生，改善患者的肌肉骨骼功能和生活质量。常见的药物有阿司匹林、吲哚美辛、舒林酸、吡罗昔康（炎痛喜康）、乙酰氨基酚（扑热息痛）和保泰松等。

NSAIDs 胃黏膜损伤机制包括直接局部作用和系统作用两方面。①NSAIDs 是弱酸脂溶性药物,在胃酸环境中溶解成非离子状态,药物易通过黏膜细胞膜进入细胞内,使细胞酸化,增加上皮黏膜细胞的通透性,增加氢离子的反弥散,破黏液-碳酸氢盐屏障稳定性,干扰细胞的修复和重建。②临床研究显示 NSAIDs 肠溶制剂和前药(predrug)均不能显著降低其相关性溃疡和并发症发生率,说明 NSAIDs 药物系统作用也起着重要作用。NSAIDs 进入血液循环后与血浆白蛋白结合,抑制环氧合酶-1(cyclooxygenase-1,COX-1)活性,导致内源性前列腺素(prostaglandins,PGs)的合成减少,削弱胃黏膜屏障对侵袭因子的防御能力。服用合成 PGE 类似物米索前列醇(misoprostol)能有效预防 NSAIDs 对胃黏膜的损伤。

发生溃疡的危险性与服用 NSAIDs 的种类、剂量、疗程长短、患者年龄(>60 岁)及抗凝药物和肾上腺皮质激素使用有关,女性、Hp 感染、吸烟、饮酒、心血管疾病是可能的危险因素。约66% 长期使用 NSAIDs 者胃、十二指肠黏膜出现病变,大多数表现为浅表性损伤,如糜烂、出血等,由于胃黏膜接触摄入 NSAIDs 时间较十二指肠黏膜长,故诱发的溃疡好发于胃窦部和幽门前区,胃溃疡发病率为10% ~20% ,十二指肠溃疡发病率为2% ~5% 。NSAIDs 妨碍溃疡的愈合,使溃疡者出现严重并发症的危险性增加4~6 倍,如出血、穿孔。

4. 胃黏膜防御机制受损　正常胃黏膜具有保护功能,各种食物、理化因素和酸性胃液均不能损伤胃黏膜致溃疡形成,正常胃黏膜防御机制包括黏膜屏障完整性、丰富的黏膜血流、细胞更新、前列腺素、生长因子等。

(1)黏液-碳酸氢盐屏障:黏液是由上皮细胞和胃腺黏液细胞分泌糖蛋白凝胶组成的,在细胞表面形成一非流动层,与上皮细胞分泌的 HCO_3^- 有效地结合形成屏障。黏液-碳酸氢盐屏障起润滑作用,缓冲食物对黏膜的机械性损伤,阻碍胃腔内 H^+ 反弥散进入黏膜上皮细胞内,中和移向上皮表面的酸,从而产生对黏膜上皮细胞的保护作用。

(2)黏膜修复和重建:正常人胃黏膜细胞 1~3 d 更新一次,细胞的不断再生与脱落间保持动态平衡,有利于抵御损伤因子的作用。在消化性溃疡愈合时,在修复过程中黏液样罩膜(mucoid cap)覆盖于损伤部位,使损伤部位与胃腔内胃酸隔离,罩膜内 pH 值可达到5,有利于基底膜细胞迁移和分化。黏液样罩膜由凝胶样液、纤维蛋白、细胞碎片组成,损伤时可保持上皮层的完整性。

(3)黏膜血流:正常的血液供应是保持黏膜完整性的重要因素。它提供黏膜细胞代谢营养物质,清除局部代谢有害物质,维持黏膜局部酸碱平衡。交感神经兴奋时,黏膜血流灌注降低,是导致黏膜损伤的因素之一。

(4)前列腺素:胃黏膜细胞能合成多种 PGs,刺激黏液和碳酸氢盐分泌,增强表面活性脂质成分,促进损伤后黏膜的修复,增强细胞膜和溶酶体的稳定,减少炎症介质的释放,增加黏膜下血流量。

(5)其他:细胞生长因子促进黏膜细胞蛋白质合成,加快黏膜再生和修复,增加胃黏膜血流量,刺激生长抑素的合成和释放,促进 PGs 合成增加。一氧化氮(NO)增加黏膜的血流量。成纤维细胞生长因子(basic fibroblast growth factor)促进肉芽组织内新生血管的生成。在黏膜受损时分泌增加,与黏液中糖蛋白结合,形成稳定的凝胶复合物等。

5.胃十二指肠运动异常 胃排空加快,使十二指肠中酸负荷量增加,黏膜易受损,诱发十二指肠溃疡。部分胃溃疡者存在胃排空延迟和十二指肠肠-胃反流,胃窦收缩功能异常,影响食糜的向前推进速度,刺激胃窦部 G 细胞分泌胃泌素,增加胃酸的分泌。幽门括约肌功能障碍引起十二指肠-胃反流,反流液中有胆汁、胰液、溶血卵磷脂等直接损伤胃黏膜屏障。

6.遗传因素 消化性溃疡患者一级亲属中发病率明显高于对照人群,单卵双生儿患相同类型溃疡病者占50%。因此遗传素质可能是消化性溃疡发病的因素之一。O 型血者十二指肠溃疡的发病率较其他血型高30%~40%,近年来研究发现 O 型血者细胞表面的黏附受体有利于 Hp 的定植。表明 O 型血者消化性溃疡家族聚集现象与 Hp 感染环境因素有关,而不仅仅是遗传起作用。

7.环境因素 本病具有显著地理环境的差异和季节性,在美、英等国,十二指肠溃疡比胃溃疡多见,在日本则相反;秋冬和冬春之交是溃疡的好发季节。长期吸烟者发病率显著高于对照组,这是由于烟草刺激胃酸分泌增加,黏膜下血管收缩,抑制胰液和胆汁分泌而减弱其在十二指肠内中和胃酸的能力,导致十二指肠持续酸化;使幽门括约肌张力减低,胆汁反流,破坏胃黏膜屏障。咖啡、浓茶、烈酒等,以及偏食、饮食过快等不良饮食习惯,均可能是本病发生的有关因素。

8.精神因素 心理因素可影响胃液分泌,如愤怒使胃液分泌增加,抑郁则使胃液分泌减少。火灾、丧偶、婚姻和事业失败等因素所造成的心理影响,可能引起应激性溃疡,或促发消化性溃疡急性穿孔。

9.与消化性溃疡相关疾病 5%~10%的 PU 系由其他疾病、病变状态等因素引起,包括胃泌素瘤、系统性肥大细胞增多症等引起的酸分泌过多状态、巨细胞病毒感染(特别是在器官移植后)、克罗恩病、淋巴瘤、药物,以及慢性病(肝硬化、慢性肾病)等,需注意辨别和区分。此外,还有一部分为特发性消化性溃疡(idiopathic peptic ulcer,IPU),其发病机制仍然未知,目前认为是由黏膜防御机制与攻击性因素不平衡,导致胃酸分泌过多而引发。

【病理】

1.溃疡的形态特征

(1)疼痛部位:胃溃疡多发生于胃小弯,尤其是胃角。也可见于胃窦或高位胃体部,胃大弯和胃底较少见。在组织学上胃溃疡常发生于胃窦幽门腺和胃体胃底腺移行交界处的幽门腺区侧,随着年龄增大幽门腺区沿胃小弯向胃的近端上移扩大,故老年人溃疡有时发生于胃体中上部,称高位溃疡。胃大部切除术后发生的吻合口溃疡,则多见于吻合口空肠侧。十二指肠溃疡主要见于球部,约5%见于球部以下部位,称球后溃疡。在球部的前、后壁或大、小弯侧同时见有溃疡,称对吻溃疡。

(2)数目:大多数是单个发生,2 个以上溃疡并存时称之为多发性溃疡。

(3)大小:十二指肠溃疡的直径一般<1.0 cm;胃溃疡的直径一般<2.5 cm,但直径>

2.5～4.0 cm 的巨大溃疡并非罕见,需与恶性肿瘤鉴别。

(4)形态:典型的活动期溃疡呈圆形或卵圆形,溃疡边缘常有增厚或充血水肿,称为"环堤"。溃疡基底光滑、清洁,表面常覆以白或灰黄色苔膜。

(5)深度:溃疡浅者仅累及及黏膜肌层,深者可贯穿肌层,造成穿孔。

2. 溃疡的组织病理变化　溃疡活动期,在溃疡的底部,由表面向深部依次分为4 层:①第一层为急性炎性渗出物,系由坏死的细胞、组织碎片和纤维蛋白样物质组成;②第二层为以中性粒细胞为主的非特异性细胞浸润所组成;③第三层为肉芽组织层,含有增生的毛细血管、炎症细胞和结缔组织的各种成分;④最底层为纤维样或瘢痕组织层,呈扇形,可扩展到肌层,甚至可达浆膜层。溃疡边缘的黏膜有明显的上皮细胞包再生和炎症性变化,并常见腺体有肠化生。

【参考文献】

[1]陈灏珠,林果为.实用内科学(下册)[M].13 版.北京:人民卫生出版社,2009.

[2]葛均波,徐永健.内科学[M].8 版.北京:人民卫生出版社,2018.

[3]张敏敏.消化性溃疡诊断与治疗共识意见(2022 年,上海)[J].胃肠病学,2023,28(4):208-225.

第二节　应激性溃疡模型

一、大鼠运动应激性溃疡模型

【基本原理】

机体于应激状态(包括各类创伤、危重病症、剧烈运动)诱发的急性胃黏膜损伤,称为应激性胃溃疡(stress ulcer,SU),由运动引起的应激性溃疡称运动应激性胃溃疡(exercise-induced stress ulcer,ESU),是一种以黏膜糜烂、溃疡及出血为特征的急性胃黏膜病变。机体在运动过程中,通过神经-免疫-内分泌系统对运动应激的应答,形成胃溃疡等胃肠黏膜病变[1]。采用力竭性游泳运动和力竭性跑台运动两种方法,建立大鼠 ESU 模型。

【实验材料】

1. 药品试剂　①麻醉药品:戊巴比妥钠,水合氯醛,乌拉坦,盐酸氯胺酮注射液等。②组织固定液:10% 甲醛溶液或 4% 多聚甲醛溶液,甲苯胺蓝,戊二醛,丙酮,环氧丙烷,四氧化锇等。③试剂盒:白细胞介素(interleukin,IL)-6、IL-8 酶联免疫吸附法(enzyme-linked immunosorbent assay,ELISA)试剂盒,超氧化物歧化酶(superoxide

dismutase,SOD)、总抗氧化力(total antioxidant capacity,TAC)、丙二醛(malondialdehyde, MDA)、一氧化氮(nitic oxide,NO)、一氧化氮合酶(nitric oxide synthase,NOS)试剂盒,免疫组化 SP 试剂盒,内皮素(endothelin,ET)、胃泌素(gastrin,GAS)前列腺素 E(prostaglandin E,PGE)和6-酮-前列腺素 F1α(6-K-PGF1α)放射免疫试剂盒。④其他:兔抗大鼠 p53,小鼠抗大鼠增殖细胞核抗原(proliferating cell nuclear antigen,PCNA),FITC 标记的山羊抗小鼠 IgG,德克萨斯红(Texas Red)标记的山羊抗兔 IgG 等。

2.仪器设备 酶标仪,真空蒸发仪,离子溅射仪,激光扫描共聚焦显微镜,透射电镜,扫描电子显微镜,γ放射免疫计,数器生物显微镜,病理图像分析系统,常规手术器械等。

3.实验动物 SD 或 Wistar 大鼠,体重 180～220 g,雌雄兼用。

【方法步骤】

1.力竭性游泳运动法

(1)一次性无负重游泳法[2-4]

1)方法:实验用雌性 SD 大鼠,体重 180～220 g。采用高 60 cm、直径 55 cm 的塑料圆桶作为大鼠游泳槽,水深 50 cm 以上,水温 33～36 ℃。正式实验前 1 d 进行一次适应性游泳运动。力竭性运动采用无负重游泳。力竭标准采用"经过 10 s 后动物仍不能返回水面为标准",同时观察动物,当动物运动极度不协调时立即将其从水中捞出。

2)特点:模型组大鼠平均游泳运动时间(267.36±149.16)min,胃溃疡指数 16.47±12.18。肉眼可见胃黏膜呈点状或条索状出血或溃烂,多位于黏膜的皱褶处,且大多与胃的纵轴平行。扫描电镜观察显示:胃黏膜细胞破坏严重,形成空泡状或碎片状。胃组织内一氧化氮(NO)含量、Ca^{2+} 含量及一氧化氮合酶(NOS)活性升高。

(2)一次性负重游泳法[5-7]

1)方法:实验用 SD 大鼠,体重 180～220 g,雌雄不拘。采用高 60 cm、直径 55 cm 的塑料圆桶作为大鼠游泳槽,水深 55 cm 以上,水温 33～36 ℃。正式实验前一天进行一次适应性游泳运动。力竭性运动采用尾部负 2%～3% 体重的重物。力竭标准采用"经过 10 s 后动物仍不能返回水面",同时观察动物,当动物运动极度不协调时即将其从水中捞出,热风机将动物皮毛吹干。

2)特点:模型组大鼠平均游泳运动时间(167.10±63.33)min,胃溃疡指数 13.80±11.89。模型大鼠胃溃疡呈现为点状或条索状的出血或溃烂,多位于黏膜的皱褶处,且大多与胃的纵轴平行。血清和胃黏膜组织 SOD 活性明显降低,MDA 含量显著增加。溃疡随恢复时间的延长而逐渐消失,于运动后 24 h 即可全部恢复。

(3)训练式负重游泳法[8]

1)方法:实验用 SD 大鼠,体重 180～220 g,雌雄不拘。采用高 60 cm、直径 53 cm 的塑料圆桶作为大鼠游泳槽,水深 50 cm,水温 35～40 ℃。正式实验前一天进行一次适应性游泳运动。力竭性运动采用尾部负 2% 体重的金属重物。力竭标准采用"经过 10 s 后动物仍不能返回水面",同时观察动物,当动物运动极度不协调时即将其从水中捞出,热风机将动物皮毛吹干。共进行 21 d,每周运动 6 d,休息 1 d。

2)特点:模型组大鼠胃溃疡指数 14.60±1.97。出现明显的急性溃疡的病理改变,肉眼可见呈点或线状出血性坏死或溃烂,多位于黏膜皱襞表面,亦有少数位于皱襞基底部或皱襞毗邻面。与正常组比较,血清 ET 含量明显升高,6-酮-前列腺素 F-1α(6-K-PGF-1α)含量显著降低。

（4）训练式无负重游泳法[9]

1)方法:实验用 SD 大鼠,体重 220 ~ 280 g,雌雄不拘。采用水槽作为大鼠游泳槽,水深 60 cm 以上,水温 28 ~ 32 ℃。进行 4 周的游泳训练,每周游 6 d。第 1 周每天无负重游泳 30 min,然后每周加 10 min,至第 4 周末进行最后一次力竭游泳。力竭性运动采用无负重运动。力竭即刻将大鼠从水中捞出(力竭标准为经过 10 s 后动物仍不能返回水面,同时运动极度不协调)。

2)特点:力竭运动后大鼠发生应激性溃疡,模型组大鼠胃溃疡指数 19.65±8.12。与正常组比较,模型大鼠胃液量和 PGE 含量明显降低,胃组织 MDA、NO 含量显著增加,胃液总酸度、胃蛋白酶活性无明显改变。

2. 力竭性跑台运动法

（1）一次性力竭跑台法[3,5]

1)方法:实验用雌性 SD 大鼠,体重 180 ~ 220 g。采用小动物跑台,让大鼠在水平跑台上以 22 m/min 的速度奔跑至力竭,其间后面板给以高压电予以刺激迫使大鼠运动。力竭的标准为"给予连续电击也不能再继续运动,大鼠臀部压在跑台后壁,后肢随转动皮带后拖达 30 s,下跑台后伏地喘息,暂时无逃避反应"。

2)特点:模型大鼠肉眼可见胃黏膜呈点状或条索状出血或溃烂,多位于黏膜的皱褶处,且大多与胃的纵轴平行。溃疡指数 5.67±6.86。

（2）4 周力竭跑台法[10-11]

1)方法:实验用雄性 SD 大鼠,体重 250 ~ 300 g。先进行 9 d 适应性跑台训练,从速度 16 m/min、运动时间 15 min/d 开始,每天速度递增 2 m/min、运动时间递增 5 min,直至速度达到 34 m/min、运动时间达到 60 min/d。然后进行 4 周正式训练,速度 34 m/nin、运动时间 60 min/d,每周训练 6 d,跑台为水平跑台,运动中使用电刺激大鼠尾部。完成 4 周训练后,休息 1 d,第 2 天进行力竭运动,速度 34 m/min。力竭标准:大鼠不能维持 34 m/min 的速度奔跑,经毛刷和电刺激仍无力运动,取出放在平台上无力走动。

2)特点:模型大鼠连续性中断,有溃疡形成,黏膜层可见广泛的红细胞接出及坏死组织。溃疡指数 15.52±3.49。外周血、延髓、胃窦组织中 GAS 和 ET 含量显著升高。

（3）6 周力竭跑台法[12-18]

1)方法:实验用雄性 SD 大鼠,体重 250 ~ 300 g。适应性喂养 1 周,然后以 15 m/min、15 min/d 进行 5 d 的适应性跑台运动,休息 2 d 后开始正式训练。全程训练共 6 周,分为 2 个阶段:基础训练阶段(第 1 ~ 4 周)和大强度训练阶段(第 5 ~ 6 周),每周训练 5 d。第一个阶段为基础训练阶段,第 1 ~ 4 周分别以 15、20、25、30 m/min 的速度进行基础训练,每周训练 5 d,第一周每天训练 20 min,逐周递增训练时长。第二阶段从第 5 周开始,进入大强度训练阶段,运动强度根据 Bedford 的最大摄氧量确定,当运动强度超过 90% 最大摄氧量为大强度,每周第 2 天达到此周的最高速度并保持,连续训练 2 周,每周训练 5 d,最后一次训练后休息 1 d,第 2 天进行力竭运动。力竭标准:当动物跟不上预定速度,大鼠臀部压在笼具后壁,后肢随转动皮带后拖达 30 s,毛刷刺激驱赶无效时,逐渐降低运动负荷至 15 m/min,继续运动,直至达到耗竭不能运动,行为特征为呼吸深大急促,俯卧位,垂头,眼睛无神且眼充血度降低,刺激后无反应,尾体拖地,翻正反射消失(表 3-1、表 3-2)。

表 3-1 基础训练阶段运动方案表

周次	跑速/(m/min)	运动时间/(min/d)	跑距/(m/d)	负荷级别
1	15	25	375	I 级负荷
2	20	30	600	II 级负荷
3	25	35	875	III 级负荷
4	30	40	1200	IV 级负荷

表 3-2 大强度训练阶段运动方案表

周次	疲劳模型			力竭模型		
	跑速	负荷级别	负荷变化	跑速	负荷级别	负荷变化
5	33	V 级负荷	无	33	V 级负荷	V 级递减至 I 级
6	35	VI 级负荷	无	35	VI 级负荷	VI 级递减至 I 级

2)特点:力竭运动模型大鼠厌食,体重下降,精神萎靡,眼神迷离,嗜睡,活动减少,反应迟钝,易激惹,毛发杂乱无光泽,对暗环境适应性变差。光镜下可见胃黏膜结构破坏,腺体紊乱,多发溃疡,溃疡口呈火山口状,可深达黏膜肌层,黏膜下层血管扩张。溃疡指数 19.01±3.20。

(4)8 周力竭跑台法[19]

1)方法:实验用雄性 SD 大鼠,体重 250～300 g。先进行 1 周的适应性训练,然后进行每周 5 次,共 8 周的递增负荷的方式进行跑台运动。每次训练前起始速度为 15 m/min,持续时间为 10 min,每周训练 5 d,休息 2 d,10 min 以后速度以 3 m/min 开始递增,持续时间为 5 min,速度递增为 20 m/min 后不再改变,维持此速度运动 40 min,跑台坡度为 3 度。整个训练过程可用毛刷刺激和电刺激来强迫大鼠进行跑台训练。

2)特点:模型组大鼠体重增长明显低于正常对照组。胃壁较薄、弹性差,胃内可见食物残渣,混有咖啡色血性黏液。腺胃部黏膜呈深红色,黏膜表面明显充血水肿,星点状、条索状或片状出血。腺胃组织 SOD 活性显著降低,MDA 含量明显升高。胃黏膜 Bcl-2 蛋白表达减少,Bax 蛋白表达增强。溃疡指数 8.52±3.80。

3.空腹冷水游泳法[20-23]

(1)方法:实验用雄性 Wistar 大鼠,体重 1 800 ~ 2 200 g。禁食不禁水 12 h,使呈空腹饥饿状态,浸于(20 ± 1)℃冷水槽中 20 h,模拟出饥饿、疲劳、寒邪、恼怒状态,复制应激性大鼠胃溃疡模型。

(2)特点:与正常对照组比较,模型组大鼠组呈现出精神萎靡、皮毛无光泽、活动迟缓等状态,体重降低,胃液分泌量显著增加、pH 值显著降低;胃内出现暗红色血性物质,胃黏膜表面出现大面积弥漫性水肿,部分胃黏膜脱落,可见点状或条索状溃疡面及出血点;溃疡面积显著增加,胃黏膜损伤指数明显升高;血清 GAS、TNF-α、IL-6、IL-2、再生蛋白Ⅰ(RegⅠ)、PCNA 含量显著升高。

【观察指标】

1.一般情况观察 观察实验期间大鼠的精神状态、体重变化、毛色、饮食、活动等情况。

2.行为学评价

(1)旷场实验(open-field test)[12,24]:将大鼠放入敞箱装置内(由不透明材料制成,底面为 60 cm×40 cm 的长方形,并被等分为 10 个等边方格,四周有高 40 cm 的墙壁),观察记录水平运动、垂直运动和理毛次数。①水平运动:以大鼠穿越底面的方格数(四爪同时进入 1 个方格计 1 分)作为水平运动得分。②垂直运动:以直立次数(两前爪腾空或攀附墙壁 1 次计 1 分)为垂直运动得分。③理毛次数:用前肢和(或)口整洁皮毛。每只大鼠测定 2 次,饲养一周后待大鼠熟悉环境后测定一次,运动模型建立后测定一次。实验时间为 5 min,每次结束后先将大鼠的排泄物清除干净再进行下一只大鼠的实验。旷场实验的水平活动可以反映大鼠的活动能力水平,垂直活动则可以反映其活动兴趣高低。

(2)暗盒实验(black-box test)[12,25]:大鼠进入暗盒内(40 cm×40 cm×30 cm),暗环境适应 25 min 后开始正式实验,根据动物行为表现进行综合评分。

1)抓取时动物的反应:无或仅甩尾计 0 分,躯干挣扎嘶叫计 1 分,剧烈挣扎计 2 分。

2)进入暗盒时的反应:自动顺利进入计 0 分,探究后进入计 1 分,拒绝进入计 2 分。

3)进入暗盒后的反应:8 s 内停止活动计 0 分,8 ~ 15 s 停止活动计 1 分,15 ~ 25 s 停止活动计 2 分。

4)开暗盒时的反应:静卧、抓取出盒计 0 分,探究后自出计 1 分,躁动不安、逃出计 2 分。

5)放回饲养后的反应:5 s 内安静计 0 分,5 ~ 10 s 安静计 1 分,10 s 后安静计 2 分。

0 ~ 3 分为适应良好,4 ~ 6 分为适应一般,7 ~ 10 分为适应差。

观察大鼠在暗环境适应过程中的行为变化及粪便粒数多少,粪便粒数反映动物紧张程度。

(3)内脏疼痛行为学评定[12,26]:根据疼痛程度依次评分,计算疼痛总分(S)。1 分:腹部舔食和轻咬(L)。2 分:伸展身体特别是后肢向后伸展(B)。3 分:腹部收缩、侧扭,有时身体发展成伸展姿势(C)。4 分:全身收缩,后背扭曲站立,并通常伴腹部痉挛(W)。

$$S = 1 L + 2B + 3 C + W$$

L、B、C、W 分别代表 15 min 内记录到的大鼠各种行为反应的次数。

3. 血清 6-K-PGF-1α、ET-1 含量检测　动物麻醉下腹主动脉取血,放射免疫法测定血清 6-K-PGF-1α、ET-1 含量。

4. 胃组织 NO、Ca^{2+}、MDA 含量及 NOS、SOD 活性测定[2-3]　取胃,冷盐水漂洗,去除血液以及食物残渣,滤纸擦干后称重,加 9 倍冷生理盐水,眼科剪剪碎,玻璃匀浆管匀浆,制成 10% 组织匀浆,4 000 r/min 离心 15 min,取上清液,硝酸还原酶化学比色法测定 NO 含量,ELISA 法测定 NOS 活性,原子吸收法测定 Ca^{2+} 含量,黄嘌呤氧化酶法测定 SOD 活性,NBT 羟胺法测定 MDA 含量。

5. 病理组织学检查

(1)大体观察:将动物麻醉,在距贲门和幽门 1.5 cm 处切除胃,沿胃大弯剪开,用小棉球轻轻将胃黏液及血凝块擦掉,大体观察黏膜色泽、弹性、皱襞、黏液等情况。用游标卡尺测量胃黏膜损伤区域的长度和宽度,按照 Guth 标准评分,计算胃溃疡指数(ulcer index,UI)[27]。1 分,点状糜烂;2 分,糜烂长度<1 mm;3 分,糜烂长度 1~2 mm;4 分,糜烂长度 2~3 mm;5 分,糜烂长度>3 mm;损伤宽度>1 mm 则得分加倍,全胃得分之和即为 UI。

(2)光学显微镜观察:取胃窦小弯侧全层胃组织,10% 甲醛溶液固定,梯度乙醇脱水,常规石蜡包埋、切片、HE 染色,光镜结合病理图像分析系统观察胃组织形态学改变。

(3)电子显微镜观察:取靠近胃窦组织块(5 mm×5 mm),2.5% 戊二醛(用 0.1 mol/L 的磷酸缓冲液配制,pH 值 7.2~7.4)固定 12~24 h,0.1 mol/L 的磷酸缓冲液清洗 2 h 以上(中间换 2~3 次新液);再用 1% 的锇酸固定 1.5 h,用双蒸馏水洗至无锇酸气味;上升乙醇梯度脱水,醋酸异戊酯置换,常规临界点干燥,离子溅射仪中镀铂,电镜进行超微结构观察。

【模型评价】

1. 目前,运动应激性溃疡动物模型的复制方法主要包括两种:力竭性游泳运动和力竭性跑台运动,均可导致大鼠产生运动应激性溃疡,二者均可作为复制运动应激性溃疡模型的方法[5]。建模方法简单,省时,为研究运动应激性溃疡的产生机制及预防措施提供了有效的动物模型。

2. 力竭性游泳运动应激性溃疡大鼠模型无需增加额外的刺激,依靠动物本身的求生欲促使其游泳,避免了人为增加的应激因素,减少了实验干扰。但游泳只能控制运动的时间和负重量,无法灵活地调整其运动强度[5,28]。

3. 跑台运动可以通过调节运动的坡度、速度和时间,更好地控制运动强度。但需要电刺激或者发声装置促使动物运动,人为地增加了实验干扰,不排除有其他的损伤及情志影响导致实验结果的变化[28]。

4. 对比研究发现,与力竭性跑台运动大鼠模型相比,力竭性游泳运动大鼠模型的运动时间显著延长,溃疡指数明显增加。

5. 不同强度运动对胃肠道的影响差异很大,大强度运动尤其是力竭性运动能引起运动应激性溃疡;而疲劳状态的运动对胃组织形态结构无明显影响,不产生运动应激性溃疡[29]。

【参考文献】

[1] 林纯,杨雅琴,刘卫海,等.运动应激性胃溃疡发生机制探讨[J].中国疗养医学,2024,33(3):45-49.

[2] 赵敬国.力竭运动后大鼠胃组织一氧化氮含量的变化[J].中国运动医学杂志,2003,22(2):189-190.

[3] 赵敬国,李建文,王茂叶,等.运动应激性溃疡及其机制的实验研究[J].山东体育科技,2003,25(4):22-26.

[4] 李建文,赵敬国.低氧预适应对运动应激性胃溃疡的保护作用[J].中国临床康复,2005,9(12):190-191.

[5] 赵敬国.大鼠运动应激性溃疡模型的建立[J].山东体育科技,2002,24(2):25-26.

[6] 赵敬国,王福文.大鼠运动应激性胃溃疡的观察[J].中国运动医学杂志,2002,21(1):100-101.

[7] 李爽,李燕舞,阿拉木斯.力竭性运动对大鼠胃组织损伤的研究[J].成都体育学院学报,2008,34(1):81-83.

[8] 汶希,陈楚杰,陈建新.大黄提取液干预运动应激性胃溃疡大鼠模型的实验研究[J].中医学报,2012,27(5):585-587.

[9] 庞辉,何惠.螺旋藻对力竭运动大鼠胃溃疡的作用[J].中国运动医学杂志,2007,(04):475-476.

[10] 胡柏平,范学辉.电针足三里穴对运动应激性溃疡大鼠几种脑肠肽含量的影响[J].中国体育科技,2008,44(2):133-135,143.

[11] 范学辉.电针足三里穴及腹腔注射L-Arg对大鼠运动应激性溃疡防治作用的实验研究[D].西安:陕西师范大学,2005.

[12] 胡柏平,倪静.运动应激性胃溃疡动物模型的建立及其行为学评价[J].体育科学,2007,27(11):55-60.

[13] 倪静.不同运动模型诱发大鼠应激性胃溃疡的实验研究及党参的防治作用[D].西安:陕西师范大学,2007.

[14] 潘亚亚.不同运动模型诱发应激性胃溃疡及甘草预防的实验研究[D].西安:陕西师范大学,2009.

[15] 洪涛.大黄对运动应激性胃溃疡、胃泌素及自由基和运动耐力的影响[D].西安:陕西师范大学,2007.

[16] 王小梅.白术对不同运动模型诱发的应激性胃溃疡防治作用实验研究[D].西安:陕西师范大学,2007.

[17] 王小梅,景会锋.白术对运动应激性溃疡大鼠胃组织中自由基含量及 HSP70 表达的

影响[J]. 天津体育学院学报,2008,23(5):453-456.

[18] BEDFORD T G,TIPTON C M,WILSON N C,et al. Maximum oxygen consumption of rats and its changes with various experimental procedures[J]. J Appl Physiol Respir Envir-onExerc Physiol,1979,47(6):1278-1283.

[19] 曹艳霞,白光斌. 白术多糖对运动应激性溃疡大鼠抗氧化作用和胃黏膜 Bcl2,Bax 表达影响的实验研究[J]. 西北大学学报(自然科学版),2016,46(4):553-557.

[20] 毕云生,徐建江,张淑瑜,等. 胃得安片对大鼠应激性胃溃疡炎性因子和胃酸分泌的抑制作用[J]. 解放军药学学报,2017,33(3):215-217.

[21] 毕云生,徐建江,李允江,等. 胃得安片对应激性胃损伤模型大鼠胃功能及胃组织中 EGF、EGFR 表达的影响[J]. 中国药房,2017,28(25):3528-3531.

[22] 谢田. 胃溃疡实验动物模型制作方法的研究进展[J]. 中国伤残医学,2014,22(10):309-310.

[23] 徐晶晶,黄萍,吴清和,等. 胃疡宁丸抗实验性胃溃疡的药效及机制研究[J]. 中国中药杂志,2013,38(5):736-739.

[24] 许晶,李小秋. 慢性应激抑郁模型的建立及评价[J]. 中国行为医学科学,2003,12(1):14-17.

[25] WILLNER P. Validation criteria for animal models of human mental disorders:learned helplessness as a paradigm case[J]. Prog Neuropsychopharmacol Biol Psychiatry,1986,10(6):677-690.

[26] MESSAOUDI M,DESOR D,GRASMÜCK V,et al. Behavioral evaluation of visceral pain in a rat model of colonic inflammation[J]. Neuroreport,1999,10(5):1137-1141.

[27] GUTH P H,AURES D,PAULSEN G. Topical aspirin plus HCl gastric lesions in the rat. Cytoprotective effect of prostaglandin,cimetidine,and probanthine[J]. Gastroenterology,1979,76(1):88-93.

[28] 罗敏怡. 半夏泻心汤对运动应激性胃溃疡大鼠胃黏膜的保护机制研究[D]. 广州:广州中医药大学,2021.

[29] 景会锋,王小梅,胡炜. 疲劳和力竭运动对大鼠胃组织形态结构和功能影响的实验研究[J]. 四川体育科学,2009(2):38-41.

二、损伤应激性溃疡模型

(一)颅脑创伤应激性溃疡模型

【基本原理】

创伤性脑损伤(traumatic brain injury,TBI)可由于其神经系统功能改变引起应激性溃疡(stress ulcer),临床称为库欣溃疡(Cushing ulcer),其发生与 TBI 的严重程度密切相关,即病情越重,其发生率越高。采用电子皮质损伤撞击仪打击的方法,建立大鼠颅脑创伤应激性溃疡(stress ulcer,SU)模型。

【实验材料】

1. 药品试剂　①麻醉药品:戊巴比妥钠,水合氯醛,乌拉坦,盐酸氯胺酮注射液等。②组织固定液:10%甲醛溶液或4%多聚甲醛溶液等。③其他:乙醇,二甲苯,HE染液等。

2. 仪器设备　电子皮质损伤撞击仪(electronic cortical contusion impactor,eCCI),脑立体定位仪,多普勒激光流量计,生物显微镜,病理图像分析系统,牙科钻,常规手术器械等。

3. 实验动物　SD或Wistar大鼠,体重280~300 g,雌雄兼用。

【方法步骤】[1-2]

实验用雄性SD大鼠,随机分为假手术(sham)组、轻度创伤性脑损伤(mild traumatic brain injury,mTBI)组和重度创伤性脑损伤(severe traumatic brain injury,sTBI)组,5%水合氯醛腹腔麻醉(6 mL/kg),固定于立体定位仪,头部备皮消毒,手术刀片沿正中切开头皮,剥脱分离骨膜,以牙科钻在冠状缝后5 mm、矢状缝右侧5 mm交汇处,扩大骨窗至5 mm×5 mm,保持硬膜完整。待夹尾反射出现后,将其固定于eCCI上。mTBI组大鼠设置打击深度2 mm,持续时间120 ms,打击速率3 m/s,打击1次。sTBI组大鼠设置打击深度4 mm,持续时间120 ms,打击速率4 m/s,打击1次。sham组大鼠除不进行打击外,余步骤同模型组。

【观察指标】

1. 神经功能缺损评分(neurological severity score,NSS)[3]　分别于eCCI打击后24 h和48 h,对大鼠进行NSS评分。大鼠出现平衡障碍、向轻瘫侧倾倒、抱紧平衡木肢体从平衡木垂落可认为是mTBI;sTBI在以上症状体征出现同时伴有耳郭反射、角膜反射和惊恐反射消失,甚至可以出现肌阵挛和肌张力障碍。

2. 胃组织血流量　术后48 h,将大鼠用水合氯醛溶液腹腔麻醉,正中线剖腹,游离胃组织,将激光多普勒血流仪探头分别置于胃底部、胃大弯、贲门部和幽门部4处,测定胃黏膜表面血流量。

3. 病理组织学检查

(1)大体观察:术后48 h,将大鼠深麻醉下处死,应用多聚甲醛灌流固定后,正中线开腹游离胃,在距贲门和幽门1.5 cm处切除胃,沿胃大弯剪开,生理盐水冲洗胃组织内壁残留物,肉眼观察黏膜色泽、弹性、皱襞、黏液等情况。用游标卡尺测量胃黏膜损伤区域的长度和宽度,按照Guth标准评分,计算胃溃疡指数(ulcer index,UI)[4]。参见本节"大鼠运动应激性溃疡模型"。

(2)光学显微镜观察:取胃窦小弯侧全层胃组织,10%甲醛溶液固定,梯度乙醇脱水,常规石蜡包埋、切片,HE染色,光镜结合病理图像分析系统观察胃组织形态学改变。

4.其他　参见本节"大鼠运动应激性溃疡模型"。

【模型特点】

1.与假手术组比较,mTBI 组及 sTBI 组神经功能出现明显受损,主要表现为无法沿直线行走,平衡功能明显障碍,外周感知能力下降,NSS 评分显著升高,且 sTBI 组大鼠 NSS 评分明显高于 mTBI 组。

2.与假手术组比较,mTBI 组及 sTBI 组胃大弯处血流量无明显变化,贲门部近胃小弯处黏膜血流量显著下降,且 sTBI 组黏膜血流量显著低于 mTBI。

3.mTBI 组及 sTBI 组均有不同程度胃黏膜组织损伤,表现为黏膜表面有血痂,部分胃黏膜表面可见散在不规则点状出血灶,sTBI 组还可见黏膜水肿及片状出血灶,部分黏膜可见皱襞变浅甚至消失。光镜下可见 mTBI 组及 sTBI 组大鼠部分黏膜上皮萎缩,正常腺体结构出现萎缩,部分可见红细胞渗出,黏膜下层有炎症细胞浸润现象。

【模型评价】

1.大鼠颅脑创伤后存在应激性溃疡,应用脑皮质撞击仪可成功建立颅脑创伤后应激性溃疡大鼠模型,模型大鼠出现明显的神经功能障碍和颅脑创伤后应激性胃黏膜损伤和胃溃疡。

2.应用脑皮质撞击仪制备应激性溃疡动物模型,需要特殊的仪器设备,从而影响该模型的推广与应用。

【参考文献】

[1]周小嫔,王衍廷,刘斌.Wnt1 和 LGR5 在颅脑创伤后应激性溃疡大鼠胃黏膜中的表达变化[J].中国病理生理杂志,2021,37(1):72-77.

[2]邱晓伟,程世翔,涂悦,等.应用脑皮质撞击仪建立颅脑创伤后应激性溃疡动物模型的研究[J].中国医药,2014,9(5):657-660.

[3]WANG Z,YAO W,DENG Q,et al. Protective effects of BDNF overexpression bone marrow stromal cell transplantation in rat models of traumatic brain injury[J]. J Mol Neurosci,2013,49(2):409-416.

[4]GUTH P H,AURES D,PAULSEN G. Topical aspirin plus HCl gastric lesions in the rat. Cytoprotective effect of prostaglandin, cimetidine, and probanthine [J]. Gastroenterology,1979,76(1):88-93.

(二)脑出血应激性溃疡模型

【基本原理】

通过向脑内特定部位直接注入自体静脉血的方法,模拟人类脑出血性创伤,建立大鼠脑出血应激性溃疡(stress ulcer,SU)模型。

【实验材料】

1.药品试剂　①麻醉药品:戊巴比妥钠,水合氯醛,硫喷妥钠,盐酸氯胺酮注射液等。②组织固定液:10%甲醛溶液或4%多聚甲醛溶液,2.5%戊二醛,1%的锇酸等。
③其他:乙醇,二甲苯,HE染液等。

2. 仪器设备　脑立体定位仪,多普勒激光流量计,生物显微镜,病理图像分析系统,牙科钻,常规手术器械等。

3. 实验动物　雄性SD大鼠,体重220~260 g。

【方法步骤】[1-3]

1. 术前准备　实验用SD大鼠,硫喷妥钠腹腔注射麻醉(50 mg/kg),俯卧位固定,用8%硫化钠溶液对头顶部进行脱毛处理,碘酒消毒,酒精脱碘,铺孔巾暴露头顶部术野。

2. 自体血颅内注射　以右侧眼耳连线中点偏头顶正中线右侧切开头顶部皮肤约1 cm,钝性分离浅筋膜至头骨。用颅钻于右侧眼耳连线中点偏头顶正中线右侧约3 mm头顶部皮肤切开处钻穿颅骨,孔径为1 mm。用1 mL注射器于尾静脉抽取200 μL自体血,立即从颅顶钻孔处垂直进针约6 mm,缓慢将静脉血注射入右脑实质内,注射完毕留针约0.5 min后缓慢出针,以钻孔不渗出血为宜。将切口皮肤缝合,涂抹碘酒后将大鼠置笼内待观。

3. 术后处理　造模后的大鼠精神萎靡,行动迟缓,动作不协调,被毛蓬松,不活跃,对外界声响刺激反应迟钝。尾静脉注射生理盐水,200 μL/次,1次/d,连续3 d。

【观察指标】

1. 一般情况观察　观察实验期间大鼠的精神状态、体重变化、毛色、饮食、活动等情况。

2. 脑组织含水量测定　术后72 h,麻醉下取脑,取部分脑组织,分析天平测湿重后放入80 ℃恒温干燥箱内烘干24 h,重复测定至恒重,计算脑组织含水量。

脑组织含水量(%)=(脑组织湿重-脑组织干重)/(湿重-管重)×100%

3. 病理组织学检查

(1)脑组织:经脑表面穿刺点冠状切开标本,取穿刺点后约3 mm组织放入4%多聚甲醛液固定,乙醇梯度脱水,常规石蜡包埋、切片,HE染色,光镜结合病理图像分析系统观察血肿及周围脑组织病理形态学改变。取脑组织块(5 mm×5 mm),2.5%戊二醛固定12~24 h,0.1 mol/L的磷酸缓冲液清洗再用1%的锇酸固定1.5 h,上升乙醇梯度脱水,醋酸异戊酯置换,常规临界点干燥,离子溅射仪中镀铂,电镜下观察脑细胞超微结构。

(2)胃组织:剖腹将胃游离取出,沿胃大弯剪开胃壁使胃黏膜外翻,将胃平铺用生理盐水冲洗干净,分别于20倍立体显微镜下对胃黏膜进行观察溃疡指数[4]和溃疡发生率。取胃窦小弯侧全层胃组织,4%多聚甲醛液固定,乙醇梯度脱水,常规石蜡包埋、切片,HE染色,光镜结合病理图像分析系统观察胃组织病理形态学改变。取胃组织块(5 mm×5 mm),2.5%戊二醛固定12~24 h,0.1 mol/L的磷酸缓冲液清洗再用1%的锇酸固定1.5 h,上升乙醇梯度脱水,醋酸异戊酯置换,常规临界点干燥,离子溅射仪中镀铂,电镜下观察胃黏膜细胞超微结构。

4.其他 参见本节"颅脑创伤应激性溃疡模型"。

【模型特点】

1.模型大鼠精神萎靡,行动迟缓,动作不协调,被毛蓬松,不活跃,对外界声响刺激反应迟钝。

2.与对照组比较,模型大鼠脑含水量增加,光镜可见观察到脑组织坏死出血病灶;电镜下部分神经元细胞线粒体肿胀、嵴断裂,内质网稀疏或扩张。

3.模型组大鼠胃黏膜溃疡发生率为30%,溃疡指数为15。胃组织光镜可见组织坏死出血病灶;电镜下部分胃壁细胞线粒体肿胀、嵴断裂,内质网稀疏或扩张。

【模型评价】

1.采用自体尾静脉血颅内注射的方法,建立大鼠脑出血应激性胃溃疡模型,模型动物出现胃黏膜损伤和胃溃疡,与临床创伤应激性溃疡的病理特征基本符合。可能与脑出血导致的胃肠道血液供应减少、胃酸分泌过多、胃肠道蠕动减慢及神经功能紊乱等因素有关。该模型为研究脑出血致应激性胃溃疡的病理机制、防治措施及药物研发提供了实验基础。

2.该实验采用非精准穿刺法造模,尽量模型了临床脑出血位置的不确定性,为临床研究治疗干预措施的靶点和途径提供了一个良好实验动物模型的选择[4-5]。

3.采用自体静脉血颅内注射法复制脑出血致应激性胃溃疡模型,胃黏膜溃疡发生率相对较低(30%),从而制约该模型的广泛应用。

【参考文献】

[1]黄幸青,饶文霖,刘晓燕,等.脑出血致应激性溃疡大鼠模型的建立[J].实用医学杂志,2008,24(21):3636-3639.

[2]刘晓燕,黄幸青,钟延东.建立脑出血致应激性溃疡大鼠模型实验的护理配合[J].护理实践与研究,2009,6(13):6-9.

[3]NATH F P,JENKING A,MENDELOW D,et al. Early homodynamic changes in experimental intracerebral hemorrhage[J]. J Neurosurg,1986,65(5):697-703.

[4]GUTH P H,AURES D,PAULSEN G. Topical aspirin plus HCl gastric lesions in the rat. Cytoprotective effect of prostaglandin, cimetidine, and probanthine [J]. Gastroenterology, 1979,76(1):88-93.

[5]尹斌,刘真,贾赤宇.应激性溃疡动物模型建立的研究进展[J].中华损伤与修复杂志(电子版),2015,10(5):431-433.

(三)失血性休克应激性溃疡模型

【基本原理】

失血性休克应激性溃疡是临床中一种严重的并发症,多发生于严重创伤、大手术或重大出血后,其发病机制复杂,涉及神经内分泌、血流动力学及局部黏膜防御等多个方面。采用股动脉放血的方法,模拟人类失血性休克,建立大鼠失血性休克应激性溃疡(stress ulcer,SU)模型。

【实验材料】

1. 药品试剂　①麻醉药品:戊巴比妥钠,水合氯醛,乌拉坦,盐酸氯胺酮注射液等。②组织固定液:10%甲醛溶液或4%多聚甲醛溶液等。③其他:乙醇、二甲苯、HE染液,丙二醛(malondialdehyde,MDA)、超氧化物歧化酶(superoxide dismutase,SOD)、黄嘌呤氧化酶(xanthine oxidase,XOD)、一氧化氮(nitric oxide,NO)试剂盒等。

2. 仪器设备　酶标仪,分光光度计,生物显微镜,病理图像分析系统,常规手术器械等。

3. 实验动物　雄性 SD 或 Wistar 大鼠,体重 250~350 g。雌雄各半。

【方法步骤】[1]

实验用 SD 大鼠,随机分为正常对照组、休克组和再灌注组。休克组实验前禁食不禁水 24 h,5% 乌拉坦腹腔注射麻醉(4 mL/kg),舌下静脉注射肝素抗凝,颈总动脉插管监测平均动脉压,股动脉插管,10 min 内放全血的 20%~30%,维持平均动脉压在 30 mmHg左右。再灌注组同上放血,在放血结束 40 min 后行全血股动脉回输。术后 90 min 进行相关指标检查。

【观察指标】

1. 胃溃疡指数(ulcer index,UI)[2]　术后 90 min,在距贲门和幽门 1.5 cm 处切除胃,沿胃大弯剪开、展平、冲洗,大体观察黏膜色泽、弹性、皱襞、黏液等情况。用游标卡尺测量胃黏膜损伤区域的长度和宽度,按照 Guth 标准评分,计算 UI。1 分:点状糜烂;2 分:糜烂长度<1 mm;3 分:糜烂长度 1~2 mm;4 分:糜烂长度 2~3 mm;5 分:糜烂长度>3 mm。损伤宽度>1 mm 则得分加倍,全胃得分之和即为 UI。

2. 光学显微镜观察　取胃窦小弯侧全层胃组织,10%甲醛溶液固定,梯度乙醇脱水,常规石蜡包埋、切片,HE染色,光镜结合病理图像分析系统观察胃组织形态学改变。

3. 胃组织 SOD、MDA、XOD、NO 含量测定　取胃组织,冷盐水漂洗,去除血液及食物残渣,滤纸擦干后称重,加 9 倍冷生理盐水,眼科剪剪碎,玻璃匀浆管匀浆,制成 10%组织匀浆,4 000 r/min 离心 15 min,取上清液,按试剂盒说明书操作,比色法测定胃组织 SOD、MDA、XOD、NO 含量。

4. 其他　参见本节"颅脑创伤应激性溃疡模型"。

【模型特点】

与正常对照组比较,休克组大鼠胃溃疡指数明显增高,胃黏膜层小血管轻度扩张、淤血,毛细血管增多,少量白细胞浸润。再灌注组胃黏膜层血管明显扩张、淤血,有大量白细胞浸润,腺体呈大片状结构破坏。

【模型评价】

1. 采用股动脉放血及放血后动脉血回输的方法,模拟人类失血性休克和再灌注损伤,建立大鼠失血性休克应激性溃疡模型。该模型在病理生理改变、溃疡发生部位及形态特征等方面与临床实际情况具有较高相似性。

2.该模型通常具有较高的溃疡形成效率,尤其是在合适的失血程度、复苏策略和观察时间内。通过精确控制实验条件,多数实验动物能在规定时间内表现出明显的胃黏膜损伤,包括点状出血、糜烂至浅表溃疡等病变。

3.构建准确可靠的失血性休克应激性溃疡动物模型,对于深入研究其病理生理机制、评估治疗效果及新药研发具有重要意义。

4.模型建立涉及麻醉、放血、复苏、观察等多个环节,对操作者的技术要求较高。通过严格遵循实验操作规范,该模型具有较高的稳定性。通过标准化实验条件(如失血量、复苏速度、观察时间等),可以减少实验间的变异,提高实验结果的可靠性和重复性。

【参考文献】

[1]贾玉红,姜妙娜,马天舒.再灌注对失血性休克大鼠应激性胃溃疡的影响及维拉帕米的防治作用[J].大连医科大学学报,2008,30(60):514-517.

[2]GUTH P H,AURES D,PAULSEN G. Topical aspirin plus HCl gastric lesions in the rat. Cytoprotective effect of prostaglandin, cimetidine, and probanthine [J]. Gastroenterology, 1979,76(1):88-93.

(四)烧伤应激性胃溃疡模型

【基本原理】

大面积烧伤是应激性溃疡的高危因素之一,严重烧伤引起的应激性溃疡又称为Curling溃疡。目前认为烧伤引起的应激性溃疡是在胃黏膜缺血基础上,胃黏膜屏障受损,胃酸、十二指肠液反流,以及感染等损伤因素共同作用的结果。采用热水、蒸汽或火焰等方法,模拟临床大面积重度烧伤,建立大鼠、犬、豚鼠和兔烧伤应激性溃疡(stress ulcer,SU)模型。

【实验材料】

1.药品试剂   ①麻醉药品:戊巴比妥钠,水合氯醛,乌拉坦,盐酸氯胺酮注射液等。②组织固定液:10%甲醛溶液或4%多聚甲醛溶液等。③标准品与试剂盒:ATP、ADP、AMP标准品,SP、PV即用型试剂盒,DAB显色试剂盒等。④其他:乙醇、二甲苯,高氯酸,碳酸钾,分子右旋糖酐,HE染液等。

2.仪器设备   蒸汽烧伤实验仪,pH/mV型pH计,γ-计数仪,酶标仪,生物显微镜,病理图像分析系统,常规手术器械等。

3.实验动物   ①SD或Wistar大鼠,体重180~220 g,雄性或雌雄各半。②健康杂种犬,体重8~15 kg,雌雄兼用。③健康豚鼠,体重330~350 g,雄性或雌雄兼用。④健康家兔,体重2.0~2.5 kg,雌雄兼用。

【方法步骤】

1.大鼠背部皮肤烧伤应激性胃溃疡模型

(1)蒸汽烧伤实验仪致伤法[1]

1)方法:实验用 Wistar 大鼠,体重 200～250 g,雌雄各半。将大鼠背部用10%硫化钠脱毛,称重后用2.5%戊巴比妥钠腹腔内注射麻醉(40 mg/kg),用蒸汽烧伤实验仪致伤大鼠背部8 s,造成30%体表面积Ⅲ度烧伤(病理切片证实)。

2)特点:模型大鼠胃黏膜中胃体、胃底等处明显损伤,可见点状出血、水肿、糜烂甚至溃疡形成,但胃窦部少见受累,仅可见少许点状出血。胃黏膜可发现明显出血,部分表皮细胞受损脱落,黏膜下层充血、水肿。大鼠烧伤后6 h可见明显的胃黏膜损伤,损伤程度呈时间依赖性增加,伤后24 h胃黏膜损伤程度最为严重,胃黏膜损伤指数(UI)为12.74±1.92。

(2)热水致伤法[2-3]

1)方法:实验用雄性SD大鼠,体重180～210 g。禁食24 h、禁水1 h后,1%戊巴比妥钠腹腔内注射麻醉(40 mg/kg),将动物背部电推剃毛,置剃毛区于100 ℃水浴中12 s,造成30%体表面积Ⅲ度烧伤(病理切片证实)。于伤后1 h,以等渗盐水腹腔注射(40 mL/kg)复苏,放回鼠笼,自由饮水,仍禁食。分别与伤后24 h、48 h进行相关指标检测。

2)特点:①烧伤后24 h,模型组大鼠胃液 pH 值3.30±0.42,较正常组显著升高;胃黏膜明显充血、水肿,表面附有少量血痂,腺胃部散在多量点状或线状糜烂、出血,UI 为15.80±3.11,明显高于正常组;表层上皮有部分坏死、脱落,局部腺体结构紊乱。②烧伤后48 h,胃液 pH 值为3.44±0.22,与正常组差异显著,而与24 h组相比无明显差异;胃黏膜面附有大量血痂,腺胃部弥漫性点线状出血、糜烂及溃疡形成,UI 达27.00±4.00,明显高于烧伤24 h组,表明随应激时间延长胃黏膜损伤程度明显加重;黏膜少量出血、坏死,黏膜中断,溃疡形成,溃疡周围黏膜明显充血水肿。③与正常组比较,模型组大鼠胃黏膜血流量显著降低,能荷水平明显减少,胃酸分泌功能显著抑制。

2.犬背部皮肤凝固汽油烧伤应激性胃溃疡模型[4]

(1)方法:犬背部剃毛,用3%凝固汽油燃烧50 s,造成25%面积的Ⅲ度烧伤(病理切片证实)。伤后立即肌内注射哌替啶100 mg,24 h内静脉滴注5%葡萄糖氯化钠注射液和10%葡萄糖注射液抗休克处理。伤后创面直接暴露并涂以硝酸银软膏以防感染伤,第2天进食、进水,第6天由股动脉放血处死进行相关指标检测。

(2)特点:模型犬胃黏膜表面高低不平,有较多态出物,黏膜面除有糜烂外,突出的改变是可见到大小不等的黏液样坏死区。有的表面坏死物脱落已形成小表浅溃疡,坏死区 Alcian 蓝及黏液卡红染色均呈阳性。未坏死区域可见黏膜面形成较深的沟槽,小沟内充满黏液。胃小凹普遍增宽加深,颈细胞增生,胞浆透亮,其内充满黏液。有的黏膜以上皮细胞透亮的腺体为主。在坏死的黏膜区及正常胃小凹的腺体中可见到短杆状的细菌集落,尤以坏死区最多,该菌革兰氏染色、镀银染色及 Warthin-Starry 染色均为阳性。间质血管扩张充血,可见较多的炎细胞(中性粒细胞、浆细胞)浸润。透射电镜观察胃黏膜上皮细胞内可见大量分泌颗粒;胃底腺壁细胞内线粒体肿胀,部分嵴消失,基质密度降低,分泌小管扩张,粗面内质网扩张,核染色质以常染色质为主;主细胞内分泌颗粒增多,粗面内质网扩张;颈黏液细胞内线粒体肿胀,内质网扩张,滑面内质网增生,黏液滴增多。扫描电镜可见胃黏膜表面高低不平,部分黏液层脱落,整个胃黏膜表面可见较多的小表浅溃疡形成,表面有较多的血细胞和纤维蛋白渗出。

3. 豚鼠酒精火口鼻区烧伤应激性胃溃疡模型[5]

(1)方法:实验用雄性成年豚鼠,体重 330~350 g。将豚鼠轻度麻醉后,以酒精火造成口鼻区域深Ⅱ度至Ⅲ度烧伤,面积相当于总体表面积的 2%。常规饲养 48 h 后处死,进行相关指标检测。

(2)特点:模型组豚鼠胃和结肠溃疡、出血发生率 54.35%,其中,胃溃疡出血占76%,结肠溃疡出血占12%,胃、结肠均出血占12%。胃部溃疡大多为浅表和多发性溃疡。约 1/3 的模型动物伴有严重的胃肠充气;未发现溃疡穿孔者。

4. 兔高压电烧伤应激性胃溃疡模型[6]

(1)方法:实验用健康家兔,体重 2.0~2.5 kg,雌雄兼用。①8% 硫化钠溶液于左前肢、右后肢及腹部脱毛,1% 戊巴比妥钠溶液耳缘静脉注射麻醉(3 mL/kg),半卧位固定于实验台上,碘伏溶液腹部消毒,侧腹壁切口,暴露胃底部,在距贲门 1 cm 的胃大弯处用手术剪剪去直径约 0.8 cm 的一部分浆肌层,暴露胃黏膜下层,结扎窗口边缘出血点并用0 号无菌丝线固定观测窗,在落射卤素灯光源下用微循环显微镜观察。采用电磁保温仪对家兔保温,并监测肛温恒定在 38 ℃左右。胃底微循环观测窗滴恒温灌流仪中的 37 ℃恒温生理盐水保持温度与湿度。高压电击时结扎腹壁缝线关腹。②断开输出电路开关,将麻醉家兔置于电击台上,四肢固定,取右前肢近心端外侧接带有输入端电线(2.5×2.5)cm² 电极板作入口,右后肢近心端外侧接带有输出端电线的(2.5×2.5)cm² 电极为出口,调节调压器使升压器输出电压升至 10 000 V;接通输出电路开关,通电 5 s,电流强度为(1.85±0.25)A,电流从左上肢流入,经过躯干从右后肢出,有典型的"入口"和"出口",此时兔高压电烧伤模型复制完成。正常组除不通电流外,其余处理步骤同实验组。

(2)特点:①术后 6 h,模型家兔胃黏膜可见咖啡色溃疡面,溃疡长度之和为(25.20±5.91)mm。②电击后微动脉即刻收缩,1 h 扩张,以后逐渐恢复;微静脉即刻收缩,并较快恢复为电前状态,4~6 h 再次出现收缩现象;致伤即刻微动、静脉血流速度明显减慢,1 h以后加快,2 h 再次减慢;致伤即刻黏膜层毛细血管网扩张,渗出明显,1 h 缓解,2 h 以后随时间逐渐加重。

【观察指标】

1. 胃黏膜血流量测定[2,7] 将动物麻醉后仰卧位固定,右颈总动脉插管,在多道生理记录仪压力换能器监测下,使导管前端达左心室。分离左侧股动脉,向近心端插入聚乙烯导管,经三通与恒速抽血泵上固定的 1 mL 肝素化注射器相连,以备抽取参考血标本。

抽取参考血标本,10 s后经左心室导管匀速注入充分混合的红细胞放射性微球悬液0.1 mL(加低分子右旋糖酐0.9 mL),注射时间持续10 s,参考血标本抽取时间为60 s,抽血速率为1 mL/min。取出胃组织,以生理盐水冲洗表面血迹,滤纸吸干,刮取黏膜称重后放入测定管内,与标本一起在γ-计数仪上测定样本每分钟计数值(cpm),计算胃黏膜组织血流量。

2. 胃黏膜 ATP、ADP、AMP 含量和能荷(energy charge,EC)测定[2,8] 动物麻醉后剖腹游离胃,沿胃大弯剪开胃壁,冰盐水冲洗黏膜残渣,迅速取腺胃黏膜0.2~0.3 g,于液氮浴中将其碾磨成粉末状,在预冷的组织匀浆器中按1:20(*W/V*)比例加入10%高氯酸,冰浴下(0 ℃)匀浆30 min,高速离心(15 000 r/min,30 min,4 ℃),取上清用5 mol/L碳酸钾中和至pH值7.0~7.6。以同样条件再次离心去沉淀,上清于-70 ℃保存待测。采用反相高效液相色谱行样品分析,根据标准曲线,通过色谱工作站软件计算标本ATP、ADP、AMP含量(μmol/g),按下式计算EC。

$$EC=(ATP+0.5ADP)/(ATP+ADP+AMP)$$

3. 胃液 pH 值测定[3] 将大鼠用1%戊巴比妥钠腹腔注射麻醉(40 mg/kg),剖腹游离胃,用两把止血钳分别夹住贲门和幽门,于皮肤区剪一小切口,插入pH/mV型pH计的pH电极,使电极头接触到胃液,测定胃液pH值。

4. 病理组织学检查

(1)胃黏膜损伤指数(ulcer index,UI)[9]:根据实验要求,分别在各时相点将动物麻醉、剖腹取胃,沿胃大弯剪开,生理盐水冲洗,大体观察胃黏膜色泽、弹性、皱襞、黏液等情况,测量胃黏膜损伤区长度和宽度,按Guth标准计分,计算UI。1分:点状糜烂;2分:糜烂长度<1 mm;3分:糜烂长度1~2 mm;4分:糜烂长度2~3 mm;5分:糜烂长度>3 mm。损伤宽度>1 mm则得分加倍,全胃得分之和即为UI。

(2)光学显微镜观察:分别在胃窦、胃体及病损处各取胃黏膜2块,10%甲醛溶液固定,梯度乙醇脱水,常规石蜡包埋、切片,HE染色,光镜结合病理图像分析系统观察胃组织形态学改变。

(3)电子显微镜观察:取胃黏膜组织,用2.5%戊二醛和1%锇酸双重固定,梯度丙酮脱水,环氧树脂618包埋,超薄切片机切片,透射电镜观察。同时取其同样标本在固定基础上经脱水干燥、金属镀膜处理后行扫描电镜观察。

【模型评价】

1. 大面积烧伤是应激性溃疡的高危因素之一,早在1823年,Cumin及Swan首次把急性上消化道病变与烧伤联系起来,但直到1842年Curling报告了10例大面积烧伤患者并发十二指肠溃疡才真正被引起足够的重视,严重烧伤引起的应激性溃疡也因此被称为Curling溃疡。

2. 烧伤(烫伤)亦是一种应激原。当动物遭遇大面积烫伤时,与其他应激因素刺激一样,可导致交感神经系统兴奋性增强,引起胃血管收缩,黏膜屏障功能下降,最终诱发应激性溃疡的发生。

3.由于烧伤动物模型的复制方法较难控制,影响因素较多、复杂且诱发的病变与人类的消化性溃疡有所不同,所以近年来较少有人使用[10]。

【参考文献】

[1]张红艳,吕农华,谢勇,等.HSP60和HSP70在严重烧伤大鼠胃黏膜的表达及对胃黏膜的保护作用[J].江西医学院学报,2008,48(2):34-37.

[2]朱立,杨宗诚,黎鳌,等.大鼠严重烧伤早期胃酸分泌功能改变的机制及其在急性胃黏膜损害防治中的意义[J].中华普通外科杂志,2000,15(2):23-25.

[3]彭国林.不同躯体应激状态下大鼠胃壁细胞形态变化[D].上海:第二军医大学,2004.

[4]周其金,黄应堂,续正瑞.严重烧伤时胃肠黏膜病变的实验研究[J].西北国防医学杂志,1992,13(2):1-3,81.

[5]宋志军,张明安.烧伤后免疫功能损害机理的初步研究[J].广西医学院学报,1988,5(2):36-42.

[6]张庆富,张海华,张景.实验高压电烧伤胃黏膜微循环动态变化及意义[J].中国微循环,2007,11(3):184-187.

[7]CHI M. HAN-ZHANG W. Measuremnent of rejionel bone bood flowy in the canine mandlibular ramus using radiolablled toad red blood cells[J]. Chin Med Sci J,1994,9(2):87-90.

[8]ATKINSON D E. The energy charge of the adenylate pool as a regulatory parameter. Interaction with feedback modifiers[J]. Biochemistry,1968,7(11):4030-4034.

[9]GUTH P H,AURES D,PAULSEN G. Topical aspirin plus HCl gastric lesions in the rat. Cytoprotective effect of prostaglandin, cimetidine, and probanthine [J]. Gastroenterology,1979,76(1):88-93.

[10]周光兴,高诚,徐平,等.人类疾病动物模型复制方法学[M].上海:上海科学技术文献出版社,2007.

三、非创伤应激性胃溃疡模型

(一)束缚-浸水应激性胃溃疡模型

【基本原理】

束缚-浸水应激(restraint water-immersion stress,RWIS)法是一种特殊的生理-心理复合应激处理方式,通过将动物束缚固定并浸入冷水中,动物在制动和低温2种外部应激因素的综合干预下,能在极短的时间内产生迷走神经介导的胃运动亢进、胃酸分泌增多以及胃黏膜损伤和溃疡形成等胃的功能障碍和病理现象。采用RWIS方法,建立大鼠、小鼠和豚鼠应激性胃溃疡(stress ulcer,SU)模型。

【实验材料】

1. 药品试剂 ①麻醉药品:戊巴比妥钠,水合氯醛,乌拉坦,盐酸氯胺酮注射液等。②组织固定液:10%甲醛溶液或4%多聚甲醛溶液等。③试剂盒和标准品:丙二醛(malondialdehyde,MDA)、超氧化物歧化酶(superoxide dismutase,SOD)、过氧化氢酶(catalase,CAT)、一氧化氮(nitic oxide,NO)、诱导型一氧化氮合酶(inducible nitric oxide synthase,iNOS)检测试剂盒,考马斯亮兰蛋白定量试剂盒,5 - 羟色胺(5 - hydroxytryptamine,5-HT)、去甲肾上腺素(norepinephrine,NE)、多巴胺(dopamine,DA)、5-羟吲哚乙酸(5-hydroxyindoleacetic acid,5-HIAA)、肾上腺素(epinephrine,E)标准品等。④其他:乙醇,二甲苯,HE染液等。

2. 仪器设备 胃电图仪,高效液相色谱系统,电化学检测器,多功能微孔板分析仪,高速冷冻离心机,电子超声匀浆器,立体显微镜,生物显微镜,病理图像分析系统,常规手术器械等。

3. 实验动物 ①SD或Wistar大鼠,体重180~220 g,雄性或雌雄兼用。②昆明种或ICR小鼠,体重18~22 g,雄性或雌雄兼用。③豚鼠,体重260~300 g,雌雄不拘。

【方法步骤】

1. 大鼠束缚水浸应激性胃溃疡模型[1-10]

(1)方法:实验用SD或Wistar大鼠,禁食不禁水24~48 h,轻度乙醚麻醉后,将四肢固定于鼠板上、笼中或自制管状金属网内(长20 cm,直径6.5 cm),以限制其活动,待其清醒后,将鼠板头部向上垂直浸入(20±1)℃的水浴中,液面保持在剑突水平,16~24 h后取出。

(2)特点:①模型组大鼠肉眼可见胃内出现暗红色血性物质,胃黏膜表面出现大面积弥散性水肿,部分胃黏膜脱落,可见点状或条索状溃疡面及出血点,出血点分布广泛,胃黏膜损伤指数(ulcer index,UI)与对照组比较明显升高。②光镜下可见胃黏膜细胞出现严重变形坏死,并出现多发性大面积浅表性溃疡,部分溃疡比较深,周围黏膜出现慢性炎细胞浸润。③与正常组比较,模型组大鼠胃组织SOD活性明显下降,iNOS活性显著增强,MDA、PGE_2含量显著增加。模型大鼠海马、皮质、下丘脑、纹状体等脑区中单胺类神经递质5-HT、NE、DA、5-HIAA含量及肾上腺组织中NE和E含量明显升高。

2. 小鼠束缚水浸应激性胃溃疡模型[11-16]

(1)方法:实验用昆明种或ICR小鼠,禁食不禁水24 h,轻度乙醚麻醉后,将四肢固定于鼠板上或特制鼠笼中,以限制活动,将鼠头部向上垂直浸入(20±2)℃的水浴中,液面保持在剑突水平,16~20 h后取出进行相关指标检测。

(2)特点:模型组大鼠肉眼可见胃黏膜片状出血灶,部分黏膜脱落,上附有深黑色血痂。光镜下可见胃壁四层结构层次清楚,上皮不完整,局部腺体结构紊乱,腺腔内较多脱落的上皮细胞碎片,胞质染色浅,可见透明环状空晕;黏膜表层可见多处带状缺损。胃组织SOD、CAT明显降低,MDA含量显著升高。

3. 豚鼠束缚水浸应激性胃溃疡模型[17]

（1）方法：实验用豚鼠，造模前禁食不禁水 24 h，将豚鼠四肢绑扎固定于木板上，记录完造模前胃电活动（electrical gastric activity，EGA）后，将动物直立浸于（23±1）℃的恒温水槽中，液面保持在胸骨剑突水平，浸泡 8 h，描记造模后 EGA，进行其他相关指标检测。

（2）特点：①与应激前比较，模型组豚鼠应激后 EGA 振幅明显降低，频率显著减少。②模型组豚鼠溃疡指数 15.88±13.39。

【观察指标】

1. 胃电图（Electrogastrogram，EGG）[17]　豚鼠清醒状态下，将无关针形电极插入右前肢皮下，右后肢电极接地，将单极针形记录电极插入脐中与剑突连线的上 1/6 处的皮下（相当于胃体部在体表的投影），胃电图仪描记，纸速 1 mm/s，灵敏度 150 μV/10 mm。电极安置完成后，静卧 5~10 min，EGA 记录 5 min，计算波幅和频率的平均值。

2. 脑组织单胺类神经递质含量测定[3]　根据实验需要，于应激后不同时间断头取脑，分别取海马、皮质、下丘脑、纹状体组织称重，加入一定体积预冷的 0.1 mol/L 高氯酸，电子超声匀浆器匀浆，4 ℃、14 000 r/min 离心 20 min，取上清液进行 5-HT、NE、DA、5-HIAA 含量测定。色谱柱：Waters Symmetry C18 column（150 mm×3.9 mm，5 μm）；流动相：乙腈：甲醇：水相（3：19：78），其中水相组成为 0.1 mol/L KH_2PO_4、0.01 mol/L OSA 和 0.1 mmol/L EDTA，并用磷酸调 pH 值至 3.4；柱温 35 ℃，流速 1.0 mL/min；检测器电压为 +0.7 V，参比电极为 Ag/AgCl。

3. 胃组织 SOD、MDA、CAT 含量测定[12]　取胃组织，冷盐水漂洗，去除血液及食物残渣，滤纸擦干后称重，加 9 倍冷生理盐水，眼科剪剪碎，玻璃匀浆管匀浆，制成 10% 组织匀浆，4 000 r/min 离心 15 min，取上清液，按试剂盒说明书操作。①采用黄嘌呤氧化酶法，分光光度计 550 nm 波长处测定 SOD 吸光度（OD 值），计算 SOD 活性。SOD 活性（U/mL）=（对照管 OD 值−测定管 OD 值）/对照管 OD 值/50%×（反应液总体积/取样量）。②采用硫代巴比妥酸法，分光光度计 532 nm 波长处测定 MDA 吸光度，根据标准曲线计算 MDA 含量（μmol/gprot）。③分光光度计 405 nm 波长处测定 CAT 吸光度，计算 CAT 活性。CAT 活性（U/mgprot）=（对照管 OD 值−测定管 OD 值）×271/（60×取样量）/待测样本蛋白浓度。

4. 病理组织学检查

（1）大体观察：术后 48 h，将大鼠深麻醉下处死，应用多聚甲醛溶液灌流固定后，正中线开腹游离胃，在距贲门和幽门 1.5 cm 处切除胃，沿胃大弯剪开，生理盐水冲洗胃组织内壁残留物，肉眼观察黏膜色泽、弹性、皱襞、黏液等情况。用游标卡尺测量胃黏膜损伤区域的长度和宽度，按照 Guth 标准评分，计算胃黏膜溃疡指数（ulcer index，UI）[18]。参见本节"大鼠运动应激性溃疡模型"。

（2）光学显微镜观察：取胃窦小弯侧全层胃组织，10% 甲醛溶液固定，梯度乙醇脱水，常规石蜡包埋、切片，HE 染色，光镜结合病理图像分析系统观察胃组织形态学改变。

5. 其他　参见本节"大鼠运动应激性溃疡模型"。

【模型评价】

1. 在众多非损伤应激性溃疡动物实验研究中,束缚-浸水模型应用最为广泛。其发生机制目前认为是在动物受到应激源刺激后,交感神经系统兴奋增加,引起血管收缩,从而导致黏膜缺血缺氧,抵抗力下降;同时副交感神经-垂体-肾上腺系统兴奋性升高,引起胃酸、胃蛋白酶和胃泌素分泌增加从而引起应激性溃疡。延髓胃肠初级中枢-迷走复合体(dorsal vagal complex,DVC)神经元的活动亢进以及迷走神经的介导,是束缚-浸水应激引起的应激性胃机能亢进及胃黏膜损伤的重要机制之一。

2. 束缚-浸水大鼠模型中,一般水浸 3 h 胃黏膜开始发生溃疡,7~8 h 时胃黏膜出现多发性、出血性糜烂小点,20 h 后胃黏膜的病变加重,但病损过黏膜肌层,且以腺胃为重,病变部位通常沿血管走行分布,表面覆盖凝血,擦去凝血可见深褐色条索状溃疡。

3. 该模型复制方法简单、成功率高、重复性好,与人类应激性胃溃疡的自然发展过程相似度高,抗胆碱药及中抑制药可以减少其发生率,是抗胃溃疡药物研究领域中的一种较为常见的实验模型,亦是现代医学研究中抗心身疾病药物筛选实验的主要模型之一[19]。

4. 该模型所使用的动物包括大鼠、小鼠和豚鼠,而以大鼠最为常用。在模型的复制过程中,应注重并调节好因水温、动物种系、性别、体重等因素可能对黏膜病理损害程度的影响。

【参考文献】

[1]朱宏亮,姜剑伟,张建军.盐酸度洛西汀对大鼠应激性胃溃疡保护作用机制的初步探究[J].中国新药杂志,2019,28(13):1612-1618.

[2]萨仁格日乐,吴七十三,辛颖,等.蒙药胃舒安对束缚-水浸应激致胃溃疡的预防作用及对 TGF-β_1 表达的影响[J].天津中医药,2014,31(6):358-360.

[3]林科名,丁世兰,王强松,等.左金丸总生物碱对束缚水浸应激性胃溃疡模型大鼠神经体液调节的影响[J].中国药理学通报,2013,29(3):401-405.

[4]徐珞,陶尚敏.神经降压素抗实验性胃溃疡作用初步探讨[J].中国行为医学科学,2005,14(9):775-776.

[5]彭国林.不同躯体应激状态下大鼠胃壁细胞形态变化[D].上海:第二军医大学,2004.

[6]张常娥,赵小玉.应激性溃疡对大鼠外周血中 WBC、BPC 的影响[J].咸宁医学院学报,1996,10(3):118-119.

[7]徐珞,陈家津,刘晓萍.神经降压素在大鼠应激性胃溃疡中的作用[J].中国病理生理杂志,1995,11(3):324-327.

[8]李涛,凤志慧,李智,等.大鼠慢性应激性水浸溃疡模型的复制[J].齐齐哈尔医学院学报,1992,13(3):106-108,151.

[9]刘良,王建华,邵庭荫,等.大鼠束缚水浸应激性胃溃疡模型的实验控制[J].中国药理学通报,1988,4(4):246-248.

[10]张守仁,邵金莺,於毓文.大鼠应激性胃溃疡模型出血量比色测定法[J].中国药学杂志,1985,20(6):324-326.

[11]周臻,李嘉俊.龙须藤多甲氧基总黄酮对小鼠的急性毒性及抗胃溃疡作用研究[J].中草药,2018,49(12):2942-2945.

[12]徐敏,黄珏玮,付瑶阳,等.酪酸杆菌对水浸小鼠应激性胃溃疡的防治效果观察[J].山东医药,2015,55(36):24-26,1.

[13]刘红艳,张莉华,方步武,等.柴郁汤对小鼠应激性胃溃疡的预防作用[J].中国中西医结合外科杂志,2010,16(2):206-208.

[14]张超,张富斌,滕晓静.奥美拉唑钠对实验性溃疡的抑制作用[J].海峡药学,2000(3):25-26.

[15]方芳.小鼠肠上皮内淋巴细胞在应激性溃疡模型中 TH-2 型细胞因子 IL-4 分泌活性的变化[D].沈阳:中国医科大学,2003.

[16]王建武,曲玲,陈然,等.胃克星抗消化性溃疡的药理研究[J].中国中西医结合消化杂志,2003,11(1):30-32.

[17]翁泰来,张锡流,叶星江,等.豚鼠应激性胃溃疡模型的制作与验证的实验研究[J].广西中医学院学报,1999,16(2):80-83.

[18]GUTH P H,AURES D,PAULSEN G. Topical aspirin plus HCl gastric lesions in the rat. Cytoprotective effect of prostaglandin,cimetidine,and probanthine [J]. Gastroenterology, 1979,76(1):88-93.

[19]周光兴.人类疾病动物模型复制方法学[M].上海:上海科技文献出版社,2007.

(二)大鼠噪声应激性胃溃疡模型

【基本原理】

枪弹射击等所产生的强噪声对人的身心健康可产生不良影响,战时或强噪声环境消化性溃疡发病率明显增高。分别采用 56 式冲锋枪射击时产生和噪声发生器发出的噪声刺激,建立大鼠应激性溃疡(stress ulcer,SU)模型。

【实验材料】

1.药品试剂   ①麻醉药品:戊巴比妥钠,水合氯醛,乌拉坦,盐酸氯胺酮注射液等。②组织固定液:10% 甲醛溶液或 4% 多聚甲醛溶液等。③试剂盒:胃泌素(gastrin, GAS)、内皮素(endothelin,ET)、一氧化氮(nitic oxide,NO)检测试剂盒等。④其他:磷酸盐缓冲液(phosphate-buffered saline,PBS),乙醇,二甲苯,HE 染液等。

2.仪器设备   精密脉冲声级计,噪声发生器,功率放大器,频率放大器,分光光度计, γ-计数仪,立体显微镜,生物显微镜,病理图像分析系统,荧光显微镜,激光共聚焦扫描显微镜,电子显微镜,常规手术器械等。

3.实验动物　成年 SD 或 Wistar 大鼠,雄性或雌雄兼用。

【方法步骤】

1.枪弹射击噪声法[1]

(1)方法:实验用 Wistar 大鼠,体重 200~250 g,雌雄兼用。大鼠禁食 24 h 后,将其置于隔音室内,以 56 式冲锋枪射击时产生的噪声为施加因素,经精密脉冲声级计及频谱分析检测其强度为 110 dB(A),频率为 0.25~4.00 kHz,制作录音磁带,然后通过扬声器对大鼠进行声刺激,扬声器距大鼠 20~30 cm.连续声刺激 12 h。

(2)特点:①模型大鼠肉眼可见胃浆膜层有不同程度的充血,胃黏膜充血、水肿、糜烂及溃疡形成;光镜下可见黏膜中断现象,腺体间隙扩大,局部腺体有破坏,腺体间有大量红细胞聚积,黏膜下层毛细血管内可见血栓形成;嗜酸粒细浸润。电镜下可见细胞结构不规则,细胞核固缩,核间隙增宽,内质网扩张,线粒体肥大,间质内有炎症细胞浸润,分泌颗粒增多。②与正常组比较,模型组大鼠血 GAS、ET 含量显著升高,NO 含量明显降低。

2.噪声发生器法[2-3]

(1)方法:实验用雄性 SD 大鼠,体重 180~200 g。随机分为正常对照组、噪声应激(noise stress,NS)4 h 组和 NS 8 h 组。动物置于通风良好的暴露箱内,噪声由噪声发生器产生,经功率放大器放大后,输入扬声器。扬声器置于箱内侧壁和顶壁连接微型话筒。频率放大器监测声压,暴露箱内任何点声压均匀度误差不超过 ±1 dB。暴露条件为白噪声,110 dB。

(2)特点:①与对照组比较,NS 4 h 组和 NS 8 h 组胃液 pH 值显著降低;NS 8 h 组胃液 pH 值明显低于 NS 4 h 组。②NS 4 h 组大鼠胃黏膜明显充血,表面有少量血痂,腺胃部散在多数点状或线状糜烂、出血,UI 明显高于对照组;光镜下可见胃黏膜明显充血、水肿,表层上皮细胞受损明显,有坏死、脱落,局部腺体结构紊乱。NS 8 h 组大鼠胃黏膜表面附有较多血痂,腺胃部弥漫性点状或线状糜烂、出血,UI 明显高于对照组和 NS 4 h 组;光镜下可见黏膜明显出血、坏死,大片状脱落,黏膜中断,溃疡形成。③与对照组比较,NS 4 h 组和 NS 8 h 组胃壁网格型细胞(胃壁细胞分泌相)数显著升高,NS 8 h 组明显高于 NS 4 h 组。④大鼠胃液 pH 值与 UI 及网格型壁细胞数目均呈负相关。

【观察指标】

1.血 GAS、ET 和 NO 含量测定　腹主动脉取血,分别采用比色法和放射免疫法测定血 Gas、ET 和 NO 含量。

2.胃液 pH 值测定[2-3]　将大鼠用 1% 戊巴比妥钠腹腔注射麻醉(40 mg/kg),剖腹游离胃,用两把止血钳分别夹住贲门和幽门,于皮胃区剪一小切口,插入 pH/mV 型 pH 计的 pH 电极,使电极头接触到胃液,测定胃液 pH 值。

3.病理组织学检查

(1)大体观察:大鼠深麻醉下处死,多聚甲醛灌流固定后,剖腹取胃,沿胃大弯剪开、展平,生理盐水冲洗,肉眼和立体显微镜进行胃黏膜观察。用游标卡尺测量胃黏膜损伤区域的长度和宽度,按照 Guth 标准评分,计算胃黏膜溃疡指数(ulcer index,UI)[4]。参见本节"大鼠运动应激性溃疡模型"。

(2)光学显微镜观察:取胃组织,10% 甲醛溶液固定,梯度乙醇脱水,常规石蜡包埋、切片,HE 染色,光镜结合病理图像分析系统观察胃组织形态学改变。

(3)电子显微镜观察:取胃组织块(5 mm×5 mm),2.5% 戊二醛固定 12 ~ 24 h,0.1 mol/L的磷酸缓冲液清洗再用1%的锇酸固定1.5 h,上升乙醇梯度脱水,醋酸异戊酯置换,常规临界点干燥,离子溅射仪中镀铂,电镜下观察胃黏膜细胞超微结构。

4. 壁细胞 H^+-K^+-ATP 酶免疫荧光检测[2-3] 于腺胃前后壁中央处,剪取 0.5 cm×0.5 cm大小的胃黏膜标本,放入准备好的装有改良 Bouin 液(甲醛溶液∶饱和苦味酸 = 1∶3)的小瓶内,4 ℃固定6 h,4 ℃、0.1 mol/L pH = 7.4 PBS 液浸泡过夜。系列乙醇脱水、石蜡包埋、切片(切片厚度为 3 μm)。胃黏膜石蜡切片脱蜡、脱水后,以3%过氧化氢孵育15 min 消化内源性过氧化酶,0.01 mol/L pH = 7.4 PBS 液漂洗后以 0.01 mol/L 柠檬酸钠缓冲液微波抗原修复(98 ℃)30 min,然后滴加 1% 小牛血清白蛋白,室温孵育30 min。加稀释比例为 1∶2 000 的鼠抗猪 H^+-K^+-ATP 酶 β 亚单位单克隆抗体 2G11,4 ℃ 孵育24 h,0.01 mol/L pH = 7.4 PBS 液漂洗后加稀释比例为 1∶200 羊抗鼠荧光抗体 Alexa 488,37 ℃避光孵育5 h,0.01 mol/L pH = 7.4 PBS 漂洗、烘干后以50%甘油封片,分别行常规荧光显微镜检查及共焦激光扫描显微镜(confocal laser scanning microscopy,CLSM)观察。

5. 壁细胞计数[2-3,5] 根据荧光显微镜下和 CLSM 下的观察,参考 Jiang 等的实验方法,将壁细胞分为网格型、颗粒型和混合型。分泌相的壁细胞形态为网格型,而静息期壁细胞形态为颗粒型。对各组大鼠胃黏膜壁细胞进行计数,每只大鼠计算出 100 个壁细胞中处于分泌相的壁细胞总数。

6.其他 参见本节"大鼠运动应激性溃疡模型"。

【模型评价】

1. 噪声作为一种应激源,可以对人的身心健康产生损害并引起胃肠功能紊乱[6]。强噪声可使大鼠的胃溃疡恶化,并对其愈合有明显负面影响[7]。此外,战时消化性溃疡的发病率明显高于平时[8]。连续强噪声刺激,可复制较为典型的应激性胃溃疡模型,模型动物表现出部分人类强噪声刺激应激性胃溃疡的病理特征。

2. 应用免疫荧光技术探讨了噪声应激动物模型中壁细胞形态的变化和胃酸的作用,从细胞学水平上证实噪声应激可引起胃酸分泌增加,胃酸在噪声应激性溃疡形成中起重要作用,也为临床应用制酸剂治疗和预防噪声应激性溃疡提供了依据。

3. 由于该类模型仅模拟人类在较为极端条件下的应激性溃疡,因此,其模型的应用范围较为有限。

【参考文献】

[1]刘国实,黄裕新,李栓位,等.枪击声致大鼠应激性溃疡的发病机理及防治[J].第四军

医大学学报,1999,20(6):491-494.

[2]曹晓鹏.心理应激状态下大鼠胃壁细胞形态的免疫荧光观察及血清白细胞介素2水平测定[D].上海:第二军医大学,2004.

[3]曹晓鹏,李兆申,湛先保,等.噪声应激大鼠胃壁细胞形态和泌酸功能的变化[J].第二军医大学学报,2006,27(8):863-866.

[4]GUTH P H,AURES D,PAULSEN G. Topical aspirin plus HCl gastric lesions in the rat. Cytoprotective effect of prostaglandin, cimetidine, and probanthine [J]. Gastroenterology, 1979,76(1):88-93.

[5]JIANG X Y,SUZAKI E,KATAOKA K. Immunofluorescence detection of gastric H^+/K^+ ATPase and its alterations as related to acid secretion[J]. Histochem Cell Biol,2002, 117(1):21-27.

[6]黄秀琴,王玉珍,噪声对患者身心健康的损害[J].医学信息,1995,8(6):279-280.

[7]刘超群,孙涛,李仲孝,等.强噪声暴露后胃溃疡大鼠的血浆多肽激素水平[J].中华劳动卫生职业病杂志,2003,21(1):48-50.

[8]张学庸,张宁仔.现代野战内科学[M].北京:人民军医出版社,1997.

(三)大鼠光电刺激应激性胃溃疡模型

【基本原理】

采用高压恒流脉冲刺激器同时输出三路光信号和二路电击信号,建立大鼠心理应激性溃疡(stress ulcer,SU)模型。

【实验材料】

1.药品试剂　①麻醉药品:戊巴比妥钠,水合氯醛,乌拉坦,盐酸氯胺酮注射液等。②组织固定液:10%甲醛溶液或4%多聚甲醛溶液等。③试剂盒:胃泌素(GAS)、内皮素(ET)、一氧化氮(NO)检测试剂盒等。④其他:乙醇,二甲苯,HE染液等。

2.仪器设备　①高压恒流脉冲刺激器:能同时输出三路光信号和二路电击信号,可发出规则光和非规则光两种光,规则光的光信号与电击的次序和间隔不变,光闪2 s后进行电击;非规则光是光与电击的次序与间隔不同,次序不定,间隔随机。②其他:立体显微镜,生物显微镜,病理图像分析系统,荧光显微镜,激光共聚焦扫描显微镜,电子显微镜,常规手术器械等。

3.实验动物　成年SD大鼠,雄性或雌雄兼用。

【方法步骤】[1-3]

实验用雄性SD大鼠,体重180~200 g。自然光照,食用标准丸状饲料,饲养于实验隔音隔间。实验分3期顺序进行。

Ⅰ期(适应期):1~7 d。主要目的是消除实验盒所造成的应激因素。将大鼠分别放在实验盒内,1次/d,25 min/次。动物在第4天可自行钻入实验盒。

Ⅱ期(心理性应激形成期):8~14 d。第8天将大鼠随机分为对照组、规则光组和不规则光组。对照组仅给不规则光;规则光组给光后再给电刺激电击大鼠足爪,光与电间隔恒定;不规则光组给光和电刺激的间隔随机。1 次/d,30 min/次。

Ⅲ期(心理性应激记忆期):第15天起,各组动物均无电刺激,余同Ⅱ期。

【观察指标】

参见本节"大鼠噪声应激性胃溃疡模型"。

【模型特点】

1. 不规则光组和规则光组大鼠胃黏膜充血,腺胃部散在点状及少量线状糜烂、出血,表层上皮有部分坏死、脱落。UI 分别为 24.20±0.73 和 16.2±2.68。不规则光组损伤明显重于规则光组。

2. 与对照组比较,模型组大鼠 pH 值降低,壁细胞中网格型壁细胞数明显增加。

【模型评价】

1. 大鼠在反复接受不规则光、规则光及电击刺激而引起心理应激,长期的心理应激诱发胃黏膜损伤。

2. 该模型操作较为复杂,且需要特殊的仪器设备,从而限制该方法的广泛应用。

【参考文献】

[1] 李兆申,聂时南,湛先保,等. 躯体性及心理性应激状态下大鼠胃黏膜 NOS 变化及与胃黏膜损伤的关系[J]. 解放军医学杂志,2001,26(1):18-19.

[2] 曹晓鹏. 心理应激状态下大鼠胃壁细胞形态的免疫荧光观察及血清白细胞介素 2 水平测定[D]. 上海:第二军医大学,2004.

[3] 严进,王春安,叶阿莉,等. 躯体性和心理性应激对大鼠血浆皮质酮变化的影响[J]. 心理学报,1991,23(4):417-425.

第三节　化学因素诱导法胃溃疡模型

一、非甾体抗炎药诱导法胃溃疡模型

(一)大鼠非甾体抗炎药诱导法胃溃疡模型

【基本原理】

非甾体抗炎药(non-steroidal antiinflammatory drugs,NSAIDs)是一类不含甾体结构的

化合物,包括吲哚美辛、阿司匹林、对乙酰氨基酚、布洛芬等。NSAIDs 是非特异性环氧合酶(cyclooxygenase,COX)抑制剂,通过抑制前列腺素的合成,发挥解热、镇痛、抗炎、抗风湿等作用。长期大量服用 NSAIDs 除直接损伤胃黏膜细胞外,主要通过抑制 COX 活性,减少前列腺素合成,导致胃黏液生成减少、黏膜保护作用削弱,从而易受胃酸侵蚀和胃蛋白酶的消化,破坏黏膜屏障。另外,NSAIDs 还产生反应性氧自由基、引起细胞凋亡、直接刺激胃酸分泌等,引起胃炎或胃溃疡。采用吲哚美辛或阿司匹林灌胃、腹腔注射或皮下注射等方法,建立大鼠 NSAIDs 诱导法胃溃疡模型。

【实验材料】

1.药品试剂 ①麻醉药品:戊巴比妥钠,水合氯醛,乌拉坦,盐酸氯胺酮注射液等。②组织固定液:10% 甲醛溶液或 4% 多聚甲醛溶液等。③化学诱导剂:吲哚美辛,阿司匹林。④试剂盒与标准品:大鼠肿瘤坏死因子(tumor necrosis factor-α,TNF-α)、白细胞介素-6(Interleukin-6,IL-6)、白细胞介素-10(Interleukin-10,IL-10)、COX-1)胃泌素(gastrin,GAS)、表皮生长因子(epidermal growth factor,EGF)、前列腺素 E_2(prostaglandin E_2,PGE_2)酶联免疫吸附法(enzyme-linked immunosorbent assay,ELISA)试剂盒,超氧化物歧化酶(superoxide dismutase,SOD)、髓过氧化物酶(myeloperoxidase,MPO)活性、丙二醛(malondialdehyde,MDA)、一氧化氮(nitric oxide,NO)试剂盒,TUNEL 细胞凋亡检测试剂盒,BCA 蛋白浓度测定试剂盒等;5-羟色胺(5-hydroxytryptamine,5-HT)、去甲肾上腺素(norepinephrine,NE)、多巴胺(dopamine,DA)、5-羟吲哚乙酸(5-hydroxyindoleacetic acid,5-HIAA)、肾上腺素(epinephrine,E)标准品等。⑤其他:0.5% 羧甲基纤维素钠(carboxymethycellulose sodium,CMC-Na),乙醇,二甲苯等。

2.仪器设备 酶标仪,扫描电子显微镜,真空蒸发仪,离子溅射仪,激光扫描共聚焦显微镜,透射电镜,荧光显微镜,流式细胞仪,生物显微镜,病理图像分析系统,常规手术器械等。

3.实验动物 SD 或 Wistar 大鼠,体重 200~250 g,雄性或雌雄兼用。

【方法步骤】

1.吲哚美辛诱导法

(1)一次性灌胃法[1-3]

1)方法:实验用雄性 SD 大鼠,体重 180~240 g。禁食 24 h、禁水 12 h 后,吲哚美辛用 0.5% CMC-Na 配制成 10 mg/mL 浓度的混悬液,一次性灌胃,60 mg/kg,6 h 后处死动物,进行相关指标检测。

2)特点:模型大鼠胃组织黏膜层、黏膜下层、肌层及浆膜部分结构受损,腺体排列紊乱分散,出血点清晰可见,上皮细胞少量脱落,黏膜下层炎性细胞浸润。与正常组相比,模型组大鼠胃蛋白酶活性、胃溃疡指数及胃组织细胞凋亡百分比明显增加;血清 MDA、TNF-α、IL-6 IL-1β 含量和 MPO 活性显著升高,NO、IL-10 和 SOD 水平显著降低;胃组织 COX-1、SOD、CAT、GSH 水平明显降低,COX-2 和 NF-κB(p65)蛋白表达显著上调。

（2）多次灌胃法[4-6]

1）方法：实验用雄性 SD 大鼠，体重 200～260 g。0.5 mg/mL 吲哚美辛（溶于 0.5% CMC-Na）混悬液灌胃，20 mg/kg，1 次/d，连续 7 d。

2）特点：①与正常组比较，模型组大鼠胃黏膜血流量明显降低，胃黏液量明显减少，胃液 pH 值显著升高。②模型大鼠肉眼可见胃体黏膜和胃窦黏膜出现损伤，表现为黏膜质脆，皱襞变浅，部分大鼠可见溃疡出血；光镜下可见黏膜水肿、上皮细胞丢失和炎性细胞浸润，胃黏膜厚度明显变薄。③与正常组比较，模型组大鼠血清 TNF-α、IL-1β、IL-6 含量和胃组织中 mRNA 表达明显升高，IL-4、IL-10、cAMP 含量和 mRNA 表达明显降低；胃组织 MPO 活性明显升高。

（3）腹腔注射法[7-13]

1）方法：实验用 SD 或 Wistar 大鼠，体重 180～220 g，雄性或雌雄各半。吲哚美辛用 0.5% CMC-Na（或溶于 1% 吐温 80）配制成 0.2% 浓度的混悬液，禁食不禁水 24 h 后腹腔注射，20～48 mg/kg。

2）特点：①吲哚美辛腹腔注射 20 mg/kg 剂量，5 h 后，溃疡指数和溃疡个数分别为 12.29±10.68 和 12.50±8.59；吲哚美辛腹腔注射 35 mg/kg 剂量，溃疡指数 44.67±4.61。②模型大鼠肉眼可见胃黏膜外观损伤严重，胃黏膜变薄，皱襞减少，有明显的出血及溃疡点；光镜下可见黏膜上皮细胞变性、脱落、腺体排列紊乱、腺体与胃小凹之间分界模糊不清，部分黏膜层可见红细胞、水肿。③与正常组比较，模型对照组白细胞数量、单核细胞数量、单核细胞百分数、嗜中性粒细胞数量和嗜中性粒细胞百分数显著升高，血小板水平明显下降；MPO、NO 水平明显增加，PGE$_2$ 水平降低。

（4）皮下注射法[14-15]

1）方法：实验用雄性 SD 大鼠，体重 180～220 g。禁食 24 h（不禁水）后，皮下注射 1% 吲哚美辛混悬液，20 mg/kg。

2）特点：皮下注射吲哚美辛后 5 h，胃溃疡发生率 100%。溃疡发生于腺胃部，呈大小不等的出血点，形状有椭圆形、圆形、索条状、点状等，溃疡边界清楚。溃疡表面覆盖凝血块，溃疡较浅表，无穿孔发生。溃疡指数 10.51±7.96。

2. 阿司匹林诱导法

（1）一次性灌胃法[16]

1）方法：实验用雄性 SD 大鼠，体重 180～220 g，禁食禁水 24 h，灌胃给予阿司匹林混悬液，200 mg/kg，4 h 后处死进行相关指标检测。

2）特点：模型组大鼠可见胃黏膜出血及溃疡，溃疡指数 46.40±10.10，溃疡发生率 100%。

（2）灌胃 5 d 法[17]

1）方法：实验用雄性 SD 大鼠，体重 160～200 g，灌胃给予阿司匹林混悬液，200 mg/kg，1 次/d，连续 5 d。

2）特点：①与正常组比较，模型组大鼠胃液 pH 值、胃蛋白酶和血清胃泌素含量显著升高;②肉眼可见模型组大鼠胃黏膜红肿,可见溃疡面,且呈深褐色,并伴有大量点状及索状出血点;③光镜下可见模型组大鼠严重胃上皮脱落现象,胃腺组织结构被严重破坏,且胃腺周围聚集大量炎症细胞浸润及坏死的渗出物。

(3)灌胃 8 周法[18]

1)方法:实验用雄性 Wistar 大鼠,体重 180~220 g。灌胃给予阿司匹林混悬液,200 mg/kg,1 次/d,共 8 周。

2)特点:①与正常组比较,模型组大鼠血清 TNF-α、IL-6 含量增加,胃黏膜组织 PGE2 含量、COX-1 蛋白表达减少,COX-2 蛋白表达增加。②模型组大鼠胃黏膜变薄,病灶处上皮细胞脱落,出现缺损,黏膜固有腺体数量明显减少,排列稀疏紊乱,有大量炎性细胞浸润,黏膜层出血,黏膜下层水肿。溃疡指数 19.75±3.96。

(3)腹腔注射法[19]

1)方法:实验用雄性 Wistar 大鼠,体重 250~350 g。禁食 24 h 后,一次性腹腔注射浓度为 30 mg/mL 的阿司匹林溶液(150 mg/kg)。

2)特点:①肉眼可见模型组大鼠腺胃黏膜充血明显、有条状及点状出血,局部有小片糜烂及溃疡灶,溃疡指数 28.10±6.30。②镜下可见模型大鼠黏膜结构失去完整性及连续性,部分区域出现黏膜上皮缺失,腺体细胞水肿,局部可见黏膜层糜烂及坏死组织,腺体间可见出血,小血管内充血,固有层及黏膜下层有较多的炎性细胞浸润,主要为中性粒细胞及浆细胞。③与正常组比较,胃黏膜血流量和胃黏膜氨基己糖含量明显降低。

【观察指标】

1. 胃黏膜血流量测定[5,20] 大鼠用 20% 乌拉坦麻醉后固定,正中线剖腹,游离胃组织,在胃底部、胃大弯、贲门部和幽门部 4 处分别切开直径 0.5 cm 小口,将激光多普勒血流仪探头分别置于胃黏膜处,测定胃黏膜表面血流量。

2. 胃液 pH 值测定 将大鼠用 1% 戊巴比妥钠腹腔注射麻醉(40 mg/kg),剖腹游离胃,测定胃液 pH 值。

(1)pH 计测定法[21]:用两把止血钳分别夹住贲门和幽门,于皮胃区剪一小切口,插入 pH/mV 型 pH 计的 pH 电极,使电极头接触到胃液,测定胃液 pH 值。

(2)NaOH 滴定法[5]:收集胃内容物,用 2 mL 蒸馏水洗涤胃黏膜后立即测定最终体积和 pH;以 2% 酚酞为指示剂,用 0.01 mol/L NaOH 滴定,检测胃液总酸度。

3. 胃黏液测定[5,22] 将胃组织转移至 1% 阿利新蓝溶液(0.16 mol/L 蔗糖溶解于 0.05 mol/L 醋酸钠中,pH=5.8)染色 1.5 h,依次用 0.25 mol/L 蔗糖溶液洗涤胃组织,按 1:5 用 0.5 mol/L MgCl₂ 浸提胃组织 2 h,然后收集浸提液并与乙醚按 3:1 混合,1 400×g 离心 10 min,收集上清液,酶标仪 598 nm 波长处测量吸光度。

4. 血清炎性因子含量测定 用真空采血管从腹主动脉采集血液,静置 1 h 后 4 500 r/min 离心 10 min,ELISA 法测定血液中 TNF-α、IL-1β、IL-6、IL-4、IL-10 等炎症因子含量。

5. 病理组织学检查

(1)大体观察:大鼠深麻醉下处死,多聚甲醛灌流固定后,剖腹取胃,沿胃大弯剪开、展平,生理盐水冲洗,肉眼和立体显微镜进行胃黏膜观察。用游标卡尺测量胃黏膜损伤区域的长度和宽度,按照 Guth 标准积分,计算胃黏膜溃疡指数(ulcer index, UI)[3,7,13-24]。1 分:点状糜烂;2 分:糜烂长度<1 mm;3 分:糜烂长度 1~2 mm;4 分:糜烂长度 2~3 mm;5 分:糜烂长度>3 mm。损伤宽度>1 mm 则得分加倍,全胃得分之和即为 UI。

(2)光学显微镜观察:取胃组织,10% 甲醛溶液固定,梯度乙醇脱水,常规石蜡包埋、切片,HE 染色,光镜结合病理图像分析系统观察胃组织形态学改变。通过黏膜损伤的深度与损伤占黏膜的面积评分,计算胃黏膜损伤指数[7,25]。

1)损伤深度:1 分:损伤深度≤1/3;2 分:1/3<损伤深度<2/3;3 分:损伤深度≥2/3。

2)损伤面积:1 分:1%≤损伤面积<30%;2 分:30%≤损伤面积<60%;3 分:60%≤损伤面积<90%;4 分:损伤面积≥90%。

$$胃黏膜损伤指数=损伤深度评分×损伤面积评分$$

(3)电子显微镜观察:取胃组织块(5 mm×5 mm),2.5% 戊二醛固定 12~24 h,0.1 mol/L 的磷酸缓冲液清洗再用 1% 的锇酸固定 1.5 h,上升乙醇梯度脱水,醋酸异戊酯置换,常规临界点干燥,离子溅射仪中镀铂,电镜下观察胃黏膜细胞超微结构。

(4)胃组织细胞凋亡检测[2]:取大鼠胃组织切片,按 TUNEL 细胞凋亡检测试剂盒说明书进行 TUNEL 染色。荧光显微镜下观察凋亡细胞,采用数字切片扫描仪进行扫描,采集图像,进行凋亡细胞分析,计算凋亡细胞百分率。

$$凋亡细胞百分率=凋亡细胞/细胞总数×100\%$$

【模型评价】

1. NSAIDs 是一类常用的解热镇痛消炎药物,其诱导的胃溃疡发生率高且机制明确[26-28],主要通过抑制胃黏膜 COX,使前列腺素合成减少,导致胃黏膜细胞屏障机能减弱,胃酸浓度增高,诱发溃疡。吲哚美辛和阿司匹林等 NSAIDs 药物灌胃或注射诱导的胃溃疡模型,可用于评价 NSAIDs 在消化性溃疡中的作用,比较不同的 NSAIDs 类不良反应的大小,为合理选择用药提供依据[29-30]。

2. 灌胃或注射的常用药物有吲哚美辛和阿司匹林等,溃疡多发生在胃黏膜浅表,仅及黏膜上皮层,部分深达黏膜腺体,但一般不超过肌层;溃疡指数和溃疡面积相对较低。

3. 阿司匹林灌胃法制作大鼠胃黏膜损伤模型简便易行,胃黏膜损伤程度随阿司匹林浓度增加而加重,100 mg/kg 阿司匹林灌胃组大鼠胃黏膜仅发生轻度充血水肿,200 mg/kg 及以上浓度各组大鼠均出现胃黏膜颜色变深,肉眼观察可见不同程度的点状或线状出血、糜烂,500 mg/kg 阿司匹林灌胃组大鼠胃黏膜表面可见明显出血、糜烂,甚至浅溃疡形成[31]。

4. NSAIDs 诱导胃溃疡模型的溃疡症状与人类典型的胃溃疡病变差异较大,仅适用于抗溃疡病药物的探索研究和胃溃疡病因学的研究。

【参考文献】

[1] NABIL M,EI RAEY M A,ABDO W,et al. Gastro-protective effects of albizia nthelmintica leaf extract on indomethacin-induced gastric ulcer in Wistar Rats:in silico and in vivo studies[J]. Antioxidants,2021,10(2):176.

[2] 张环,刘文,伍天苔,等.戊己丸对吲哚美辛诱导的大鼠胃溃疡的保护作用研究[J].中华中医药学刊,2024,42(6):129-134,277-283.

[3] 邓红雨,周慧英,康瑞萍,等.孜然主要成分枯茗醛对吲哚美辛致胃溃疡大鼠的保护作用[J].现代食品科技,2023,39(9):15-22.

[4] 韦颖.左金丸及去氢吴茱萸碱对吲哚美辛诱致胃损伤大鼠的治疗作用及机制研究[D].四川:成都中医药大学,2022.

[5] 贺海波,李小琴,李小妹,等.木瓜总三萜和奥美拉唑联用对吲哚美辛诱导大鼠胃溃疡的治疗作用研究[J].中国中药杂志,2019,44(11):2338-2347.

[6] GANGULY K,SWARNAKAR S. Chronic gastric ulceration causes matrix metalloproteinases-9 and-3 augmentation:alleviation by melatonin[J].Biochimie,2012,94(12):2687.

[7] 卢登杰,林静瑜,周凡,等.电针上巨虚联合穴位注射西咪替丁对吲哚美辛致胃溃疡大鼠抗氧化酶活力、胃泌素、表皮生长因子及前列腺素 E2 含量的影响[J].山西中医药大学学报,2023,24(6):626-630.

[8] 程佑民,林静瑜,周凡,等.预针刺结合穴位注射对胃溃疡大鼠胃黏膜的损伤修复作用及机制探讨[J].中国医药科学,2021,11(3):20-24.

[9] 刘睿,郝云涛,刘欣然,等.核桃低聚肽对吲哚美辛致大鼠胃溃疡的作用研究[J].食品研究与开发,2021,42(12):72-77.

[10] MOTAWI T K,ABD ELGAWAD H M,SHAHIN N N. Modulation of indomethacin-induced gastric injury by spermine and taurine in rats[J]. Journal of Biochemical and Molecular Toxicology,2007,21(5):280-288.

[11] MAITY P,BINDU S,DEY S,et al. Indomethacin, a non-steroidal anti-inflammatory drug, develops gastropathy by inducing reactive oxygen species-mediated mitochondrial pathology and associated apoptosis in gastric mucosa:a novel role of mitochondrial aconitase oxidation[J]. Journal of Biological Chemistry,2009,284(5):3058-3068.

[12] 张守仁,邵金莺,於毓文.呋喃唑酮和一些常用抗溃疡药对四种大鼠胃溃疡模型的影响[J].药学学报,1987,19(1):5-11.

[13] 姚建忠,章玲,郑红,等.二氢卟吩 P6-6-(N-乙基)酰胺-7,γ-二甲酯锌的合成及对吲哚美辛诱发大鼠胃溃疡的保护作用[J].中草药,2002,33(6):10-2.

[14] 王丽娟,郭凯,董容哲,等.黄芪对大鼠实验性胃溃疡的影响[J].时珍国医国药,2007,18(6):1379-1380.

[15] 裴名宣,李晓岚,刘素鹏,等.一枝黄花对消炎痛所致大鼠胃溃疡的影响[J].时珍国

医国药,2005,16(12):75.

[16]曹春芽,肖聪颖,郑钦芳,等.紫珠对实验性胃溃疡的保护作用及机制研究[J].中药药理与临床,2016,32(4):56-60.

[17]李先行,杜昊炎,冯志海.红茶菌对阿司匹林致大鼠胃溃疡的保护作用及其机制研究[J].中医药信息,2021,38(6):55-58.

[18]高俊,丁兴红,丁志山,等.白及对阿司匹林致大鼠胃溃疡的治疗作用研究[J].浙江中医药大学学报,2019,43(2):182-187,191.

[19]金哲,胡伏莲,杨桂彬.吉法酯对阿司匹林致大鼠急性胃黏膜损伤的保护作用[J].中国新药杂志,2004,13(5):401-403,477.

[20]贺海波,张永峰,李小妹,等.木瓜三萜对吲哚美辛致胃黏膜损伤小鼠胃酸分泌及胃黏膜屏障的影响[J].生物资源,2017,39(3):211-216.

[21]彭国林.不同躯体应激状态下大鼠胃壁细胞形态变化[D].上海:第二军医大学,2004.

[22]CARVALHO N S,SILVA M M,SILVA R O,et al. Protective effects of simvastatin against alendronate-induced gastric mucosal injury in rats[J]. Dig Dis Sci,2016,61(2):400.

[23]GUTH P H,AURES D,PAULSEN G. Topical aspirin plus HCl gastric lesions in the rat. Cytoprotective effect of prostaglandin, cimetidine, and probanthine[J]. Gastroenterology,1979,76(1):88-93.

[24]İPEK B E,YÜKSEL M,CUMBUL A,et al. The effect of metformin on ethanol-and indomethacin-induced gastric ulcers in rats [J]. Turk J Gastroenterol,2022,33(9):767-776.

[25]陈自泓,黄可儿.黄芪多糖对乙醇诱导的大鼠胃黏膜损伤的修复机制[J].广州中医药大学学报,2021,38(12):2750-2756.

[26]肖韦,许昂,季晖.胃溃疡药理模型的研究进展[J].药学与临床研究,2016,24(2):145-150.

[27]KAPLAN K A,ODABASOGLU F,HALICI Z,et al. Alphalipoic acid protects against indomethacin-induced gastric oxidative toxicity by modulating antioxidant system [J]. J Food Sci,2012,77(11):H224-H230.

[28]SINHA K,SADHUKHAN P,S AHA S,et al. Morin protects gastric mucosa from nonsteroidal antiinflammatory drug, indomethacin induced inflammatory damage and apoptosis by modulating NF-κB pathway[J]. Biochimi Biophysi Acta,2015,1850(4):769-783.

[29]PYOUNG J S,KIM N,LEE B H,et al. Comparison of indomethacin, diclofenac and aspirin-induced gastric damage according to age in rats[J]. Gut Liver,2012,6(2):210-217.

[30]CHATTERJEE S,CHATTERJEE A,ROY S,et al. L-theanine healed NSAID-in-

duced gastric ulcer by modulating pro/antioxidant balance in gastric ulcer margin[J]. J Nat Med,2014,68(4):699-708.

[31]张书,刘凡,杨晶露,等.阿司匹林致大鼠急性胃黏膜损伤模型探究[C]//中国中西医结合学会消化系统疾病专业委员会.第三十一届全国中西医结合消化系统疾病学术会议论文集.武汉市中西医结合医院;湖北中医药大学;2019:1.

(二)小鼠非甾体抗炎药诱导法胃溃疡模型

【基本原理】

分别采用非甾体抗炎药(non-steroidal antiinflammatory drugs,NSAIDs)吲哚美辛、阿司匹林灌胃的方法,建立小鼠 NSAIDs 诱导法胃溃疡模型。

【实验材料】

1.药品试剂　①麻醉药品:戊巴比妥钠,水合氯醛,乌拉坦,盐酸氯胺酮注射液等。②组织固定液:10%甲醛溶液或4%多聚甲醛溶液等。③化学诱导剂:吲哚美辛,阿司匹林等。④试剂盒与标准品:大鼠肿瘤坏死因子(tumor necrosis factor-α,TNF-α)、白细胞介素(interleukin,IL)-6、IL-10 和环氧合酶-1(cyclooxygenase-1,COX-1)、胃泌素(gastrin,GAS)、表皮生长因子(epidermal growth factor,EGF)、前列腺素 E_2(prostaglandin E_2,PGE_2)酶联免疫吸附法(enzyme-linked immunosorbent assay,ELISA)试剂盒,超氧化物歧化酶(superoxide dismutase,SOD)、髓过氧化物酶(myeloperoxidase,MPO)活性、丙二醛(malondialdehyde,MDA)、一氧化氮(nitric oxide,NO)试剂盒。

2.仪器设备　激光多普勒血流仪,酶标仪,生物显微镜,病理图像分析系统,常规手术器械等。

3.实验动物　雄性昆明种或瑞士小鼠,体重 25 ~ 32 g。

【方法步骤】

1.吲哚美辛诱导法

(1)吲哚美辛一次性灌胃法[1-6]

1)方法:实验用雄性瑞士小鼠,体重 25 ~ 30 g。一次性吲哚美辛混悬液灌胃,18 mg/kg。3 d 后进行相关指标检测。

2)特点:模型小鼠出现胃黏膜腺部溃疡,并伴有脂质过氧化和蛋白质氧化增加,胃组织中硫醇防御(thiol defense)、黏蛋白、环氧化酶(COX)表达和前列腺素(PG)合成降低。精氨酸酶活性、内皮型一氧化氮合酶(eNOS)表达、IL-4 和 TGF-β 水平降低,诱导型一氧化氮合酶(iNOS)表达、亚硝酸盐、IL-1β 和 IL-6 生成增加。

(2)吲哚美辛多次灌胃法[7]

1)方法:实验用雄性昆明小鼠,体重 28 ~ 32 g。吲哚美辛混悬液灌胃,20 mg/kg,1 次/d,连续 7 d。末次给药次日进行相关指标检测。

2)特点:与正常组比较,模型组小鼠胃液分泌量、胃液酸度、胃黏膜血流量、胃结合黏液量及胃黏膜组织中 EGF 和 TFF1 的 mRNA 和蛋白表达明显降低。

2. 阿司匹林诱导法

（1）阿司匹林一次性灌胃法[8-10]

1）方法：实验用雄性昆明小鼠，体重 22 ~ 28 g。一次性阿司匹林混悬液灌胃，200 ~ 250 mg/kg。5 h 后进行相关指标检测。

2）特点：模型组小鼠可见胃黏膜出血及溃疡，溃疡发生率100%。胃黏膜呈现多灶性凝固性坏死、片状水肿以及炎症细胞浸润。胃液游离酸度及总酸度显著增加；胃组织中 NO 和 MPO 水平明显升高，SOD 水平显著降低。

（2）阿司匹林多次灌胃法[11-13]

1）方法：实验用雄性昆明小鼠，体重 28 ~ 32 g。阿司匹林混悬液灌胃，100 ~ 200 mg/kg，1 次/d，连续 5 ~ 10 d。末次给药次日进行相关指标检测。

2）特点：①与正常组比较，模型组小鼠胃黏膜褶皱减少、有中断、排列混乱无序，胃壁变薄、组织充血水肿、腺区黏膜病变，有明显的糜烂和出血点，伴有大量黏膜上皮细胞糜烂脱落和炎症细胞的浸润，溃疡指数 39.00 ± 11.24；②胃液 pH 值下降，血清 PGE_2 含量、COX-2、SOD 和 CAT 活性明显降低，血清 MDA 含量显著增加，胃组织 TNF-α 含量减少。

【观察指标】

1. 胃黏膜血流量测定[7]　末次给药次日，小鼠用水合氯醛麻醉后，固定，剪开腹腔，露出胃，于胃体前壁切开 0.5 cm 小口，经激光多普勒血流仪测定电压值（mV），以此表示血流量相对数值。

2. 胃液检测　小鼠处死后，取出全胃，将胃液倒入试管中，测量胃液体积；3 000 r/min 离心 10 min，取上清液进行胃液总酸度、胃蛋白酶活性和游离黏液量测定。

（1）胃液总酸度测定[13]：取上清胃液 0.2 mL，加 0.2 mL 蒸馏水稀释，稀释液加 10 g/L 酚酞 50 μL，以 0.01 mol/L NaOH 滴定至终点（溶液显粉红色，且 30 s 内不变色），记录消耗的 NaOH 的体积，计算胃液总酸度。

$$胃液总酸度（mmol/L）= NaOH 消耗量（mL）\times50$$

（2）胃蛋白酶活性测定[13]：取上清胃液 0.2 mL 置于具塞试管中，加 0.05 mol/L 盐酸稀释至 3.0 mL。将预先做好的两根长 2.0 cm 的蛋白管（取内径为 1.0 mm 的玻璃毛细管，灌满新鲜蛋清，放入 85 ℃水中，待蛋清凝固后取出、冷却，截去两端透明的部分）置于试管中，将试管放入 37 ℃恒温水浴中孵育 24 h 之后取出，用游标卡尺测量蛋白管两端透明部分的长度（mm），求出透明部分长度的平均值，计算胃蛋白酶活性。

$$胃蛋白酶活性 = 平均值^2\times16$$

（3）游离黏液量测定[13]：取上清胃液 0.2 mL，加 10 g/L 阿利新兰溶液 0.02 mL，pH = 5.8 柠檬酸-磷酸二氢钠缓冲液 0.66 mL，再加蒸馏水至 1.0 mL，混匀，于 20 ℃室温静置 24 h 后，2 500 r/min 离心 10 min，取上清液于可见分光光度计 615 nm 波长处测定吸光度值（OD 值）。空白管为 pH = 5.8 柠檬酸-磷酸二氢钠缓冲液，标准管为 0.2 g/L 的阿利新兰溶液。计算游离黏液所结合染料量。

$$游离黏液量(g/L)=1.0-样品管\ OD\ 值/标准管\ OD\ 值$$

（4）胃壁结合黏液量的测定[13]：将无胃液的全胃在滤纸上吸干水分，将整个胃组织浸于用 pH=5.8 柠檬酸-磷酸二氢钠配制的阿利新兰溶液（0.2 g/L）8.0 mL 中，室温下静置 3 h，1 500 r/min 离心 10 min，取上清液进行比色测定。标准管为 0.2 g/L 阿利新兰溶液。计算胃壁结合染料量，以此代表胃壁结合黏液量。

$$结合染料量(mg)=1.6-(对照管\ OD\ 值/标准管\ OD\ 值)\times1.6$$

3. 血清学检测　摘眼球取血并脱颈椎处死。血液静置 0.5 h，3 000 r/min 离心 10 min（4 ℃），取上清液测定血清 GAS、SOD、MDA、TNF-α、IL-6、IL-10 等水平。

4. 胃组织生化指标检测　称取胃组织约 100 mg，剪碎，按 5 mL/g 的量加入预冷的生理盐水，冰浴中进行组织匀浆。匀浆后 3 000 r/min 离心 10 min（4 ℃），取上清液，按试剂盒操作说明测定胃组织匀浆中 eNOS、iNOS、COX、SOD 等酶活性和 PGI$_2$、NO、MPO、MDA、TNF-α、IL-6、IL-10 等含量，同时测定胃组织匀浆中蛋白质的含量。

5. 病理组织学检查

（1）大体观察：动物处死后，剖腹取胃，沿胃大弯剪开，冰生理盐水缓慢冲洗胃内容物，放在载玻片上展开，立体显微镜下观察胃黏膜出血、溃疡面的多少、大小及其分布部位，按溃疡评分标准评分。

1）溃疡形态积分法[10,14]：0 分：正常胃；0.5 分：红色；1.0 分：点状溃疡；1.5 分：出血条痕；2.0 分：深度溃疡；3.0 分：穿孔。统计每只动物平均溃疡数（UN）、严重溃疡得分的平均数（US）和胃溃疡小鼠百分比（UP），按下式计算溃疡指数（ulcer index，UI）。

$$UI=(UN+US+UP)\times10^{-1}$$

2）溃疡长度积分法[15-16]：0 分：正常胃；1 分：长径≤1.0 mm；2 分：1.1~2.0 mm；3 分：2.1~3.0 mm；4 分：3.1~4.0 mm；5 分：>4.0 mm。各溃疡面计分之和即为溃疡指数。

3）Guth 积分法[17]：0 分：正常胃；1 分：点状糜烂；2 分：糜烂长度<1 mm；3 分：糜烂长度 1~2 mm；4 分：糜烂长度 2~3 mm；5 分：糜烂长度>3 mm。损伤宽度>1 mm 则得分加倍，全胃得分之和即为 UI。

（2）光学显微镜观察：取胃组织，10% 甲醛溶液固定，梯度乙醇脱水，常规石蜡包埋、切片，HE 染色，光镜结合病理图像分析系统观察胃组织形态学改变。

【模型评价】

1. 小鼠 NSAIDs 诱导法胃溃疡模型模拟了人类长期服用 NSAIDs 药物导致的胃黏膜损伤和胃溃疡的基本病理特征，对于药物性胃溃疡的机制研究、预防与治疗策略及胃黏膜保护药物研发具有重要意义。

2. 吲哚美辛和阿司匹林是最为常用的 NSAIDs 类药物，采用灌胃给药的方式制备胃溃疡模型方法简单，便于操作，小鼠价廉易得，尤其适用于胃黏膜保护药物的筛选和药效学评价。

3. 吲哚美辛和阿司匹林灌胃法诱导的小鼠胃溃疡模型，其给药的时间、剂量、次数有待进一步研究、比较和优化。

【参考文献】

[1] BANERJEE D, MAITY B, BAURI A K, et al. Gastroprotective property of Myristica malabarica against indomethacin–induced stomach ulceration: a mechanistic exploration[J]. Pharm Pharmacol,2007,59(11),1555–1565.

[2] YADAV S K, ADHIKARY B, MAITY B, et al. The gastric ulcer–healing action of allylpyrocatechol is mediated by modulation of arginase metabolism and shift of cytokine balance[J]. Eur J Pharmacol,2009,614(1–3),106–113.

[3] ADHIKARY B, YADAV S K, BANDYOPADHYAY S K, et al. Epigallocatechin gallate accelerates healing of indomethacin–induced stomach ulcers in mice[J]. Pharmacol Rep,2011,63(2):527–536.

[4] 李静,黄剑秋,宋庆,等.核桃叶提取液对吲哚美辛诱导胃黏膜损伤的实验研究[J].中外医学研究,2016,14(19):145–146.

[5] 王彩冰,晋玲,黄俊杰,等.维生素 E 对吲哚美辛诱导小鼠胃黏膜损伤的愈合干预[J].医药导报,2014,33(5):589–592.

[6] 赵维中,岑德意,王瑜,等.大剂量酮洛芬与吲哚美辛的致小鼠胃黏膜损伤作用[J].安徽医科大学学报,1994,34(2):27–29.

[7] 贺海波,张永峰,李小妹,等.木瓜三活对吲哚美辛致胃黏膜损伤小鼠胃酸分泌及青黏膜屏障的影响[J].生物资源,2017,39(3):211–216.

[8] 曹春芽,肖聪颖,郑钦芳,等.紫珠对实验性胃溃疡的保护作用及机制研究[J].中药药理与临床,2016,32(4):56–60.

[9] 沈淑蓉,朱静,张浩,等.酪酸梭菌抗阿司匹林致小鼠胃溃疡作用的初步研究[J].浙江医学,2015,37(12):1037–1045.

[10] 魏丹丹,郭盛,宿树兰,等.黄秋葵种子油对急性胃溃疡小鼠的保护作用[J].中国药科大学学报,2017,48(3):334–342.

[11] 王淑英,王天祺,朱琳淼,等.柚皮苷对小鼠阿司匹林性胃溃疡的保护作用[J].河南科技大学学报(医学版),2017,35(3):172–174.

[12] 邵茵.蛋清肽促胃溃疡创面愈合及其作用机制的研究[D].长春:吉林大学,2022.

[13] 徐静华,陈雪梅,赵余庆,等.姜辣素对动物实验性胃溃疡的影响[J].沈阳药科大学学报,2011,28(3):221–225.

[14] ALAM S, HUSSAIN M S, REDDY M K, et al. Antiulcer and antioxidant potential of Ziziphus jujuba Mill root extract in aspirin and ethanol induced gastric ulcers[J]. Int J Phytomedicine,2016,8(2):287–293.

[15] 魏娜,谭银丰,魏晴,等.高良姜不同提取部位对实验性胃溃疡的影响及作用机理研究[J].海南医学院学报,2015,21(2):158–160.

[16] 魏晴,梁珊珊,熊瑞,等.艳山姜提取物对急性胃溃疡模型小鼠的保护作用研究[J].

中国药房,2020,31(18):2190-2195.

[17]GUTH P H,AURES D,PAULSEN G. Topical aspirin plus HCl gastric lesions in the rat. Cytoprotective effect of prostaglandin,cimetidine,and probanthine [J]. Gastroenterology, 1979,76(1):88-93.

二、利血平诱导法胃溃疡模型

(一)大鼠利血平诱导法胃溃疡模型

【基本原理】

利血平(reserpine)是外周交感神经阻滞药,能耗竭肾上腺素能神经末梢内儿茶酚胺类递质,引起胃黏膜损伤。诱发胃溃疡的主要机制包括:①可减弱肾上腺素能神经的功能,使迷走神经兴奋性相对升高,胃酸分泌增加,胃及血管平滑肌收缩加强。②可耗竭中枢及外周神经以及其他组织的多巴胺,使多巴胺的细胞保护作用减弱。③可减少胃黏膜NO含量,降低胃黏膜的抗损伤能力,从而引起胃溃疡。采用利血平灌胃、腹腔注射或皮下注射等方法,建立大鼠利血平诱导法胃溃疡模型。

【实验材料】

1. 药品试剂　①麻醉药品:戊巴比妥钠,水合氯醛,乌拉坦,盐酸氯胺酮注射液等。②组织固定液:10%甲醛溶液或4%多聚甲醛溶液等。③化学诱导剂:利血平注射液。④试剂盒与标准品:超氧化物歧化酶(superoxide dismutase,SOD)、丙二醛(malondialdehyde,MDA)、一氧化氮(nitric oxide,NO)试剂盒等;5-羟色胺(5-hydroxytryptamine,5-HT)、去甲肾上腺素(norepinephrine,NE)、多巴胺(dopamine,DA)、5-羟吲哚乙酸(5-hydroxyindoleacetic acid,5-HIAA)、肾上腺素(epinephrine,E)标准品等。

2. 仪器设备　酶标仪,扫描电子显微镜,真空蒸发仪,离子溅射仪,激光扫描共聚焦显微镜,透射电镜,荧光显微镜,生物显微镜,病理图像分析系统,常规手术器械等。

3. 实验动物　SD或Wistar大鼠,体重200~250 g,雄性或雌雄兼用。

【方法步骤】

1. 腹腔注射法[1-3]

(1)方法:实验用雄性Wistar大鼠,体重150~200 g。禁食24 h后,一次性腹腔注射利血平(5 mg/kg)。18 h后处死动物,进行相关指标检测。

(2)特点:①溃疡发生率为100%,溃疡指数35.05±15.03。②胃黏膜结构缺损严重,有大量坏死脱落灶,上皮下有大量炎症细胞浸润。③与正常组比较,模型组大鼠脑内单胺类递质(5-HT,DA,NE)明显降低。

2. 肌内注射法[4-7]

(1)方法:实验用雄性Wistar大鼠,体重180~220 g。禁食24 h后,肌内注射利血平,

0.9 mg/kg,1 次/d,连续 7 d。

（2）特点：①模型组大鼠溃疡发生率为 100%，溃疡指数 6.23±4.53，溃疡点最多可出现 20 个，最长径达 8 mm。②胃黏膜出现严重损伤。损伤发生在泌酸腺区黏膜，呈点状或条状出血斑，部分表现为大面积严重出血性溃疡，个别出现穿孔，胃体厚薄不均。③模型组大鼠胃黏膜 SOD 活性明显降低，MDA 含量明显升高，与正常组相比有显著性差异。

3. 皮下注射法[8]

（1）方法：实验用 SD 或 Wistar 大鼠，体重 160~200 g，雌雄兼用。禁食 24 h 后，一次性皮下注射利血平，1~5 mg/kg。

（2）特点：①利血平 1~5 mg/kg 皮下注射，大鼠胃出血发生率 100%，而溃疡发生率相对较低，5 mg/kg 亦不能产生 100% 溃疡，胃溃疡从局灶性糜烂到大穿孔均可发生。②利血平引起胃出血的时间与剂量有关，5 mg/kg 时注射后 4 h 出现，8 h 可使全部动物发生胃出血；1 mg/kg 时则需 24 h 才使全部动物发生胃出血。

【观察指标】

1. 胃黏膜血流量测定[9]　将大鼠麻醉后固定，经剑突下正中切开腹壁，从腹腔中将胃轻轻拉出，沿胃体大弯侧剪开 1 cm 切口，将激光多普勒微循环血流计光导纤维探头插入切口内，轻轻接触胃壁黏膜进行测量，取每只鼠的胃窦部、胃底部、胃体前壁、胃体后壁进行测量，每个部位测量 1 min，计值 6 次，取其平均值为胃黏膜血流量（gastric mucosal blood flow，GMBF）。

2. 胃酸分泌及胃蛋白酶活性测定[10]　将大鼠麻醉后剖腹取胃，测量胃液体积。取 5 mL 胃液，2 500 r/min 离心 5 min，取上清液 1 mL，加入酚酞指示剂 2 滴，混匀，用 0.01 mol/L NaOH 溶液进行滴定，至出现红色为止，记录所用 NaOH 溶液体积，计算胃液总酸度、胃酸总量和胃液 pH 值。取离心后胃液上清液 0.5 mL，加入 0.05 mol/L HCl 溶液 7.5 mL，摇匀，将两根 2 cm 长的蛋白管放入此溶液中，37 ℃ 恒温箱中孵育 22 h，测量每根蛋白管两端透明部分的长度，以 4 端的长度平均值计算胃蛋白酶活性。

$$胃蛋白酶活性（U）=长度平均值^2×16$$

3. 胃黏液测定[5]　将胃组织转移至 1% 阿利新蓝溶液（0.16 mol/L 蔗糖溶解于 0.05 mol/L 醋酸钠中，pH=5.8）染色 1.5 h，依次用 0.25 mol/L 蔗糖溶液洗涤胃组织，按 1∶5 用 0.5 mol/L MgCl₂ 浸提胃组织 2 h，然后收集浸提液并与乙醚按 3∶1 混合，1 400×g 离心 10 min，收集上清液，酶标仪 598 nm 波长处测量吸光度。

4. 胃黏膜 SOD 活性与 MDA 含量测定[4]　将胃取出置冰上，沿胃大弯剪开，4 ℃ 生理盐水洗净胃内容物，用玻片将大鼠胃黏膜刮下立即低温冷冻。做匀浆时自然复温，用吸水纸吸干组织水分，称重，加生理盐水制成 10% 组织匀浆液，3 000 r/min 冷冻离心 15 min，取上清液按试剂盒说明检测 SOD 活性与 MDA 含量。

5. 病理组织学检查

（1）大体观察：将大鼠深麻醉剖腹取胃，沿胃大弯剪开、展平，生理盐水冲洗，肉眼和立体显微镜进行胃黏膜观察,计算溃疡发生率和溃疡指数。

1)溃疡发生率:溃疡发生率=形成溃疡动物数/实验动物数×100%。

2)溃疡指数(ulcer index,UI):用游标卡尺测量胃黏膜损伤区域的长度和宽度,按照 Guth 标准积分,计算 UI[11]。1 分:点状糜烂;2 分:糜烂长度<1 mm;3 分:糜烂长度 1~2 mm;4 分:糜烂长度 2~3 mm;5 分:糜烂长度>3 mm;损伤宽度>1 mm 则得分加倍,全胃得分之和即为 UI。

(2)光学显微镜观察:取胃组织,10% 甲醛溶液固定,梯度乙醇脱水,常规石蜡包埋、切片,HE 染色,光镜结合病理图像分析系统观察胃组织形态学改变。

6.其他参见本节"大鼠非甾体抗炎药诱导法胃溃疡模型"。

【模型评价】

1.利血平诱导法胃溃疡模型建立的基本原理是基于利血平药物对胃黏膜损害的不良反应,作为一种治疗高血压的药物,利血平长期使用可能导致胃黏膜受损,进而引发胃溃疡。该模型能够模拟出由于药物作用导致的胃黏膜损伤,进而引发胃溃疡的过程,为研究人类胃溃疡的发病机制提供了有力的支持。

2.利血平诱导法胃溃疡模型的成功率高,方法简单,通过皮下注射、肌内注射或腹腔注射利血平,均可成功地诱导出胃溃疡的发生。不仅适用于探索抗溃疡病药物的研究,还可以用于胃溃疡发病学方面的研究,为相关领域的科研工作者提供了重要的实验工具。具有较高的可重复性和可操作性,使得该模型在胃溃疡研究中得到广泛应用。

3.利血平诱导的胃溃疡模型产生的溃疡往往比较表浅,病变程度较轻,严格地讲应属于胃黏膜急性出血性糜烂,从而限制了其在长时间药效学观察方面的应用,可能无法完全反映出药物对胃溃疡的治疗效果或疾病的自然进程。

4.不同品种、不同年龄的动物对利血平的敏感性存在差异,这可能导致实验结果的差异性和不确定性。此外,实验过程中可能存在其他因素干扰实验结果的情况,如禁食时间、药物剂量、室温等。

【参考文献】

[1]甘超汝,莫新民,王慧,等.参积护胃颗粒抗大鼠利血平型胃溃疡的实验研究[J].现代医药卫生,2014,30(3):327-328,331.

[2]邓兰琼,崔世高,梅武轩.柴胡桂枝汤预防大鼠利血平胃溃疡的机制探讨[J].湖北中医学院学报,1999,1(2):51-53.

[3]殷明,苏定冯,曹龙光,等.呋喃唑酮对利血平诱发的大鼠胃溃疡和脑内单胺递质的影响[J].第二军医大学学报,1990,11(2):128-130,192-193.

[4]黄碧兰,余良主,刘寿仙.韭菜根液对利血平诱发胃溃疡大鼠胃黏膜 SOD、MDA 的影响[J].咸宁学院学报(医学版),2006,20(3):201-203.

[5]黄碧兰,胡旺平,刘寿先,等.韭菜根液对利血平引起的大鼠胃溃疡的影响[J].中国中西医结合杂志,1997,17(S1):138-139.

[6]周为登.沙棘油对大鼠诱发性胃溃疡的治疗作用[J].第二军医大学学报,1986,7(6):468-469.

[7]王韦,潘耀良,林万和.Ⅲ型胶原对利血平诱发大鼠胃溃疡治疗的作用[J].第二军医大学学报,1993,14(5):472-474.

[8]冯群先,华一琍,刘道鸣,等.利血平诱发胃出血和胃溃疡的观察[J].南京医学院学报,1983,(2):37-39.

[9]刘仁俊.丹参预防大鼠利血平性溃疡的实验研究[J].中国药物经济学,2011,6(6):55-56.

[10]张金晓,田义红,郭传敏,等.新健胃片的药效学研究[J].中草药,2005,36(11):1688-1691.

[11]GUTH P H,AURES D,PAULSEN G. Topical aspirin plus HCl gastric lesions in the rat. Cytoprotective effect of prostaglandin,cimetidine,and probanthine [J]. Gastroenterology,1979,76(1):88-93.

(二)小鼠利血平诱导法胃溃疡模型

【基本原理】

采用利血平腹腔注射或皮下注射等方法,建立小鼠利血平诱导法胃溃疡模型。参见本节"大鼠利血平诱导法胃溃疡模型"。

【实验材料】

1. 药品试剂　①麻醉药品:戊巴比妥钠,水合氯醛,乌拉坦,盐酸氯胺酮注射液等。②组织固定液:10%甲醛溶液或4%多聚甲醛溶液等。③化学诱导剂:利血平注射液。

2. 仪器设备　生物显微镜,病理图像分析系统,常规手术器械等。

3. 实验动物　昆明种或ICR小鼠,体重18~22 g,雄性或雌雄兼用。

【方法步骤】

1. 皮下注射法[1-13]　实验用昆明种或ICR小鼠,雄性或雌雄兼用。禁食24 h后,一次性皮下注射利血平注射液,5~10 mg/kg。

2. 腹腔注射法[14]　昆明种小鼠,体重18~22 g,雌雄各半。禁食24 h后,一次性腹腔注射利血平注射液,10 mg/kg。

【观察指标】

参见本节"大鼠利血平诱导法胃溃疡模型"。

【模型特点】

1. 利血平注射后1 d,肉眼可见胃黏膜损伤主要发生在腺胃部,可呈现出血点或条索状黏膜损伤,胃体出现痉挛萎缩;镜下可见小鼠胃黏膜结构紊乱,胃壁细胞减少且嗜酸性染色减弱,黏膜上皮多有脱落,部分区域有小量炎细胞。

2.利血平注射后 8 d,肉眼可见胃体痉挛未能完全缓解,形态异常仍然有在;镜下可见部分区域病理未见改善,胃黏膜下层水肿,黏膜层萎缩、坏死和脱落,个别仍可见少量炎症细胞。

【模型评价】

1.小鼠利血平诱导法胃溃疡模型方法简单,模型相对稳定,与临床利血平性胃黏膜损伤和胃溃疡的病理特征基本吻合,广泛应用于胃黏膜保护药物的筛选和药效学评价。

2.与皮下注射法相比,利血平腹腔注射法较少应用。

3.其他:参见本节"大鼠利血平诱导法胃溃疡模型"。

【参考文献】

[1]王睿,孙鹏,易清云,等.开县龙珠茶粗提物对利血平诱导昆明小鼠胃溃疡的预防效果[J].重庆第二师范学院学报,2015,28(1):168-169,173.

[2]聂坚,楚更五,李平,等.蜂胶胃三联预防实验性胃溃疡的实验研究[J].中国中医药科技,2011,18(6):472-473.

[3]杨扬,陈鹏,郑金丹,等.八味肉桂胶囊对消化性溃疡的影响[J].明医学院学报,2010,31(12):3-7,20.

[4]沈鸿,张英华,田甲丽,等.胃舒安胶囊对动物实验性胃溃疡的影响[J].中国实验方剂学杂志,2010,16(13):174-176.

[5]梅雪婷,许东晖,王胜,等.姜黄素固体分散体对大鼠胃溃疡的疗效研究[J].中国中药杂志,2009,34(22):2920-2923.

[6]崔海辉.蜂胶提取物及其复配中药的抗胃溃疡实验研究[J].职业与健康,2006,22(1):7-9.

[7]王晶,洪缨.越鞠保和丸抗溃疡及抗炎作用的实验研究[J].北京中医药大学学报,2005,28(5):62-65.

[8]齐若梅,杨京,欧阳涛,等.L-精氨酸与小剂量阿司匹林共同使用增强抑制血小板聚集功效以及对胃黏膜保护作用的研究[J].中国药理学通报,2005,21(8):981-985.

[9]马静,李仕先,何德贵,等.陈香露白露胶囊的主要药效学研究[J].中国实验方剂学杂志,2000,6(4):45-47.

[10]杜鹏,薛洁,周承明,等.赤土茯苓苷对实验性胃溃疡的保护作用[J].中草药,2000,31(4):39-42.

[11]刘春宇,吴文倩,唐丽华,等.商陆皂甙的抗胃溃疡作用[J].中国野生植物资源,1998,17(4):56-58.

[12]靳启国,朱希强,王红.硫酸软骨素对鼠胃黏膜的保护作用研究[J].山东医药,1999,39(14):9-10.

[13]卢文丽,方肇勤,侯俐,等.常见胃溃疡模型小鼠胃组织病理变化及差异[J].中华中

医药学刊,2008,26(3):551-555.

[14]范红艳,郭建鹏,于海玲.老鹳草提取物对消炎痛型及利血平型胃溃疡小鼠溃疡指数的影响[J].延边大学医学学报,2006,29(4):256-258.

三、乙酸诱导法胃溃疡模型

(一)大鼠乙酸诱导法胃溃疡模型

【基本原理】

乙酸是一种具有刺激性的化学物质,刺激胃黏膜分泌过多的胃酸;当摄入过多时,对胃黏膜产生直接的刺激作用,导致胃黏膜的血管收缩和痉挛,影响胃黏膜的血流量,导致局部缺血、缺氧;长期或大量的乙酸刺激可引发胃黏膜的炎性缺损,从而形成胃溃疡。分别采用乙酸黏膜下层注射、浆膜下层注射、浆膜外贴敷滴注或灌胃等方法,建立大鼠乙酸诱导法胃溃疡模型。

【实验材料】

1. 药品试剂 ①麻醉药品:戊巴比妥钠,水合氯醛,乌拉坦,盐酸氯胺酮注射液等。②组织固定液:10%甲醛溶液或4%多聚甲醛溶液,2.5%戊二醛,1%锇酸等。③化学诱导剂:乙酸。④试剂盒与标准品:大鼠肿瘤坏死因子(tumor necrosis factor-α,TNF-α)、白细胞介素(Interleukin,IL)-6、IL-10 和环氧合酶-1(cyclooxygenase-1,COX-1)、胃泌素(gastrin,GAS)、胃动素(motilin,MTL)、表皮生长因子(epidermal growth factor,EGF)、前列腺素 E_2(prostaglandin E_2,PGE_2) 酶联免疫吸附法(enzyme-linked immunosorbent assay,ELISA)试剂盒,超氧化物歧化酶(superoxide dismutase,SOD)、髓过氧化物酶(myeloperoxidase,MPO)、谷胱甘肽过氧化物酶(glutathione peroxidase,GSH-Px) 活性试剂盒,丙二醛(malondialdehyde,MDA)、一氧化氮(nitric oxide,NO)试剂盒等。

2. 仪器设备 酶标仪,扫描电子显微镜,真空蒸发仪,离子溅射仪,激光扫描共聚焦显微镜,透射电镜,荧光显微镜,流式细胞仪,生物显微镜,病理图像分析系统,常规手术器械等。

3. 实验动物 SD 或 Wistar 大鼠,体重 200~250 g,雄性或雌雄兼用。

【方法步骤】

1. 黏膜下层注射法[1-5]

(1)方法:实验用雄性 Wistar 大鼠,体重 180~220 g。术前禁食不禁水 12 h,3%戊巴比妥钠腹腔注射麻醉,仰卧位固定,胸腹部剃毛消毒,于剑突下打开腹腔(手术切口长 2 cm 左右),暴露胃,将胃轻柔拉出腹腔外,用微量注射器于胃窦与胃底交界处的黏膜下层注射20%~30%乙酸20~30 μL。注射后,胃壁表面立即形成一个圆形或椭圆形的隆起,然后隆起变平出现一个圆形或椭圆形的乳白色不透明区,直径约5 cm。用缝线将大网膜固定于注射区,以防穿孔。逐层缝合切口,碘酒消毒(图3-1)。术后当日禁食不禁水,次日自由饮食、饮水。

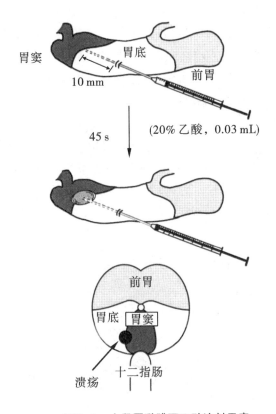

图 3-1　大鼠胃黏膜下乙酸注射示意

（2）特点:①肉眼观察。术后 2 d,黏膜面出现典型的胃溃疡外观;术后 4 d,溃疡面积增大;术后 10 ~ 21 d,溃疡面积变小;术后 28 d,仍见胃黏膜有环形隆起。②光镜下观察。手术后 4 d,出现典型的溃疡组织结构,第 1 层以白细胞为多的炎性渗出物,第 2 层为坏死组织,第 3 层为较新鲜的肉芽组织,第 4 层为肉芽移行为陈旧的瘢痕组织;手术后 6 ~ 21 d,溃疡创面变小,周围可见大量新生的腺上皮;手术后 28 d,新生的腺上皮已经完全覆盖创面。③与正常组比较,模型组大鼠胃组织 SOD 活性、GSH-Px 活性显著降低,MDA 含量显著升高;胃组织 PGE_2、NO 和 EGF 含量显著降低,血清 TNF-α 和 IL-6 水平显著升高。

2. 浆膜下注射法[2,6-11]

（1）方法:实验用雄性 Wistar 大鼠,体重 180 ~ 220 g。10% 水合氯醛腹腔注射麻醉(3 mL/kg),仰卧位固定,上腹部备皮、消毒,自剑突下约 1.5 ~ 2.0 cm 宽度剪纵切口,暴露鼠胃,在胃前壁近幽门区域(胃体交界近胃小弯处)浆膜层下注射 20% ~ 30% 乙酸溶液 0.1 ~ 0.3 mL,碘伏棉按压出血部位至无明显出血后,用生理盐水冲洗腹部,将胃送还入腹腔,依次逐层缝合腹膜、肌层、皮肤,碘伏消毒。

（2）特点:术后模型大鼠食欲明显减退,体重增长缓慢,精神状态萎靡,活动量减少,反应迟钝,应激能力差,皮毛枯疏杂乱,缺乏光泽。术后 7 d,模型大鼠肉眼可见胃表面出现圆形或不规则形的溃疡病灶,其他位置偶见出血点,颜色暗沉,无光泽,溃疡灶周围边界不清,组织肿胀;溃疡面积(1.32±0.21)cm²;光镜下可见多灶性坏死,较多的胃腺坏死并消失,可见少量成纤维细胞增生(黑色箭头),伴有大量淋巴细胞、少量粒细胞灶性浸润,损伤周围胃腺形状不规则,排列不规则,可见少量胃腺扩张,腔内可见炎性细胞及坏死组织碎片。胃组织 IL-6、IL-8 含量明显升高。

3. 浆膜外烧灼法[2,12-14]

(1)方法:实验用 SD 或 Wistar 大鼠,体重 180～220 g。手术前禁食 12～24 h,2% 戊巴比妥钠腹腔注射麻醉(50 mg/kg),仰卧位固定,在剑突下 1.5 cm 处纵形切口(1.5～2 cm)剖腹,暴露胃体后将其轻柔拉出腹腔,采用以下方法进行浆膜外乙酸烧灼。

1)棉球压迫法[2,12]:将 100% 乙酸浸过的棉球置于胃前壁窦体交界处(避开血管),用直径 6.0 mm 的铅笔筒(pencil holder)垂直按压棉球 60 s(图 3-2)。

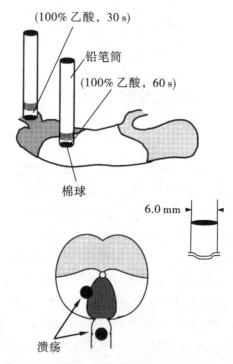

图 3-2 胃或十二指肠浆膜局部乙酸应用示意

2)纸片贴贴敷法[13]:将滤纸片裁成直径 0.5 cm 大小的圆圈,准备好平皿及冰乙酸,缝合线用 75% 酒精进浸泡。取一滤纸片蘸 100% 乙酸,在胃前壁窦体交界处(避开血管)贴附 30 s,取新滤纸片蘸乙酸在同一位点再贴附 30 s。生理盐水冲洗贴附部位,无菌纱布擦干并用大网膜覆盖住贴附部位,将胃复位后关腹。

3)吸管滴注法[14]:用血红蛋白吸管垂直贴于大鼠胃腺部前壁浆膜滴注 100% 乙酸 50 μL,30 s 后用无菌生理盐水将残余乙酸冲洗干净,烧灼处以大网膜覆盖,将胃置回腹腔,关腹。

4)井形夹子滴注法[15]:以特制的井形夹子(小井内径4.5 mm)挟住靠近幽门的腺胃部,井中滴入100%乙酸0.1 mL,使与胃浆膜面接触1.0 min,然后以适量生理盐水冲洗,缝合。

5)玻璃管滴吸法[16]:在大鼠胃窦前壁浆膜面,用直径5~6 mm的玻璃管垂直压定后,向玻璃管内滴入0.1 mL的冰乙酸,保留1 min后,吸出冰乙酸,生理盐水冲洗后缝合。

(2)特点:术后15 d,模型组大鼠色大鼠胃黏膜上可见一清晰的溃疡灶,溃疡灶的形态为四周隆起、中心凹陷的类圆形斑块,边界清楚,灶中心被覆白苔,触感略硬,黏膜变白。与正常对照组比较,胃组织SOD、GSH-Px活性明显降低,MDA含量显著升高,细胞凋亡率显著增高。

4. 灌胃法[17]

(1)方法:实验用雄性SD大鼠,体重180~220 g。禁食不禁水12 h,首次采用10%乙酸溶液灌胃(3 mL/kg)。之后用5%的乙酸溶液空腹灌胃(3 mL/kg),1次/48 h,共灌胃7次。

(2)特点:模型组大鼠胃黏膜结构紊乱,固有层淋巴细胞和浆细胞浸润、水肿、充血,溃疡处上皮缺损,炎性细胞浸润明显;溃疡面积(10.86±1.66) cm^2,溃疡指数2.33±0.39。与正常对照组比较,模型组大鼠胃组织SOD活性显著降低,IL-1、IL-6、TNF-α、PGE$_2$、MDA含量及氧自由基相对含量明显升高。

【观察指标】

1. 一般情况　观察实验期间大鼠的精神状态、体重变化、毛色、饮食、活动等情况。

2. 血清学检测　将大鼠麻醉后腹主动脉取血,静置1 h,4 500 r/min离心10 min,ELISA法测定血液中炎性因子(TNF-α、IL-1β、IL-6、IL-4、IL-10等)、GAS、MTL、PGE$_2$、SOD、MDA、NO、ET-1等含量。

3. 胃组织生化指标检测　取胃组织,加入10倍量PBS溶液进行研磨,将匀浆液置于离心机中,在3 500 r/min、4 ℃条件下离心15 min,吸取上清液,采用全自动酶标仪,按试剂盒说明书检测胃组织中SOD活性、MDA、IL-1、IL-6、NF-κB、TN F-α和PGE$_2$水平等。

4. 病理组织学检查

(1)大体观察:大鼠深麻醉下处死,剖腹取胃,沿胃大弯剪开、展平,生理盐水冲洗,肉眼和立体显微镜观察胃内容物、胃窦部黏膜的形态变化、溃疡情况等,测量和计算溃疡面积、溃疡分数及溃疡体积。

1)溃疡面积[6,9]:取胃组织平铺拍照(拍照时用带有网格的尺子测量创面的大小),通过Photo-shop软件计算胃黏膜损伤面积。或用游标卡尺测量溃疡的最大直径(d$_1$)和最大宽径(d$_2$),按公式计算胃溃疡面积。

$$溃疡面积(cm^2) = \pi \times d_1/2 \times d_2/2$$

2)溃疡分数[6,9,18]:愈合记0分,表浅性黏膜糜烂记1分,深陷性溃疡或透壁性坏死记 2 分,穿孔或穿透性溃疡记 3 分。

3)溃疡体积[19]:用微量注射器向溃疡处注入墨汁至胃黏膜表面水平,记录注入墨汁的体积,以此代表溃疡体积。

(2)光学显微镜观察:取胃组织,10% 甲醛溶液固定,梯度乙醇脱水,常规石蜡包埋、切片,HE 染色,光镜结合病理图像分析系统观察胃组织形态学改变。通过黏膜损伤的深度与损伤占黏膜的面积评分,计算胃黏膜损伤指数[20]。

1)损伤深度:1 分,损伤深度≤1/3;2 分,1/3<损伤深度<2/3;3 分,损伤深度≥2/3。

2)损伤面积:1 分,1%≤损伤面积<30%;2 分,30%≤损伤面积<60%;3 分,60%≤损伤面积<90%;4 分,损伤面积≥90%。

$$胃黏膜损伤指数=损伤深度评分×损伤面积评分$$

(3)电子显微镜观察:取胃组织块(5 mm×5 mm),2.5% 戊二醛固定 12～24 h,0.1 mol/L的磷酸缓冲液清洗再用 1% 的锇酸固定 1.5 h,上升乙醇梯度脱水,醋酸异戊酯置换,常规临界点干燥,离子溅射仪中镀铂,电镜下观察胃黏膜细胞超微结构。

【模型评价】

1.优点　①可靠性高:大鼠乙酸性胃溃疡模型的建立方法稳定可靠,可以重复产生相似的胃溃疡病变,为胃溃疡的研究提供了稳定的实验基础。②病变特点与人类相似:该模型产生的胃溃疡病变深而大,具有与人类胃溃疡相近的形态结构与组织特征,具有实际意义和应用价值。③成本低廉:大鼠作为实验动物,其饲养和繁殖成本相对较低,适合进行大样本量的实验研究。

2.缺点　①模型建立过程对动物有一定损伤:无论是乙酸注射法、乙酸滤纸贴敷法还是乙酸直接灼烧法,都可能对大鼠造成一定程度的损伤,这可能对实验结果产生一定的影响。②影响因素多:模型的建立过程受到多种因素的影响,如乙酸的浓度、注射或贴敷的位置和时间等,这些因素的变化都可能影响模型的稳定性和可靠性。③尚无统一标准:目前尚未建立乙酸型动物模型的标准和评价指标,这使得不同实验室之间的实验结果难以进行直接比较和验证。

3.应用范围　①胃溃疡发病机制研究:通过大鼠乙酸性胃溃疡模型,可以研究胃溃疡的发病机制、影响因素和修复机制,为疾病的预防和治疗提供理论支持。②抗溃疡药物研究:该模型可用于评估抗溃疡药物的疗效和作用机制,为药物的研发和优化提供实验依据。③胃溃疡治疗方法研究:通过该模型,可以探索新的胃溃疡治疗方法和技术,也适用于胃溃疡修复机制的探讨。

【参考文献】

[1]TAKAGI K,OKABE S,SAZIKI R. A new method for the production of chronic gastric ulcer in rats and the effect of several drugs on its healing[J]. Jpn J Pharmacol,1969,19(3):418-426.

[2]OKABE S,AMAGASE K. An overview of acetic acid ulcer models:the history and state of

the art of peptic ulcer research[J]. Biol Pharm Bull, 2005, 28(8):1321-1341.

[3] 张叔行, 陈玲, 陈东明, 等. 大鼠胃溃疡模型的制作方法[J]. 解剖学杂志, 1987, 10(2): 158-159, 2.

[4] 王倩倩, 杜鹃, 冯凤琴. 海参肽对大鼠乙酸性胃溃疡愈合的促进作用[J]. 中国食品学报, 2022, 22(8):109-117.

[5] 张书金, 侯仙明, 白建乐, 等. 健脾益气中药对乙酸致胃溃疡大鼠氨基己糖及前列腺素 E_2 的影响[J]. 河北中医药学报, 2014, 29(2):4-6, 9.

[6] 刘祉钰. 消痈溃得康煎剂对乙酸型胃溃疡大鼠 IL-6、IL-8 影响的实验研究[D]. 沈阳:辽宁中医药大学, 2019.

[7] 姜圣钰. 清胃止痛微丸对大鼠乙酸型胃溃疡的治疗作用及机制研究[D]. 长春:吉林大学, 2023.

[8] 袁月. 第一部分胃饥饿素(Ghrelin)对乙酸致大鼠胃损伤的保护作用机制研究 第二部分胃保护药物药效学评价[D]. 北京:北京协和医学院, 2021.

[9] 许立拔, 赵冬昀, 韦曼吕, 等. 胃乐胶囊对大鼠乙酸型慢性胃溃疡的影响[J]. 中成药, 2018, 40(6):1377-1380.

[10] 施之琪, 杜建平, 杜铁良, 等. 积雪草总苷抗乙酸致大鼠胃溃疡的研究[J]. 中国实验方剂学杂志, 2010, 16(12):122-124.

[11] NAKASHITA M, SUZUKI H, MIURA S, et al. Attenuation of acetic acid-induced gastric ulcer formation in rats by glucosylceramide synthase inhibitors[J]. Dig Dis Sci, 2013, 58(2):354-362.

[12] OKABE S, ROTH J L, PFEIFFER C J. A method for experimental, penetrating gastric and duodenal ulcers in rats. Observations on normal healing[J]. Am J Dig Dis, 1971, 16(3):277-284.

[13] 陈畅. 复方芪藻汤对醋酸诱发的大鼠胃溃疡的治疗作用及机制研究[D]. 沈阳:沈阳医学院, 2019.

[14] 陈建中, 蒙启飞, 陈建华, 等. 刺梨根煎液防治慢性胃溃疡的动物实验研究[J]. 黔南民族医专学报, 1999, 12(1):6-8.

[15] 张守仁, 邵金莺, 於毓文. 呋喃唑酮和一些常用抗溃疡药对四种大鼠胃溃疡模型的影响[J]. 药学学报, 1984, 19(1):5-11.

[16] 王英. 冰乙酸性大鼠胃溃疡模型制作方法比较[J]. 实用诊断与治疗杂志, 2007, 21(7):505-506.

[17] 李梦冉, 沙红, 李泽乾, 等. 曲昔派特对大鼠乙酸型慢性胃溃疡调节作用的研究[J]. 中国现代应用药学, 2019, 36(24):3028-3033.

[18] DEVARAJ V C, ASAD M, PRASAD S. Effect of leaves and fruits of Moringa oleifera on gastric and duodenal ulcers[J]. Pharm Biol, 2007, 45(4):332-338.

[19] 胡金芳, 王春凤, 冯玥. 胃散对胃溃疡模型大鼠胃黏膜保护作用的研究[J]. 现代药物

与临床,2013,28(5):688-691.

[20]陈自泓,黄可儿.黄芪多糖对乙醇诱导的大鼠胃黏膜损伤的修复机制[J].广州中医药大学学报,2021,38(12):2750-2756.

(二)小鼠乙酸诱导法胃溃疡模型

【基本原理】

乙酸可通过刺激胃黏膜胃酸分泌、血管收缩和炎性反应等机制,引起胃黏膜损伤和胃溃疡形成。采用乙酸浆膜外贴敷或灌胃等方法,建立小鼠乙酸诱导法胃溃疡模型。

【实验材料】

1. 药品试剂 ①麻醉药品:乙醚,戊巴比妥钠,水合氯醛,盐酸氯胺酮注射液等。②组织固定液:10%甲醛溶液或4%多聚甲醛溶液等。③化学诱导剂:乙酸。

2. 仪器设备 生物显微镜,病理图像分析系统,常规手术器械等。

3. 实验动物 成年昆明种小鼠,雄性或雌雄兼用。

【方法步骤】

1. 乙酸灌胃法[1]

(1)方法:实验用昆明种小鼠,体重18~22 g,雌雄各半。灌胃前24 h禁食不禁水,采用8.74×10^{-6}mol/L乙酸溶液灌胃,0.3 mL/次,间隔48 h灌胃1次,共7次。

(2)特点:①模型组小鼠溃疡发生率100%,每只动物平均溃疡数2.00±0.95。②肉眼可见胃壁多在胃窦部出现1~4个典型的消化性溃疡病灶,呈火山口状,边缘光滑整齐,直径0.1~0.2 cm,中心呈苍白,表面覆以灰白色苔状物,边界清楚,周围黏膜有充血、水肿。③光镜下可见溃疡处及其周围黏膜腺体正常结构消失,出现较为典型的溃疡组织结构,白细胞等炎性渗出物、坏死组织等分层排列,胃壁缺损可达肌层,符合消化性溃疡的病理结构。

2. 胃浆膜面乙酸贴敷法[2]

(1)方法:实验用雄性昆明种小鼠,体重25~27 g。乙醚吸入麻醉小鼠,无菌手术开腹,暴露胃,在腺胃部前壁窦体交结处浆膜面同一部位(避开血管),用浸有100%乙酸、边长为5 mm的正方形滤纸接触2次,30 s/次,然后还纳胃体,逐层缝合切口。

(2)特点:①模型组大鼠肉眼可见胃前壁有明显灼伤后炎症、出血表现,呈深黑褐色,贯穿胃壁,严重程度差异大;病变可累及未被乙酸刺激部位的部分区域黏膜。②光镜下可见乙酸直接作用于浆膜层后,肌层、黏膜下层出现水肿,肌细胞形态更加狭长,黏膜层腺体结构破坏,部分细胞形态不完整,细胞核裸露,黏膜上皮有脱落。③术后8 d,动物死亡率100%。

【观察指标】

参见本节"大鼠乙酸诱导法胃溃疡模型"。

【模型评价】

1. 乙酸灌胃法制作小鼠胃溃疡模型简便易行,溃疡程度与灌胃乙酸的浓度和灌胃次数相关。

2. 采用胃浆膜面乙酸贴敷法制备的小鼠胃溃疡模型,动物死亡率高,可能不适宜进行胃溃疡模型的研究与应用。

3. 其他:参见本节"大鼠乙酸诱导法胃溃疡模型"。

【参考文献】

[1]于嘉兴,杜俊喆,李帅,等.小鼠灌胃乙酸建立胃溃疡模型的可行性研究[J].山西医科大学学报,2013,44(7):579-581.

[2]卢文丽,方肇勤,侯俐,等.常见胃溃疡模型小鼠胃组织病理变化及差异[J].中华中医药学刊,2008,26(3):551-555.

四、乙醇诱导法胃溃疡模型

【基本原理】

乙醇具有亲脂性和溶脂的性能,乙醇对胃黏膜损伤的机制包括:①高浓度乙醇的脱水作用能凝固蛋白,对胃黏膜的强腐蚀性可以破坏表面的黏液层和黏液细胞。②乙醇引起中性粒细胞的浸润,并释放氧自由基引起胃黏膜的损伤。③慢性饮酒者胃黏膜氧脂质过氧化物和自由基过多,引起细胞膜流动性下降。④减少前列腺素合成,降低胃黏膜的血液循环。⑤破坏胃黏膜屏障功能、增加胃酸分泌,提高毛细血管的通透性等,从而导致胃黏膜糜烂、出血和溃疡形成。采用高浓度乙醇灌胃的方法,建立大鼠和小鼠乙醇诱导法胃黏膜损伤和胃溃疡模型。

【实验材料】

1. 药品试剂 ①麻醉药品:戊巴比妥钠,水合氯醛,乌拉坦,盐酸氯胺酮注射液等。②组织固定液:10%甲醛溶液或4%多聚甲醛溶液等。③化学诱导剂:乙醇。④试剂盒与标准品:大鼠肿瘤坏死因子(tumor necrosis factor - α, TNF - α)、白细胞介素 - 6(interleukin - 6, IL - 6)、白细胞介素 - 10(interleukin - 10, IL - 10)和环氧合酶 - 1(cyclooxygenase - 1, COX - 1)、胃泌素(gastrin, GAS)、表皮生长因子(epidermal growth factor, EGF)、前列腺素 E_2(prostaglandin E_2, PGE_2)酶联免疫吸附法(enzyme-linked immunosorbent assay, ELISA)试剂盒、超氧化物歧化酶(superoxide dismutase, SOD)、髓过氧化物酶(myeloperoxidase, MPO)活性、谷胱甘肽过氧化物酶(glutathione peroxidase, GSH-Px)、丙二醛(malondialdehyde, MDA)、一氧化氮(nitric oxide, NO)试剂盒等。

2. 仪器设备 酶标仪,生物显微镜,病理图像分析系统,常规手术器械等。

3. 实验动物 ①SD 或 Wistar 大鼠,体重 180 ~ 220 g,雄性或雌雄兼用。②昆明或 ICR 小鼠,体重 18 ~ 22 g,雄性或雌雄兼用。③Sv129 品系的野生型小鼠。④过氧化物酶

体增殖物激活受体 α（peroxisome proliferator-activating receptor α, PPARα）敲除型小鼠。

【方法步骤】

1. 大鼠乙醇灌胃法[1-5]

（1）方法：实验用雄性 SD 大鼠,体重 180～220 g。禁食不禁水 24 h,灌胃 75%～100% 乙醇,5～10 mL/kg。

（2）特点：无水乙醇诱导的胃溃疡模型大鼠,其胃腺和胃黏液层遭到了严重的破坏,黏膜层充血、出血、水肿、细胞坏死脱落等,病变发生以浅表部位为主,部分深至黏膜腺体部,腺体排列紊乱,腺体扩张,黏膜血管扩张充血,血管内、外可见大量红细胞,胃黏膜损伤指数达 48.3。胃液 pH 值大幅升高,胃蛋白酶活性明显降低。胃黏膜 SOD、GSH-Px 活性和氨基己糖含量显著降低,MDA 含量显著升高。

2. 小鼠乙醇灌胃法[6-10]

（1）方法：实验用雄性昆明小鼠,体重 18～22 g。禁食不禁水 24 h,灌胃 65%～100% 乙醇,5～10 mL/kg。

（2）特点：模型组小鼠胃黏膜可见出血性病变和溃疡,溃疡指数 11.11±2.26。胃组织结构紊乱,多见坏死的细胞碎片,少见细胞核固缩深染、碎裂或溶解消失,胞质嗜酸性增强,黏膜肌层与肌层重度分离,黏膜下层结缔组织排列疏松,可见淋巴细胞浸润。

3. 小鼠乙醇饲料喂养法[11]

（1）方法：实验用 Sv129 系野生型小鼠和 PPARα 敲除小鼠,分为野生型正常饮食组（WT-Con）、野生型乙醇饮食组（WT-EtOH）、PPARα 敲除型正常饮食组（KO-Con）和 PPARα 敲除型乙醇饮食组（KO-EtOH）。WT-EtOH 组和 KO-EtOH 组给予含 4% 乙醇的 Lieber-DeCarli 液体饲料,WT-Con 组和 KO-Con 组给予不含乙醇的 Lieber-DeCarli 液体饲料。饲养 16 周后,取胃组织进行相关指标检测。

（2）特点：WT-Con 组和 KO-Con 组小鼠的胃黏膜上皮完整,腺体规则。WT-EtOH 组小鼠偶见上皮细胞丢失和少量炎性细胞浸润。KO-EtOH 组小鼠胃黏膜上皮层出现明显缺损和水肿,胃小凹消失,固有层内腺体结构异常,出现大量肿胀透明的退化细胞,黏膜全层均出现大量的炎性细胞浸润。

【观察指标】

1. 一般情况观察　观察实验期间动物精神状态、体重变化、毛色、饮食、活动等情况。

2. 胃液 pH 值[5]　取 pH 试纸,用滴管吸取少量胃液,点滴于试纸的中部,观察变化稳定后的颜色,与标准比色卡对比,判定胃液 pH 值。

3. 胃液胃蛋白酶活性[5,12]　将待测侧胃液用 0.04 mol/L 的盐酸溶液稀释 50 倍,测定管：37 ℃ 稀释胃液 0.5 mL、37 ℃ 血红蛋白的基质液 2.0 mL,混匀后置 37 ℃ 水溶液中 10 min,5%（质量体积比）三氯醋酸 5.0 mL 振荡混匀,室温放置 30 min;对照管：取稀释胃液 0.5 mL,置 37 ℃ 水溶液中 10 min,5%（质量体积比）三氯醋酸 5.0 mL,振荡混匀后室温放置 30 min,将测定管和对照管离心沉淀,各取上清液 1.0 mL,加 0.5 mol/L 的 Na_2CO_3

5.0 mL,酚试剂 0.5 mL,迅速混匀,室温下放置 60 min。用紫外分光光度计在 640 nm 波长比色,蒸馏水校正"0",读取光密度,查 L-酪氨酸标准曲线,计算胃蛋白酶活性。

4.血清学检测　腹主动脉或眼眶取血,静置 1 h 后离心取血清,测定炎症因子(TNF-α、IL-1β、IL-6、IL-4、IL-10 等)、GAS、PGE_2、SOD、MDA、NO 等活性或含量。

5.胃组织生化指标检测　取胃组织匀浆、离心,取上清液检测胃组织中 SOD 活性、MDA、IL-1、IL-6、TNF-α、PGE_2 和氨基己糖含量等。

6.病理组织学检查

(1)大体观察:深麻醉下剖腹取胃,沿胃大弯剪开,生理盐水冲洗,肉眼和立体显微镜观察,测量和计算溃疡面积、溃疡指数及溃疡体积。参见本节"大鼠非甾体抗炎诱导法胃溃疡模型"。

(2)光学显微镜观察:取胃组织,10% 甲醛溶液固定,梯度乙醇脱水,常规石蜡包埋、切片,HE 染色,光镜结合病理图像分析系统观察胃组织形态学改变,包括胃黏膜层细胞坏死脱落、水肿、充血、出血等情况,按以下标准评分[5]。

1)黏膜层细胞坏死脱落:1 分,局部黏膜上皮坏死脱落;2 分,黏膜上皮坏死脱落,部分细胞形态不完整;3 分,黏膜层细胞弥漫性坏死脱落,细胞形态不完整。

2)黏膜层水肿:1 分,黏膜层结构略显松散,细胞形态略狭长;2 分,黏膜层结构松散,细胞形态肿大或狭长;3 分,黏膜层结构松散,细胞形态肿大或狭长,伴大量炎细胞浸润。

3)黏膜层充血:1 分,局部黏膜血管轻度扩张,血管内少量红细胞可见;2 分,多处黏膜血管扩张,血管内大量红细胞可见;3 分,黏膜血管弥漫性严重扩张,血管内大量红细胞可见。

4)黏膜层出血:1 分,黏膜层血管外局部红细胞可见;2 分,黏膜层血管外弥漫性红细胞可见;3 分,黏膜层血管外大量红细胞可见,伴大量炎细胞浸润。

7.其他　参见本节"大鼠非甾体抗炎诱导法胃溃疡模型"。

【模型评价】

1.乙醇性胃溃疡模型是一种常用的实验性胃溃疡模型,通过给实验动物灌服一定剂量的乙醇溶液,模拟人类因过量饮酒导致的胃黏膜损伤和胃溃疡形成过程。本模型构建方法简单、易操作,且能够较好地模拟人类胃溃疡的病理生理过程,因此在胃溃疡相关研究中得到广泛应用。

2.在乙醇性胃溃疡模型中,胃溃疡的特征主要表现为胃黏膜出现糜烂、溃疡和出血等病变。通过观察实验动物的胃黏膜病变情况,可以评估胃溃疡的形成程度和发展过程。同时,还可以结合病理学检查,对胃溃疡的组织结构、细胞形态和炎症反应等进行深入研究。

3.乙醇剂量是影响胃溃疡模型效果的关键因素之一,通过调整乙醇的浓度和灌服剂量,可以观察不同剂量下胃溃疡的形成情况和严重程度。实验结果表明,乙醇剂量与胃溃疡的严重程度呈正相关关系,即乙醇剂量越大,胃溃疡的病变程度越严重。

4.乙醇性胃溃疡的病理生理学机制主要涉及乙醇对胃黏膜的直接损伤作用及后续

引发的炎症反应和氧化应激等过程。乙醇可导致胃黏膜屏障功能受损,使胃酸和胃蛋白酶等消化液对胃黏膜产生损伤。同时,乙醇还可激活炎症细胞和氧化应激反应,进一步加剧胃黏膜的损伤和溃疡形成。

5.该模型仍存在一定的局限性:①不能完全模拟人类胃溃疡的复杂性和个体差异;②一次性高浓度乙醇灌胃主要造成急性胃黏膜损伤,与人类胃溃疡的慢性病理生理过程有较大差异;③该模型多采用无水乙醇,而临床上长期饮酒导致的胃黏膜损伤和胃溃疡则是低于65°酒精长期反复作用的结果。因此,在应用该模型时,需要结合实际情况进行综合考虑和评估。同时,可进一步探索和优化模型构建方法,以提高其稳定性和可靠性,为胃溃疡的研究和治疗提供更有效的实验手段。

【参考文献】

[1]李莉,龚晓娟,杨以阜,等.5个制酸类中药对乙醇大鼠胃溃疡模型溃疡指数、NO 的影响[J].湖北中医杂志,2012,34(12):3-5.

[2]陈自泓,黄可儿.黄芪多糖对乙醇诱导的大鼠胃黏膜损伤的修复机制[J].广州中医药大学学报,2021,38(12):2750-2756.

[3]赖舒,周岐新,张颖,等.石榴皮对实验性胃损伤及相关机制的研究[J].中药药理与临床,2009,25(3):49-51.

[4]李秀芳,林青,代蓉,等.云木香丙酮提取物对大鼠实验性胃溃疡模型的影响[J].云南中医中药杂志,2007,28(6):34-35,1.

[5]王茜,谢家骏,张英华,等.猴头菌片对大鼠急性酒精性胃黏膜损伤的保护作用及其机制[J].中成药,2017,39(12):2454-2461.

[6]叶惠惠,刘河霞,张咏梅,等.小鼠急性乙醇性胃黏膜损伤模型的制备[J].徐州医学院学报,2011,31(1):36-39.

[7]施伊露,张佳丽,乔莞宁,等.乙酸钠通过抑制过度炎症反应保护乙醇诱导的小鼠胃黏膜损伤[J].温州医科大学学报,2018,48(10):759-763.

[8]完地高,安拉太,黄先菊,等.藏药日官孜玛通过 NF-κB 信号通路对小鼠乙醇性胃溃疡的胃保护作用[J].高原科学研究,2024,8(1):92-101.

[9]王建武,曲玲,陈然,等.胃克星抗消化性溃疡的药理研究[J].中国中西医结合消化杂志,2003,13(1):30-32.

[10]祝敏,靳林,赵浩安,等.紫穗槐蜂蜜对小鼠急性酒精性胃溃疡的预防作用[J].食品科学,2021,42(9):77-84.

[11]胡晓,郭然,张旭光.PPARα 缺失加重乙醇诱导的小鼠胃黏膜慢性损伤[J].基础医学与临床,2023,43(10):1505-1511.

[12]程延安.针灸对慢性萎缩性胃炎大鼠胃液总酸度及胃蛋白酶活性影响的研究[J].中国中医药科技,2002,9(6):323-324.

五、其他化学性胃溃疡模型

(一)组胺诱导法胃溃疡模型

【基本原理】

组胺是一种生物活性胺,广泛存在于动植物组织中,由组氨酸脱羧酶催化组氨酸脱羧而成。在哺乳动物体内,组胺主要由肥大细胞和嗜碱性粒细胞产生,并在免疫应答、过敏反应、胃酸分泌等多种生理病理过程中发挥重要作用。组胺主要通过刺激胃黏膜上的H_2受体,促进胃壁细胞分泌胃酸,胃酸过多会破坏胃黏膜的保护机制,导致胃黏膜损伤,进而引发胃溃疡的形成。

【方法步骤】

1. 大鼠组胺皮下注射法[1-3]　实验用 SD 或 Wistar 大鼠,体重 180～220 g,雌雄兼用。动物禁食不禁水 24 h,皮下注射磷酸组胺(50 mg/kg),2 h 后再注射 1 次,3 h 后处死动物,进行相关指标检测。

2. 豚鼠组胺皮下注射法[4]　实验用雄性豚鼠,体重 200～250 g。禁食 18～24 h,戊巴比妥钠麻醉腹部正中切口,切口长 2～3 cm。找出十二指肠,在十二指肠的胆管开口上方夹一动脉钳造成狭窄,以使胃液潴留,并防止十二指肠液反流入胃,动脉钳一端伸出腹腔并缝合腹壁。皮下注射磷酸组织胺溶液(5 mg/kg),1 h 后处死动物,进行相关指标检测。

【模型评价】

组胺性胃溃疡模型具有较高的稳定性和可重复性,操作简便。通过控制组胺的给药剂量、给药方式,以及实验动物的种类、年龄和性别等因素,可以较为稳定地复制出胃溃疡的病理过程,在胃溃疡的发病机制研究、药物筛选和评价以及胃黏膜保护机制研究中具有重要的应用价值[5]。

【参考文献】

[1]李新芳,吕金胜,黄钺华.法莫替丁对大鼠实验性胃溃疡的防治作用[J].中国医药工业杂志,1992,23(12):540-542,553.

[2]杨解人,李文明,胡荣华,等.安榆止血粉对实验性胃溃疡模型的研究[J].中药药理与临床,1995,(4):31-33.

[3]李绍平,张兰珍,方士英.多虑平对大鼠实验性胃溃疡的保护作用研究[J].现代应用药学,1988,(6):6-7.

[4]林长征,曹永孝,李长顺,等.平溃散对急性胃溃疡及胃黏膜损伤的保护作用[J].中成药,2004,(2):44-46.

[5]肖韦,许昂,季晖.胃溃疡药理模型的研究进展[J].药学与临床研究,2016,24(2):145-150.

(二)水杨酸诱导法胃溃疡模型

【基本原理】

水杨酸为非甾体抗炎药(non-steroidal antiinflammatory drugs,NSAID),是非特异性环氧合酶(cyclooxygenase,COX)的抑制剂,主要通过抑制 COX 活性,减少前列腺素合成,导致胃黏液生成减少、黏膜保护作用削弱,从而易受胃酸侵蚀和胃蛋白酶的消化,破坏黏膜屏障。

【方法步骤】

1. 大鼠水杨酸灌胃法[1]　实验用 SD 或 Wistar 大鼠,体重 180~220 g,雌雄兼用。禁食不禁水 24 h,水杨酸溶液灌胃,100 mg/kg。1 h 后处死动物,进行相关指标检测。

2. 豚鼠水杨酸喂食法[2]　实验用豚鼠,体重 150~210 g。禁食 24 h,将水杨酸拌入饲料喂养,每次喂食水杨酸 100 mg/kg,3 次/d,连续 12 d。

【模型评价】

水杨酸灌胃或喂食均可复制出大鼠和豚鼠胃黏膜损伤和胃溃疡模型,但与其他NSAID 药物(如阿司匹林和吲哚美辛)相比,水杨酸诱导法胃溃疡模型则较少应用。

【参考文献】

[1]杨解人,陈国祥,李文明,等.复方血立停对 4 种实验性胃溃疡模型的影响[J].中国中西医结合杂志,1995,15(7):416-418.

[2]李富琴,石永新,李长福.骨贝类对豚鼠胃溃疡的治疗作用[J].遵义医学院学报,2009,32(5):454-456.

(三)萘普生诱导法胃溃疡模型

【基本原理】

萘普生(Naproxen)是一种 NSAIDs 药物,具有消炎、退热和缓解疼痛的特性,比其他非甾体抗炎药更常用于关节炎患者,长期使用可引起胃窦溃疡的发生与发展。

【方法步骤】[1-3]

实验用 SD 或 Wistar 大鼠,体重 180~220 g,雌雄兼用。禁食不禁水 24 h,一次性灌胃给予萘普生水溶液,80 mg/kg,于给药后不同时间进行相关指标检测。

【模型评价】

1. 模型大鼠出现胃窦溃疡,黏膜腺体剥离和上皮细胞层剥离,黏膜下层炎性细胞浸润;与对照组大鼠相比血清中脂质过氧化物含量明显增加。

2. 但与其他 NSAIDs 药物(如阿司匹林和吲哚美辛)相比,萘普生诱导法胃溃疡模型在国内较少应用。

【参考文献】

[1] KIM J H,KWON H J,KIM B W. Protective effect of 4-(3,4-dihydroxyphenyl)-3-buten-2-one from phellinus linteus on naproxen-induced gastric antral ulcers in rats[J]. J Microbiol Biotechnol,2016,26(5):823-828.

[2] CHAIRMANDURAI A R,KANAPPA S V,VADREVU K M,et al. Recombinant human epidermal growth factor alleviates gastric antral ulcer induced by naproxen:a non-steroidal anti inflammatory drug[J]. Gastroenterology Res,2010,3(3):125-133.

[3] KIM J H,KIM Y S,SONG G G,et al. Protective effect of astaxanthin on naproxen-induced gastric antral ulceration in rats[J]. Eur J Pharmacol,2005,514(1):53-59.

(四)二异氰酸甲苯酯诱导法胃溃疡模型

【基本原理】

二异氰酸甲苯酯(toluene diisocyanate,TDI),亦称甲苯二异氰酸酯,是一种低分子有机化学物质,是制造聚氨酯树脂和泡沫塑料的主要原料,接触 TDI 者可诱发迟发性哮喘反应。

【方法步骤】[1-3]

实验用成年新西兰兔,采用 2 m³ 动式染毒柜染毒,以 220~650 μg/L、4 h/d 吸入,连续 10 d。

【模型评价】

1. 模型兔出现胃扩张、胃壁变薄、上皮糜烂、萎缩脱落等病理变化。
2. TDI 吸入法胃损伤模型,目前国内外均较少应用。

【参考文献】

[1] 夏勇,吴惠岭,傅剑云,等. 建立胃损伤模型的方法及选择[J]. 实用预防医学,2005,12(3):659-661.

[2] 陈作兴,陈晓琴,韦玉忠. 吸入二异氰酸甲苯酯致大白兔肺、胃等脏器损害的病理观察[J]. 职业医学,1994,21(6):48.

[3] 肖韦,许昂,季晖. 胃溃疡药理模型的研究进展[J]. 药学与临床研究,2016,24(2):145-150.

第四节　幽门结扎型胃溃疡模型

【基本原理】

采用幽门结扎的方法,使胃内容物排空受限,胃内压力增高,刺激胃液分泌,胃中潴留高酸度胃液,减弱胃壁防御能力,黏膜损伤而导致溃疡形成,建立大鼠、小鼠胃溃疡模型。

【实验材料】

1. 药品试剂　①麻醉药品:戊巴比妥钠,水合氯醛,乌拉坦,盐酸氯胺酮注射液等。②组织固定液:10%甲醛溶液或4%多聚甲醛溶液等。③试剂盒:大鼠肿瘤坏死因子(tumor necrosis factor-α,TNF-α)、白细胞介素(Interleukin,IL)-6、IL-10、胃泌素(gastrin,GAS)、前列腺素 E_2(prostaglandin E_2,PGE_2)、生长抑素(somatostatin,SS)酶联免疫吸附法(enzyme-linked immunosorbent assay,ELISA)试剂盒,超氧化物歧化酶(superoxide dismutase,SOD)、髓过氧化物酶(myeloperoxidase,MPO)活性、丙二醛(malondialdehyde,MDA)、一氧化氮(nitric oxide,NO)、H^+-K^+-ATP 酶试剂盒等。

2. 仪器设备　酶标仪,生物显微镜,病理图像分析系统,常规手术器械等。

3. 实验动物　①SD 或 Wistar 大鼠,体重 200～250 g,雄性或雌雄兼用。②昆明种小鼠,体重 25～30 g,雄性或雌雄兼用。

【方法步骤】

1. 大鼠幽门结扎型胃溃疡模型[1-11]

(1)方法:实验用 SD 或 Wistar 大鼠,禁食 24 h 后,将大鼠用3%戊巴比妥钠腹腔注射麻醉(40 mg/kg),仰卧位固定在鼠板上,自胸骨剑突下沿腹中线切开腹壁,切口2～3 cm,在左侧肋缘部位,用手指轻推,使胃暴露于切口,在幽门与十二指肠结合部,穿线将幽门结扎(勿伤及周围血管),然后缝合腹壁肌层、皮肤,常规消毒。根据实验需要,在术后不同时间处死大鼠,进行相关指标检测。

(2)特点:①模型组大鼠胃黏膜充血,可见大面积不同程度的胃黏膜损伤,散在点(线、片)状糜烂、出血点(带)、水肿及出血,溃疡表面有咖啡色苔附着,溃疡周边充血、水肿,形成大面积的溃疡面,损伤严重者出现穿孔,溃疡指数 35.21±12.99。②镜下可见黏膜上皮变性坏死、深层溃疡、黏膜下层水肿及炎性细胞浸润发生率均为100%。③与正常组比较,模型组胃组织 H^+-K^+-ATP 酶活性、MDA、MPO、TNF-α、IL-8、Ca^{2+} 含量显著增加,SS、GSH 含量和 SOD 活性显著降低,血清 PGE_2 含量明显下降。

2. 小鼠幽门结扎型胃溃疡模型[12-16]

(1)方法:实验用昆明种或 ICR 小鼠,雌雄各半。小鼠禁食 24 h 后,用 3% 戊巴比妥钠腹腔注射麻醉(40 mg/kg),麻醉小鼠仰卧位固定,自剑突沿腹中线切开腹壁,切口 2~3 cm,在左侧肋缘部位,用手指轻轻往上推,使胃暴露在切口处,小心避开血管,在幽门下穿线将幽门结扎,剪线后送回腹腔,逐层缝合切口,消毒后,将小鼠放入 37 ℃ 恒温箱里,直至小鼠苏醒后放回饲养笼,禁食、禁水 20 h。

(2)特点:模型组小鼠黏膜上皮细胞变性坏死、脱落形成溃疡,溃疡多为圆形或椭圆形,平均溃疡面积(22.45±15.53)mm²,溃疡指数(ulcer index,UI)36.96±4.85。黏膜层、黏膜下层及浆膜层充血、水肿,炎细胞浸润。与正常组比较,模型组小鼠血清 GAS、MDA 含量升高,SOD 活性、PGE₂ 含量显著下降,胃组织 H⁺-K⁺-ATP 酶活性显著增强。

【观察指标】

1. 一般情况观察　观察实验期间大鼠的精神状态、体重变化、毛色、饮食、活动等情况。

2. 胃液检测　将大鼠深麻醉下处死,开腹结扎贲门取出全胃,生理盐水冲洗,进行胃液体积、胃液总酸度、胃蛋白酶活性和游离黏液量测定。

(1)胃液体积测量:沿胃大弯剪开一个小口,将胃内容物倒入刻度离心管中,测量胃液体积。

(2)胃液总酸度测定[12-13]:取胃液,3 000 r/min 离心 10~20 min,取上清液 0.2 mL,加 0.2 mL 蒸馏水稀释,稀释液加 10 g/L 酚酞 50 μL,以 0.01 mol/L NaOH 滴定至终点(溶液显粉红色,且 30 s 内不变色),记录消耗的 NaOH 的体积,计算胃液总酸度。

$$胃液总酸度(mmol/L) = NaOH 消耗量(mL) \times 50$$

(3)胃蛋白酶活性测定[6,12-13]:取上清胃液 0.2 mL 置于具塞试管中,加 0.05 mol/L 盐酸稀释至 3.0 mL。将预先做好的两根长 2.0 cm 的蛋白管(取内径为 1.0 mm 的玻璃毛细管,灌满新鲜蛋清,放入 85 ℃ 水中,待蛋清凝固后取出、冷却,截去两端透明的部分)置于试管中,将试管放入 37 ℃ 恒温水浴中孵育 24 h 之后取出,用游标卡尺测量蛋白管两端透明部分的长度(mm),求出透明部分长度的平均值,计算胃蛋白酶活性。

$$胃蛋白酶活性(U) = 平均值^2 \times 16$$

(4)游离黏液量测定[12-13]:取上清胃液 0.2 mL,加 10 g/L 阿利新兰溶液 0.02 mL,pH=5.8 柠檬酸-磷酸二氢钠缓冲液 0.66 mL,再加蒸馏水至 1.0 mL,混匀,于 20 ℃ 室温静置 24 h 后,2 500 r/min 离心 10 min,取上清液于可见分光光度计 615 nm 波长处测定吸光度值(OD 值)。空白管为 pH=5.8 柠檬酸-磷酸二氢钠缓冲液,标准管为 0.2 g/L 的阿利新兰溶液。计算游离黏液所结合染料量。

$$游离黏液量(g/L) = 1.0 - 样品管 OD 值/标准管 OD 值$$

(5)胃壁结合黏液量的测定[12]:将无胃液的全胃在滤纸上吸干水分,将整个胃组织浸于用 pH=5.8 柠檬酸-磷酸二氢钠配制的阿利新兰溶液(0.2 g/L)8.0 mL 中,室温下静置 3 h,而后 1 500 r/min 离心 10 min,取上清液进行比色测定。标准管为 0.2 g/L 阿利新兰溶液。计算胃壁结合染料量,以此代表胃壁结合黏液量。

$$结合染料量(mg)=1.6-(对照管 OD 值/标准管 OD 值)×1.6$$

3. 血清学检测 摘眼球或腹主动脉取血,血液静置 0.5 h,3 000 r/min 离心 10 min (4 ℃),取上清液测定血清 GAS、SOD、MDA、TNF-α、IL-6、IL-10 等水平。

4. 胃组织生化检测 称取胃组织约 100 mg,剪碎,按 5 mL/g 的量加入预冷的生理盐水,冰浴中进行组织匀浆。匀浆后 3 000 r/min 离心 10 min(4 ℃)取上清液,按试剂盒操作说明测定胃组织匀浆中 eNOS、iNOS、COX、SOD 等酶活性和 PGI$_2$、NO、MPO、MDA、TNF-α、IL-6、IL-10 等含量,同时测定胃组织匀浆中蛋白质的含量。

5. 病理组织学检查

(1)大体观察:大鼠深麻醉下处死,剖腹取胃,沿胃大弯剪开、展平,生理盐水冲洗,肉眼和立体显微镜观察胃内容物、胃黏膜形态、溃疡情况等,Guth 积分法[17]计算溃疡指数(ulcer index,UI)。0 分:正常胃;1 分:点状糜烂;2 分:糜烂长度<1 mm;3 分:糜烂长度 1~2 mm;4 分:糜烂长度 2~3 mm;5 分:糜烂长度>3 mm。损伤宽度>1 mm 则得分加倍,全胃得分之和即为 UI。

(2)光学显微镜观察:取胃组织,10% 甲醛溶液固定,梯度乙醇脱水,常规石蜡包埋、切片,HE 染色,光镜结合病理图像分析系统观察胃组织形态学改变。

【模型评价】

1. 幽门结扎术是 Shay 等 1945 年创立的一种简单有效的大鼠胃溃疡制备方法,大鼠幽门结扎胃溃疡模型是一种经典的动物实验模型,能够模拟人类胃溃疡的病理过程,为研究胃溃疡的发病机制、治疗药物的筛选和疗效评价等提供了有力的实验依据。

2. 幽门结扎后,胃内胃液积滞,总酸度增加,胃蛋白酶活性增强,胃壁防御能力减弱,从而导致溃疡形成。这一过程与人类消化性溃疡的"自身消化"学说较为吻合。

3. 病理表现典型:模型动物的胃组织会出现前胃部黏膜充血水肿,有明显出血点及点状、条索状溃疡灶或坏死灶。光镜下可见白细胞浸润和组织坏死,溃疡深达肌层。

4. 模型可控性强:在制备模型时,可以通过控制禁食情况、结扎后的时间等因素,来调节胃溃疡的损伤程度,使观察指标保持稳定。

5. 模型可靠性高:幽门结扎型胃溃疡模型的制备方法经过多次验证,具有高度的可靠性。模型复制成功率较高,一般为 85%~100%,甚至有的方法能达到约 97% 的复制成功率。

6. 模型重复性好:由于该模型的制备方法相对固定且易于操作,因此实验结果具有较好的重复性,便于进行后续的研究和分析。

7. 模型的局限性:①不能完全模拟人类胃溃疡的所有病理变化和个体差异;②幽门结扎型胃溃疡为一种急性模型,与人类消化性溃疡的慢性病理过程不相吻合;③该模型胃溃疡的发生是由于幽门结扎引起急性胃潴留所致,不符合临床常见的多因素致病机制。因此,在利用该模型进行研究时,需要充分考虑其适用范围和局限性,并结合其他研究方法进行综合分析和判断。

【参考文献】

[1]SHAY H,KOMAROV S A,FELS S S,et al. A simple method for the uniform production of gastric ulceration in the rat[J]. Gastroenterology,1945,5:43-61.

[2]ZHANG S L,LI H,HE X,et al. Alkaloids from Mahonia bealei posses anti-H^+/K^+-ATPase and anti-gastrin effects on pyloric ligation-induced gastric ulcer in rats[J]. Phytomedicine,2014,21(11):1356-1363.

[3]李萍,高利忠,蓝岚秀子,等.PTICE 预防幽门结扎大鼠胃溃疡及其作用机制[J].中国现代药物应用,2008,2(19):1-3.

[4]时艳,高钦.半夏健胃滴丸抗大鼠幽门结扎型胃溃疡实验研究[J].亚太传统医药,2013,9(12):14-15.

[5]张建锋,侯晓杰,刘文,等.戊己丸对幽门结扎型胃溃疡大鼠 GAS、MDA、SOD 和 PGE_2 含量分布影响[J].时珍国医国药,2017,28(5):1030-1032.

[6]卢帅,索菲娅.孜然乙醇提取物对大鼠幽门结扎型胃溃疡的影响[J].时珍国医国药,2015,26(8):1833-1834.

[7]尤艳芳,纪博硕,毕悦,等.温中益气胶囊对幽门结扎型胃溃疡大鼠的治疗作用[J].中国实验方剂学杂志,2014,20(14):137-140.

[8]赵文娜,惠先,董旺青,等.化生平合剂对幽门结扎型大鼠胃黏膜损伤的保护作用[J].西北药学杂志,2019,34(1):61-64.

[9]余良主,王帮华,黄碧兰,等.牛磺酸对大鼠幽门结扎型胃溃疡的影响[J].世界华人消化杂志,2007,15(13):1545-1548.

[10]王木成,弥希峰,许婷婷,等.左旋泮托拉唑钠对幽门结扎大鼠胃溃疡模型的治疗作用探讨[J].中国实用医药,2017,12(29):195-196.

[11]谭玉娟,马玉奎,方超.左旋泮托拉唑钠对幽门结扎大鼠胃溃疡模型的治疗作用[J].中国比较医学杂志,2015,25(8):54-57,88.

[12]徐静华,陈雪梅,赵余庆,等.姜辣素对动物实验性胃溃疡的影响[J].沈阳药科大学学报,2011,28(3):221-225.

[13]林刻智,赵娜,孔咪咪,等.酪酸梭菌预防小鼠幽门结扎型胃溃疡的机制研究[J].中国病理生理杂志,2015,31(7):1309-1314.

[14]谭宫屏,曹华,万军梅,等.溃疡愈合宁药效学研究[J].时珍国医国药,1999,10(12):881-882.

[15]李溥,戎聚全,李正安.地乌散对实验性幽门结扎胃溃疡治疗作用的观察[J].黔南民族医专学报,1996,9(2):8-9.

[16]ZHANG B,RAO X,ZHANG Y,et al. Protective effect of foxtail millet protein hydrolysate on ethanol and pyloric ligation-induced gastric ulcers in mice[J]. Antioxidants (Basel). 2022,11(12):2459.

[17]GUTH P H,AURES D,PAULSEN G. Topical aspirin plus HCl gastric lesions in the rat.

Cytoprotective effect of prostaglandin,cimetidine,and probanthine [J]. Gastroenterology, 1979,76(1):88-93.

第五节 幽门螺杆菌感染法胃溃疡模型

一、沙鼠幽门螺杆菌感染法胃溃疡模型

【基本原理】

幽门螺杆菌(Helicobacter pylori,Hp)是一种革兰氏阴性微需氧细菌,Hp 感染是慢性胃炎和消化性溃疡的常见病因,可改变壁细胞的细胞因子分泌,直接影响 H^+-K^+-ATP 酶 α 亚基,激活与体液蛋白相关的降钙素基因相关肽感觉神经元,抑制胃泌素产生;激活各种细菌基因,释放外膜囊泡、空泡细胞毒素、细胞毒素相关基因产物、外膜蛋白、外膜孔蛋白等多种因子,导致胃黏膜上皮细胞损伤,从而引起胃炎、胃溃疡、恶性肿瘤等多种疾病。模拟人类胃部 Hp 感染,采用口服灌喂 Hp 不同菌株液体培养悬液的方法,将 Hp 定植在动物的胃部,建立沙鼠幽门螺杆菌感染胃溃疡模型。

【实验材料】

1. 药品试剂 ①麻醉药品:戊巴比妥钠,水合氯醛,乌拉坦,盐酸氯胺酮注射液等。②组织固定液:10% 甲醛溶液或 4% 多聚甲醛溶液等。③试剂盒:Hp 快速尿素酶检测试剂盒,幽门螺杆菌核酸定量检测试剂盒等。④其他:碳酸氢钠(NaHCO₃),乙醇,2.5% 戊醛,1% 四氧化锇,丙酮,Epon-812 环氧树脂,甲苯胺蓝,醋酸铀,柠檬酸铅等。

2. 仪器设备 pH 计,超净工作台,多功能三气培养箱,电泳仪,荧光定量 PCR 仪,凝胶扫描分析仪,透射电镜,多功能相差显微镜,生物显微镜,病理图像分析系统,常规手术器械等。

3. 实验动物 蒙古沙鼠,体重 50~80 g,雌雄兼用。

4. 感染用细菌 Hp ATCC 43504,Hp NCTC 11637,Hp SS1,Hp ATCC 43504。

【方法步骤】

1. Hp 标准菌株 ATCC 43504 接种法[1-4]

(1)方法

1)细菌培养:自-80 ℃冰箱中取出 Hp 菌株,于室温条件下解冻 10 min。取 0.1 mL Hp 菌株加入配有布氏琼脂的培养皿中,并予以均匀涂抹。将培养皿置入微需氧(5% O₂,8% CO₂,80% N₂)、湿度>98% 的密闭容器中,37 ℃培养 48~72 h。用拾菌棒拾出 Hp 菌株

并放入布氏肉汤的培养液中,微需氧(5% O_2,8% CO_2,80% N_2)、湿度>98%的密闭容器中,37 ℃培养48~72 h。观察 Hp 菌株生长情况。

2)Hp 动物接种:实验用雄性蒙古沙鼠,4~5周龄,体重40~60 g。接种前禁食24 h,灌胃给予 Hp 标准菌株 ATCC43504 悬液(1×10^9 CFU/mL),0.5~1.0 mL/只,隔天灌胃1次,共3~5次。2 h 后自由摄水、进食。

(2)特点:①模型组沙鼠 Hp 感染率为100%。②模型沙鼠黏膜组织可见明显出血、慢性活动性胃炎及溃疡形成;光镜下可见大量慢性炎症细胞浸润并形成以淋巴细胞聚集为主的淋巴滤泡,黏膜下层血管扩张、充血明显,腺体萎缩并伴有上皮细胞变性及坏死。③Hp 接种8周即可见到胃黏膜慢性炎症性病变,12周时黏膜层和黏膜下层可见到淋巴滤泡,24周胃窦部可见到胃溃疡。

2. 乙醇+Hp SS1 接种法[5-10]

(1)方法

1)细菌培养:菌株分别接种于脑心浸液血琼脂平板,培养基含 TMP 5 mg/L,万古霉素10 mg/L,多黏菌素 B_2 500 U/L,接种后置玻璃厌氧罐,采用抽气换气法建立微需氧环境(10% CO_2,5% O_2,5% H_2,以及80% N_2),37 ℃孵箱培养。将已培养48 h 的 Hp 平板取出刮取菌苔,混悬于无菌生理盐水,以麦氏标准比浊管第一管为标准配成浓度3×10^8/mL 的菌悬液,迅速取10 μL 转于装有10 mL 液体培养基组织培养瓶,轻微塞上棉塞,水平放入厌氧罐并抽气换气建立微需氧环境,然后将罐子放入盖子稍经改良的恒温振荡培养箱,37 ℃振荡培养,每天开罐抽气换气,并涂片行革兰氏染色镜检及采用平板菌落计数法检测细菌活菌数,监测生长情况。

2)乙醇预处理:实验用雌性蒙古沙鼠,8周龄,体重50~55 g,禁食、禁水24 h,灌胃给予50%乙醇,0.2~0.3 mL/只。乙醇灌胃后继续禁食、禁水。

3)Hp 动物接种:灌胃接种 Hp 标准菌株 SS1 悬液(1×10^9 CFU/mL),0.5 mL/只,连续3次,每次间隔12 h,在最后1次灌喂后2 h 恢复给食、给水。对照组灌胃等容积无菌肉汤。

(2)特点:①模型沙鼠 Hp 感染率100%。②第4、8周,模型沙鼠肉眼偶见胃黏膜轻微充血及炎症,未见有黏膜糜烂、出血和溃疡等改变;第12~24周,部分沙鼠胃黏膜肉眼可见明显出血、炎症及溃疡病变,有时溃疡可深达肌层。③从感染的第4周起,胃黏膜切片可见模型沙鼠胃窦及幽门部胃黏膜上皮细胞、腺窝上皮细胞间及固有层中出现大量炎症细胞,包括中性粒细胞、淋巴细胞和单核细胞;黏膜下层血管扩张、充血明显,腺体萎缩并伴有上皮细胞变性及坏死。随着时间推移,炎性细胞浸润加重,逐渐形成以淋巴细胞聚集为主的淋巴滤泡。④在胃窦及胃体部黏膜上皮细胞表层黏液、胃腺窝中及上皮细胞间可见大量 Hp 存在。

3. 乙醇+Hp ATCC 43504 接种法[9-11]

(1)方法

1)细菌培养:ATCC 用280 g/L 布氏肉汤(brucella broth)0.5 mL 溶解,接种于含有

50 mL/L 脱纤维马血液及添加剂的基础琼脂培养基上,在微需氧、80 mL/L CO_2 浓度和一定湿度下,36 ℃孵育 48 h ~ 72 h 后进行增菌培养。

2)乙醇预处理:实验用蒙古沙鼠,6 周龄,体重 50 ~ 55 g。禁食禁水 24 h,灌胃给予 40%乙醇,10 mL/kg,1 次/d,连续 3 d。

3)Hp 动物接种:每次乙醇灌胃 30 min 后,灌胃接种 Hp 标准菌株 ATCC 43504 悬液 $(2×10^8$ CFU/mL) ,0.5 mL/只,1 次/d,连续 3 d。

(2)特点:①感染后 2 周,模型沙鼠以幽门黏膜为中心的胃黏膜上皮细胞、腺窝上皮细胞间及固有层中可见以中性粒细胞浸润为主的急性炎性改变。②8 周以后,以中性粒细胞浸润为主的急性炎性改变转变为以淋巴细胞、单核细胞浸润为主的慢性炎性改变,并随感染的持续而逐渐加重,可见淋巴细胞聚集形成淋巴滤泡,以腺体颈部明显;胃黏膜下层血管扩张、水肿,内皮细胞肿大。③3 个月后,胃窦部及幽门部可见胃溃疡,溃疡累及到肌层。上皮细胞核染色质增多,呈现多形性,并可见多数核分裂象存在。④HE 染色、Uiemsa 染色和免疫组织化学均显示 Hp 存在于上皮细胞表层黏液及腺窝内,部分菌体在黏液凝胶层内成浮游状态或侵入上皮细胞间,菌体量和菌体的存在部位与细胞损害和炎症细胞浸润的程度有关。

4.Hp NCTC 11637 接种法[12-15]

(1)方法

1)Hp 培养:将 Hp 标准菌株 NCTC 11637 接种于含有 10%绵羊血、0.4% Hp 选择剂的哥伦比亚血琼脂平板,置于 37 ℃微需氧环境中(5% O_2,85% N_2,10% CO_2)培养,待生长旺盛时(细菌接种后 3 ~ 4 d) 收集细菌,加 1 mL PBS 重悬,5 000×g 离心 3 min,弃去上清后再加 1 mL PBS 重悬,用分光光度计测定菌液浓度。

2)Hp 接种:接种前禁食不禁水 24 h,灌胃给予 Hp 标准菌株 NCTC11637 悬液 $(1×10^9$CFU/mL) ,0.5 mL/只,隔天 1 次,共 3 ~ 5 次。对照组灌胃等容积无菌肉汤。

3)Hp 反复感染:在定植感染 4 周后,实验组沙鼠禁食不禁水 24 h 后,用小鼠灌胃针对每只沙鼠灌喂 0.5 mL 菌液,对照组则灌喂相同体积的无菌肉汤,2 h 后供食。每 4 周重复一次,共反复感染 6 次。

(2)特点:①沙鼠 Hp 感染率 100%。②接种第 4 周,模型沙鼠可见胃黏膜片状充血红斑,表面上皮和腺上皮无明显受损,黏膜固有层充血明显,局部间质扩张充血,可见炎症细胞浸润。③第 8 周,胃黏膜表面可见大片充血红斑,固有层内见大量浆细胞、淋巴细胞及中性粒细胞等炎症细胞浸润,可见淋巴滤泡。④16 ~ 24 周,出现糜烂,局限于黏膜层,糜烂基底由脱落上皮和坏死组织组成,其下方是正常基底上皮;伴有明显淋巴组织增生,并出现多数淋巴滤泡形成。⑤48 周,黏膜表面出现溃疡,局部胃黏膜缺如,溃疡底部穿越黏膜下层深达肌层,可见炎性渗出物,纤维样坏死组织,新鲜肉芽组织及陈旧肉芽组织。

【观察指标】

1.一般情况 观察实验期间沙鼠的精神状态、体重变化、毛色、饮食、活动及死亡等情况。

2.细菌学检查　在尿素酶试验、直接涂片革兰氏染色法、硼酸亚甲蓝染色、Giemsa 染色法、甲苯胺蓝染色法银染法、免疫组化法、免疫荧光染色法、PCR-荧光探针法等方法中,选择 3 种方法检测胃部 Hp 定植情况,3 项中有 2 项为阳性则认为 Hp 定植成功。参见第二章第二节"小鼠幽门螺杆菌感染法胃炎模型"。

3.病理组织学检查

(1)大体观察:动物处死后,剖腹取胃,沿胃大弯剪开,冰生理盐水缓慢冲洗胃内容物,放在载玻片上展开,立体显微镜下观察胃黏膜出血、溃疡面的多少、大小及其分布部位等,按溃疡评分标准评分。参见本章第三节"小鼠非甾体抗炎药诱导法胃溃疡模型"。

(2)光学显微镜观察:取胃组织,10% 甲醛溶液固定,梯度乙醇脱水,常规石蜡包埋、切片,HE 染色,光镜结合病理图像分析系统观察胃组织形态学改变。

(3)透射电镜观察:标本用 2.5% 戊醛和 1% 四氧化锇双重固定后,丙酮梯度脱水,Epon-812 环氧树脂包埋聚合,超薄切片机半薄切片,甲苯胺蓝染色后在光镜下定位,超薄切片经醋酸铀、柠檬酸铅双重染色,透射电镜观察。

【模型评价】

1.沙鼠作为实验动物,具有独特的生理特点,其胃黏膜结构、胃液的分泌,以及与 Hp 的相互作用机制与人类较为相似,从而使沙鼠能够成为研究胃溃疡疾病的理想动物模型[16-21]。

2.沙鼠 Hp 自然感染率低,在自然状态下患胃炎、胃溃疡的情况相对较少,且未见自然感染 Hp 的报道,可以较为准确地控制感染条件,减少其他干扰因素。

3.沙鼠在人工感染 Hp 后,其病理组织学变化明显,与人类感染 Hp 后的胃组织病变极为相似,溃疡的发生发展过程具有一定的规律性。感染初期,沙鼠胃黏膜主要以中性粒细胞浸润为主的急性炎症改变为主;随着感染的持续,炎症逐渐转变为以淋巴细胞浸润为主的慢性炎症、淋巴滤泡形成和溃疡发生。这些病理变化与人类胃溃疡的病理过程相吻合,使得该模型成为研究胃溃疡发病机制的有力工具。

4.与其他动物模型相比,沙鼠感染 Hp 所需的剂量相对较小,可降低实验成本,提高了实验的可行性。

5.在 Hp 接种前,经乙醇、消炎痛等预处理的沙鼠,可明显缩短胃炎和胃溃疡的形成时间。

6.沙鼠存在好斗、繁殖困难、数量少等缺点,商业来源有限,造模周期相对较长,在一定程度上限制了其在研究中的应用。对沙鼠的病理生理研究相对较少,仍需进一步深入探索。模型的建立过程可能受到多种因素的影响,如实验动物的品种、年龄、性别,以及实验条件等,因此需要在实验过程中进行严格的控制和标准化操作。

【参考文献】

[1]李勋,刘纯杰,陶好霞,等.幽门螺杆菌长期感染蒙古沙土鼠导致胃炎、胃溃疡的实验

研究[J].军事医学科学院院刊,2003,27(4):255-258.

[2]梁堂帅.蒙古沙鼠感染幽门螺杆菌后胃黏膜Galectin-9、Tim-3表达水平的分析[D].长春:吉林大学,2012.

[3]韩洪超.康复新液对幽门螺旋杆菌感染蒙古沙鼠胃黏膜病变的抑制作用[D].长春:吉林大学,2012.

[4]蔡洪科.18β-甘草次酸对幽门螺杆菌感染蒙古沙鼠胃黏膜病变的抑制作用[D].长春:吉林大学,2010.

[5]郭刚,邹全明,张卫军,等.一种改良幽门螺杆菌液体培养方法[J].第三军医大学学报,1999,21(2):124-125.

[6]王毅超,郭刚,刘开云,等.不同预处理方法建立幽门螺杆菌感染动物模型的比较[J].中国生物制品学杂志,2002,15(5):292-294.

[7]郭刚,王毅超,邹全明,等.幽门螺杆菌长期感染蒙古沙鼠模型的建立[J].中华微生物学和免疫学杂志,2001,21(6):103-104.

[8]郭刚,王毅超,刘开云等.蒙古沙鼠感染幽门螺杆菌后的胃部病理学变化研究[J].中国人兽共患病杂志,2002,18(3):25-26,47-122.

[9]郭刚,邹全明,杨珺等.人幽门螺杆菌蒙古沙鼠适应性定植相关蛋白表达差异的研究[J].微生物学杂志,2004(5):10.

[10]郭刚,刘开云,解庆华,等.幽门螺杆菌沙鼠感染模型的定量分析研究[J].第三军医大学学报,2002(3):286-288.

[11]迟晶,傅宝玉,九岛亮治,等.沙土鼠感染幽门螺杆菌后胃黏膜病理学改变的研究[J].临床消化病杂志,1999,11(2):60-61.

[12]迟晶,于继红,傅宝玉.乙醇和消炎痛对幽门螺杆菌种植及损伤胃黏膜的影响[J].中国医科大学学报,2003,23(6):517-518.

[13]迟晶,傅宝玉,九岛亮.沙土鼠幽门螺杆菌感染胃炎、胃溃疡动物模型的建立及除菌治疗前后炎症和细胞增殖的变化[J].世界华人医学杂志,1999,7(7):557-560.

[14]徐昌隆,陆少燕,宗素进,等.幽门螺杆菌感染蒙古沙鼠胃部菌群改变及病理学变化[J].中国微生态学杂志,2011,23(5):404-406.

[15]潘亮亮,周燕,任晓丽,等.长期反复感染幽门螺杆菌对蒙古沙鼠胃黏膜超微结构的影响[J].中国肿瘤,2013,22(5):397-402.

[16]李弘,颜丽萍,梁勇,等.幽门螺杆菌感染动物模型最新进展[J].世界最新医学信息文摘,2019,19(16):79-81.

[17]YOKOTA K,KUREBAYASHI Y,TAKAYAMA Y,et al. Colonization of Helicobacter pylori in the gastric mucosa of Mongolian gerbils[J].Microbiol Immunol,1991,35(6):475-480.

[18]HIRAYAMA F,TAKAGI S,KUSUHARA H,et al. Induction of gestric ulcer and intestinal meta plasia in Mongolian gerbils infected with Helicobacter pylori[J]. J Gastroenteril,

1996,31(5):755-757.

[19]王毅超,郭刚.幽门螺杆菌感染动物模型的研究[J].国外医学(流行病学传染病学分册),1999(4):173-176.

[20]郭学军,张永斌,邹移海.幽门螺杆菌感染动物模型述评[J].广州中医药大学学报,2006,23(1):78-80.

[21]叶翠莲,杨致邦.幽门螺杆菌体内试验的研究现状[J].国外医学.流行病学传染病学分册,2005,32(5):316-318.

二、大鼠幽门螺杆菌感染性胃溃疡模型

【基本原理】

采用乙酸浆膜外滴注法和热烙法,在造成胃黏膜损伤的基础上,叠加幽门螺杆菌(Helicobacter pylori,Hp)胃黏膜定植感染,建立大鼠 Hp 感染性胃溃疡模型。

【实验材料】

1. 药品试剂　①麻醉药品:戊巴比妥钠,水合氯醛,盐酸氯胺酮注射液等。②组织固定液:10%甲醛溶液或4%多聚甲醛溶液等。③其他:碳酸氢钠($NaHCO_3$),乙酸,幽门螺杆菌快速尿素酶检测试剂盒等。

2. 仪器设备　扫描电子显微镜,真空蒸发仪,离子溅射仪,激光扫描共聚焦显微镜,透射电镜,流式细胞仪,生物显微镜,病理图像分析系统,常规手术器械等。

3. 实验动物　SD 或 Wistar 大鼠,体重 200~250 g,雄性或雌雄兼用。

4. 细菌　Hp 标准菌株 NCTC 11637。

【方法步骤】

1. Hp 感染+乙酸法[1-5]

(1)方法

1)Hp 复苏和培养:由-70 ℃冰箱取出含有 Hp 11637 的 EP 管,37 ℃水浴融化后,以1 000 r/min 离心 5 min,弃上清液,用棉签接种于哥伦比亚培养基(内含 Hp 添加剂和绵羊血),放入厌氧箱中,通入85% N_2、10% CO_2、5% O_2 混合气体,37 ℃培养 3~5 d,即可培养出 Hp,然后调制成$3×10^9$CFU/mL 悬液用于灌胃。

2)Hp 接种:实验用雄性 Wistar 大鼠,体重 180~220 g。灌胃接种 Hp 标准菌株 NCTC 11637菌液($3×10^9$ CFU/mL),1.5 mL/次,共 5 次,1 周内完成。

3)乙酸型胃溃疡模型复制:Hp 接种 4 周后,将 Hp 感染大鼠禁食 24 h,乙醚麻醉,腹部正中切口,用内径 6 mm 的玻璃管,管口下部紧贴于胃体与胃窦部交界处前壁浆膜表面,管内注入100%乙酸 75 μL,30 s 后移除乙酸管,用生理盐水洗去残留在胃壁表面的乙酸,缝合切口。

(2)特点:与单纯乙酸溃疡组相比,Hp+乙酸溃疡组的溃疡指数、胃窦部黏膜 G 细胞

数、胃液量、血清胃泌素、NO、TNF-α 含量和血浆 ET-1 含量明显增加,胃黏液量、D 细胞数、pH 值、血清生长抑素、胃黏膜表皮生长因子和 PGI$_2$ 含量显著降低。

2. Hp 感染+热烙法[6]

(1)方法

1)Hp 复苏和培养:CagA(+)和 VacA(+)Hp 菌株 SS1,接种于含有 10% 胎牛血清的肉汤培养基中,在微氧环境中(80% N$_2$、15% CO$_2$、5% O$_2$)于 37 ℃ 的震荡水浴培养约 24 h,直至细菌密度达到 2×10^9 CFU/mL,然后立即用于接种。

2)热烙型胃溃疡模型复制:实验用 SD 大鼠,体重 180～220 g,雌雄各半。动物麻醉下无菌剖腹,将直径 3 mm、15 W 电烙铁加热至 45 ℃ 左右,灼烙腺胃浆膜表面约 5 s。或切开胃壁,直接灼烙黏膜表面,然后缝合胃壁。完成上述步骤即将胃原位放回,缝合腹壁。

3)Hp 接种:术后 6 h,灌胃接种 Hp 标准菌株 NCTC 11637 菌液(2×10^9 CFU/mL),5 mL/kg,1 次/d,连续 3 d。

(2)特点:与单纯热烙溃疡组相比,Hp+热烙溃疡组模型大鼠的溃疡指数、炎性细胞密度明显增加,Hp 阳性溃疡组织中有大量的急慢性炎症细胞浸润,黏膜细胞破坏严重,病变周围腺泡明显扩张。Hp 对大鼠热烙性胃溃疡形成有促进作用,可使病变组织产生过度炎症反应,加重病变组织的严重程度,延缓溃疡愈合过程。

【观察指标】

1. 一般情况 观察实验期间大鼠的精神状态、体重变化、毛发色泽、饮食饮水、活动及死亡等情况。

2. 细菌学检查 在尿素酶试验、直接涂片革兰氏染色法、硼酸亚甲蓝染色、Giemsa 染色法、甲苯胺蓝染色法银染法、免疫组化法、免疫荧光染色法、PCR-荧光探针法等方法中,选择 3 种方法检测胃部 Hp 定植情况,3 项中有 2 项为阳性则认为 Hp 定植成功。参见第二章第二节"小鼠幽门螺杆菌感染法胃炎模型"。

3. 病理组织学检查

(1)大体观察:动物处死后,剖腹取胃,沿胃大弯剪开,冰生理盐水缓慢冲洗胃内容物,放在载玻片上展开,立体显微镜下观察胃黏膜水肿、出血、糜烂、溃疡等情况,按 Guth 积分标准,计算胃溃疡指数(ulcer index,UI)[7]。

(2)光学显微镜观察:取胃组织,10% 甲醛溶液固定,梯度乙醇脱水,常规石蜡包埋、切片,HE 染色,光镜结合病理图像分析系统观察胃组织形态学改变。

4. 其他参见本章第三节"大鼠乙酸诱导法胃溃疡模型"。

【模型评价】

1. 大鼠胃黏膜的对 Hp 感染的定植能力差,单独使用 Hp 灌胃接种时,仅造成胃黏膜轻度炎症性反应,不易形成糜烂和溃疡性病变;只有在大鼠胃黏膜具有损伤的情况下,Hp 才能有效定植,并引发或加重溃疡性病理过程。因此,大鼠 Hp 感染性胃溃疡模型,大多建立在化学或机械性胃溃疡的基础上叠加 Hp 感染。

2.该模型主要用于 Hp 对胃溃疡进程及修复机制的研究,对于研究 Hp 与胃溃疡的关系,筛选抗 Hp 药物与方案,研究 Hp 的致病机制及消化性溃疡的防治等具有重要的辅助作用[8-11]。

【参考文献】

[1]王国忠,邓志会,金丽,等.幽门螺杆菌对大鼠乙酸胃溃疡愈合的作用[J].医学研究通讯,2004,33(11):39-41.

[2]王国忠,邓志会,金丽,等.幽门螺杆菌对大鼠乙酸胃溃疡愈合的影响及机制[J].医学研究通讯,2005,34(2):40-41,77.

[3]刘韩,王国忠.阿司匹林与幽门螺杆菌对大鼠乙酸胃溃疡的影响[J].中国老年学杂志,2013,33(22):5636-5638.

[4]李成军,夏立丁,金丽,等.幽门螺杆菌抑制大鼠乙酸胃溃疡愈合的机制[J].医学研究杂志,2009,38(8):28-29,127.

[5]李铁,于吉人,冈部近.幽门螺杆菌感染对延缓乙酸诱导大鼠胃溃疡愈合的实验研究[J].中国应用生理学杂志,1998,14(2):180-183.

[6]郝慧泉,田玉芝,曹径琳,等.溃疡宁胶囊对大鼠幽门螺杆菌感染性胃溃疡实验研究[J].河北医药,2003,25(10):725-727.

[7]GUTH P H,AURES D,PAULSEN G. Topical aspirin plus HCl gastric lesions in the rat. Cytoprotective effect of prostaglandin, cimetidine, and probanthine[J]. Gastroenterology, 1979,76(1):88-93.

[8]王毅超,郭刚.幽门螺杆菌感染动物模型的研究[J].国外医学(流行病学传染病学分册),1999,26(4):173-176.

[9]李弘,颜丽萍,梁勇,等.幽门螺杆菌感染动物模型最新进展[J].世界最新医学信息文摘,2019,19(16):79-81.

[10]郭学军,张永斌,邹移海.幽门螺杆菌感染动物模型述评[J].广州中医药大学学报,2006,23(1):78-80.

[11]刘冬梅.幽门螺杆菌感染动物模型的研究进展[J].现代消化及介入诊疗杂志,2000,5(2):64-67.

三、小鼠幽门螺杆菌感染法胃溃疡模型

【基本原理】

在慢性不可预知应激刺激的基础上,采用幽门螺杆菌(Helicobacter pylori,Hp)菌液灌胃,模拟人类胃部 Hp 感染,将 Hp 定植在动物的胃部,建立小鼠 Hp 感染法胃溃疡模型。

【实验材料】

1. 药品试剂 ①麻醉药品:戊巴比妥钠,水合氯醛,乌拉坦,盐酸氯胺酮注射液等。②组织固定液:10%甲醛溶液或4%多聚甲醛溶液等。③试剂盒:Hp鉴定试剂盒,Hp核酸定量检测试剂盒。④其他:碳酸氢钠($NaHCO_3$)消炎痛,水杨酸钠,乙醇,去氧胆酸钠。

2. 仪器设备 超净工作台,多功能三气培养箱,荧光定量PCR仪,生物显微镜,病理图像分析系统,常规手术器械等。

3. 实验动物 雄性BALB/c小鼠,体重18～22 g。

4. 细菌与培养 Hp悉尼标准菌株(Sydney strain 1,SS1)。用空肠弯曲菌琼脂基础培养基培养+1%可溶性淀粉+7.5%的无菌羊血,或接种于布氏琼脂平板(布氏琼脂为基础,加入10%脱纤维羊血制成)。在微需氧的气体条件下(10% CO_2,5% O_2,85% N_2)培养3 d,用布氏肉汤冲洗,调整布氏肉汤菌量为1×10⁹ CFU/mL。

【方法步骤】[1-7]

1. 方法

(1)动物分组:实验用雄性BALB/c小鼠,体重18～22 g。随机分为正常组、单纯应激组、单纯Hp组、应激+Hp组。

(2)慢性应激:选取10种不可预知刺激因素,单纯应激组和应激+Hp组小鼠每天经历一种不愉快的轻度应激刺激。①潮湿垫料+倾斜饲养:将鼠笼向同一角度倾斜30°以上,鼠笼底部垫料浸没于水中,固定后持续24 h。②热水泳:将小鼠放置于深35 cm,温度38 ℃左右的热水中游泳,时长10 min。③冷水泳:将小鼠放置于深35 cm,温度4 ℃左右的冷水中游泳,时长10 min。④禁止进食,自由饮水24 h。⑤禁止饮水,自由进食24 h。⑥夹尾:夹于尾巴中部位置,每次5 min。⑦行为束缚:将小鼠四肢用绳子捆绑于鼠板上,使其四肢不能自主活动,每次束缚2 h。⑧陌生物品:随机选择可发出声音的物品,如收音机、铁丝网、塑料板等,放入鼠笼24 h。⑨昼夜交替:白天(上午8点至晚上8点)用黑布完全包裹鼠笼持续12 h,夜晚(晚上8点至次日上午8点)去掉黑布,用白炽灯持续照射12 h。⑩陌生气味:先将蘸有冰醋酸的棉球放入未封闭的玻璃瓶中,再将玻璃瓶放置于鼠笼中,维持24 h。每天随机从上述10种刺激方式中选取1种,需避免前后两天使用同一种刺激方式。每日上午9点更换刺激方法,连续造模28 d。

空白组及单纯Hp常规饲养,自由摄食。

(3)Hp接种:于造模第7天,单纯Hp组、应激+Hp组小鼠灌胃给予Hp菌液,0.5 mL/只(1×10⁹CFU/mL),灌胃前禁食24 h,禁水4 h,灌胃后再禁食禁水2 h。每次灌胃间隔1 d,共灌胃3次。28 d后处死小鼠,进行相关指标检测。

【观察指标】

1. 一般情况 观察实验期间小鼠的精神状态、体重变化、毛发色泽、饮食饮水、自主活动及死亡等情况。

2.细菌学检查　在尿素酶试验、直接涂片革兰氏染色法、硼酸亚甲蓝染色、Giemsa 染色法、甲苯胺蓝染色法银染法、免疫组化法、免疫荧光染色法、PCR-荧光探针法等方法中,选择 3 种方法检测胃部 Hp 定植情况,3 项中有 2 项为阳性则认为 Hp 定植成功。参见第二章第二节"小鼠幽门螺杆菌感染法胃炎模型"。

3.病理组织学检查

(1)大体观察:将动物麻醉,在距贲门和幽门 1.5 cm 处切除胃,沿胃大弯剪开,大体观察黏膜色泽、弹性、皱襞、黏液等情况。用游标卡尺测量溃疡或糜烂的长度和宽度(mm),按照 Guth 标准积分,计算溃疡指数(ulcer index, UI)[8]。1 分:点状糜烂;2 分:糜烂长度<1 mm;3 分:糜烂长度 1~2 mm;4 分:糜烂长度 2~3 mm;5 分:糜烂长度>3 mm。损伤宽度>1 mm 则得分加倍,全胃得分之和即为 UI。

(2)组织形态学观察:取胃窦小弯侧全层胃组织,10% 甲醛溶液固定,梯度乙醇脱水,常规石蜡包埋、切片、HE 染色,光镜结合病理图像分析系统观察胃组织形态学改变。

4.胃组织 HSP70 及 NF-κB 蛋白表达　采用免疫组化法,按试剂盒说明书操作,制成封片后将样本放于显微镜下观测,并使用 IPP 图像分析软件分析观测的图像。在每个封片观测到的图像中,随机选择 3 个高倍视野,计算蛋白阳性表达面积占所选取区域总面积的百分比,作为 HSP70、NF-κB 的蛋白表达量,并进行半定量分析。

【模型特点】

1.单纯 Hp 组小鼠胃组织表面红肿,轻度糜烂,光镜下可见浸润的炎症细胞;单纯应激组小鼠胃黏膜层损坏,部分皱襞连续消失,可见脱落的坏死细胞、部分胃黏膜糜烂、呈点线状的溃疡和部分浸润的炎症细胞。

2.单纯应激组小鼠胃组织黏膜层损坏,皱襞连续性差,可见坏死细胞、组织、部分胃黏膜糜烂、点线状溃疡及部分浸润的炎症细胞。

3.应激+Hp 组胃组织表面破坏严重,多处皱襞失去连续性,可见大量脱落细胞和被破坏的组织,多处黏膜糜烂、点线状溃疡和炎症细胞浸润。

4.与正常组比较,单纯 Hp 组、单纯应激组和应激+Hp 组小鼠的溃疡指数与 HSP70、NF-κB 蛋白表达明显升高,且 Hp+应激组小鼠的溃疡指数及 NF-κB 蛋白表达显著高于单纯应激组和单纯 Hp 组。

【模型评价】

1.小鼠因遗传背景明确、个体差异小、品系多、价廉、易饲养繁殖等而被较为广泛使用。Hp 在小鼠中具有良好的定植力,且 Hp 的定植量随时间的延长有增加的趋势。该模型可用于观察 Hp 感染的病理过程及各种抗 Hp 感染药物的疗效观察,对于研究 Hp 感染与急性胃炎、慢性胃炎、消化性溃疡,以及胃癌等的关系及其发病机制都有重要意义。

2.Hp 与应激对于胃黏膜的破坏有着协同作用,Hp 会导致由应激引起的消化性溃疡的进一步发展[9]。慢性应激与 Hp 感染双重因素对于小鼠胃黏膜的损伤超过了慢性应激或 Hp 感染单一因素对小鼠的影响。

3. Hp 感染动物模型方法有很多种,一种是直接给 SPF 级动物灌胃菌液进行感染,另一种是进行感染前处理,例如,造模前灌胃高浓度乙醇、碳酸氢钠或者消炎痛等进行损伤,或者在醋酸损伤模型的基础上进行二次造模,其原理可能是胃黏膜损伤有利于 Hp 的定植。有文献报道,提前灌胃一定量的混合抗生素或者"三联疗法"药物,破坏胃内正常菌群,可为 Hp 的顺利定植创造一定的环境条件[10]。

【参考文献】

[1] 喻斌,曾孟晖,徐寅,等.肝胃百合汤对慢性应激与幽门螺杆菌双重损伤因素模型小鼠胃黏膜组织 HSP70、NF-κB 蛋白表达的影响[J].湖南中医药大学学报,2019,39(9):1073-1078.

[2] 喻斌,曾孟晖,徐寅,等.肝胃百合汤对慢性应激与幽门螺杆菌双重损伤因素模型小鼠胃黏膜组织 TFF1、p-ERK 蛋白表达的影响[J].中国中医药信息杂志,2018,25(10):44-48.

[3] 曾孟晖.肝胃百合汤对慢性应激与幽门螺杆菌双重因素致模型小鼠胃黏膜损伤修复作用的机理研究[D].长沙:湖南中医药大学,2017.

[4] 王寅.慢性心理应激大鼠模型的建立及评价研究进展[J].蚌埠医学院学报,2010,35(2):206.

[5] WILLNER P. Chronic mild stress (CMS) revisited:consistency and behavioural-neurobiological concordance in the effects of CMS[J]. Neuropsychobiology,2005,52(2):90-110.

[6] NIMAL J,BABU C S,HARISUDAHAN T. et al. Evaluation of behavioural and antioxidant activity of Cytisus scoparius Link in rats exposed to chronic unpredictable mild stress [J]. BMC Camplament Alterm Med,2008,8:15.

[7] LEE A,O'ROURKE J,DE UNGRIA M C,et al. A standardized mouse model of Helicobacter pylori infection:introducing the Sydney strain[J]. Gastroenterology,1997,112(4):1386-1397.

[8] GUTH P H,AURES D,PAULSEN G. Topical aspirin plus HCl gastric lesions in the rat. Cytoprotective effect of prostaglandin, cimetidine, and probanthine[J]. Gastroenterology,1979,76(1):88-93.

[9] OH T Y,YEO M,HAN S U,et al. Synergism of Helicobacter pylori infection and stress on the augmentation of gastric mucosal damage and its prevention with alpha-tocopherol[J]. Free Radic Biol Med,2005,38(11):1447-1457.

[10] 单海丽.抗胃溃疡复方中药姜百片的研究[D].杭州:浙江大学,2010.

第六节 胃溃疡中医证候模型

一、大鼠肝郁脾虚证胃溃疡模型

【基本原理】

胃溃疡在中医学中属胃脘痛、痞满、肝胃气痛等范畴,肝郁脾虚是胃溃疡的主要病机。采用多因素复合模拟中医病因,结合乙酸胃浆膜涂抹法,建立大鼠肝郁脾虚证胃溃疡模型。

【方法步骤】

1. 多因素复合+乙酸法[1-3]

(1)方法:实验用雄性 SD 或 Wistar 大鼠,体重 180 ~ 220 g。实验动物随机分为正常组和模型组。正常组每日上午以 3 mL/只灌服生理盐水,1 次/d,自由饮食。模型组以多因素复合模拟中医病因并结合乙酸法建立模型。

1)苦寒泻下:采用大黄制剂液灌胃,3 mL/只,1 次/d(上午),连续 14 d。

2)夹尾激怒:以木夹夹大鼠尾中部,30 min/次,1 次/d(上午),连续 14 d。

3)力竭游泳:大鼠尾根部缠绕重量为该大鼠体质量 10% 的保险丝,放入水深 50 cm、水温 28 ℃的水槽中游泳,以力竭为度(即大鼠鼻尖没入水面 10 s),1 次/d(下午),连续 14 d。

4)乙酸注射:第 15 天禁食 24 h 后,将大鼠于水合氯醛麻醉下打开腹腔,暴露胃体,在富有腺体的部位注射 50% 乙酸 0.05 mL,针头与注射部位呈 15°角,回纳胃体,关闭腹腔,禁食不禁水 24 h。14 d 后处死动物,进行相关指标检测。

(2)特点

1)模型组大鼠造模第 1 天,出现眯眼现象,轻度刺激后迅速恢复,大便无异常;第 3 天开始逐渐出现便溏,甚至水泻;6、7 d 后,饮食减少,游泳时间缩短,易激惹;10 d 后,出现蜷缩、扎堆、拱背、消瘦、精神倦怠、闭眼、嗜卧、懒动、行动缓慢,游泳时间大幅度下降,毛发干枯无泽、稀疏、脱落;13 ~ 14 d,皮肤黏膜苍白,肛周污染,甚至出现肛门脱垂。

2)模型组溃疡指数 30.4±12.6,可见胃黏膜缺损,黏膜上皮细胞变性、坏死,炎症细胞浸润,纤维素渗出,部分肌质纤维溶解等病变。

3)与正常组比较,模型组血清淀粉酶(AMY)活性、血清胃泌素(GAS)、5-羟色胺(5-HT)、D-木糖水平明显降低,去甲肾上腺素(NE)含量显著升高。

2. 慢性不可预见性刺激+乙酸法[4-7]

（1）方法：实验用雄性 SD 大鼠，体重 140～200 g。

1）旷场试验：采用旷场试验作行为学评分，选择得分相近的大鼠适应性喂养 7 d 后，随机分为正常组和模型组。

2）慢性不可预见性刺激：刺激包括：断水 24 h，断食 24 h，夹尾 5 min，摇晃（1 次/s，5 min），昼夜颠倒，电击足底（电压 50 mV，每 5 s 刺激 1 次，间歇 5 s，共刺激 10 次），束缚 2 h（使大鼠头部在行为限制筒的开口端，不影响其呼吸为宜）。每天随机选择 1 种刺激，每种刺激平均使用 3 次，相邻的两天之中同一刺激不在相同个体上重复执行，共 21 d。

3）乙酸注射：慢性不可预见性刺激第 10 天，大鼠禁食不禁水 24 h，10% 水合氯醛腹腔注射麻醉（3.5 mL/kg），胸腹剃毛、消毒。打开腹腔（手术切口长约 2 cm），暴露出胃，在胃窦近胃体处浆膜层下注射 90% 乙酸 0.01 mL，注射后，胃壁表面立即形成一个圆形或椭圆形隆起，然后隆起变平出现一个圆形或椭圆形的乳白色不透明区，直径为 4～5 mm。用缝线将大网膜固定于注射区，以防穿孔，逐层缝合切口，伤口涂上一层稀释的火棉胶。胃溃疡造模成功后继续进行慢性不可预见性刺激，刺激满 21 d 为止。

（2）特点：模型组大鼠活动度减少、嗜睡倦卧、被毛乏泽蓬松，便质大多稀溏，表情淡漠、反应迟缓，术后数天内曾有黑便。与正常组比较，模型组大鼠旷场试验水平和垂直运动明显减少，胃溃疡指数、胃黏膜和下丘脑中 P 物质（SP）表达水平明显升高，海马组织 5-羟色胺（5-HT）含量显著降低。

【参考文献】

[1]王敏,刘杰民,陈玲,等.痛泻要方对大鼠肝郁脾虚证胃溃疡的治疗作用及机制研究[J].时珍国医国药,2016,27(10):2361-2365.

[2]郑小伟,王颖,宋红.肝郁脾虚证胃溃疡大鼠胃窦组织差异蛋白质表达及柴黄胃溃宁的干预研究[J].中华中医药杂志,2011,26(12):2840-2843.

[3]邓金钗,郑小伟,余王琴,等.柴黄胃溃宁对肝郁脾虚证胃溃疡模型大鼠脾 IL-6、TNF-αmRNA 表达的影响[J].新中医,2014,46(11):205-207.

[4]邓雪,任路,李静,等.电针"肝俞"穴对抑郁型胃溃疡大鼠胃窦黏膜、下丘脑组织 P 物质和海马 5-羟色胺的影响[J].针刺研究,2014,39(2):124-129.

[5]KATZ R J,ROTH K A,CARROLL B J. Acute and chronic stress effects on open field activity in the rat:implications for a model of depression [J]. Neurosci Biobehav Rev,1981,5(2):247-251.

[6]WILLNER P,TOWELL A,SAMPSON D,et al. Reduction of sucrose preference by chronic unpredictable mild stress,and its restoration by a tricyclic antidepressant[J]. Psychopharmacology,1987,93(3):358-364.

[7]王英.冰乙酸性大鼠胃溃疡模型制作方法比较[J].实用诊断与治疗杂志,2007,21(7):505-506.

二、大鼠脾胃虚寒证胃溃疡模型

【基本原理】

中医病机制论认为,脾胃虚寒是胃溃疡起病和复发的病理基础,脾胃虚寒始终贯穿于胃溃疡的病理过程之中[1]。在采用苦寒泻下、劳倦过度、饥饱失常、过食酸味、耗气破气等方法复制脾胃虚寒中医证候的基础上,结合化学因素诱导法,建立大鼠脾胃湿寒证胃溃疡模型。

【方法步骤】

1. 苦寒泻下+劳倦过度+乙醇和阿司匹林灌胃法[2]

(1)方法:实验用雄性 SD 或 Wistar 大鼠,体重 180~220 g。

1)苦寒泻下:第 1 天起,大鼠自由饮食饮水,1 g/mL 番泻叶水煎剂灌胃,1 次/d,连续7 d。

2)劳倦过度:每日定时将大鼠放入装满常温自来水的水槽中游泳,直至大鼠四肢划动无力,头部没入水中立即捞起,1 次/d,连续 7 d。

3)乙醇和阿司匹林灌胃:第 8 天开始,无水乙醇灌胃,5 mL/kg;1 h 后,阿司匹林灌胃,200 mg/kg;1 次/d,连续 5 d。

(2)特点:①模型大鼠精神萎顿,动作迟缓无力,倦怠扎堆,眯眼,体重减轻,背毛疏散无泽甚至竖立发黄,大便溏泄、肛门污秽;舌质青紫、晦暗无光,鼻唇紫暗、耳郭淡白,脉络收缩,爪趾不收,活动无力;造模第 9 天起,肛温显著下降。②模型大鼠胃黏膜可见明显出血点或出血条带,溃疡指数 28.67±5.43;光镜下可见胃黏膜出现明显损伤,大量上皮细胞变性、糜烂、脱落,胃小凹结构破坏,腺体结构紊乱,黏膜肌层可见不同程度的水肿及类性细胞浸润,黏膜下层增厚。③与正常组比较,模型组大鼠胃黏膜 PGE、NO 含量显著下降,MDA 含量显著升高。

2. 苦寒泻下+饥饱失常+乙酸烧灼法[3]

(1)方法:实验用 Wistar 大鼠,体重 180~220 g,雌雄各半。

1)苦寒泻下:100% 大黄水煎液灌胃,20 mL/kg,1 次/d,连续 10 d。

2)饥饱失常:大黄水煎液灌胃期间,灌胃日禁食,隔日饱食喂养。

3)乙酸烧灼:10 d 后,禁食不禁水 24 h,10% 水合氯醛溶液腹腔注射麻醉(20 mg/kg),仰卧位固定,常规备毛、消毒,自剑突下沿腹中线切开腹壁 1.5~2.0 cm 切口,拉出全胃,使胃前壁窦体部充分暴露,将自制内口径 5 mm、长 2~3 cm 的圆柱状塑料管按置于胃窦部浆膜层处(尽量避开胃窦表面血管),吸取 100% 乙酸 20 μL 注入圆柱状塑料管中,40 s 后将残留乙酸用移液器吸出,磷酸盐缓冲液(PBS)局部清洗,将胃还纳于腹腔并覆盖大网膜,逐层缝合腹膜、腹膜肌层及皮肤,伤口消毒。

(2)特点:①模型组大鼠从第 5 天开始,表现为眯眼、倦卧嗜睡、被毛稀疏失泽,反应迟钝。②病理组织血检查可见,模型组大鼠失去正常组织结构,溃疡局部炎性坏死,肌层损伤,上皮细胞几乎全部脱落,炎症细胞浸润明显。③与正常组比较,模型组大鼠胃组织 IL-10 含量明显降低,IL-17 含量明显升高。

3. 寒冷因素+NaOH 法[4-5]

(1)方法:实验用 SD 大鼠,体重 180～220 g,雌雄各半。第 1～2 天,大鼠自由饮食,隔 4 h 灌服冰水 1 次(约 4 ℃),10 mL/kg;第 3～4 天,禁食不禁水,灌服 3 mol/L NaOH 溶液(4 ℃),1 mL/只。

(2)特点:①模型大鼠倦卧少动,反应迟钝,唇色苍白,捉拿时反抗无力,渐见体型瘦弱。造模期间体重下降明显,饮水量减少,但造模结束后很快恢复到接近正常组水平。②与正常组比较,模型组大鼠胃黏膜和血清胃动素(MTL)含量显著降低,停止造模后 1 周后小肠推进率明显下降。

4. 冷食醋法[5-6]

(1)方法:实验用 SD 大鼠,体重 180～220 g,雌雄各半。4 ℃食醋灌胃,10 mL/kg,1 次/d,连续 10 d。

(2)特点:模型组大鼠倦卧少动,反应迟钝,唇色苍白,捉拿时反抗无力,渐见体型瘦弱,便溏。造模期间体重下降明显,饮水量减少,停止造模后仍较正常组有显著差异。与正常组比较,胃残留率显著增加,小肠推进率明显下降,胃黏膜和血清 SOD 活性和胃动素(MTL)含量显著降低,MDA 含量明显升高。

5. 饮食失节+乙酸法[7]

(1)方法:实验用 Wistar 大鼠,体重 200～240 g,雌雄各半。

1)饮食失节:第 1～9 天,单日不限量喂食白菜,自由进水;双日在不限量喂白菜的同时,精炼猪油灌胃 1 次,0.5 mL/只。

2)胃浆膜下乙酸注射:大鼠第 10 天禁食,自由饮水;第 11 天将大鼠用 3%戊巴比妥钠腹腔注射麻醉,仰卧位固定于手术台上,剪掉腹毛,常规局部消毒,于剑突下腹中线稍左分层切开腹壁 2.0～2.5 cm,将胃拉起。除空白对照组外,其他动物在胃腹侧面、胃体与幽门结合部浆膜下 0.4～0.5 mm 处注入 100%乙酸 0.1 mL,擦净渗出酸液,将胃体送回腹腔,关闭并缝合腹壁。3 d 后处死动物,进行相关指标检测。

(2)特点:①模型组大鼠模型大鼠自造模第 3 天开始,出现体温下降、体重减轻,且畏寒、蜷缩、竖毛、精神萎靡、完谷不化呈逐渐加重趋势。②溃疡发生率为 100%,溃疡灶类圆形或椭圆形,少数条索状溃疡,个别出现穿孔和出血,平均溃疡面积为(1.44±0.51)mm²。③与正常组比较,模型组大鼠血清 GAS 含量明显降低,游泳时间显著缩短。

6. 苦寒泻下+乙酸法[8]

(1)方法:实验用 Wistar 大鼠,体重 180～220 g,雌雄各半。

1)苦寒泻下:大鼠用 200%大黄煎剂灌胃,20 mL/kg,3 次/d,连续 8 d。

2)胃浆膜面乙酸滴注:大鼠第 9 天禁食,自由饮水;第 10 天将大鼠用 3%戊巴比妥钠腹腔注射麻醉(1 mL/kg),仰卧位固定于手术台上,沿剑突下至脐上剪尽毛约 50 mm×40 mm,常规消毒,沿腹中线打开腹腔约 2～3 cm,将胃轻轻分离出,置于无菌玻片上,术者一手固定玻片,一手捏紧内径为 4 mm 无底无菌的玻璃圆管,垂直的将一端管口压紧在胃前壁胃小弯角切迹下方约 5 mm 处的浆膜面上,向玻璃管内注入 100% 乙酸 0.1 mL,持续 60 s 后用细棉签将玻管内乙酸吸干,移开玻管,可见注酸部位颜色苍白,以蘸生理盐水的棉签轻轻抹洗 2 次;然后轻轻牵拉大网膜覆盖乙酸涂抹面,将胃还纳入腹腔内,缝合腹壁,消毒伤口。

(2)特点:①模型组大鼠损伤指数(6.32 ± 1.37) mm^2。②与正常组比较,模型组大鼠血清胃泌素(GAS)含量明显升高,胃动素(MTL)水平显著降低。

【参考文献】

[1]胡羽,肖景东.中医中药治疗胃溃疡的研究进展[J].中医临床研究,2017,9(29):142-145.

[2]宋厚盼,曾梅艳,陈小娟,等.脾胃虚寒型胃溃疡病证结合大鼠实验模型的建立及评价研究[J].中国中医基础医学杂志,2020,26(4):468-473.

[3]白敏,段永强,杨晓轶,等.黄芪建中汤对脾胃虚寒型胃溃疡模型大鼠 JAK2/STAT3 信号通路的影响[J].中国实验方剂学杂志,2020,26(20):32-38.

[4]陈艳芬,陈蔚文,李茹柳.大鼠寒热型胃黏膜损伤模型的研究[J].中国药理与临床,2002,18(2):44-46.

[5]邱赛红,李飞艳,尹健康,等.两种大鼠脾胃虚寒模型制备方法的比较研究[J].湖南中医学院学报,2004,24(6):30-33.

[6]彭成,罗亮.过食酸味所致脾虚机理的实验研究[J].山东中医学院学报,1989,13(6):373-374.

[7]牛凤云,田庆玲,吴春萍,等.脾胃虚寒型胃溃疡动物模型的初步探讨[J].中国中西医结合急救杂志,2005,12(2):84-86.

[8]沈科书,董宇翔,沈英宇,等.温胃饮对脾胃虚寒型胃溃疡大鼠内分泌水平影响的实验研究[J].吉林中医药,2007,27(12):59-60.

三、大鼠脾胃湿热证胃溃疡模型

【基本原理】

消化性溃疡中脾胃湿热证型逐渐增多,多因体质因素复加忧思恼怒、七情刺激、肝气失疏、纳运失常,饮食不调,嗜食膏粱厚味,损伤脾胃,酿生湿热,内蕴脾胃;亦可因感受湿热交阻于中焦。最终致中焦脾胃湿热,气机壅滞,升降失常,气郁血瘀,热盛肉腐,胃黏膜受损,而致溃疡发生与发展[1-3]。在采用潮湿环境、高脂高糖与饥饱失常饮食复制脾胃湿热证的基础上,叠加乙醇灌胃,建立大鼠脾胃湿热证胃溃疡模型。

【方法步骤】[1-3]

(1)实验用雄性 Wistar 大鼠,体重 180～220 g。大鼠分笼饲养于环境潮湿的房间内,单日饮食不予限量,双日禁食(自由饮水)。

（2）自第5日起,10% 蜂蜜+10% 白糖混合饮料自由饮用,50 mL/d,其间不再提供其他饮水。

（3）第5、7、9、11、13、15、17、19、21、23、25、27、29 日,给予猪油喂食,20 g/只。

（4）第5、9、13、17、21、25、29 日,红星二锅头白酒灌胃,1 mL/只;禁食 24 h,于实验第30 日,无水乙醇灌胃,5 mL/kg。

【模型特点】

1. 模型组大鼠体温升高,体重减轻,食欲缺乏,不思饮水、便溏消瘦,精神萎靡、嗜卧懒动、阴囊松弛下垂;溃疡指数 2.15 ± 0.84。

2. 与正常组比较,胃黏膜前列腺素 E_2（PGE_2）水平明显降低,血清白细胞介素-8（LL-8）含量显著升高。

【参考文献】

[1] 王洪京,赵明,杨瑞莲,等. 清热化湿愈疡合剂对实验性胃溃疡（脾胃湿热证）的影响[J]. 中国中医急症,2006,15(7):768-770,812.

[2] 郭金龙,颜正华. 湿阻证病理造型的实验研究[J]. 中医杂志,1988,29(18):59.

[3] 郭宏敏,毕建军,王雅如,等. 中医胃脘痛病因学的动物模型研究[J]. 中医杂志,1991,32(4):43.

四、大鼠寒凝血瘀证胃溃疡模型

【基本原理】

采用寒冷刺激复制寒凝血瘀模型,吲哚美辛灌胃造成大鼠胃溃疡,从而复制寒凝血瘀证胃溃疡模型。

【方法步骤】[1-3]

1. 寒冷刺激　实验用雄性 SD 大鼠,体重 180～220 g。将大鼠放入冰柜中,温度 $-(10 \pm 2)$ ℃,在冰柜中放置氮氧混合气体袋,氮氧比例为91.5∶8.5,保持缓慢放气,冷冻 1 h 后取出大鼠,1 h/次,1 次/d,连续 5 d。

2. 吲哚美辛灌胃　将吲哚美辛用蒸馏水溶解,配成 1 g/L 的溶液。大鼠寒冷刺激后,1 g/L 吲哚美辛溶液灌胃,10 mL/kg,1 次/d,连续 5 d。

【模型特点】

1. 模型组大鼠蜷缩少动、反应迟钝、寒战、喜扎堆、呼吸微弱、被毛无光泽、饮水量少、小便色清、大便湿烂等症状。爪尾部紫暗,耳色暗红,毛细血管清晰度下降,管径减小,血流减慢。

2. 肉眼见模型组大鼠胃黏膜浅溃疡与糜烂,光镜下可见胃黏膜有明显损伤,条索状糜烂以胃体部为主,整个黏膜层细胞有明显变性,胃小凹消失;主细胞、黏液细胞肿大、坏死或脱落,固有膜有灶性出血及急性炎症反应,损伤穿透黏膜层;胃黏膜损伤指数（UI）

(11.55±2.74)mm。

3. 与正常组比较,模型组大鼠全血高切黏度、中切黏度、低切黏度、血浆黏度、红细胞聚集指数明显升高,胃黏膜血流量(gastric mucosal blood flow,GMBF)显著降低。

【参考文献】

[1]吴卓霖,林一帆,王承利,等.寒凝血瘀型胃溃疡大鼠模型的建立及冬胃颗粒保护作用的观察[J].中国中西医结合消化杂志,2011,19(3):141-144.

[2]成秀梅,杜惠兰,李丹.寒凝血瘀证动物模型的创建[J].中国中医基础医学杂志,2005,11(8):604-605.

[3]曾劲,曾伶,吴健鸿.尼美舒利对胃溃疡模型大鼠的保护作用研究[J].中国药房,2007,18(25):1942-1943.

五、大鼠脾肾阳虚证胃溃疡模型

【基本原理】

在采用苦寒泻下法复制大鼠脾肾阳虚证的基础上,结合乙酸胃浆膜面滴注,建立大鼠脾肾阳虚证胃溃疡模型。

【方法步骤】[1]

1. 苦寒泻下 实验用 SD 大鼠,体重 180～220 g,雌雄各半。15% 大黄粉悬液灌胃,8.9 g/kg,1 次/d,连续 9 d。

2. 乙酸滴注 禁食不禁水 24 h,3% 戊巴比妥钠腹腔注射麻醉(1 mL/kg),无菌操作,自剑突正中向下沿腹中线剪约 2 cm 开口,轻轻拉出胃体,将直径 5 mm、长 30 mm 的玻璃管垂直放于胃前壁窦体交界浆膜面上,向管内加入 100% 乙酸 0.1 mL,接触 1 min 后用棉签吸干,生理盐水冲洗后,将胃轻轻送回,并以大网膜包裹,逐层缝合腹膜、腹壁肌层及皮肤,再次消毒。术后正常饲养。

【模型特点】

1. 模型组大鼠出现萎靡、倦卧、毛枯槁、畏寒、消瘦、四肢不收、便溏脱肛、纳呆、活动频度下降、肛门红肿等表现。

2. 病理检查可见模型大鼠黏膜缺损,偶及肌层,胃底腺轻度不典型性增生,再生腺细胞排列不整齐,黏膜下层炎症细胞浸润,并可见瘢痕纤维生成,部分小动脉血管内皮肿胀、增生,可见血栓或炎性栓塞。

3. 平均溃疡面积(6.38±1.76)mm^2,平均 PAS 阳性面积百分数(9.64±2.02)%。

【参考文献】

[1]孙锋,叶柏川,陈辉,等.肾气丸治疗脾肾阳虚型胃溃疡动物模型的实验研究[J].新中医,2012,44(8):168-170.

六、大鼠脾胃气虚证胃溃疡模型

【基本原理】

采用厚朴三物汤或大黄煎液灌胃的方法制备大鼠脾肾阳虚证,结合食醋、乙酸或乙醇诱导法胃溃疡,建立大鼠脾胃气虚证胃溃疡模型。

【方法步骤】

1. 耗气破气+饮食失节+食醋灌胃法[1-2]

(1)方法:实验用 Wistar 大鼠,体重 160~200 g,雌雄各半。

1)耗气破气:厚朴三物加味汤(大黄:厚朴:枳实:旋覆花 = 2:1:1:1)灌胃(10 mL/kg),1 次/2 d,连续 4 周。

2)饮食失节:厚朴三物加味汤灌胃日禁食,隔日饱食喂养,连续 4 周。

3)食醋灌胃:4 周后,大鼠每天灌胃给予食醋,断续给食,2 d 饱食 1 d 禁食,连续 10 d。

(2)特点:①模型大鼠出现精神萎靡,被毛张开,食欲减退,体肌瘦削,体质量减轻,便溏脱肛,动作迟缓无力,成群倦卧,毛疏散竖立等脾虚表现。②与正常组比较,模型组大鼠胸腺指数、胃液胃蛋白酶活性、血清 NO、6-酮-$PGF_{1\alpha}$ 含量及 SOD 活性明显低降低。

2. 耗气破气+饮食失节+乙酸胃黏膜下注射法[2-5]

(1)方法:实验用 Wistar 大鼠,体重 170~220 g,雌雄各半。

1)耗气破气:厚朴三物汤(厚朴:枳实:大黄 = 1:1:1),浓缩成 100% 煎剂;模型组大鼠隔日灌胃厚朴三物汤(15 mL/kg),2 次/d,连续 9 d。

2)饮食失节:厚朴三物汤灌胃日禁食,隔日饱食喂养。

3)乙酸胃黏膜下注射:第 10 天,将大鼠用 3% 戊巴比妥钠腹腔注射麻醉(1 mL/kg),仰卧位固定,胸腹部剃毛、消毒,打开腹腔(手术切口长 2 cm 左右),暴露出胃,在胃前壁近幽门处,将 10 μL 乙酸(含量 99% 以上)注入肌层近胃黏膜下层处。注射后,胃壁表面立即形成一个圆形或椭圆形的隆起,然后隆起变平出现一个圆形或椭圆形的乳白色不透明区。直径约 5 mm。用缝线将大网膜固定于注射区,以防穿孔。逐层缝合切口,涂上一层稀释的火棉胶保护伤口。术后大鼠继续灌胃厚朴三物汤,持续 14 d。

(2)特点:模型大鼠在造模初期,回肠黏膜 IL-2、IL-6 的分泌活性增加;随着脾虚胃溃疡发病的进一步发展,IL-2、IL-6 的分泌活性降低;回肠、结肠 5-羟色胺及其受体阳性反应产物的含量均增加。

3. 苦寒泻下法+无水乙醇灌胃法[2,6-8]

(1)方法:实验用 SD 大鼠,体重 200~250 g,雌雄各半。4 ℃ 200% 的大黄浓缩液灌胃,10 mL/kg,2 次/d,连续 14 d;禁食 24 h,第 15 天无水乙醇灌胃(6 mL/kg)。

(2)特点:与正常组比较,模型组大鼠脾虚症状明显,胃黏膜损伤指数显著增加,光镜下胃黏膜损伤严重,胃组织 EGFR、p-ERK1/2 蛋白表达明显升高。

【参考文献】

[1] 孙虎,丁永伟,王平,等.脾胃气虚型胃溃疡大鼠病证结合模型的制备[J].山东中医杂志,2015,34(1):47-50.

[2] 秦华珍,翁铭钻,柳俊辉,等.胃溃疡病证结合模型研究概况[J].甘肃中医药大学学报,2016,33(3):97-99.

[3] 赵素贤,王秀琴,杜鹃,等.大鼠脾气虚结合胃溃疡模型中结肠5-羟色胺及其受体的变化[J].中国组织化学与细胞化学杂志,2006,15(5):499-503.

[4] 赵素贤,王秀琴,杜鹃,等.大鼠实验性脾气虚胃溃疡证病结合模型回肠5-HT及其受体和IL-2、IL-6变化的研究[J].解剖学报,2007,38(2):226-230.

[5] 张叔行,陈玲,陈东明,等.大鼠胃溃疡模型的制作方法[J].解剖学杂志,1987,10(2):158-159.

[6] 张泓,郭华,张雨辰,等.艾灸对脾虚胃溃疡模型大鼠胃组织表皮生长因子受体、磷酸化细胞外信号调节激酶的影响[J].针刺研究,2014,39(5):351-357.

[7] 陈小野.实用中医证候动物模型学[M].北京:中国协和医科大学北京医科大学联合出版社,1993.

[8] 陈小野.脾气虚证动物模型初步规范化的造模方法和思路[J].中国中医基础医学杂志,2003,9(1):3-5.

七、大鼠寒热错杂证胃溃疡模型

【基本原理】

临床上大多数久治不愈的慢性胃溃疡(gastric ulcer,GU)患者均具有寒热虚实错杂的共同病机特征。采用大承气汤结合辣椒/乙醇混悬液灌胃及乙酸胃黏膜注射的方法,建立大鼠寒热错杂证胃溃疡模型。

【方法步骤】[1-4]

1. 大承气汤灌胃 实验用SD大鼠,体重160~200 g,雌雄各半。将大承气汤(大黄12 g、厚朴24 g、枳实12 g、芒硝9 g)各味药物浸泡30 min,煎煮两次,30 min/次,用双层纱布过滤去渣,水浴蒸发制成100%浓度的水煎液(1 g生药/mL),高温灭菌后4 ℃冰箱保存备用。采用苦寒泻下法,大承气汤煎液灌胃,10 g/kg,1次/d,连续10 d,复制大鼠脾胃虚寒证型。

2. 辣椒/乙醇混悬液灌胃 第11天,8%辣椒/60%乙醇混悬液灌胃,10 mL/kg,1次/d,连续10 d,复制大鼠胃热证型。

3. 乙酸胃黏膜注射 第21天,在禁食不禁水24 h后,大鼠用水合氯醛腹腔注射麻醉,皮肤消毒后,剑突下腹正中切开2.0~2.5 cm,分离肌层,剪开腹膜,将胃轻拉到腹外,在胃体部与幽门窦交界处将微量注射器平刺入胃黏膜层,注入20%乙酸溶液0.03 mL,使之形成白色丘疹样改变后,将胃轻轻送回原位,逐层缝合消毒。

【模型特点】

1. 模型大鼠相继出现精神萎靡不振,毛色枯黄无光泽,运动不灵活,喜欢扎堆,进食量明显减少,体重显著减轻,出现稀便。

2. 与正常组比较,模型组大鼠胃组织中 TNF-α、IL-8、MDA 含量显著升高,SOD 含量显著降低。

3. 模型组大鼠胃黏膜充血、水肿,可见近圆形溃疡病灶,周边隆起,溃疡底部覆盖有炎性渗出物,溃疡周围黏膜皱变粗。镜下可见胃黏膜变薄,病此局部上皮细胞脱落,出现缺损,黏膜固有层有大量炎症细胞浸润、部分有淋巴滤泡形成,黏膜固有腺体数量明显减少、排列稀疏紊乱。

【参考文献】

[1]王江,周永学,谢勇波,等.半夏泻心汤拆方对胃溃疡大鼠细胞因子的影响及其寒热并用配伍的意义研究[J].中华中医药杂志,2015,30(3):743-746.

[2]陈奇.中药药效的研究思路与方法[M].北京:人民卫生出版社,2005.

[3]李冀,华剑波,李胜志,等.寒、热方剂对束缚水浸应激型胃溃疡寒、热证模型大鼠血清 TXB_2、NT 含量的影响[J].中医药学报,2011,39(6):21-23.

[4]李仪奎.中药药理实验方法学[M].上海:上海科学技术出版社,1991.

第七节 十二指肠溃疡模型

一、大鼠乙酸诱导法十二指肠溃疡模型

【基本原理】

参见本章第三节"大鼠乙酸诱导法胃溃疡模型",采用乙酸浆膜外滴注的方法,建立大鼠乙酸诱导法十二指肠溃疡(duodenal ulcer,DU)模型。

【实验材料】

1. 药品试剂 ①麻醉药品:乙醚,戊巴比妥钠,水合氯醛,乌拉坦,盐酸氯胺酮注射液等。②组织固定液:10% 甲醛溶液或 4% 多聚甲醛溶液等。③化学诱导剂:乙酸。④其他:乙醇,前列腺素 E_2(prostaglandin E_2,PGE_2)酶联免疫吸附法(enzyme-linked immunosorbent assay,ELISA)试剂盒,等等。

2. 仪器设备 酶标仪,生物显微镜,病理图像分析系统,常规手术器械等。

3. 实验动物 SD 或 Wistar 大鼠,体重 180~220 g,雄性或雌雄兼用。

【方法步骤】[1-6]

实验用 SD 或 Wistar 大鼠,体重 180~220 g。手术前禁食 12~24 h,乙醚麻醉或 2% 戊巴比妥钠腹腔注射麻醉(50~60 mg/kg),仰卧位固定,在剑突下 1.5 cm 处纵形切口 (1.5~2.0 cm)剖腹,暴露十二指肠,将一内径为 3~6 mm 的玻璃管或乳胶管的光滑切面紧贴十二指肠起始部(距幽门约 0.5 cm)前壁的浆膜面,从另一端向管内注入 50%~100% 乙酸 50~70 μL,15~30 s 后移出玻璃管,迅速用滤纸吸去浆膜面残存乙酸,将大网膜缝在乙酸涂抹处表面,缝合腹壁。术后禁食 24 h。

【观察指标】

1.一般情况观察 观察大鼠精神状态、活动状况、毛发光泽、食欲情况、粪便性状等,定期进行体重、进食量及肛温测定。

2.肉眼和立体显微镜观察 分别于术后 30、60 min,3、24、48、72 h,5、10、7、14、21 d,再次麻醉剖腹,将十二指肠连同粘连的腹膜一起取出,沿十二指肠系膜对侧纵行剖开十二指肠,生理盐水轻轻洗净,肉眼及立体显微镜下观察十二指肠黏膜面损伤和溃疡情况。分别测量溃疡的最大长径和最大宽径,计算溃疡面积。

$$溃疡面积(mm^2)=最大长径×最大宽径$$

3.光学显微镜观察 取乙酸涂抹处及周围的十二指肠组织,4% 多聚甲醛或 10% 甲醛溶液固定,梯度乙醇脱水,常规石蜡包埋、切片。①HE 染色,光镜结合病理图像分析系统观察胃组织形态学改变,测量十二指肠绒毛长度和隐窝深度。②PAS 染色,测量十二指肠黏液厚度。

4.电子显微镜观察 取十二指肠组织块(5 mm×5 mm),2.5% 戊二醛(用 0.1 mol/L 的磷酸缓冲液配制,pH 7.2~7.4)固定 12~24 h,0.1 mol/L 的磷酸缓冲液清洗,1% 的锇酸再固定,双蒸馏水洗至无锇酸气味;上升乙醇梯度脱水,乙酸异戊酯置换,常规临界点干燥,离子溅射仪中镀铂,电镜下进行超微结构观察。

【模型特点】

1.宏观特征 模型动物存活率 100%,未见溃疡穿孔。浆膜应用乙酸 15 min,可见完整黏膜的圆形离散区域,边界良好,外观浑浊,并有微小的中央出血。应用乙酸 30 min 和 60 min,在病变中心观察到表面黏膜溃疡和渗出出血区。应用乙酸 3 h,溃疡面积平均 6.78 mm。应用乙酸 24 h,溃疡底部有粘连的坏死碎片,病变分界不明显。应用乙酸 3 d 和 5 d,溃疡表面稳定,与 3 h 和 24 h 相似,溃疡底部出血外观减少,呈灰褐色、颗粒状溃疡表面和明显升高的溃疡周缘。术后 5~10 d,溃疡面积显著减少。术后 14 d 和 21 d,乙酸浆膜敷贴部位黏膜表面连续,无凹陷,黏膜纹理稍不规则,较周围黏膜稍隆起,颜色较深。未发现溃疡残留,肉眼可见溃疡完全愈合。

2.光学显微特征 乙酸作用于浆膜后 15 min,十二指肠黏膜下血管扩张、充血,腔内含有纤维蛋白血栓;表浅黏膜出血伴局灶性表面上皮细胞分解。作用 30 min、1 h,十二指肠绒毛进行性崩解,出血越来越明显;绒毛上皮细胞凝固性坏死,形成一个含有细胞碎片的凹陷;黏膜下动、静脉和小静脉扩张、充血,含有大量纤维蛋白血栓,黏膜下腺体扭曲、移位。作用24 h、48 h,可见形成良好的离散性溃疡,坏死累及黏膜、黏膜下层和固有浅肌层,并有大量中性粒细胞浸润,表面完全缺乏上皮覆盖。作用3 d、5 d,溃疡进入慢性期,可见由淋巴细胞、巨噬细胞、嗜酸性粒细胞、浆细胞、成纤维细胞和分枝状新生毛细血管组成的肉芽组织;溃疡边缘"堆积",再生的肥大腺体被多角形、细胞学不典型的再生上皮细胞所覆盖;再生上皮细胞呈多形性,细胞核明显增大,核质比增大,偶见核仁;溃疡灶周围部分被单层上皮细胞覆盖,并从溃疡边缘向中心部分迁移;表面单层上皮细胞呈明显的有丝分裂象;浅表上皮层慢性炎症细胞浸润深,细胞外基质丰富。作用7 d、10 d,再生的上皮细胞已完全覆盖溃疡部位。作用10 d,上皮表面主要为单层,偶见复层上皮,溃疡灶大部分被成纤维细胞和毛细血管填充。作用14 d、21 d,病变完全被表面上皮覆盖,与黏膜表面连续或轻微隆起;成纤维细胞增生、胶原生成,形成明显的瘢痕组织,病灶周边腺体肥大和囊性变,深层固有肌层可见明显的纤维瘢痕组织反应。

3. 电镜观察　扫描电镜评估十二指肠表面黏膜在15 min显示表面上皮早期崩解和顶端绒毛顶端分裂。在横断面扫描电镜上,许多绒毛保持完整;然而,在某些区域,绒毛出现早期的塌陷和崩解。血管损伤弥漫性,在黏膜下静脉和黏膜微血管中容易发现腔内血栓。血管腔被红细胞、血小板聚集物和纤维蛋白沉积组成的血栓扩张。透射电镜下可见内皮细胞弥漫性坏死。乙酸应用后30 min和3 h,黏膜绒毛进行性崩解,表面上皮糜烂,上皮坏死形成溃疡坑。扫描电镜整面视图显示溃疡床不规则、毛糙,斜视图突出溃疡床与完整的黏膜绒毛表面的离散边界。在这些阶段,动脉、静脉和微血管内的血栓越来越多。透射电镜观察溃疡周围黏膜下腺上皮细胞坏死,核染色质边集,细胞膜破裂,细胞质内细胞器破坏。乙酸作用后3 d、5 d,肉芽组织增生形成溃疡基底的深层衬里,边缘黏膜显示上皮再生从边缘向溃疡中心轻度延伸,再生的表面上皮细胞似乎起源于溃疡边缘的绒毛间隐窝。乙酸作用后10 d,上皮细胞持续再生,完全覆盖了先前溃疡的表面。愈合的溃疡边缘绒毛变形,缺乏正常的超微结构表面结构,绒毛表面不规则、扭曲、弯曲少。

【模型评价】

1. 乙酸诱发十二指肠溃疡动物模型的作用机制是利用乙酸的腐蚀作用直接破坏十二指肠黏膜的屏障功能,导致溃疡的形成。所以,控制好乙酸的使用浓度、涂抹面积及与十二指肠接触的时间是该模型方法的操作要点。

2. 实验时,一般可通过预试寻找合适的乙酸剂量与作用时间组合,相对乙酸同种方法诱发的胃溃疡模型,需相应降低乙酸使用浓度、减少乙酸与十二指肠浆膜面的接触时间。

3. 该模型的优点是诱发因素明确、操作方法简便、价格低廉,缺点是病变程度难以控制,控制不当易致溃疡穿孔。此外,溃疡发生的部位与人类不同,前者溃疡发生在浆膜面,后者则出现在黏膜面。

【参考文献】

[1] OKABE S, ROTH J L, PFEIFFER C J. A method for experimental, penetrating gastric

and duodenal ulcers in rats. Observations on normal healing [J] Am J Dig Dis, 1971, 16(3):277-284.

[2] OKABE S, AMAGASE K. An overview of acetic acid ulcer models--the history and state of the art of peptic ulcer research[J]. Biol Pharm Bull, 2005, 28(8):1321-1341.

[3] 王国中, 金丽, 张翠香. 丹参抗大鼠乙酸性十二指肠溃疡作用机制的探讨[J]. 现代医学, 2004, 32(1):14-15.

[4] 张瑞芬, 李和泉. 丹参提取物 F 对大鼠乙酸性十二指肠溃疡愈合的影响及其机制的研究[J]. 中国病理生理杂志, 1996, 12(4):437-439.

[5] 周光兴, 高诚, 徐平, 等. 人类疾病动物模型复制方法学[M]. 上海: 上海科学技术文献出版社, 2007.

[6] BUI H X, LEE C Y, DEL ROSARIO A, et al. Histologic and ultrastructural features of experimental duodenal ulcers in Sprague-Dawley rats[J]. Exp Mol Pathol, 1993, 59(2):136-154.

二、大鼠半胱胺诱导法十二指肠溃疡模型

【基本原理】

半胱胺(cysteamine, CS)又名巯基乙胺($HS-CH_2-CH_2-NH_2$),是一种非常强效的十二指肠溃疡(duodenal ulcer, DU)诱导剂, CS 诱发 DU 的机制主要涉及其对体内生长抑素(somatostatin, SS)的耗竭作用以及对十二指肠生理功能的直接影响。采用盐酸半胱胺溶液皮下注射、灌胃等方法,建立大鼠烧伤应激性十二指肠溃疡(duodenal ulcer, DU)模型。

【实验材料】

1. 药品试剂 ①化学诱导剂:盐酸半胱胺。②麻醉药品:乙醚,戊巴比妥钠,水合氯醛,盐酸氯胺酮注射液等。③组织固定液:10% 甲醛溶液或 4% 多聚甲醛溶液等。④其他:乙醇,前列腺素 E_2 (prostaglandin E_2, PGE_2) 酶联免疫吸附法 (enzyme - linked immunosorbent assay, ELISA)试剂盒等。

2. 仪器设备 酶标仪,生物显微镜,病理图像分析系统,常规手术器械等。

3. 实验动物 SD 或 Wistar 大鼠,体重 180~240 g,雌雄兼用。

【方法步骤】

1. 半胱胺 1 次皮下注射法[1-4]

(1)方法:实验用 SD 或 Wistar 大鼠,体重 200~220 g,雌雄兼用。一次性皮下注射 10% 的盐酸半胱胺生理盐水溶液,280~400 mg/kg。

(2)特点:与正常对照组比较,模型组大鼠十二指肠溃疡评分、细胞凋亡率和组织中 NF-κB $p65$、Bax、caspase-3 蛋白相对表达水平显著升高,黏膜 SS、PGE_2 含量和 SOD 活性明显降低,MDA 含量明显升高;血清 TNF-α、IL-1β 水平显著升高。胃液 pH 值下降,胃

液总酸升高。

2. 半胱胺 2 次皮下注射法[5-8]

(1)方法:实验用 Wistar 大鼠,体重 180～220 g,雌雄各半。造模前禁食 12 h,皮下注射 10% 的盐酸半胱胺生理盐水溶液,300 mg/kg。6 h 后,第二次皮下注射 10% 的盐酸半胱胺生理盐水溶液,200 mg/kg。

(2)特点:①模型大鼠造模后第 2 天,普遍出现蜷卧,竖毛,聚集成堆,活动减少,反应迟钝,饮食减少,少许黑便、稀便;第 3 天出现明显黑便、稀便,便量增加。②肉眼观察可见十二指肠溃疡大而深,边缘明显发红水肿,白苔面积较大。③光镜下可见皮组织再生黏膜较薄、数量较少、排列紊乱,腺体高度参差不齐,囊状扩张明显,腺细胞形态不规则,分化程度较差;肉芽组织成纤维细胞数量较少,新生血管少,排列紊乱,大量炎症细胞浸润,胶原纤维少,黏膜肌层再生状况较差。④与正常对照组比较,胃液总酸度明显升高、pH 值显著降低,肠黏膜 PGE_2 含量明显降低。

3. 半胱胺灌胃法[1,9-12]

(1)方法:实验用雌性 SD 或 Wistar 大鼠,体重 160～200 g,灌胃给予盐酸半胱胺溶液,350～450 mg/kg,2 次/d,间隔 4 h。24 h 后处死,取胃、十二指肠进行相关指标检测。或采用 Szabo 方案[1]:①280 mg/kg,3 次/d;②400 mg/kg,2 次/d;③750 mg/kg,1 次/d。

(2)特点:①盐酸半胱胺灌胃 24 h 后,模型大鼠十二指肠球部产生"吻合型"溃疡,十二指肠溃疡发生率 100%,溃疡指数 2.81±2.10。②半胱氨灌胃后 1、2、3、5、10 和 15 d,十二指肠溃疡检出率分别为 88%、100%、100%、87%、50%、16% 和 0,表明在服药后 24 h 以内出现溃疡,24～72 h 恶化和维持,4 d 以后病变开始减轻,并于 15 d 以内愈合。③与正常组比较,模型大鼠十二指肠组织 SOD 和 GSH-PX 活性明显降低,MDA 含量显著升高。

4. 半胱胺皮下注射+自由饮用法[1,13]

(1)方法:实验用 SD 或 Wistar 大鼠,体重 200～220 g,雌雄兼用。10% 盐酸半胱胺溶液皮下注射,300 mg/kg,自由饮食。24 h 后,给大鼠自由饮用 1% 半胱胺水(代替饮水)。或采用 Szabo 方案,盐酸半胱胺灌胃+自由饮用 1%～2% 半胱胺水。

(2)特点:造模第 11 天,模型组大鼠十二指肠溃疡面积(5.03±3.16)mm^2,溃疡指数 3.32±2.31,明显高于正常对照组;黏液厚度(1.91±0.60)μm,明显低于正常对照组(4.09±1.04)μm;21～60 d,可见十二指肠溃疡的慢性瘢痕形成。

【观察指标】

1. 一般情况　观察大鼠精神状态、活动状况、毛发光泽、食欲情况、粪便性状等,定期进行体重、进食量及肛温测定。

2. 血清 TNF-α 和 IL-1β 水平检测[2]　大鼠麻醉下腹主动脉采血 2 mL,离心收集上层血清,按照 ELISA 试剂盒说明书步骤操作,于酶标仪上 570nm 波长处测定光密度值,根据标准品制作的浓度-光密度曲线,计算待测血清 TNF-α 和 IL-1β 水平。

3.病理学检查

(1)大体观察:大鼠禁食禁水 12 h,乙醚吸入麻醉,自胸骨剑突下沿腹中线剖腹,腹主动脉采血完毕后,迅速剪取幽门下十二指肠组织 3 cm,沿十二指肠系膜对侧纵轴方向剖开,以冰生理盐水漂洗干净,肉眼和立体显微镜观察十二指肠黏膜损伤情况,记录溃疡数量(ulcer number,UN),测量溃疡面积(ulcer surface area,UA),进行溃疡评分(ulcer score,UA),计算溃疡指数(ulcer index,UI)[12,14-16]。

1)溃疡评分标准:0 分,无病变;1 分,浅表黏膜糜烂;2 分,深溃疡或透壁溃疡;3 分,穿孔或穿透性溃疡。

2)UI 计算公式:UI=UN+US+UA/10。

(2)光学显微镜观察:取靠近幽门的十二指肠组织 1 cm,4% 多聚甲醛或 10% 甲醛溶液固定,梯度乙醇脱水,常规石蜡包埋、切片。①HE 染色,光镜结合病理图像分析系统观察胃组织形态学改变,测量十二指肠绒毛长度和隐窝深度。②PAS 染色,测量十二指肠黏液厚度[13]。

4.十二指肠组织 PGE_2 含量测定[2,17] 将大鼠麻醉下开腹,称取部分十二指肠组织,制成 10% 生理盐水匀浆液,4 000 r/min 离心 10 min,取上清液 0.1 mL,加入 0.5 mol/L $KOH-CH_3OH$ 溶液 2 mL,50 ℃恒温水浴 20 min,冷却至室温。甲醇稀释至 4 mL,紫外分光度计 278nm 波长处测定吸光度值(OD),用 OD 值表示 PGE_2 含量。

5.十二指肠黏膜细胞凋亡率检测[2] 取十二指肠石蜡包埋切片,按照 TUNEL 凋亡试剂盒说明书步骤操作,以不加 TdT 的 TUNEL 反应液为阴性对照,中性树胶封片后于光学显微镜下观察细胞凋亡情况。细胞核棕黄色或棕褐色着色为阳性凋亡细胞,每张切片取 5 个随机视野,计算凋亡率。凋亡率=阳性凋亡细胞数/总细胞数×100%,取平均值。

【模型评价】

1.半胱胺所致的大鼠十二指肠溃疡具有较为严格的部位选择性,一般位于十二指肠的近端,球部的前壁或后壁,多为单个的溃疡灶,直径 2~4 mm,溃疡周围黏膜可见充血、水肿,甚至糜烂的急性炎症改变,这种形态学上的变化非常近似人的十二指肠溃疡,故 Szabo 称这种模型为"真正的溃疡"[1,18]。该模型 1973 年由 Selye 和 Szabo[8] 首先复制成功,此后作为重要的十二指肠溃疡动物模型而被广泛应用[4]。

2.半胱胺诱发急性和慢性十二指肠溃疡模型,选用啮齿类动物容易复制成功,多选用大鼠,且一般不受品系、性别及给药途径(皮下注射或口服)的限制。

3.该模型可用于探究十二指肠溃疡的发病机制、寻找与筛选抗溃疡药物及制定与优化治疗方案等的研究。此外,对进一步寻找食物及环境中所存在的致溃疡化学物质和制定有效的预防措施具有重要意义。

4.半胱胺诱发十二指肠溃疡的机制主要包括以下几个方面:①耗竭生长抑素,降低体内生长抑素浓度,减弱其对胃酸分泌的抑制作用,导致胃酸分泌增加。②抑制十二指肠内关键酶(碳酸酐酶、ATP 酶和碱性磷酸酶等)的活性,降低十二指肠对酸的处置能力,导致十二指肠酸化。③半胱胺能够损害勃氏腺分泌黏液的功能,减少腺内黏液和黏液糖蛋白的含量,削弱黏液-HCO_3^-屏障的保护作用,使十二指肠黏膜更容易受到胃酸的侵蚀和损伤。④半胱胺可能通过抑制相关修复酶的活性或干扰修复信号通路等途径来抑制组织修复过程,从而加重十二指肠黏膜的损伤并促进溃疡的形成。

【参考文献】

[1] SZABO S. Duodenal ulcer disease. Animal model:cysteamine-induced acute and chronic duodenal ulcer in the rat[J]. Am J Pathol,1978,93(1):273-276.

[2] 李昕,郭双燕,谢冬梅. 酪蛋白糖巨肽对老年消化性溃疡大鼠肠黏膜保护作用的研究[J]. 中国临床药理学杂志,2023,39(11):1562-1566.

[3] 贾健辉,王敏伟,曹红,等. 左旋泮托拉唑镁对动物实验性十二指肠溃疡的影响[J]. 沈阳药科大学学报,2004,21(4):294-296.

[4] 刘绍能,赵凤志,田德录,等. 愈疡灵对大鼠诱发性十二指肠溃疡的保护作用及机理研究[J]. 中国中医基础医学杂志,1998,4(5):25-27.

[5] 关冬梅,周晓棉,李靖菲,等. 复方胃利散抗大鼠消化性溃疡的作用[J]. 沈阳药科大学学报,2009,26(3):225-229.

[6] 关冬梅. 复方胃利散药效学研究[D]. 沈阳:沈阳药科大学,2008.

[7] 徐信杰,周建龙. 愈疡止痛煎剂对十二指肠溃疡大鼠溃疡愈合质量的影响[J]. 中国中西医结合消化杂志,2006,14(1):36-39.

[8] SELYE H,SZABO S. Experimental model for production of perforating duodenal ulcers by cysteamine in the rat[J]. Nature,1973,244(5416):458-459.

[9] 刘均利,张席锦. 黄腐酸对大鼠十二指肠溃疡的影响[J]. 生理科学,1984,4(Z1):36.

[10] 姚德佳,黄进,魏宁,等. 锌铜在大鼠十二指肠溃疡过程中体内含量的变化[J]. 空军总医院学报,1988,4(2):3-7.

[11] 刘均利,张席锦. 牛胰多肽对半胱胺诱发大鼠十二指肠溃疡的保护作用[J]. 北京医学院学报,1985,17(3):179-181,238.

[12] SAGHAEI F,KARIMI I,JOUYBAN A,et al. Effects of captopril on the cysteamine-induced duodenal ulcer in the rat[J]. Exp Toxicol Pathol,2012,64(4):373-377.

[13] 余明哲,杨光正. 电针足三里对十二指肠溃疡大鼠肠黏膜保护作用的影响[J]. 上海中医药大学学报,2001,15(4):48-49.

[14] MINAIYAN M,GHANNADI A,SALEHI E. Antiulcerogenic effect of Zataria multiflora Boiss. On cysteamine induced duodenal ulcer in rats[J]. Iranian J Pharm Sci,2005,1:223-229.

[15] SZABO S,HAITH L R,REYNOLDS E S. Pathogenesis of duodenal ulceration produced by cysteamine or propionitrile. Infuence of vagotomy,sympathectomy,histamine depletion,H_2-receptor antagonists and hormones[J]. Dig Dis Sci,1979,24(6):471-477.

[16] Alam S,Asad M,Asdaq SMB,et al. Antiulcer activity of methanolic extract of Momordi-

ca charantia L. in rats[J]. J Ethnopharmacol,2009,123(3):464-469.

[17]尹翠娟,李显林,高书文,等.紫外分光光度法测定注射用前列腺素 E_1 的含量[J].中国药品标准,2005,6(1):11-12.

[18] SZABO S. Pathogenesis of duodenal ulcer disease[J]. Lab Invest,1984,51(2):121-147.

三、大鼠应激性十二指肠溃疡模型

【基本原理】

参见本章第二节"烧伤应激性胃溃疡模型",采用凝固汽油皮肤烧伤的方法,建立大鼠应激性十二指肠溃疡(duodenal ulcer,DU)模型。

【实验材料】

1.药品试剂　①3%凝固汽油:称量凝固汽粉 3 g,加入汽油至 100 mL,置磨口瓶内充分搅拌,至油粉混合均匀成胶状。②麻醉药品:乙醚,戊巴比妥钠,水合氯醛,盐酸氯胺酮注射液等。③组织固定液:10%甲醛溶液或4%多聚甲醛溶液等。④其他:如乙醇、前列腺素 E_2 (prostaglandin E_2 , PGE_2)酶联免疫吸附法(enzyme-linked immunosorbent assay,ELISA)试剂盒等。

2.仪器设备　酶标仪,生物显微镜,病理图像分析系统,常规手术器械等。

3.实验动物　SD 或 Wistar 大鼠,体重 180~220 g,雄性或雌雄兼用。

【方法步骤】[1]

实验用 SD 或 Wistar 大鼠,体重 180~220 g。禁食不禁水 16 h,戊巴比妥钠腹腔注射麻醉,固定后用电推子推击被毛,区域略大于拟烧面积。用纱布团蘸温的 20% 硫化钠液在脱毛部位稍用力拍打均匀,待毛融化,用温水将脱毛剂冲洗干净,用纱布将水吸除,吹风机吹干已脱毛皮肤,湿布遮盖拟烧皮肤周围。将 3% 凝固汽油按 0.01 mL/kg 体重比例均匀涂在拟烧皮肤表面,在气流稳定的环境下点火燃烧 30 s。

【观察指标】

1.一般情况　观察大鼠精神状态、活动状况、毛发光泽、食欲情况、粪便性状等,定期进行体重、进食量及肛温测定。

2.病理学检查　致伤后立即及以后不同时点,麻醉剖腹,充分暴露胃及十二指肠,分离网膜及部分肠系膜,沿胃大弯切开至十二指肠,将剖开的十二指肠用 4 ℃生理盐水冲洗内容物,肉眼观察十二指肠黏膜面的损伤情况,同时取部分组织作组织形态学光镜和电镜检查。

3.其他　参见本节"大鼠半胱胺诱导法十二指肠溃疡模型"。

【模型特点】

1.灼烧后,模型动物十二指肠黏膜表面发生溃疡,局部糜烂,坏死。

2. 电镜下可见,十二指肠整个绒毛体积肿大粗长,表面皱褶层次模糊,沟条粗糙,排列紊乱,部分绒毛体顶端组织断离。有的表面呈点、条状缺损。伤后 2、5 h,肠绒毛水肿继续存在,但损害范围扩大,程度加重。伤后 8 h,绒毛水肿犹存,且大部分绒毛体内有不同程度、不同面积坏死灶,有的绒毛体分裂成两半。伤后 24 h,绒毛结构破坏程度极其严重,有的绒毛分裂成数片、数段、数个坏死的绒毛融合在一起,形成一个坏死灶,或呈蜂窝状,或呈空洞,并有酷似豆渣样物质堆积。伤后 72 h,水肿基本消失,但表面结构仍杂乱无章,绒毛坏死灶仍存在。

【模型评价】

1. 烧伤时,多种因素可导致机体产生强烈应激反应。交感神经系统和肾上腺髓质的兴奋性增强可引起黏膜血管强烈收缩,局部血流减少,黏膜屏障功能下降,由此发生应激性十二指肠溃疡。

2. 本模型不仅可造成肠绒毛损害,同时亦可诱发胃黏膜部位发生溃疡,这是共同的病理生理学基础决定的。一般而言,烧伤造成的十二指肠黏膜病变的总发生率、发生时间、严重程度相对胃黏膜的受损情况,显得更为敏感和严重。

3. 本模型适用于作为一种研究严重烧伤对胃肠黏膜损害及其防治措施的动物模型。

【参考文献】

[1] 周光兴,高诚,徐平,等.人类疾病动物模型复制方法学[M].上海:上海科学技术文献出版社,2007.

四、大鼠脾胃虚寒型十二指肠溃疡模型

【基本原理】

在运用中医学病因苦寒泻下加劳倦过度法建立脾胃虚寒证候模型的基础上,采用无水乙醇和阿司匹林灌胃,建立大鼠脾胃虚寒型十二指肠溃疡(duodenal ulcer,DU)模型。

1. 药品试剂 ①番泻叶水煎剂(1 g/mL):称取 100 g 番泻叶,加入 500 mL 蒸馏水煎煮 40 min,纱布过滤,保留溶液;量取 200 mL 上述溶液,加入 100 g 番泻叶,继续添加蒸馏水至 500 mL,煎煮 40 min,过滤,量取 200 mL 终药液保存备用。②麻醉药品:异氟烷,戊巴比妥钠,水合氯醛,盐酸氯胺酮注射液等。③组织固定液:10% 甲醛溶液或 4% 多聚甲醛溶液等。④其他:阿司匹林,HE 染液套装(含苏木素染液、伊红染液、苏木素分化液、苏木素返蓝液),甲醇,无水乙醇,二甲苯,中性树胶,大鼠肿瘤坏死因子-α(tumor necrosis factor-α,TNF-α)、白细胞介素(interleukin,IL)-10、IL-4、前列腺素 E_2(PGE$_2$)ELISA 试剂盒等。

2. 仪器设备 多功能酶标仪,高速组织匀浆机,倒置荧光显微镜,生物显微镜,病理图像分析系统,常规手术器械等。

3. 实验动物 雄性 SD 大鼠,体重 160~200 g。

【方法步骤】[1-4]

1. 番泻叶水煎剂灌胃　第 1 天起,下午 14:00,模型组大鼠予以番泻叶水煎剂灌胃,10 mL/kg,1 次/d,同一时间连续 7 d。

2. 疲劳游泳　第 1 天下午 15:30,将大鼠置于装满常温自来水的水槽中(0.80 m×0.59 m×0.48 m)游泳,直至大鼠四肢划动无力,鼻唇部没入水中,立即捞起。1 次/d,同一时间连续 7 d。

3. 无水乙醇灌胃　第 8 天起,上午 10:00,模型组大鼠予以无水乙醇灌胃,5 mL/kg,1 次/d,连续 4 d。

4. 阿司匹林灌胃　第 8 天起,中午 12:00,模型组大鼠予以阿司匹林水溶液灌胃,200 mg/kg,1 次/d,连续 4 d。

【观察指标】

1. 一般情况观察　实验全程对比观察各组大鼠的整体精神状态、活动状况、毛发光泽、食欲情况、粪便性状等,隔天测定 1 次大鼠体重、进食量及肛温。

2. 血清 IL-4、IL-10 和 TNF-α 含量测定　大鼠麻醉下腹主动脉取血,4 ℃、3 000 r/min 离心 10 min,分离大鼠血清,-20 ℃保存备用。按照试剂盒说明书准备样品,配制溶液,混匀后,立即采用酶标仪在 450 nm 波长下检测吸光度。以吸光度值(OD)为纵坐标,各细胞因子标准品浓度为横坐标,绘制标准曲线,样品血清所含的细胞因子浓度根据标准曲线换算。

3. 组织 IL-10、TNF-α、PGE$_2$ 含量测定　采用预冷的生理盐水漂洗十二指肠组织,去除残留血液,用滤纸吸干后称定质量。将十二指肠组织与含有蛋白酶抑制剂的 PBS 缓冲液混合($m:V=1:9$),组织匀浆机匀浆,匀浆液置于高速冷冻离心机 5 000 r/min 离心 5 min,取上清液,按试剂盒说明书设置标准孔和样品孔,按步骤加入样品、HRP 标记检测抗体、底物及终止液,于 450 nm 波长下测定各孔光密度(OD)值。以 OD 值和标准品浓度绘制标准曲线,通过标准曲线方程和 OD 值计算各样本的 PGE$_2$、IL-10、TNF-α 含量。

4. 病理学检查

(1)大体观察:大鼠禁食禁水 12 h,3% ~4% 异氟烷吸入麻醉大鼠,常规消毒后,自胸骨剑突下沿腹中线剪开腹壁,腹主动脉采血完毕后,迅速剪取幽门下十二指肠组织 3 cm,沿肠系膜纵轴方向剖开,以冰生理盐水漂洗干净,肉眼和立体显微镜观察十二指肠黏膜损伤情况,参照相关溃疡评分标准,计算十二指肠黏膜溃疡指数(ulcer index,UI)。

1)Guth 评分[1-2,5]:黏膜正常,0 分;病灶长度 ≤1 mm,1 分;1 mm<病灶长度 ≤2 mm,2 分;2 mm<病灶长度 ≤3 mm,3 分;3 mm<病灶长度 ≤4 mm,4 分;病灶长度>4 mm 时,分段计分;若病灶宽度>2 mm,则分数乘以 2。最后以各组大鼠十二指肠黏膜病灶分数的均值作为 UI。

2)Moraes 评分[3-4]:黏膜正常,0 分;黏膜充血或水肿,1 分;黏膜糜烂、出血,2 分;浅小溃疡,3 分;较深溃疡,0 分;溃疡穿孔,5 分。计算十二指肠黏膜各损伤部位的分值总和,以每只大鼠黏膜病灶分数的均值作为十二指肠黏膜 UI。

(2)光学显微镜观察:截取 1 段 1 cm 靠近幽门的十二指肠组织,4% 多聚甲醛或 10% 甲醛溶液固定,梯度乙醇脱水,常规石蜡包埋、切片,HE 染色,光镜结合病理图像分析系统观察胃组织形态学改变。选取典型视野拍照,使用 Image J 图像分析软件测量小肠绒毛长度和隐窝深度。

5. 十二指肠组织 TLR-2、MyD88 mRNA 表达测定[1,6]　取 100 mg 十二指肠组织,以液氮初步碾碎后,加入 1 mL TRIzol 提取总 RNA。运用 M-MuLV 第一链 cDNA 合成试剂盒将 RNA 逆转录为 cDNA。用 SG Fast qPCR Master Mix 试剂进行荧光定量 PCR 反应,配制 50 μL 反应体系。预变性条件为:95 ℃ 30 s,1 个循环。PCR 反应条件为:95 ℃ 5 s,60 ℃ 30 s,72 ℃ 30 s,40 个循环。65 ℃ 15 s 扩增曲线分析,收集荧光信号。采用 $2^{-\triangle\triangle Ct}$ 法计算目的基因的 mRNA 相对表达量。

$$\Delta Ct 值 = 目的基因 Ct 值 - \beta-actin\ Ct 值$$

【模型特点】

1. 模型组大鼠则表现为精神萎靡,倦怠扎堆,反应迟钝,身体收缩,眯眼,机体消瘦,体重增长减慢,背毛蓬松无光泽甚至竖立发黄,大便溏泻、肛门污秽。

2. 脾胃虚寒证造模 7 d,模型组大鼠体质量、进食量、肛温均呈现降低趋势;DU 造模 4 d 后,模型大鼠体重、进食量、肛温值进一步下降。

3. 模型大鼠十二指肠黏膜色泽暗红,肠道积液增多,可见明显损伤糜烂、出血条带、溃疡。光镜下可见模型大鼠十二指肠绒毛损伤严重,固有层分布疏散,黏膜上皮大面积脱落,中央乳糜管消失,固有层及黏膜下层可见明显的炎症细胞浸润;与正常组相比,模型组大鼠溃疡指数显著增加,小肠绒毛长度和隐窝深度均显著降低。

4. 与正常组比较,模型组大鼠血清和组织 PGE$_2$、NO、IL-4、IL-10 含量明显下降,MDA、TNF-α 含量显著升高,TLR-2、MyD88 mRNA 及蛋白表达明显上调。

【模型评价】

1. 十二指肠溃疡可归属于中医学"胃痛""吞酸"等范畴。历代医家普遍认为,十二指肠溃疡主要病机为脾胃虚寒,治疗原则以温中健脾为主,适当照顾兼症。因此,建立可靠、稳定、可重复的脾胃虚寒型十二指肠病证结合动物实验模型对于十二指肠的临床研究至关重要。本研究通过中医学病因造模法,根据李东垣"大忌苦寒之药损其脾胃"理论和张景岳"脾胃之伤于外者,惟劳倦最能伤脾"理论,采用苦寒泻下(番泻叶)联合劳倦过度(游泳至力竭)法构建脾胃虚寒证模型。在此基础上运用无水乙醇联合阿司匹林构建十二指肠溃疡脾胃虚寒证模型[3]。

2. 基于方证对应理论构建的脾胃虚寒型十二指肠溃疡病证结合实验动物模型可靠、稳定。该模型适用于中医药治疗消化性溃疡的药效机制研究及中药抗溃疡新药的开发研究,亦可为中医药或中西医结合方法抗十二指肠溃疡在临床的推广应用奠定基础和提供科学依据。

【参考文献】

[1] 宋厚盼,陈小娟,曾梅艳,等.黄芪建中汤对大鼠十二指肠溃疡及 TLR-2 介导的肠黏膜免疫屏障的影响[J].中国药理学通报,2019,35(8):1172-1178.

[2] 宋厚盼,陈小娟,曾梅艳,等.基于 Raf/MEK/ERK 信号通路探讨黄芪建中汤治疗大鼠脾胃虚寒型十二指肠溃疡的作用机制[J].中药新药与临床药理,2021,32(8):1093-1100.

[3] 曾梅艳,宋厚盼,陈小娟,等.基于方证对应理论探讨脾胃虚寒型 DU 病证结合大鼠模型构建及模型评价的实验研究[J].时珍国医国药,2019,30(10):2540-2544.

[4] 曾梅艳,宋厚盼,陈小娟,等.基于以方测证理论法探讨脾胃虚寒型十二指肠溃疡实验模型的构建及模型评价研究[J].中药药理与临床,2019,35(1):183-188.

[5] GUTH P H,AURES D,PAULSEN G. Topical aspirin plus HCl gastric lesions in the rat. Cytoprotective effect of prostaglandin, cimetidine, and robanthine [J]. Gastroenterology, 1979,76(1):88-93.

[6] ZHAO W X,CUI N,JIANG H Q,et al. Effects of Radix Astragali and its split components on gene expression profiles related to water metabolism in rats with the dampness stagnancy due to spleen deficiency syndrome[J]. Evid Based Complement Alternat Med,2017, 2017(1):4946031.

第四章
溃疡性结肠炎模型

第一节 概 述

溃疡性结肠炎(ulcerative colitis,UC)是一种慢性非特异性炎症性肠病,主要影响结肠和直肠的黏膜层及黏膜下层,其临床特点包括反复发作的腹泻、黏液脓血便及腹痛,可伴有不同程度的全身症状。UC 的病变多从直肠开始,呈连续、弥漫性分布,可累及直肠、乙状结肠,并可能逐渐向上扩展到降结肠、横结肠,甚至全结肠。其病程长,反复发作,对患者的生活质量造成严重影响[1-4]。

【分型】

1. 按病程经过分型 ①初发型:指无既往史的首次发作。②慢性复发型:临床上最多见,其病变范围较小,症状较轻,但易复发,通常有缓解期。③慢性持续型:症状多持续半年以上,范围广,且间以症状加重的急性发作。④急性暴发型(或称为急性型):最少见,起病急骤,病情严重,全身症状显著,并易导致大出血、肠穿孔等严重并发症。

2. 按病情程度分型 ①轻度:大便次数增加不多,血、脓和黏液较少,出血量少,程度较轻,无全身症状和体征。②中度:介于轻度和重度之间,腹泻每日 4 次以上,仅伴轻微全身症状。③重度:腹泻每日 6 次以上,多为肉眼脓血便,体温 > 37.5 ℃,脉搏 > 90 次/min,血红蛋白 < 100 g/L,血沉大于 30 mm/h,体重短期内明显减轻,常有持续的严重腹痛、腹部膨胀、满腹压痛等严重症状。

3. 按病变范围分型 ①直肠炎:病变局限于直肠。②左半结肠炎:病变扩展至结肠脾区以远。③全结肠炎:病变扩展至结肠脾曲以近端或全结肠。

4. 按病期分型 ①活动期:病情正在发展或恶化中。②缓解期:病情得到控制,症状得到缓解。

各型溃疡性结肠炎之间可以相互转化,具体诊断应结合患者症状、体征、实验室检查,以及内镜检查结果综合判断。

【流行病学】

UC 的发病率在全球范围内呈上升趋势,尤其在西方国家更为普遍。在我国,UC 的发病率亦在逐年上升,但相对于西方国家仍较低。UC 的发病年龄多为青壮年,但亦可见于儿童和老年人。

1. 患病率和发病率　溃疡性结肠炎的患病率和发病率在全球范围内存在一定差异。据统计,每 100 万人中有 50～100 人发病,不同地区和不同国家的发病情况也存在差异,可能与当地的环境、饮食、生活习惯等因素有关。

2. 年龄分布　溃疡性结肠炎的发病年龄分布较为广泛,但主要集中在两个年龄段:10～30 岁的年轻人和 50～70 岁的中老年人。年轻人发病可能与遗传因素和免疫系统发育尚不完善有关,而中老年人发病则可能与长期不良的生活习惯、环境因素及免疫系统的逐渐衰退有关。

3. 性别比例　溃疡性结肠炎的性别比例在不同研究中存在一定差异,但总体来说,男性患者略多于女性。这可能与男性在生活习惯、工作压力、饮食习惯等方面与女性存在差异有关。然而,性别对溃疡性结肠炎的发病影响并不显著,因此不能作为独立的预测因素。

4. 地理分布　溃疡性结肠炎的地理分布呈现出一定的规律和差异。一般来说,西方国家的发病率高于发展中国家,城市地区的发病率高于农村地区。这种差异可能与不同地区的经济水平、生活方式、饮食习惯及环境因素有关。此外,一些地区还存在特定的流行病学特点,如北欧地区的发病率较高,可能与当地的气候、水质等因素有关。

溃疡性结肠炎的主要症状包括腹泻、腹痛、便血、体重减轻等。腹泻是常见的症状之一,患者可能会出现持续性或反复发作的腹泻,大便呈黏液脓血便。腹痛通常发生在左下腹或下腹部,表现为阵发性或持续性隐痛、绞痛等。便血是溃疡性结肠炎的另一个典型症状,表现为大便表面带有鲜血或黏液脓血便。此外,患者还可能出现体重减轻、发热、贫血等其他症状。

【病因】

溃疡性结肠炎的病因至今尚未完全明确,但已有大量研究表明,该病与遗传、免疫、环境等多种因素密切相关。遗传因素在溃疡性结肠炎的发病中起到重要作用,许多患者存在家族遗传史。免疫因素也是该病发病的重要因素之一,患者的免疫系统在攻击肠道内的正常细胞时,导致肠道黏膜炎症和溃疡的形成。环境因素如饮食、感染、压力等也可能对溃疡性结肠炎的发病产生一定影响。

1. 免疫功能异常　溃疡性结肠炎被认为是一种与免疫系统密切相关的疾病,包括肠道黏膜免疫系统的异常激活和免疫调节机制的失衡。某些情况下,当免疫系统异常反应时,可能会对结肠内的正常细胞产生攻击,导致炎症和溃疡的形成。例如,当机体感染大肠杆菌后,自身的抗体可能无法有效抵抗病菌,甚至可能误伤自身的上皮细胞,进而引发溃疡性结肠炎。

2. 感染因素　部分学者提出,溃疡性结肠炎的发病可能与某种病原体(如细菌、病毒等)的存在有关。尽管尚未能确定特定的病原体,但感染因素在疾病的发生中可能起到一定作用。值得注意的是,尽管粪便中可能检测到细菌和病毒的存在,但多次培养往往无法成功分离出这些病原体,且使用抗生素治疗效果有限,这进一步增加了感染因素在溃疡性结肠炎中作用的复杂性。

3. 遗传因素　溃疡性结肠炎具有一定的家族聚集性,表明遗传因素在其发病中可能起到一定作用。例如,某些组织抗原型的增多可能与遗传因素相关。亚洲人的发病率相对较低,而白种人的发病率较高,这也提示了种族和遗传因素在疾病发生中的潜在影响。

4. 精神因素　精神抑郁、焦虑等情绪状态可能会加重溃疡性结肠炎的病情,甚至导致疾病的复发。这可能与精神障碍引起的自主神经功能失调有关,进而导致肠道功能的紊乱。

5. 环境因素　环境因素也被认为在溃疡性结肠炎的发病中起到一定作用。例如,环境污染可能导致重金属等有害物质进入体内,从而引发肠道疾病。

6. 其他因素　还有一些其他因素也被认为是溃疡性结肠炎的可能病因,如氧自由基损伤等。这些因素可能导致肠道黏膜受损,进而引发炎症和溃疡。

【病理生理机制】

1. 肠道黏膜屏障功能受损　UC 患者的肠道黏膜屏障功能减弱,使得肠道内的细菌、毒素等有害物质能够进入肠道黏膜下层,引起炎症反应。

2. 炎症反应　UC 的炎症过程主要涉及中性粒细胞、巨噬细胞等炎症细胞的浸润和活化,以及多种炎症介质和细胞因子的释放。

3. 氧化应激　UC 患者体内存在氧化应激反应,导致肠道黏膜细胞的损伤和凋亡。

4. 免疫调节失衡　UC 患者的肠道黏膜免疫系统处于异常激活状态,同时伴随着免疫调节机制的失衡,如 Th1/Th2 细胞比例失衡等。

【病理解剖】

1. 病变部位　溃疡性结肠炎的病变通常自直肠开始,逆行向近段发展,可累及整个结肠和末端回肠。病变的连续性是其特点之一,多呈连续性、弥漫性分布,少有跳跃性。

2. 病变特点　病变主要局限于结肠黏膜及黏膜下层,表现为黏膜充血、水肿,易脆出血。在严重病例中,可见黏膜表面大量出血点及溃疡形成。

3. 黏膜病变　溃疡性结肠炎的黏膜病变表现为炎症细胞浸润,主要为淋巴细胞、浆细胞、中性粒细胞和嗜酸性粒细胞。在炎症持续存在的情况下,黏膜层会逐渐增厚,并伴有黏液分泌增加。

4. 溃疡形成　溃疡形成是溃疡性结肠炎的典型特征之一。溃疡多呈弥漫性、浅表性,少数病例可形成深在性溃疡。溃疡形状多样,可为圆形、椭圆形或不规则形,边缘多不规则,底部覆有脓苔或坏死组织。

5. 隐窝脓肿　隐窝脓肿是溃疡性结肠炎的特有病理表现。由于炎症细胞在结肠隐窝内的聚集和坏死,形成脓肿,脓肿可穿破肠壁,形成瘘管或肛周脓肿。

6. 炎性息肉　在长期慢性炎症的刺激下,结肠黏膜可出现增生性改变,形成炎性息肉。这些息肉多为良性病变,但也有恶变的可能,需定期监测。

7.病变分期　溃疡性结肠炎的病变分期主要包括活动期和缓解期。活动期表现为黏膜充血、水肿、溃疡形成等急性炎症表现；缓解期则表现为炎症减轻，溃疡愈合，黏膜逐渐恢复正常。

8.并发症　溃疡性结肠炎的并发症包括中毒性巨结肠、结肠穿孔、肠梗阻、肛周病变（如肛瘘、肛裂、肛周脓肿等）、肠外表现（如关节炎、皮肤病变、眼部病变等），以及恶变为结肠癌等。其中，中毒性巨结肠和结肠穿孔是较为严重的并发症，可危及生命。

【参考文献】

[1]王吉耀,葛均波,邹和建.实用内科学（上册）[M].北京：人民卫生出版社,2022.

[2]葛均波,徐永健.内科学[M].北京：人民卫生出版社,2018.

[3]中国中西医结合学会.溃疡性结肠炎中西医结合诊疗专家共识[J].中国中西医结合杂志,2023,43（1）：5-11.

[4]中华医学会消化病学分会炎症性肠病学组.炎症性肠病诊断与治疗的共识意见（2018年·北京）[J].中国实用内科杂志,2018,38（9）：796-813.

第二节　大鼠溃疡性结肠炎模型

一、大鼠化学诱导法溃疡性结肠炎模型

（一）大鼠乙酸诱导法溃疡性结肠炎模型

【基本原理】

溃疡性结肠炎（ulcerative colitis,UC）是一种以腹痛、腹泻及黏液脓血便为主要症状，结肠黏膜炎症和溃疡形成病理特点的急、慢性结直肠疾病。乙酸的化学刺激使血管通透性增加，并通过激活激肽促进纤维蛋白水解及干扰凝血过程，引起肠道黏膜的损伤，通过激活环氧合酶和脂氧合酶途径启动炎症反应[1]。采用乙酸结肠内灌注的方法，建立大鼠乙酸诱导法溃疡性结肠炎模型。

【实验材料】

1.药品试剂　①乙酸：临用时用生理盐水配成4%～8%浓度的溶液。②麻醉药品：乙醚，戊巴比妥钠，水合氯醛，盐酸氯胺酮注射液等。③组织固定液：10%甲醛溶液或4%多聚甲醛溶液等。④试剂盒：隐血试剂盒，大鼠白介素-6（interleukin-6,IL-6）、肿瘤坏死因子-α（tumor necrosis factor-α,TNF-α）、表皮生长因子（epidermal growth factor,EGF）ELISA试剂盒，大鼠环氧合酶-2（cyclooxygenase-2,COX-2）、C反应蛋白（C-reactive protein，CRP）、一氧化氮合酶（inducible nitric oxide synthase，iNOS）、髓过氧化物酶（myeloperoxidase，MPO）试剂盒等。⑤其他：便隐血试剂，乙醇，二甲苯等。

2. 仪器设备　聚乙烯导管（直径约 2 mm），酶标仪，紫外光光度计，生物显微镜，病理图像分析系统，常规手术器械等。

3. 实验动物　SD 大鼠，体重 180~220 g，雄性或雌雄各半。

【方法步骤】[2-6]

大鼠禁食不禁水 24 h，3% 戊巴比妥钠腹腔注射麻醉（30 mg/kg），将大鼠仰卧位固定于手术台，将聚乙烯导管（直径 2 mm）经肛门插入深约 8 cm 处，注入 4%~8% 乙酸，1.5~2.0 mL/只，15~20 s 后注入生理盐水 5 mL 冲洗。正常组大鼠缓慢注入等容积生理盐水。

【观察指标】

1. 一般情况　每日观察记录大鼠体重变化、粪便性状、粪便隐性或显性出血等情况，进行疾病活动指数（disease activity index，DAI）评分[7-10]，以体重下降率、粪便性状分数和血便程度分数计算 DAI（表 4-1）。

$$DAI=（体重下降评分+粪便性状评分+血便评分）/3$$

表 4-1　DAI 评分表

评分	粪便性状	体重下降/%	血便
0	正常	0	隐血（-）
1		1~5	
2	软便	6~10	隐血（+）
3		11~15	
4	稀便	>15	肉眼血便

2. 病理学检查

（1）大体观察：将动物麻醉下处死，取肛门至回肠末端肠组织，沿肠系膜侧纵行剖开，清除肠腔内容物，生理盐水冲洗干净，进行大体形态观察，按以下标准进行结肠组织损伤程度评分，计算结肠黏膜损伤指数（colon mucosa damage index，CMDI）[11-13]。

0 分：黏膜光滑平整无损伤。

1 分：黏膜充血，无溃疡。

2 分：肠壁充血和增厚，无溃疡。

3 分：1 个溃疡，肠壁无增厚。

4 分：2 个或多个溃疡、炎症部位。

5 分：溃疡和炎症的 2 个或多个主要部位或溃疡/炎症的 1 个部位沿结肠长度

延伸>1 cm。

6～10 分:如果损伤沿结肠长度超过 2 cm,则每增加 1 cm 得分增加 1 分。

(2)组织学检查:在距肛门 0.5 cm 处向上取长约 0.5 cm 结肠组织标本,10% 甲醛溶液固定,梯度乙醇脱水,常规石蜡包埋、切片,HE 染色,光镜结合病理图像分析系统观察结肠组织病理形态学改变,并根据炎症程度、病变深度、隐窝损伤及损伤范围进行综合组织病理学评分(histopathological score,HS)[14-15]。

1)炎性反应程度:0 分:无炎症;1 分:轻微炎症;2 分:中度炎症;3 分:严重炎症。

2)病变深度:0 分:无病变;1 分:至黏膜层;2 分:至黏膜层和黏膜下层;3 分:穿透肠壁。

3)隐窝损伤:0 分:无损伤;1 分:基部 1/3 受损;2 分:基部 2/3 受损;3 分:仅上皮细胞完好;4 分:隐窝、上皮细胞全部丢失。

4)损伤范围:0 分:无损伤;1 分:1%～25%;2 分:26%～50%;3 分:51%～75%;4 分:76%～100%。

3. 血清 IL-6、TNF-α、CRP、iNOS 含量测定　将大鼠麻醉,腹主动脉取血,4 ℃静置凝固后 3 500 r/min 离心 10 min,取上层血清,按相关试剂盒说明检测血清 IL-6、TNF-α、CRP、iNOS 的含量。

4. 结肠组织 EGF、COX-2、MPO、iNOS 含量测定　取病变严重结肠组织 0.15 g,按 1∶9 0.9% 氯化钠溶液匀浆,3 500 r/min 离心 10 min。取上清液,按试剂盒说明书检测结肠组织 EGF、COX-2、MPO、iNOS 含量。

【模型特点】

1. 乙酸溶液灌肠后,模型组大鼠出现精神萎靡、拱背、腹泻、脓血便、体重下降等表现;与正常组比较,模型组大鼠 DAI 评分显著升高,且造模后 7 d 仍有显著性差异。

2. 与正常组比较,模型组大鼠胸腺指数明显降低,结肠长度显著缩短,结肠指数和 CMDI 评分显著升高。

3. 模型大鼠肉眼观察可见结肠与直肠黏膜明显充血、水肿、糜烂和溃疡形成。光镜下可见结肠结构不完整,黏膜不同程度的充血水肿、糜烂溃疡,并伴有弥漫性出血;腺体排列紊乱,隐窝消失,大量的炎症细胞浸润并广泛分布在黏膜下层及肌层;HS 评分显著升高。

4. 与正常组比较,模型组大鼠血清 IL-6、CRP、iNOS 的含量显著升高;结肠组织 EGF 含量显著降低,COX-2、MPO、iNOS 含量明显上升。

【模型评价】

1. 大鼠乙酸诱导法是一种较为常用的溃疡性结肠炎模型,主要用于模拟和研究人类溃疡性结肠炎的病因、发病机制及病理生理过程[2,16]。

2. 该模型特点明确。乙酸作为有机酸,与肠黏膜接触可直接导致炎症损伤,其病理特点与人类溃疡性结肠炎相似,表现为结肠黏膜弥漫性充血水肿、炎性粒细胞浸润、糜烂和溃疡形成。该模型炎性介质代谢与人类溃疡性结肠炎相似,如 TNF-α 和 IL-10 的变化趋势,有利于进行药物干预的作用机制研究。

3. 通过灌肠的方式给予乙酸溶液,操作相对简单,易于掌握;由于乙酸的作用机制明确,且操作过程标准化,因此该模型具有较好的可重复性;乙酸价格相对低廉,易于获取,经济实用,适合较大量的实验研究。

4. 主要缺点[16]:①尽管该模型在炎症病理上与人类溃疡性结肠炎相似,但它无法完全模拟人类免疫系统的复杂性和变化,因此在免疫机制方面的研究可能存在局限性。②由于该模型具有较强的自愈性,病变进展及愈合均迅速,与人类溃疡性结肠炎病变进展与愈合交替的特点不同,因此可能不适合观察疗程较长的药物疗效观察。③在造模过程中,乙酸的浓度和作用时间的掌握至关重要,浓度过高或时间过长可能导致肠穿孔,而浓度过低或时间过短则可能造模效果不理想。

【参考文献】

[1] MACPHERSON B, PFEIFFER C J. Experimental colitis[J]. Digestion, 1976, 14(3): 424-452.

[2] 申睿, 刘苗, 朱向东, 等. 溃疡性结肠炎大鼠实验模型研究进展[J]. 中华中医药杂志, 2018, 33(9): 3998-4001.

[3] SUNG T S, LA J H, KIM T W, et al. Alteration of nitrergic neuromas cular transmission as a result of acute experimental colitis in rat[J]. Jveteri Sci, 2006, 7(2): 143-151.

[4] 严长宝, 余万鑫, 赵好, 等. 康复新液缓解乙酸诱导大鼠急性溃疡性结肠炎及机制研究[J]. 中国现代应用药学, 2019, 36(12): 1456-1461.

[5] 陈文华, 赵凤达, 沈丽娟, 等. 姜黄水、醇提取液对冰乙酸损伤性溃疡性结肠炎大鼠结肠黏膜保护作用及机制研究[J]. 中国中医急症, 2011, 20(10): 1611-1612, 1633.

[6] 张俊, 魏永凯, 李玥, 等. 美洲大蠊提取物 Ento-D 对醋酸诱导的急性溃疡性结肠炎大鼠的作用及机制研究[J]. 中华中医药杂志, 2018, 33(1): 304-308.

[7] HAMAMOTO N, MAEMURA K, HIRATA I, et al. Inhibition of dextran sulphate sodium (DSS)-induced colitis in mice by intracolonically administered antibodies against adhesion molecules (endothelial leucocyte adhesion molecule-1(ELAM-1) or intercellular adhesion molecule-1(ICAM-1)[J]. Clin Exp Immunol, 1999, 117(1/3): 462-468.

[8] OKAYASU I, HATAKEYAMA S, YAMADA M, et al. A novel method in the induction of reliable experimental acute and chronic ulcerative colitis in mice[J]. Gastroenterology, 1990, 98(4): 694-702.

[9] 周天羽, 周博, 王俊江, 等. 清肠愈疡汤对溃疡性结肠炎大鼠血清 IL-1β 及 IL-6 的影响[J]. 中华中医药杂志, 2015, 30(3): 849-851.

[10] 王坤, 宣秀敏, 王莲, 等. 溃疡性结肠炎大鼠外周血 CD4+ CD25+ Treg 的变化及相关性研究[J]. 安徽医科大学学报, 2012, 47(3): 354-356.

[11] LUK H H, KO JK S, FUNG H S, et al. Delineation of the protective action of zinc sulfate

on ulcerative colitis in rats[J]. Eur J Pharmacol,2002,443:197-204.

[12] EKSTRÖM GM. Oxazolone-induced colitis in rats:effects of budesonide,cyclosporin A, and 5-aminosalicylic acid[J]. Scand J Gastroenterol,1998,33(2):174-179.

[13] 尹园缘,宾东华,刘颖,等.溃疡性结肠炎病证结合动物模型的制备与评价[J].中国实验方剂学杂志,2022,28(15):207-215.

[14] LIU J L,GAO Y Y,ZHOU J,et al. Changes in serum inflammatory cytokine levels and intestinal flora in a self-healing dextran sodium sulfate-induced ulcerative colitis murine model[J]. Life Sci,2020,263:118587.

[15] 胡宇,兰昀羲,陈晓晓,等.溃疡性结肠炎动物模型研究进展[J].实验动物与比较医学,2022,42(3):220-228.

[16] 郑文潇,吴翔.溃疡性结肠炎动物模型的研究进展[J].中国病原生物学杂志,2016,11(9):861-864,867.

(二)大鼠DSS诱导法溃疡性结肠炎模型

【基本原理】

葡聚糖硫酸钠(dextran sulphate sodium,DSS)是一种肝素样硫酸多糖体,通过破坏肠黏膜的完整性,使其通透性大大增加,促使多糖、蛋白质等大分子物质渗入组织引发炎症反应[1-2]。采用DSS自由饮用的方法,建立大鼠DSS诱导法溃疡性结肠炎(ulcerative colitis,UC)模型。

【实验材料】

1. 药品试剂 ①DSS:临用是用蒸馏水配成4.0%~5.0%浓度的溶液。②麻醉药品:乙醚,戊巴比妥钠,水合氯醛,盐酸氯胺酮注射液等。③组织固定液:10%甲醛溶液或4%多聚甲醛溶液等。④其他:白细胞介素-6(IL-6)、肿瘤坏死因子-α(TNF-α)ELISA试剂盒,超氧化物歧化酶(SOD)、丙二醛(MDA)测定试剂盒,一氧化氮(NO)试剂盒,髓过氧化物酶(MPO)测定试剂盒,乙醇,二甲苯等。

2. 仪器设备 酶标仪,紫外分光光度计,生物显微镜,病理图像分析系统,常规手术器械等。

3. 实验动物 SD或Wistar大鼠,体重180~220 g,雌雄兼用。

【方法步骤】

1. DSS自由饮用7 d法[2-10]

(1)方法:实验用成年SD或Wistar大鼠,自由饮用3%~5% DSS溶液,连续7 d,其间停用其他饮用水。

(2)特点:①自造模第3天,模型组大鼠开始逐渐出现不同程度的活动减少,精神萎靡,大便隐血或肉眼血便等症状。②7 d后,模型组大鼠73%出现不同程度的肉眼血便;27%未见明显血便,但大部分出现大便松散、便稀同时伴大便隐血的情况。③肉眼见直肠、结肠有散在黏膜水肿、充血,甚至溃疡形成。④镜下观察炎症细胞广泛浸润,主要累及黏膜和黏膜下层,上皮内杯状细胞减少,隐窝破坏,浸润的炎症细胞以中性粒细胞为主。

2. DSS 自由饮用 14 d 法[11]

(1)方法:实验用成年雄性 SD 大鼠,适应性饲养 1 周后,随机分为正常组和模型组。模型组大鼠于第 1 ~ 7 天,自由饮用 3% DSS 溶液(7 d,其间不提供其他饮用水);第 8 ~ 17 天(10 d),自由饮用无菌水;第 18 ~ 24 天再自由饮用 3% DSS 溶液(7 d)。

(2)特点:①实验过程中动物无死亡,饮用 DSS 后大鼠出现黏液、血便甚至大量肉眼黏液血便,大便松软甚至水样便,进食量减少,体重增长减慢;DAI 曲线呈双峰状,与饮用 DSS 时间相对应。②模型组大鼠结肠长度较正常组短,大便松软,肠壁稍增厚,血管纹理欠清晰,黏膜尚完整,稍苍白,未见明显溃疡,可见增生的肠壁淋巴滤泡。③模型大鼠光镜下可见溃疡、腺体破坏、修复形成及炎症细胞浸润,炎症细胞以淋巴细胞浸润为主,可见中性粒细胞、单核细胞和嗜酸性粒细胞,炎症累及黏膜及黏膜下层,黏膜下层淋巴滤泡增生明显;与正常组比较,模型组组织损伤指数、平均血管密度(mean vascular density,MVD)显著升高。提示符合慢性溃疡性结肠炎表现。

3. DSS 自由饮用+乙醇灌肠法[12]

(1)方法:实验用成年 SD 大鼠,采用 2% DSS 溶液自由饮用 3 d(期间停用其他饮用水)。第 4 天,将大鼠用 3% 戊巴比妥钠腹腔注射麻醉(30 mg/kg),仰卧位固定,将聚乙烯导管(直径 2 mm)插入大鼠肛门约 8 cm 处,注入 30% 乙醇 3 mL,15 ~ 20 s 后注入生理盐水 5 mL 冲洗。

(2)特点:模型大鼠出现腹泻、血便和体重下降等表现;肉眼可见远端结肠出现溃疡和炎症。光镜下组织学检查显示结肠组织内以中性粒细胞和淋巴细胞为主的炎症细胞浸润,隐窝脓肿、异型增生等溃疡性结肠炎的病理特征。

【观察指标】

1. 一般情况 每日观察记录大鼠体重变化、粪便性状、粪便隐性或显性出血等情况,进行疾病活动指数(disease activity index,DAI)评分[9,13-14]。参见本节"大鼠乙酸诱导法溃疡性结肠炎模型"。

2. 病理学检查 将大鼠用 10% 水合氯醛腹腔注射麻醉(300 mg/kg),剖取肛门至回肠末端肠组织,沿肠系膜侧纵行剖开,毛笔轻柔刷去肠腔内容物,生理盐水漂洗净。

(1)大体观察:肉眼观察大鼠结直肠黏膜损伤情况,包括黏膜充血、水肿、炎症、糜烂、溃疡等改变,进行结直肠黏膜损伤评分,计算结肠黏膜损伤指数(colon mucosa damage index,CMDI)[7,15]。详见本节"大鼠乙酸诱导法溃疡性结肠炎模型"。

(2)组织学检查:在距肛门 0.5 cm 处向上取长约 0.5 cm 结肠组织标本,10% 甲醛溶液固定,梯度乙醇脱水,常规石蜡包埋、切片,HE 染色,光镜结合病理图像分析系统观察结肠组织病理形态学改变,并根据炎症程度、病变深度、隐窝损伤及损伤范围进行综合病理组织学评分(histopathological score,HS)。标准详见本节"大鼠乙酸诱导法溃疡性结肠炎模型"[16-17]。

【模型评价】

1.DSS 诱导的溃疡性结肠炎模型在症状表现上与人类 UC 极为相似,如腹泻、黏液样便、粪便潜血、肉眼血便、体重减轻等。这使得该模型成为研究人类 UC 发病机制和药物疗效的理想选择[16-17]。

2.采用自由饮用 DSS 水溶液的方法建立动物模型,简单易行,且模型成功率高,实验重复性强,为科研人员提供了可靠且稳定的实验平台,已广泛用于 UC 的病理学、发病机制,以及药物治疗等研究。

3.DSS 溃疡性结肠炎模型已在多种动物中成功建立,如小鼠、大鼠、豚鼠、仓鼠等,表明该模型具有较好的通用性。与其他模型相比,DSS 溃疡性结肠炎模型造价较低,有助于降低实验成本。

4.通过调整 DSS 溶液的浓度、给药时间和给药频率,可以制成急性和慢性两种结肠炎模型。为研究 UC 的慢性化和维持问题提供了有力支持。

5.尽管 DSS 溃疡性结肠炎模型在病理表现上与人类 UC 相似,但可能无法完全反映 UC 的所有免疫学变化,实验周期相对较长。因此,在选择使用该模型时需要根据具体研究目的和需求进行权衡。

【参考文献】

[1]陈素傲,金世柱.葡聚糖硫酸钠诱导鼠溃疡性结肠炎模型研究进展[J].中国比较医学杂志,2020,30(4):142-146.

[2]刘雷蕾,施丽婕.葡聚糖硫酸钠致溃疡性结肠炎动物模型研究进展[J].长春中医药大学学报,2015,31(1):207-210.

[3]郝雷,李媛媛,乔菲,等.青柏溃结汤对葡聚糖硫酸钠诱导大鼠溃疡性结肠炎的治疗作用[J].南昌大学学报(医学版),2019,59(3):11-15,27.

[4]顾思臻,薛艳,窦丹波.溃结通对葡聚糖硫酸钠诱导的溃疡性结肠炎大鼠 IκBα/NF-κB p65 信号通路磷酸化的影响[J].广州中医药大学学报,2018,35(2):297-301.

[5]毛堂友,陈晨,史瑞,等.复方溃结康灌肠液对葡聚糖硫酸钠诱导溃疡性结肠炎大鼠结肠黏膜的保护作用[J].中国中医急症,2018,27(2):208-211.

[6]胡楠,燕茹.奥美拉唑在葡聚糖硫酸钠诱导的溃疡性结肠炎大鼠肝肾肠微粒体中的代谢研究[J].中国医院药学杂志,2017,37(8):682-686.

[7]王超楠,程东岩,刘智,等.结肠炎奇效颗粒对葡聚糖硫酸钠所致溃疡性结肠炎大鼠的影响[J].中国药师,2016,19(7):1232-1235.

[8]高春利.清肠栓对葡聚糖硫酸钠诱导溃疡性结肠炎大鼠 Toll 样受体表达的影响[J].中国老年学杂志,2016,36(5):1066-1067.

[9]孔鹏飞,赵兵,覃勤,等.葡聚糖硫酸钠致溃疡性结肠炎急性期大鼠模型的建立与评价[J].中华消化病与影像杂志(电子版),2016,6(1):25-27.

[10]赵平,董蕾,罗金燕,等.葡聚糖硫酸钠致溃疡性结肠炎大鼠模型的建立[J].第四军医大学学报,2005,26(19):1738-1740.

[11]郑秀霞.沙利度胺对葡聚糖硫酸钠诱导的大鼠溃疡性结肠炎疗效观察[D].福州:福建医科大学,2011.

[12]陈焰,姒健敏,刘玮丽,等.口服低浓度葡聚糖硫酸钠后30%乙醇灌肠诱发大鼠急性溃疡性结肠炎模型的研究[C].2007年浙江省消化系疾病学术会议论文汇编.2007:2.

[13]MURANO M,MAEMURA K,HIRATA I,et al. Therapeutic effect of intracolonically administered nuclear factor kappa B (p65)antisense oligonucleotide on mouse dextran sulphate sodium (DSS)-induced colitis[J]. Clin Exp Immunol,2000,120(1):51-58.

[14]FORBES E,MURASE T,YANG M,et al. Immunopathogenesis of experimental ulcerative colitis is mediated by eosinophil peroxidase[J]. J Immunol,2004,172(9):5664-5675.

[15]尹园缘,宾东华,刘颖,等.溃疡性结肠炎病证结合动物模型的制备与评价[J].中国实验方剂学杂志,2022,28(15):207-215.

(三)大鼠TNBS诱导法溃疡性结肠炎模型

【基本原理】

2,4,6-三硝基苯磺酸(trinitrobenzene sulfonic acid,TNBS)作为一种半抗原物质,在乙醇破坏肠黏膜屏障后,能够渗入肠黏膜内,并与组织蛋白等高分子物质结合,形成全抗原。这种全抗原会使淋巴细胞致敏,并溶解与半抗原结合的细胞,进而引起肠壁一系列的免疫应答和炎症反应[1-2]。采用TNBS/乙醇灌肠的方法,建立大鼠TNBS诱导法溃疡性结肠炎(ulcerative colitis,UC)模型。

【实验材料】

1.药品试剂 ①TNBS:临用时用50%乙醇配制成TNBS/50%乙醇溶液。②麻醉药品:乙醚,戊巴比妥钠,水合氯醛,盐酸氯胺酮注射液等。③组织固定液:10%甲醛溶液或4%多聚甲醛溶液等。④其他:白细胞介素-6(IL-6)、肿瘤坏死因子-α(TNF-α)ELISA试剂盒,超氧化物歧化酶(SOD)、丙二醛(MDA)测定试剂盒,一氧化氮(NO)试剂盒,髓过氧化物酶(MPO)测定试剂盒,便隐血试剂,乙醇,二甲苯等。

2.仪器设备 酶标仪,紫外光光度计,生物显微镜,病理图像分析系统,8号导尿管、大鼠灌胃针、输液管或自制硅胶软管(2 mm),常规手术器械等。

3.实验动物 SD或Wistar大鼠,体重180~220 g,雌雄兼用。

【方法步骤】

1.TNBS一次性灌肠法[3-6]

(1)方法:实验用SD或Wistar大鼠,禁食不禁水24 h,10%水合氯醛腹腔注射麻醉

（300 mg/kg），用直径为 2 mm 的自制硅胶软管一端与 1 mL 注射器（无针头）连接，涂抹白凡士林于整个软管，另一端由大鼠肛门插入肠道约 8 cm，注入 TNBS/乙醇混合液 4 mL/kg（TNBS 100 mg/kg），注入结束后将大鼠轻轻提起倒置 30 s，放回笼中待自然清醒。

（2）特点：模型组大鼠精神萎靡，少动，毛发杂乱无光泽，饮食量减少，出现不同程度的腹泻及便血；肉眼见肠道粘连，肠管积气积粪，肠壁增厚、皱褶消失，肠黏膜广泛充血水肿并可见明显的溃疡灶；光镜下可见黏膜层、黏膜下层溃疡形成，大量中性粒细胞、淋巴细胞等炎性细胞浸润，腺体破坏，结构紊乱，杯状细胞减少，隐窝结构扭曲，隐窝炎症及脓肿形成。

2. TNBS+DSS 法[7]

（1）方法：实验用雄性 Wistar 大鼠，体重 180～220 g。适应性饲养 3 d 后，随机分为正常组和模型组。

1）诱导剂配制：①将 15% TNBS 与 50% 无水乙醇以体积 1∶1 配成 TNBS/乙醇混合液；②将 DSS 用蒸馏水配成 5% DSS 水溶液。

2）TNBS 灌肠：大鼠禁食不禁水 24 h，10% 水合氯醛腹腔注射麻醉（3 mL/kg），经肛门轻缓插入 8 号导尿管至距肛门口 8 cm 处，注入 TNBS/乙醇混合液 4 mL/kg（TNBS 100 mg/kg），再注入 0.5 mL 空气，倒立 5 min，仰卧归拢，保温灯照射至大鼠苏醒，自由饮食。正常组灌肠等容积生理盐水。

3）DSS 自由饮用：实验第 11 天，模型大鼠便潜血已转为"1+"时，以 5% DSS 水溶液代替饮水自由饮用 24 h；实验第 16 天，模型大鼠便潜血为"1+"时，再次以 5% DSS 水溶液代替饮水自由饮用 24 h。正常组分别自由饮用等容积生理盐水。实验第 21 天，将大鼠深麻醉下处死，取材进行相关指标检测。

（2）特点：①TNBS 灌肠后，模型大鼠均出现蜷卧少动，被毛松散，肉眼血便或黏液稀便，便次增多，体重不同程度下降，约 1 周时间症状即有缓解，大便变实，便潜血阳性，体质量回增。诱导复发后，UC 组又出现两次结肠炎发作，以稀薄血便、体质量下降为主要症状，复发高峰期在饮 DSS 当天及饮后 1～2 d。②肉眼和镜下可见溃疡、瘢痕，溃疡处黏膜缺失、纤维组织及小血管增生、渗出，炎细胞浸润，病变以黏膜和黏膜下层为主。③与正常组比较，DAI 评分和 CMDI 评分显著增高。

3. TNBS 重复灌肠法[8]

（1）方法：实验用雄性 SD 大鼠，体重 180～220 g，按体重随机分为正常组、模型 A 组和模型 B 组。常规适应性饲养 1 周，除正常组外，各组大鼠构建 TNBS 诱导溃疡性结肠炎模型。将大鼠用水合氯醛腹腔注射麻醉后，在石蜡油润滑下，经肛门轻缓插入输液管至距肛门 8 cm 处，将 100 mg/kg TNBS 加入等体积 50% 乙醇注入大鼠结肠，然后注入约 0.5 mL 空气，将大鼠头向下倾斜 45o 放置 1 min，然后保持平躺自然清醒。正常组大鼠按上述方法给予等量生理盐水灌肠。模型 A 组大鼠按上述方法一次性灌肠造模，模型 B 组大鼠按上述方法每隔 7 d 重复灌肠造模，持续至第 8 周。各组大鼠分别于造模第 2 周、

5周、8周进行结肠病变肉眼评分及结肠组织病理学评分。

(2)特点:①造模第2周,模型组A组大鼠结肠组织黏膜均可见灶性糜烂,黏膜下及肌层炎细胞浸润,黏膜上皮细胞坏死、脱落;造模第5周,模型A组部分大鼠可见黏膜下炎症细胞浸润;模型B组大鼠结肠组织黏膜呈灶性糜烂,黏膜下细胞浸润;造模第8周,模型A组大鼠结肠组织无明显病理变化;模型B组大鼠结肠组织灶性上皮细胞变性、坏死,慢性炎症细胞浸润,部分大鼠结肠组织呈多小灶性糜烂、隐窝脓肿,并可见浆膜层纤维组织增生。②与正常组比较,模型A组大鼠的体重、结肠病变肉眼评分及病理学评分在第2周有显著性差异,而在第5周、第8周无差异;模型B组大鼠的体重、结肠病变肉眼评分及病理学评分在第2周、第5周、第8周均有差异或显著性差异。③用TNPS/乙醇法每周结肠灌注法可成功构建持续而稳定的大鼠慢性溃疡性结肠炎模型。

【观察指标】

1.一般情况 每天固定时段内观察大鼠精神状态、活动、毛发光泽、饮食等情况,对体重变化、粪便性状和便血情况进行评分,计算疾病活动指数(disease activity index, DAI)[6,9-11]。参见本节“大鼠乙酸诱导法溃疡性结肠炎模型”。

2.病理学检查 将大鼠用10%水合氯醛腹腔注射麻醉(300 mg/kg),剖取肛门至回肠末端肠组织,沿肠系膜侧纵行剖开,毛笔轻柔刷去肠腔内容物,生理盐水漂洗净。

(1)大体观察:肉眼观察大鼠结直肠黏膜充血、水肿、炎症、糜烂、溃疡及粘连等改变,进行黏膜损伤评分和组织粘连评分,计算结肠大体形态损伤指数(colon macroscopic damage index,CMDI)[11]。

1)黏膜损伤评分标准。0分:黏膜光滑平整无损伤;1分:黏膜充血,无溃疡;2分:点状或线性溃疡,无明显的炎症;3分:有1个明显炎症表现的溃疡;4分:2个或更多的溃疡或炎症部位;5分:2个或者更多有炎症表现的溃疡,或有1溃疡/炎症的范围超过了1 cm;6~10分:如果损伤沿结肠长度超过2 cm,则每增加1 cm增加1分。

2)组织粘连评分标准。0分:无粘连;1分:轻度粘连(结肠与其他组织较易剥离);2分:重度粘连。

$$CMDI = 黏膜损伤评分 + 组织粘连评分$$

(2)组织学检查:取长约0.5 cm结肠组织标本,10%甲醛溶液固定,梯度乙醇脱水,常规石蜡包埋、切片,HE染色,光镜结合病理图像分析系统观察结肠组织病理形态学改变,并根据炎症程度、病变深度、隐窝损伤、损伤范围和组织再生进行综合病理组织学评分(histopathological score,HS)。标准如下[11-13]。

1)炎症程度:0分:无炎症;1分:轻微炎症;2分:中度炎症;3分:严重炎症。

2)病变深度:0分:无病变;1分:至黏膜层;2分:至黏膜层和黏膜下层;3分:穿透肠壁。

3)隐窝损伤:0分:无损伤;1分:基部1/3受损;2分:基部2/3受损;3分:仅上皮细胞完好;4分:隐窝、上皮细胞全部丢失。

4)损伤范围:0分:无损伤;1分:1%~25%;2分:26%~50%;3分:51%~75%;

4 分:76% ~ 100% 。

5)组织再生:0 分:正常组织或完全再生;1 分:几乎完全再生;2 分:隐窝缺失的再生;3 分:表面上皮不完整;4 分:无组织修复。

【模型评价】

1. TNBS 作为一种半抗原,在给药时往往需要同一定浓度的乙醇溶液相混合,再通过灌肠给药。乙醇可直接对动物黏膜屏障造成破坏,而 TNBS 通过与大分子物质结合形成全抗原诱导免疫反应,导致促炎细胞因子释放,诱发局部炎症反应。在 TNBS 和乙醇的共同作用下,动物结肠炎性反应由急性炎性反应向慢性炎性反应转变,症状和组织学改变与人类 UC 相似。

2. TNBS 诱导的大鼠 UC 模型具有操作简单,成功率高,重复性好,造模时长短且组织炎症持续时间长等特点,适用于急性和慢性复发性 UC 研究,是目前应用最为广泛的方法之一。

3. 有研究显示,TNBS 所诱导的动物免疫反应以 Th1/Th17 反应为主,被认为更接近于克罗恩病(Crohn's disease,CD)[14-15],在研究免疫机制和环节时更多用于 CD 的研究。因此,TNBS 所诱导的动物模型是否能够代表人类 UC 的发病机制仍然存在争议。

4. 目前 TNBS 诱导的 UC 模型,由于受动物品系、性别、体重、环境等的影响,不同的研究者选用的 TNBS 浓度有较大的出入,有待进一步深入研究与规范。

【参考文献】

[1]王艳红,葛斌,陈佳佳,等.溃疡性结肠炎动物模型的研究进展[J].中国药房,2011,22(25):2379-2382.

[2]崔国宁,刘喜平,董俊刚,等.溃疡性结肠炎模型建立方法研究进展[J].今日药学,2018,28(4):280-284.

[3]贺海辉,沈洪,朱宣宣,等.2,4,6-三硝基苯磺酸/乙醇法诱导建立溃疡性结肠炎大鼠模型[J].中国老年学,2015,35(15):4138-4140.

[4]张冰冰,齐越,贾冬,等.2,4,6-三硝基苯磺酸诱导溃疡性结肠炎大鼠模型的建立及评价[J].中华中医药学刊,2015,33(8):1834-1836.

[5]张祺嘉钰,孙毅,刘正君,等.TNBS/乙醇法建立溃疡性结肠炎大鼠模型的实验研究[J].中南药学,2015,13(5):493-496.

[6]王文豪,张欣,孙振民,等.溃疡性结肠炎大鼠模型不同建立方式比较[J].中国老年学杂志,2023,43(16):4008-4011.

[7]孙晓萍,侯丽娟,王晓红,等.大鼠慢性溃疡性结肠炎模型的建立及操作规范探讨[J].天津中医药,2012,29(3):270-273.

[8]惠毅,闫曙光,李京涛,等.大鼠慢性溃疡性结肠炎模型建立方法探讨[J].辽宁中医药大学学报,2013,15(10):62-65.

[9]MURANO M,MAEMURA K,HIRATA I,et al. Therapeutic effect of intracolonically admin-

istered nuclear factor kappa B（p65）antisense oligonucleotide on mouse dextran sulphate sodium（DSS）-induced colitis. Clin Exp Immunol［J］,2000,120（1）:51-58.

［10］FORBES E,MURASE T,YANG M,et al. Immunopathogenesis of experimental ulcerative colitis is mediated by eosinophil peroxidase1. J Immunol［J］,2004,172（9）:5664-5675.

［11］昝慧,钟英强.骨髓间充质干细胞、瘤坏死因子受体Ⅱ-抗体融合蛋白、美沙拉嗪对 TNBS 诱导的结肠炎大鼠的疾病活动指数与组织损伤指数的影响［J］.中国病理生理杂志,2013,29（5）:784-789.

［12］DIELEMAN L A,PALMEN M J,Akol H,et al. Chronic experimental colitis induced by dextran sulphate sodium（DSS）is characterized by Th1 and Th2 cytokines［J］. Clin Exp Immunol,1998,114（3）:385-391.

［13］胡宇,兰昀羲,陈晓晓,等.溃疡性结肠炎动物模型研究进展［J］.实验动物与比较医学,2022,42（3）:220-228.

［14］GUAN Q,MA Y,HILLMAN L,et al. Targeting L-12/IL-23by employing ap40-peptide-based vaccine ameliorates TNBS-induced acute and chronic murine colitis［J］. Mol Med,2011,17（7-8）:646-656.

［15］郑文潇,吴翔.溃疡性结肠炎动物模型的研究进展［J］.中国病原生物学杂志,2016,11（9）:861-864,867.

（四）大鼠噁唑酮诱导法溃疡性结肠炎模型

【基本原理】

噁唑酮（oxazolone,OXZ）属于半抗原物质,当与机体内的其他大分子物质结合后形成全抗原,从而诱发 Th2 免疫细胞介导的免疫反应,通过活化释放一系列细胞因子如 IL-4、IL-5 和 IL-13 等,引发炎症反应和组织损伤[1-2]。采用 OXZ/乙醇灌肠的方法,建立大鼠 OXZ 诱导法溃疡性结肠炎（ulcerative colitis,UC）模型。

【实验材料】

1.药品试剂 ①OXZ:临用时用乙醇配制成不同浓度的混合液。②麻醉药品:异氟醚,戊巴比妥钠,水合氯醛,盐酸氯胺酮注射液等。③组织固定液:10% 甲醛溶液或 4% 多聚甲醛溶液等。④其他:白细胞介素（IL）-4、IL-10、IL-13、肿瘤坏死因子-α（TNF-α）ELISA 试剂盒,超氧化物歧化酶（SOD）、丙二醛（MDA）测定试剂盒,一氧化氮（NO）试剂盒,髓过氧化物酶（MPO）测定试剂盒,乙醇,二甲苯等。

2.仪器设备 多功能酶标仪,紫外分光光度计,生物显微镜,病理图像分析系统,常规手术器械等。

3.实验动物 SD 大鼠,体重 180～220 g,雄性或雌雄兼用。

【方法步骤】[3-9]

1.动物与分组 实验用成年 SD 大鼠,随机分为正常组和模型组。

2.OXZ 皮肤涂抹 造模前 1 d,所有大鼠背部区域进行剃毛(2 cm×2 cm)。模型组大鼠剃毛处皮肤滴加 3% OXZ(溶于无水乙醇),0.2 mL/次,1 次/d,连续 7 d。正常组大鼠剃毛处皮肤滴加等容积生理盐水。

3.OXZ 灌肠 第 7 天禁食不禁水 24 h 后,大鼠在异氟醚麻醉下,将聚乙烯软导管(外径 2 mm,长度 10 cm)经肛门通过直肠小心地插入结肠,其尖端位于肛门口约 8 cm 处,使用 1 mL 注射器通过软导管缓慢注入 1% OXZ (溶于 50% 乙醇),0.2~0.4 mL/只。缓缓拔出导管,使大鼠保持头部朝下姿势 1 min。正常组大鼠灌肠等容积生理盐水。

【观察指标】

1.一般情况 每天固定时段内观察大鼠精神状态、活动、毛发光泽、饮食等情况,对体重变化、粪便性状和便血情况进行评分,计算疾病活动指数(disease activity index,DAI)[10-11]。参见本节"大鼠乙酸诱导法溃疡性结肠炎模型"。

2.病理学检查 将大鼠用 10% 水合氯醛腹腔注射麻醉(300 mg/kg),剖取肛门至回肠末端肠组织,沿肠系膜侧纵行剖开,毛笔轻柔刷去肠腔内容物,生理盐水漂洗净。

(1)大体观察:肉眼观察大鼠结直肠黏膜充血、水肿、炎症、糜烂、溃疡及粘连等改变,进行黏膜损伤评分和组织粘连评分,计算结肠大体形态损伤指数(colon macroscopic damage index,CMDI)[12]。参见本节"大鼠 TNBS 诱导法溃疡性结肠炎模型"。

(2)组织学检查:在距肛门 0.5 cm 处向上取长约 0.5 cm 结肠组织标本,10% 甲醛溶液固定,梯度乙醇脱水,常规石蜡包埋、切片,HE 染色,光镜结合病理图像分析系统观察结肠组织病理形态学改变,并根据炎症程度、病变深度、隐窝损伤、损伤范围和组织再生进行综合病理组织学评分(histopathological score,HS)[12-14]。参见本节"大鼠 TNBS 诱导法溃疡性结肠炎模型"。

【模型特点】

1.模型组大鼠毛色无光泽、枯乱,体重下降,厌食懒动,精神萎靡,出现拱背、扎堆等现象,大便多为黏液便和脓血便,DAI 评分明显升高。

2.与正常组比较,模型组大鼠结肠长度明显缩短,结肠长宽比明显减小;肠壁可见明显的充血和水肿,肠黏膜表面有颗粒状改变,质脆易断并形成炎症性息肉及散在的溃疡点和糜烂,病变主要累及远端结肠,以直肠病变最严重;CMDI 评分和结肠指数升高。

3.模型组大鼠结肠黏膜可见不同程度的糜烂、溃疡以及黏膜和黏膜下层炎性细胞浸润;与正常组比较,模型组大鼠结肠病理表现为隐窝消失、杯状细胞面积丢失、黏膜层坏死、固有层出血、炎症细胞浸润到黏膜肌或黏膜肌下层;结肠上皮细胞、炎细胞浸润评分和 HS 评分均高于正常组。

4.与正常组比较,模型组大鼠血清 IL-4、IL-10、EGF 含量显著降低,血清 tNOS、iNOS、IL-13 水平升高,结肠组织 IL-13、TNF-α 水平、MPO 活性显著升高。

【模型评价】

1.OXZ 诱导法 UC 模型动物表现出体重减轻、便血稀脓、肠壁增厚、糜烂、水肿和结肠上的小溃疡等典型的溃疡性结肠炎的宏观表现及黏膜下层水肿,上皮细胞坏死和溃疡、黏膜固有层炎症细胞浸润及与肠道黏膜的修复和保护有关的杯状细胞数量明显减少等病理组织学特征。

2. 该模型是以 Th2 介导的免疫反应为主要特征,表现为肠道黏膜的急性炎症,如中性粒细胞、巨噬细胞和淋巴细胞在肠道黏膜固有层的浸润。OXZ 诱导法能在短时间内引起明显的肠道炎症反应,并在短时间内达到高峰。该方法缩短实验周期,提高实验效率。模型重复性相对较好,实验成本相对较低。

3. OXZ 诱导法 UC 模型疾病维持时间相对较短,自愈性较强,无明显慢性期变化。因此,该模型不适用于模拟慢性复发性 UC 的研究。

【参考文献】

[1] 王艳红,葛斌,陈佳佳,等. 溃疡性结肠炎动物模型的研究进展[J]. 中国药房,2011,22(25):2379-2382.

[2] 崔国宁,刘喜平,董俊刚,等. 溃疡性结肠炎模型建立方法研究进展[J]. 今日药学,2018,28(4):280-284.

[3] HELLER F,FUSS I J,NIEUWENHUIS E E,et al. Oxazolone colitis, a Th2 colitis model resembling ulcerative colitis, is mediated by IL-13-producing NK-T cells [J]. Immunity, 2002,17(5):629-638.

[4] ZHANG H Q,DING T T,ZHAO J S,et al. Therapeutic effects of Clostridium butyricum on experimental colitis induced byoxazolone in rats[J]. World J Gastroenterol,2009,15(15):1821-1828.

[5] 陈金虎,余万鑫,耿福能,等. 复方蜚蠊提取物缓解噁唑酮诱导大鼠活动期溃疡性结肠炎的作用机制[J]. 中成药,2021,43(2):337-343.

[6] 张汉超,张成桂,耿福能,等. 美洲大蠊提取物 Ento-A 对噁唑酮致大鼠溃疡性结肠炎的治疗作用研究[J]. 中药材,2017,40(6):1420-1424.

[7] 杜雯雯,刘衡,张汉超,等. 康复新液对噁唑酮诱导溃疡性结肠炎大鼠治疗作用及机制初探[J]. 中国实验方剂学杂志,2017,23(4):126-131.

[8] 于培. 溃结康对噁唑酮诱导溃疡性结肠炎大鼠模型的治疗作用[D]. 天津:天津医科大学,2016.

[9] 李飞. 凝结芽孢杆菌对噁唑酮诱导的大鼠溃疡性结肠炎的治疗作用研究[D]. 青岛:青岛科技大学,2011.

[10] MURANO M,MAEMURA K,HIRATA I,et al. Therapeutic effect of intracolonically administered nuclear factor kappa B (p65) antisense oligonucleotide on mouse dextran sulphate sodium (DSS)-induced colitis. Clin Exp Immunol[J],2000,120(1):51-58.

[11] FORBES E,MURASE T,YANG M,et al. Immunopathogenesis of experimental ulcerative colitis is mediated by eosinophil peroxidase1[J]. J Immunol,2004,172(9):5664-5675.

[12]ZHANG Y B,ZHOU R,ZHOU F,et al. Totalglucosides of peony attenuates 2,4,6-trini-trobenzene sulfonic acid/ethanol-induced colitis in rats through adjustment of TH1/TH2 cytokines polarization[J]. Cell Biochem Biophys,2014,68(1):83-95.

[13]DIELEMAN L A,PALMEN M J,AKOL H,et al. Chronic experimental colitis induced by dextran sulphate sodium(DSS)is characterized by Th1 and Th2 cytokines[J]. Clin Exp Immunol,1998,114(3):385-391.

[14]胡宇,兰昀羲,陈晓晓,等.溃疡性结肠炎动物模型研究进展[J].实验动物与比较医学,2022,42(3):220-228.

(五)大鼠 2,4-二硝基氯苯诱导法溃疡性结肠炎模型

【基本原理】

2,4-二硝基氯苯(dinitrochlorobenzene,DNCB)一种小分子化合物,作为半抗原可与机体组织蛋白结合成完全抗原,激发 T 细胞介导的免疫反应,释放一系列炎症介质,诱发组织炎症反应及组织损伤[1-2]。采用 DNCB/丙酮皮肤涂抹致敏、DNCB/乙醇灌肠激发的方法,建立大鼠 DNCB 诱导法溃疡性结肠炎(ulcerative colitis,UC)模型。

【实验材料】

1. 药品试剂　①DNBS:临用时用丙酮配成 2.0% DNBS/丙酮皮肤涂抹液,用 50% 乙醇配成 0.45%~1.0% DNBS/乙醇灌肠液。②麻醉药品:异氟醚,戊巴比妥钠,水合氯醛,盐酸氯胺酮注射液等。③组织固定液:10% 甲醛溶液或 4% 多聚甲醛溶液等。④其他:白细胞介素(IL)-4、IL-10、IL-13、肿瘤坏死因子-α(TNF-α)ELISA 试剂盒,髓过氧化物酶(MPO)测定试剂盒,乙醇,二甲苯等。

2. 仪器设备　聚乙烯软导管(外径 2 mm,长度 10 cm),多功能酶标仪,流式细胞仪,多道生理记录仪,紫外分光光度计,生物显微镜,病理图像分析系统,常规手术器械等。

3. 实验动物　SD 大鼠,体重 180~220 g,雄性或雌雄兼用。

【方法步骤】[3-6]

1. DNCB 皮肤致敏　造模前 1 d,所有大鼠颈背皮肤剃毛(2 cm×2 cm)。模型组大鼠剃毛处皮肤滴加 2.0% DNBS/丙酮溶液,5 滴/次,1 次/d,连续 14 d。正常组大鼠剃毛处皮肤滴加等量生理盐水。

2. DNCB 灌肠激发　第 15 天禁食不禁水 24 h 后,大鼠在异氟醚麻醉下,将聚乙烯软导管(外径 2 mm,长度 10 cm)经肛门通过直肠小心地插入结肠,其尖端位于肛门口 6~8 cm 处,使用注射器通过软导管缓慢注入 0.45~1.0% DNBS/乙醇灌肠液,0.25~0.35 mL/次,1 次/d,连续 4~5 d。缓缓拔出导管,使大鼠保持头部朝下姿势 1 min。正常组大鼠灌肠等容积生理盐水。

【观察指标】

1. 疾病活动指数　观察大鼠精神状态、自主活动、毛发光泽、饮食饮水等情况,对体

重变化、粪便性状和便血情况进行评分,计算疾病活动指数(disease activity index,DAI)[7-8]。参见本节"大鼠乙酸诱导法溃疡性结肠炎模型"。

2. 结肠大体形态损伤指数　　大鼠麻醉下剖取结直肠组织,沿肠系膜侧纵行剖开,生理盐水漂洗干净,肉眼观察大鼠结直肠黏膜充血、水肿、炎症、糜烂、溃疡及粘连等改变,进行黏膜损伤评分和组织粘连评分,计算结肠大体形态损伤指数(colon macroscopic damage index,CMDI)[9]。参见本节"大鼠乙酸诱导法溃疡性结肠炎模型"。

3. 组织病理学评分　　取结肠组织,10% 甲醛溶液固定,梯度乙醇脱水,常规石蜡包埋、切片,HE 染色,光镜结合病理图像分析系统观察结肠组织病理形态学改变,并根据炎症程度、病变深度、隐窝损伤、损伤范围和组织再生进行综合组织病理学评分(histopathological score,HS)[9-11]。参见本节"大鼠 TNBS 诱导法溃疡性结肠炎模型"。

4. 结肠溃疡分级　　根据溃疡面积镜下视野占比,对结肠组织溃疡病变进行分级[3]。0 级:无溃疡;1 级:溃疡面积<1/3 视野;2 级:溃疡面积 1/3 ~ 2/3 视野;3 级:溃疡面积>2/3视野。

5. 结肠电活动[4]　　将大鼠用3%戊巴比妥钠腹腔注射麻醉(30 mg/kg),开腹,将双极银丝电极埋植于结肠近段(距回盲口 2 cm,E1)、中段(距回盲口 6 cm,E2)和远段(距肛 6 cm,E3),导线出腹腔,并从皮下引至背部穿出固定。多道生理记录仪纪录结肠电信号,时间常数0.3 s,高频滤波60 Hz。分别在埋植电极后12 d 和造模完成后记录禁食18 h 的结肠电活动,30 min/次,对结肠电图的基本电节律(basic electrical rhythm,BER)、收缩性复合肌电(contractile electrical complex,CEC)及负载峰电的 BER 和 CEC 百分数作统计分析。

6. 外周血淋巴细胞(peripheral blood lymphocytes,PBLC)中 CD_3^+、CD_4^+、CD_8^+水平检测[3]　　大鼠摘眼球取血 1 ~ 2 mL,置于无菌乙二胺四乙酸(ethylenediamine tetraacetic acid,EDTA)抗凝管内,用含 10% 胎牛血清的 RPMI 1640 培养液稀释 2 倍。按 2∶1 比例将稀释后的血液小心滴加到 PBLC 分离液上,2 500 r/min 离心 20 min,小心吸取血浆层和 PBLC 分离液层之间的白膜层。白膜层用 RPMI 1640 培养液稀释 5 倍,磷酸盐缓冲液(PBS)洗涤 2 次,即得 PBMC 沉淀。细胞沉淀用 RPMI 1640 培养液悬浮,滴加台盼蓝染液,进行 PBLC 活力检测并计数。计数后,用 RP-MI 1640 培养液调细胞密度为 $1×10^7$/mL。吸取200 μL PBLC 混悬液($1×10^7$/mL)至 1.5 mL EP 管中,分别加入 10 μL 大鼠抗 $CD3^+$、$CD4^+$、$CD8^+$单抗,4 ℃避光反应 30 min。加入 1 mL PBS 缓冲液,1 200 r/min离心 10 min,重复 2 次;弃上清,加入 500 μL PBS 缓冲液重悬,流式细胞仪检测 PBLC 中 $CD3^+$、$CD4^+$、$CD8^+$水平。

7. 结肠组织 TNF-α、IL-2、IL-4、IL-10 水平检测[3]　　取结肠组织剪碎,加冰生理盐水,用玻璃匀浆器制成匀浆(0.2 g/mL),4 ℃、3 500 r/min 离心 10 min,取上清 ELISA 法检测结肠组织中 TNF-α、IL-2、IL-4、IL-10 含量。

【模型特点】

1. 模型组大鼠自造模第 2 天起,活动及进食量减少、毛发逐渐失去光泽;造模第

10 天,部分大鼠颈背部滴药处出现脱毛、皮肤糜烂,并有拱背、搔抓、反舔、乱跑现象,体重增加不明显,大便无明显异常;造模第 15 天,出现饮食明显减少、蜷缩、舔肛门及会阴部;造模第 16 天起,除有上述表现外,还出现稀便、黏液便、会阴及肛周潮湿、脓血便。

2. 模型组大鼠结肠黏膜固有层伴中性粒细胞、淋巴细胞、浆细胞、嗜酸性粒细胞浸润,部分组织伴隐窝脓肿形成,部分组织肠壁全层伴中性粒细胞、淋巴细胞、浆细胞、嗜酸性粒细胞浸润,可见大小不等、深浅不一的溃疡形成,深者达深肌层。

3. 与正常组比较,模型组大鼠 PBLC 中 $CD3^+$、$CD4^+$、$CD8^+$ 水平和 $CD4^+/CD8^+$ 比值及结肠组织中 IL-4、IL-10 水平明显降低,结肠组织中 TNF-α、IL-2 水平明显升高。

4. 模型大鼠结肠电活动明显异常,具体表现为基本电节律(BER)减慢及收缩性复合肌电(CEC)的幅值显著降低,负载峰电的 BER 和 CEC 百分数明显减少。

【模型评价】

1. 采用 DNCB/丙酮皮肤涂抹致敏、DNCB/乙醇灌肠激发的方法建立的大鼠 UC 模型,模型大鼠体重减轻、腹泻、便血、镜下结肠炎症和溃疡,基本符合人类 UC 的临床表现与病理特征。

2. DNCB 作为致敏原激发机体产生 T 细胞介导的细胞免疫反应,是一个典型的胃肠道迟发过敏反应的模型[12]。该模型提示了外源性抗原和机体自身抗原如果长期存在,可以刺激机体的免疫系统诱发或加重 UC,对淋巴细胞参与反应的类型及方式的研究有利于揭示 UC 的发病机制[2]。

3. DNCB 诱导法 UC 模型始创 1964 年,由 Bick 等制备的豚鼠 UC 模型[6],之后广泛应用于大鼠和家兔溃疡性结肠炎模型的复制,而以大鼠模型最为常用。

4. 模型制作过程由于不同物种对 DNCB 反应不同,因此 DNCB 的浓度、剂量、作用时间差异较大,需要实验者反复摸索。

【参考文献】

[1]申睿,刘苗,朱向东,等.溃疡性结肠炎大鼠实验模型研究进展[J].中华中医药杂志,2018,33(9):3998-4001.

[2]王晓兰.溃疡性结肠炎动物模型及研究进展[J].洛阳医专学报,2002,20(1):88-90.

[3]周泠,唐文台,王钢.香菇多糖对溃疡性结肠炎大鼠的改善作用及其机制研究[J].中国药房,2016,27(22):3044-3047.

[4]张永斌,邹移海,连至诚,等.溃疡性结肠炎大鼠模型的结肠电及 NO 变化[J].实验动物科学与管理,2006,23(1):17-19.

[5]刘晓秋,李世英,连至诚,等.中药对溃疡性结肠炎大鼠一氧化氮和结肠电的调整作用[J].广州中医药大学学报,1997,14(3):35-38.

[6]BICKS R O,ROSENBERG E W. A chronic delayed hypersensitivity reaction in the guinea pig colon[J]. Gastroenterology,1964,46:543-549.

[7]MURANO M,MAEMURA K,HIRATA I,et al. Therapeutic effect of intracolonically admin-

istered nuclear factor kappa B（p65）antisense oligonucleotide on mouse dextran sulphate sodium（DSS）-induced colitis. Clin Exp Immunol［J］,2000,120(1):51-58.

[8] FORBES E,MURASE T,YANG M,et al. Immunopathogenesis of experimental ulcerative colitis is mediated by eosinophil peroxidase1［J］. J Immunol,2004,172(9):5664-5675.

[9] ZHANG Y B,ZHOU R,ZHOU F,et al. Totalglucosides of peony attenuates 2,4,6-trinitrobenzene sulfonic acid/ethanol-induced colitis in rats through adjustment of TH1/TH2 cytokines polarization［J］. Cell Biochem Biophys,2014,68(1):83-95.

[10] DIELEMAN L A,PALMEN M J,AKOL H,et al. Chronic experimental colitis induced by dextran sulphate sodium（DSS）is characterized by Th1 and Th2 cytokines［J］. Clin Exp Immunol,1998,114(3):385-391.

[11] 胡宇,兰昀羲,陈晓晓,等. 溃疡性结肠炎动物模型研究进展［J］. 实验动物与比较医学,2022,42(3):220-228.

[12] CLICK M E,FALCHUK I M. Dinitrochlorobenzene-induced colitis in the guinea-pig: studies of colonic lamina propria lymphocytes［J］. Gut,1981,22(2):120-125.

二、大鼠免疫诱导法溃疡性结肠炎模型

（一）大鼠胎鼠结肠种植法溃疡性结肠炎模型

【基本原理】

在同系鼠群中将胎鼠结肠作为抗原,植于成年鼠肾包膜下,从而使成年鼠表现出和人类 UC 相近的变化,出现类似的临床症状,建立大鼠胎鼠结肠种植法溃疡性结肠炎（ulcerative colitis,UC）模型。

【实验材料】

1. 药品试剂　①麻醉药品:乙醚,戊巴比妥钠,水合氯醛,盐酸氯胺酮注射液等。②组织固定液:10% 甲醛溶液或 4% 多聚甲醛溶液等。③其他:乙醇,二甲苯等。

2. 仪器设备　聚乙烯导管（直径 2 mm）,生物显微镜,病理图像分析系统,常规手术器械等。

3. 实验动物　①成年 SD 大鼠,体重 250 ～ 400 g。②孕鼠 3 只,孕后 14 ～ 18 d。

【方法步骤】[1-4]

将成年大鼠用戊巴比妥钠腹腔注射麻醉（80 mg/kg）,将孕鼠处死后,取出胎鼠结肠 3 ～ 4 cm,包埋于成年大鼠右肾包膜下。分别在第 7、14 和 21 天处死,进行相关指标检测。

【观察指标】

1. 一般情况　观察宿主模型大鼠精神状态、活动、毛发光泽、饮食等情况。

2.病理学检查 分别于第7、14、21天,将动物麻醉下处死,取出大鼠右肾包膜下的胎鼠结肠和宿主大鼠结肠组织,10%甲醛溶液或4%多聚甲醛溶液固定,梯度乙醇脱水,常规石蜡包埋、切片,HE染色,光镜结合病理图像分析系统观察结肠组织病理形态学改变。

【模型特点】

宿主鼠结肠黏膜有大量淋巴细胞浸润及淋巴滤泡,局部黏膜坏死脱落,形成溃疡或糜烂灶。胎鼠结肠7 d黏膜下层及黏膜下层淋巴细胞及单核细胞浸润,部分黏膜缺失脱落,肠腔内有大量黏液分泌,21 d黏膜腺体严重萎缩变性,有纤维结缔组织增生。

【模型评价】

1.胎鼠结肠种植法溃疡性结肠炎模型大鼠具有与人相似的病理特征,为慢性炎症反应病程[4]。

2.该模型需要严格的无菌操作,技术难度高,实验周期长,成功率低,目前已很少使用[5]。

【参考文献】

[1]申睿,刘苗,朱向东,等.溃疡性结肠炎大鼠实验模型研究进展[J].中华中医药杂志,2018,33(9):3998-4001.

[2]夏冰,黄梅芳.细胞免疫反应性溃疡性结肠炎模型[J].中华实验外科杂志1992,9(3):130-131.

[3]易季云,夏冰,黄梅芳,等.鼠溃疡性结肠炎模型的观察[J].世界华人消化杂志,1997,5(11):21-722.

[4]JURJUS A R,KHOURY N N,REIMUND J M,et al. Animal models of inflammatory bowel disease[J]. Pharmacol Toxicol Meth,2004,50(2):81-92.

[5]郑文潇,吴翔.溃疡性结肠炎动物模型的研究进展[J].中国病原生物学杂志,2016,11(9):861-864,867.

(二)大鼠结肠细菌诱导法溃疡性结肠炎模型

【基本原理】

以大鼠正常菌群为抗原,随着免疫次数增多,大鼠结肠壁上逐渐出现溃疡或弥散性炎症,同时出现细胞免疫功能下降和循环免疫复合物增加,引起大鼠产生免疫反应,导致溃疡性结肠炎(ulcerative colitis,UC)产生。采用同种大鼠肠道大肠杆菌悬液皮下注射致敏,灌胃和皮下注射激发的方法,建立大鼠结肠细菌诱导法UC模型[1]。

【实验材料】

1.药品试剂 ①麻醉药品:乙醚,戊巴比妥钠,水合氯醛,盐酸氯胺酮注射液等。②组织固定液:10%甲醛溶液或4%多聚甲醛溶液等。③其他:乙醇,二甲苯等。

2. 仪器设备 生物显微镜,病理图像分析系统,常规手术器械等。

3. 实验动物 Wistar 大鼠,体重 120～130 g,雌雄各半。

【方法步骤】[2]

1. 细菌菌株 取一只健康大鼠的结肠内容物,划线于伊红-亚甲蓝平板,37 ℃培养 24 h,取典型菌落打增,并作数值鉴定,确定为大肠杆菌后,冰箱保存备用。免疫前取菌种扩增,用甲醛杀死细菌,生理盐水洗 2 次,将细菌悬浮在生理盐水内,使之终浓度为 $1×10^8$ CFU/mL。

2. 免疫过程 第 1 天,于后足跖处注射细菌悬液 0.2 mL;第 10 天,于腹部多点注射细菌悬液 0.4 mL,灌胃活体菌液 1.5 mL($1×10^8$ CFU/mL);第 17 天,背部皮下多点注射细菌悬液 0.6 mL;第 24 天,腹腔内注射细菌悬液 1.2 mL。

【观察指标】

1. 一般情况 每天固定时段内观察大鼠精神状态、活动、毛发光泽、饮食等情况。

2. 粪便潜血测定 第 2 次免疫后,取大鼠粪便,联苯胺法检测潜血,1 次/3 d。

3. 淋巴细胞转化试验[3-4] 抽取外周抗凝血 2 mL 滴至外周血培养瓶内,37 ℃恒温箱中培养 72 h,吸取瓶内上清液,取 NH_4Cl 溶液 3 mL 加入瓶内,充分混匀,移入离心管内,37 ℃水浴 10 min,2 000 r/min×10 min 离心,弃上清,加适量生理盐水混匀再次离心弃上清,留沉淀,摇匀沉淀细胞,推片,待玻片干燥后用瑞氏染液染色,油镜镜检。使用细胞分类计数器,在显微镜下计数 100 个淋巴细胞(包括转化的和未转化的淋巴细胞),计算淋巴细胞转化率。

$$淋巴细胞转化率(\%)=(转化的淋巴细胞数/总细胞数)×100\%$$

4. 循环免疫复合物(circulating immune complexes,CIC)测定 采集大鼠全血,3 000 r/min 离心 15 min,分离血清。用 IgA/C3-CIC、IgG/C3-CIC 和 IgM/C3-CIC ELISA 试剂盒,按照试剂盒操作说明书测定血清中 IgA/C3-CIC、IgG/C3-CIC 和 IgM/C3-CIC 的浓度。

5. 病理学检查 分别于第 17、24、31 和 61 天,将动物麻醉下处死,取肛门至回肠末端肠组织,沿肠系膜侧纵行剖开,清除肠腔内容物,生理盐水冲洗干净,进行大体形态观察。取结肠中段约 1.0 cm 长的肠段,10% 甲醛溶液或 4% 多聚甲醛溶液固定,梯度乙醇脱水,常规石蜡包埋、切片,HE 染色,光镜结合病理图像分析系统观察结肠组织病理形态学改变。

6. 其他 参见本节"大鼠 TNBS 诱导法溃疡性结肠炎模型"。

【模型特点】

1. 从第 2 周开始,部分模型大鼠出现软便及粪便潜血阳性;从第 3 周开始,出现黏液便,并伴食欲减退、消瘦、倦怠毛松等症状;第 4 周时,所有模型大鼠均粪便潜血阳性,并随时间的延长有加重倾向;在加服活菌的模型动物,便潜血表现得更为严重。

2. 第 31 天,模型大鼠淋巴细胞转化率显著降低,循环免疫复合物明显升高,与正常组比较有显著性差异。

3.模型大鼠均可见黏膜及黏膜下层水肿、炎症细胞浸润及血管炎改变,黏膜内可见多处隐窝脓疡及溃疡形成,部分溃疡深达黏膜下层或浆膜,甚至形成黏膜下或浆膜下脓肿,溃疡形成率随时间的延长而增加。

【模型评价】

1.该模型实验操作简单,抗原来源方便,成功率高,产生的症状与临床相似,说明肠道菌群移位和菌群失调有可能造成溃疡性结肠炎,对溃疡性结肠炎的病因提供了很好的思考方向。

2.该方法需要一定的设备、条件和技术,且因分次免疫所需的时间间隔,故实验周期相对较长;产生的症状较轻且多为慢性炎症,因此适合于筛选新药的有技术条件的实验者,目前已较少应用[5-6]。

【参考文献】

[1]申睿,刘苗,朱向东,等.溃疡性结肠炎大鼠实验模型研究进展[J].中华中医药杂志,2018,33(9):3998-4001.

[2]黄永年,张元德,邢玉馥.大鼠溃疡性结肠炎模型的建立与观察[J].中华病理学杂志,1995,24(6):392-393.

[3]郝燕.2种方法对淋巴细胞转化试验结果的影响[J].中国卫生检验杂志,2014,24(18):2681-2682.

[4]陈森洲,袁桂峰.医学免疫学实验教学指导[M].北京:人民卫生出版社,2008.

[5]郑文潇,吴翔.溃疡性结肠炎动物模型的研究进展[J].中国病原生物学杂志,2016,11(9):861-864,867.

[6]范玉晶,裴凤华,刘冰熔.溃疡性结肠炎动物模型的研究进展[J].中华结直肠疾病电子杂志,2013,2(6):311-313.

（三）大鼠结肠黏膜诱导法溃疡性结肠炎模型

【基本原理】

利用同种异体或异种异体结肠黏膜作为抗原,注入实验大鼠的体内,诱导大鼠产生免疫反应,导致溃疡性结肠炎产生,建立大鼠结肠黏膜诱导法溃疡性结肠炎(ulcerative colitis,UC)模型[1]。

【实验材料】

1.药品试剂　①麻醉药品:乙醚,戊巴比妥钠,水合氯醛,盐酸氯胺酮注射液等。②组织固定液:10%甲醛溶液或4%多聚甲醛溶液等。③其他:乙醇,二甲苯,辣根过氧化物酶,羊抗鼠抗血清试剂等。

2.仪器设备　全自动生化分析仪,生物显微镜,病理图像分析系统,常规手术器械等。

3. 实验动物　Wistar 大鼠,体重 200 g,雌雄各半。

【方法步骤】

1. 人结肠黏膜组织致敏法[2]

(1)方法:①抗原制备。取人体术后的新鲜结肠之黏膜层,制成黏膜匀浆,冷冻 24 h,融冻后 3 000 r/min 离心 30 min,取上清液提纯测定蛋白质含量,冰箱保存备用。使用时加入完全弗氏佐剂。②抗原致敏。实验用成年 Wistar 大鼠,体重 200 g 左右。第 1 天,大鼠足跖内首次注射抗原,2 mg/只;第 10 天,足跖内注射抗原,4 mg/只;第 17 天,背部皮下注射抗原,4 mg/只;第 24 天,腹股沟皮下注射抗原,4 mg/只;第 31 天,腹腔内注射抗原(不加佐剂),4 mg/只。第 40 天后进行相关指标的检查与测定。

(2)特点:①造型动物于 14 天左右出现黏液稀便,5 周左右出现脓血便,伴有食欲减退、消瘦、倦怠、懒动、畏寒、拱背、竖毛、毛不光洁等表现。②与对照组比较,模型大鼠体重、血清总蛋白和白蛋白含量明显降低。③血清抗大肠抗体阳性,IgG 滴度明显增高,IgA 滴度无明显变化;模型组总 E-玫瑰花结形成率(Et-RFC)、活性 E-玫瑰花结形成率(Ea-RFC)、淋巴细胞转化率(LTR)均明显低于正常组。④模型组大鼠结肠黏膜可见糜烂、脓灶形成,腺体中杯状细胞减少,腺体间嗜中性粒细胞浸润及典型溃疡形成。

2. 兔结肠黏膜组织致敏法[3]

(1)方法:①抗原制备。用新鲜的家兔结肠黏膜制成组织匀浆,4 000 r/min 离心 30 min,取上清液提纯,根据考马斯亮兰染色法测蛋白含量,与等量完全福氏佐剂配成抗原乳化液。②动物分组。实验用成年 Wistar 大鼠,体重 200 g 左右,随机分为正常组、单纯免疫组和免疫复合组。③抗原致敏。第 1 天,单纯免疫组和免疫复合组开始注射抗原乳化液进行免疫,分别注射于大鼠的左侧足跖、腹股沟及背部,8 mg/只(约 0.86 mL);第 15 天,注射等量抗原乳化液于右侧足跖、腹股沟及背部;第 29 天,免疫复合组大鼠用 2% 福尔马林溶液灌肠,留置 1 h,用生理盐水洗脱,再用抗原液(不含完全弗氏佐剂)1 mL 灌肠,留置 2 h。单纯免疫组不做灌肠。第 32 天,处死大鼠进行相关指标检查。

(2)特点:①单纯免疫组和免疫复合组大鼠于第 3 周开始出现软便稀便,伴有食欲减退、倦怠、竖毛、拱背等症状;其中免疫复合组大鼠有黏液血便,体重下降较单纯免疫组明显。②与正常组比较,单纯免疫组和免疫复合组模型大鼠结肠黏膜组织 IL-6 含量显著升高,TNF-α 含量无明显变化。③单纯免疫组大鼠黏膜表面炎细胞浸润,有糜烂及少量溃疡,黏膜上皮不完整,腺体破坏,个别黏膜下层、肌层有破坏;免疫复合组大鼠黏膜表面大量炎症细胞浸润,可见大片溃疡面,个别可深达肌层,腺体破坏严重。

【观察指标】

1. 一般情况　包括大鼠的饮食、体重、大小便、皮毛、精神状态等。以体重下降率、粪便性状分数和血便程度分数计算 DAI。参见本节"大鼠乙酸诱导法溃疡性结肠炎模型"。

2. 结肠黏膜组织细胞因子检测　采用双抗夹心 ABC-ELISA 法检测结肠黏膜组织 TNF-α、IL-6 含量。

3. 免疫学指标检测 全自动生化分析仪测定血清蛋白含量,酶标免疫对流电泳法血清抗大肠抗体,琼脂单向免疫扩散法检测 IgG、IgA 滴度,微量全血法检测总 E-玫瑰花结形成率(Et-RFC)和活性 E-玫瑰花结形成率(Ea-RFC),形态镜检法检测淋巴细胞转化率(LTR)。

4. 病理学检查

(1)大体观察:将动物麻醉下处死,取肛门至回肠末端肠组织,沿肠系膜侧纵行剖开,清除肠腔内容物,生理盐水冲洗干净,进行大体形态观察,并进行结肠组织损伤程度评分。

0 分:黏膜无损伤。

1 分:黏膜充血、水肿,未出现溃疡。

2 分:黏膜充血、水肿,轻度糜烂,无溃疡。

3 分:黏膜充血、水肿,中度糜烂,有单个溃疡。

4 分:黏膜充血、水肿,高度糜烂,有多处溃疡。

5 分:黏膜充血、水肿,重度糜烂,有>1 cm^{2}溃疡。

(2)组织学检查:取结肠中段约 1.0 cm 长的肠段,10% 甲醛溶液或 4% 多聚甲醛溶液固定,梯度乙醇脱水,常规石蜡包埋、切片,HE 染色,光镜结合病理图像分析系统观察结肠组织病理形态学改变。

5. 其他 参见本节"大鼠 TNBS 诱导法溃疡性结肠炎模型"。

【模型评价】

1. 免疫功能失调是溃疡性结肠炎发病的主要因素之一,同种异体或异种异体结肠黏膜作为抗原建立的大鼠结肠黏膜诱导法溃疡性结肠炎模型具有稳定性好、临床相似度高等优点[1]。

2. 免疫复合法作为在传统免疫法基础上改进的造模方法,克服了单纯免疫法症状不典型、重现性低的缺点,具备促炎细胞因子表达增强,病变接近人类等特点,是一种理想的造模方法,因此可以更好地为溃疡性结肠炎的实验研究提供保障[3]。

3. 该模型因实验周期过长,需要一定实验设备、条件及相应的技术,掌握困难,重复性相对较差,难以达到科研实验的要求,目前已较少应用[1]。

【参考文献】

[1]范玉晶,裴凤华,刘冰熔.溃疡性结肠炎动物模型的研究进展[J].中华结直肠疾病电子杂志,2013,2(6):311-313.

[2]陈治水,张志清,聂志伟,等.溃疡性结肠炎动物模型与健脾灵复健作用的研究[J].中西医结合杂志,1990,10(8):488-490,454.

[3]周天羽,张扬,王俊江,免疫复合法建立大鼠溃疡性结肠炎模型的研究[J].中医药学报,2005,33(6):23-24.

三、大鼠复合诱导法溃疡性结肠炎模型

（一）大鼠二硝基氯苯/乙酸复合法溃疡性结肠炎模型

【基本原理】

二硝基氯苯（dinitrochlorobenzene，DNCB）是具有毒性的化学试剂，为一化学半抗原，涂擦于皮肤与皮肤蛋白结合后使淋巴细胞致敏，当致敏的淋巴细胞在肠道再次接触DNCB时便发生迟发型变态反应，引起类似于人类溃疡性结肠炎的病理变化。采用DNCB与乙酸联合应用的方法，建立大鼠溃疡性结肠炎（ulcerative colitis，UC）模型。

【实验材料】

1. 药品试剂　①诱导剂：DNCB，乙酸。②麻醉药品：戊巴比妥钠，水合氯醛，盐酸氯胺酮注射液等。③组织固定液：10% 甲醛溶液或 4% 多聚甲醛溶液等。④其他：乙醇，二甲苯，IL-6、IL-8 ELISA 检测试剂盒等。

2. 仪器设备　导尿管（直径 3 mm），流式细胞仪，多功能酶标仪，生物显微镜，病理图像分析系统，常规手术器械等。

3. 实验动物　健康成年 SD 或 Wistar 大鼠，体重 250~350 g，雌雄各半。

【方法步骤】[1-6]

1. DNCB 滴背致敏　将大鼠颈背部用 100 g/L 的 Na_2S 溶液脱毛后，以 2% DNCB-丙酮液滴背 0.25 mL/次，1 次/d，连续 14 d。

2. DNCB 灌肠激发　第 15 天，将直径 3 mm 导尿管经肛门插入结肠 8 cm 处，注入 0.1% DNCB-乙醇（50%）溶液 0.25 mL。

3. 乙酸灌肠　第 16 天，同部位、同方法结肠内注入 8% 醋酸溶液 2 mL，准确计时 10 s 后，用生理盐水 5 mL 冲洗。

【观察指标】

1. 一般情况　每日观察大鼠精神状态、活动、毛发光泽、饮食及大便性状等情况。以体重下降率、大便性状分数和血便程度分数计算 DAI[7-8]。参见本节"大鼠 TNBS 诱导法溃疡性结肠炎模型"。

2. 免疫学检查　分别于造模前及造模后 1 周，大鼠尾静脉取血，EDTA 抗凝，采用直接双标记免疫荧光染色及流式细胞仪检测 $CD4^+CD29^+$ 细胞。

3. 结肠黏膜组织 IL-6、IL-8 含量测定　称取病变结肠组织，剪碎后加上生理盐水，用匀浆器制成 20% 匀浆，5 000 r/min 离心，取上清液，采用双抗夹心 ABC-ELISA 法，多功能酶标仪测定 IL-6、IL-8 含量。

4. 病理学检查　分别于造模完成后 1 周、2 周、4 周、8 周、16 周，将动物麻醉下处死，迅速剖取结肠，自肛门 2 cm 处向上取结肠 6~8 cm，沿肠系膜纵轴剪开肠腔，生理盐水冲洗干净。

(1)大体观察:将肠黏膜向上平铺于蜡板上,大头钉固定后,肉眼或在放大镜下观察炎症及溃疡发生情况,计算结肠大体形态损伤指数(colon macroscopic damage index, CMDI)[9]。参见本节"大鼠 TNBS 诱导法溃疡性结肠炎模型"。

(2)组织学检查:剖取距肛门 7～9 cm 结肠组织,10% 甲醛溶液或 4% 多聚甲醛溶液固定,梯度乙醇脱水,常规石蜡包埋、切片,HE 染色,光镜结合病理图像分析系统观察结肠组织病理形态学改变。根据炎症程度、病变深度、隐窝损伤、损伤范围和组织再生进行综合病理组织学评分(histopathological score, HS)[9-11]。参见本节"大鼠 TNBS 诱导法溃疡性结肠炎模型"。

【模型特点】

1. 造模开始 2 周左右,可出现黏液稀便,且逐渐加重,4 周左右症状更为严重,可见脓血便、消瘦、毛发无光泽、饮食明显减少、畏寒、懒动等;与正常组比较,模型组大鼠体重显著减轻。

2. 模型组大鼠结肠黏膜糜烂、溃疡,大部分黏膜缺损,有的形成深度溃疡,黏膜腺体破坏,黏膜及黏膜下大量炎症细胞浸润,淋巴细胞散在分布,处于增殖状态(浆多、核大、染色质稀疏),黏膜层变薄,黏膜下固有层局部充血、水肿、纤维增生。

3. 与正常组比较,模型组大鼠结肠组织 IL-6、IL-8 含量显著增高。

【模型评价】

采用 DNCB 和乙酸复合法所致大鼠 UC 模型,具有以下优点[2]。

1. 病理学变化符合 UC 特征　造模完成后 8 周内均可见结肠黏膜充血水肿,明显的溃疡形成及全层性炎症细胞浸润和隐窝脓肿形成,属溃疡期;16 周后黏膜充血水肿减轻,大量中性粒细胞浸润消失,而代之以淋巴细胞为主,属溃疡愈合期。

2. 是一种免疫反应的模型　DNCB 是一个半抗原,当与组织蛋白结合时可激发 T 淋巴细胞依赖的免疫反应,如多次接触后,动物可对之产生超敏反应,造成结肠黏膜以溃疡为主的炎症反应。由于 $CD4^+$ T 细胞可进一步分为 T 辅助细胞诱导亚群 $CD4^+CD29^+$ 和抑制细胞诱导亚群 $CD4^+CD45^+$,$CD4^+CD29^+$ 细胞的主要功能为辅助 T 淋巴细胞产生抗体和诱导细胞介导的细胞溶解作用。由于该种细胞升高可造成 B 淋巴细胞高度活化而发生免疫异常,因此,可将此作为 UC 免疫监测指标。该模型 $CD4^+CD29^+$ 细胞较造模前明显升高,符合免疫反应模型的要求,且与人类 $CD4^+CD29^+$ 细胞变化一致。

3. 成功率高、重复性强、病程长　该方法模型成功率为 100%,95% 出现典型 UC 病变,模型可维持 16 周以上,克服了单纯 DNCB 法病程短、自愈性强的弱点,为观察药物疗效提供了有利的条件。

【参考文献】

[1]范恒,邱明义.溃疡性结肠炎大鼠实验模型的建立与评价[J].中医药学刊,2004, 22(5):865-866,905.

[2]江学良,权启镇,王东,等.复合法建立大鼠溃疡性结肠炎模型[J].青海医学院学报,

1999,20(4):1-3.

[3]陈梦梦,朱曙东.黄芪多糖对溃疡性结肠炎大鼠结肠黏膜组织再生、修复的影响[J].中医临床研究,2019,11(31):1-6.

[4]张艳晓,方锐洁,白少玉,等.附子理中汤灌肠调控溃疡性结肠炎大鼠 IL-6、IL-8 及 ICAM-1 的实验研究[J].中国中医基础医学杂志,2016,22(3):351-354.

[5]钟宇,郑学宝,叶华,等.芍药汤对溃疡性结肠炎大鼠 TLR4/NF-κB 通路的影响[J].中国中药杂志,2019,44(7):1450-1456.

[6]王海强,郑丽红,朱峰,等.肠愈宁颗粒对大鼠溃疡性结肠炎的药效及作用机制[J].中医学报,2019,34(4):754-759.

[7]MURANO M,MAEMURA K,HIRATA I,et al. Therapeutic effect of intracolonically administered nuclear factor kappa B (p65) antisense oligonucleotide on mouse dextran sulphate sodium (DSS)-induced colitis[J]. Clin Exp Immunol,2000,120(1):51-58.

[8]FORBES E, MURASE T, YANG M, et al. Immunopathogenesis of experimental ulcerative colitis is mediated by eosinophil peroxidase1[J]. J Immunol,2004,172(9):5664-5675.

[9]ZHANG Y B,ZHOU R,ZHOU F,et al. Totalglucosides of peony attenuates 2,4,6-trinitrobenzene sulfonic acid/ethanol-induced colitis in rats through adjustment of TH1/TH2 cytokines polarization[J]. Cell Biochem Biophys,2014,68(1):83-95.

[10]DIELEMAN L A, PALMEN M J, AKOL H, et al. Chronic experimental colitis induced by dextran sulphate sodium (DSS) is characterized by Th1 and Th2 cytokines[J]. Clin Exp Immunol,1998,114(3):385-391.

[11]胡宇,兰昀羲,陈晓晓,等.溃疡性结肠炎动物模型研究进展[J].实验动物与比较医学,2022,42(3):220-228.

(二)大鼠免疫复合法溃疡性结肠炎模型

【基本原理】

采用免疫复合物皮下注射与 2,4,6-三硝基苯磺酸(trinitrobenzene sulfonic acid, TNBS)、甲醛或乙酸灌肠联合应用的方法,建立大鼠免疫复合法溃疡性结肠炎 (ulcerative colitis,UC)模型。

【实验材料】

1.药品试剂 ①抗原乳化剂制备:取大耳白兔新鲜结肠黏膜组织,用玻璃匀浆器制成匀浆,-20 ℃下冷冻24 h,冻融后以 4 000 r/min 速度低温离心 30 min,取上清液用考马斯亮蓝蛋白测定试剂盒测其黏膜蛋白含量,置入冰箱备用。使用时加入等量 Freund 完全佐剂制成抗原乳化剂。②UC 诱导剂:TNBS,甲醛,乙酸。③麻醉药品:乙醚,戊巴比妥钠,水合氯醛,盐酸氯胺酮注射液等。④组织固定液:10% 甲醛溶液或 4% 多聚甲醛溶液等。⑤其他:乙醇,二甲苯,IL-6、IL-8 ELISA 检测试剂盒等。

2.仪器设备　导尿管(直径 3 mm),流式细胞仪,多功能酶标仪,生物显微镜,病理图像分析系统,常规手术器械等。

3.实验动物　①健康成年 SD 或 Wistar 大鼠,体重 200~300 g,雄性或雌雄各半。②雄性健康大耳白兔,体重 2~3 kg。

【方法步骤】

1.免疫复合物/TNBS 诱导法[1-3]

(1)方法

1)抗原乳化剂免疫:实验用健康成年 SD 或 Wistar 大鼠,于第 1 天、第 14 天,在大鼠颈、背部皮下注射抗原乳化液,0.8 mL(含抗原 8 mg)/只,为使抗原吸收充分,注射时选取不同部位,分 3~4 点注射。

2)TNBS/乙醇灌肠:第 22 天,禁食不禁水 24 h,大鼠乙醚麻醉下,将一直径 2.0 mm、长约 12 cm 的塑胶管由肛门轻缓插入大鼠体内深约 8 cm,按照 TNBS 75 mg/kg 的剂量,3 mL/kg 的给药体积缓慢注入含 25 g/L 的 TNBS/乙醇溶液。然后注入约 0.1 mL 的空气,将留在塑胶管内的药物排入肠内。给药完毕,缓慢拔出塑胶管,用手捏住肛门,提起大鼠尾部,持续倒置 1 min。

(2)特点:①造模完成后第 1 天,模型大鼠均逐渐出现懒动、食少、大便次数增多、软便或稀便、大便末端有黏液、毛色逐渐变暗、光泽度差,第 3 天最为严重。免疫复合组大便溏表现时长约为 2 周,便质稀软直至第 8 周,活动减少、饮食减少、毛色泽差持续时间约为 8 周。②造模后第 1 天,黏膜腺体坏死脱落,黏膜上皮细胞大片脱落、坏死,溃疡面可见渗出物,大量腺细胞萎缩,黏膜浅层结构消失、坏死;黏膜下层有充血、肿胀;肌层被破坏,部分肌纤维断裂。免疫复合组溃疡病变集中在黏膜肌层外,形成浅溃疡,溃疡边缘肠腺细胞被破坏、排列紊乱,杯状细胞明显减少;黏膜下层有大量炎症细胞浸润。造模后第 14 天,黏膜上皮细胞被破坏,黏膜层局部有缺损,部分腺细胞萎缩,仍为浅溃疡,黏膜层有炎细胞浸润,局部伴有充血,溃疡病灶处淋巴细胞聚集;黏膜下层仍有出血、肿胀,炎细胞聚集,程度较前为轻,静脉充血严重,淋巴管扩张,淋巴滤泡增多;有肉芽组织形成。造模后第 56 天,免疫复合组未完全自愈,黏膜层上皮细胞缺损、腺细胞缺失,腺细胞增生、扩张,形成绒毛上皮,黏膜肌层仍有损伤;黏膜下层有炎细胞聚集,肿胀,血管壁充血、扩张,淋巴管扩张,淋巴滤泡增多;黏膜肌层增厚。③与正常组比较,模型组大鼠外周血 CD4+ T 细胞含量、结肠组织 CD4+ T 细胞计数显著升高。

2.免疫复合物/甲醛诱导法[4-6]

(1)方法

1)抗原乳化剂免疫:实验用 Wistar 大鼠,雌雄各半,体重 180~220 g。

两次致敏法:第 1 天开始注射抗原乳化液,分别注射于大鼠的左侧足跖、腹股沟及背部,8 mg(约 0.86 mL)/只。第 15 天,依同法注射等量抗原乳化液于右侧足跖、腹股沟及背部。

多次致敏法:于第 1 天于大鼠左足跖注射抗原乳化剂 0.4 mL(含抗原 4 mg),于第 10、17、24、31 天分别于右足跖、腹股沟、腹腔、背部注射抗原乳化剂 0.8 mL(含抗原 8 mg,末次注射不加佐剂)。

2)甲醛溶液灌肠:确定大鼠体内产生抗结肠抗体后,将大鼠用氯胺酮麻醉(100 mg/kg),使用灌胃针头从肛门插入约 8 cm,注入 1.5 ~ 2% 甲醛溶液 2 mL 灌肠,留置 1 h,用生理盐水洗脱。再用抗原液(不含佐剂)1 ~ 2 mL(含抗原 8 mg)灌肠,留置 2 h,用生理盐水洗脱。次日大鼠出现排泄稀烂便甚至脓血便、精神萎靡、活动减少等症状,提示造模成功。

(2)特点:①造模 2 d 后,大鼠开始逐渐出现精神萎靡、少动、拱背、嗜卧扎堆、进食减少,出现软便、稀便,有黏液血或脓血。大鼠于第 3 周开始,出现软便、稀便、黏液血便食欲减退、倦怠、竖毛、拱背等表现,体重下降明显。②模型组大鼠结肠黏膜层结构不完整,上皮及腺体结构完全破坏,黏膜下层有大量炎性细胞浸润,局部黏膜及上皮出现坏死、脱落,溃疡形成,可见大片溃疡面,个别可深达肌层,腺体破坏严重,黏膜层厚度变薄。③与正常组比较,结肠黏膜损伤积分及结肠组织细胞因子 TNF-α、IL-6 含量显著升高;血清 IL-4、IL-13 含量明显降低,IL-5 含量显著升高。

3. 免疫复合物/乙酸诱导法[7-9]

(1)方法

1)抗原乳化剂免疫:实验用 SD 或 Wistar 大鼠,雌雄各半,体重 180 ~ 220 g。分别于第 1、14、21、28 天,足跖内注射抗原 2 mg(末次注射不加佐剂)。

2)乙酸溶液灌肠:分别于 21、28 d,将大鼠用 5% 乌拉坦腹腔注射麻醉(4 mL/kg),用特制包有圆头的软针头插入大鼠肛门内约 8 cm 处结肠内,注入 5% 乙酸 1 mL。

(2)特点:①模型组黏膜层见不同程度充血、水肿、糜烂及出血,浅小溃疡形成,溃疡面有渗出性坏死层,溃疡的周围腺体扩张,腺上皮细胞轻度增生,黏膜下固有层局部充血、水肿,肠壁各层充满浸润的炎症细胞,病理组织学评分显著高于正常组。②与正常组比较,模型组大鼠结肠组织 MDA、NO、TNOS 及 NOS 含量升高,SOD、GSH-Px 水平显著降低;血清和结肠 IL-4 含量明显降低,TNF-α 含量明显升高;血清 IFN-γ 含量显著升高。

【观察指标】

1. 一般情况　观察大鼠精神状态、活动、毛发光泽、饮食及大便性状等情况。以体重下降率、大便性状分数和血便程度评分,计算疾病活动指数(disease activity index,DAI)。

2. 病理学检查

(1)结肠大体形态损伤指数:大鼠麻醉下剖取结直肠组织,沿肠系膜侧纵行剖开,生理盐水漂洗干净,肉眼观察大鼠结直肠黏膜充血、水肿、炎症、糜烂、溃疡及粘连等改变,进行黏膜损伤评分和组织粘连评分,计算结肠大体形态损伤指数(colon macroscopic damage index,CMDI)。

(2)组织病理学评分:取结肠组织,10% 甲醛溶液固定,梯度乙醇脱水,常规石蜡包埋、切片,HE 染色,光镜结合病理图像分析系统观察结肠组织病理形态学改变,并根据炎症程度、病变深度、隐窝损伤、损伤范围和组织再生进行综合组织病理学评分（histopathological score，HS）。

3. 免疫学检测 ELISA 法测定血清 IgG、IL-4、IL-5、IL-13 含量，流式细胞仪检测外周血 CD4+ T 细胞百分含量，间接免疫荧光法检测结肠组织 CD4+ T 细胞表达。

【模型评价】

1. 免疫复合法是在传统免疫法基础上叠加化学局部刺激的造模方法，不仅克服了单纯免疫法症状不典型、重现性低的缺点，同时弥补了单纯化学法病变持续时间短、易自愈的局限性。因此，可以更好地为溃疡性结肠炎的实验研究提供保障。

2. 免疫复合法模型病变范围广而深，由黏膜层到黏膜下层，可累及全结肠甚至回肠末段，溃疡形成与炎症反应明显，病变持续时间长（可维持 8 周以上），急、慢性期的病理特征明显，比单因素诱导法更符合人类 UC 的临床表现与病理特征。

【参考文献】

[1] 常孟然，林燕，李文静，等. 免疫复合法建立大鼠溃疡性结肠炎模型的探讨[J]. 世界中医药，2016，11（10）：2086-2088，2093.

[2] 康宜兵，吕永慧，吴宇金，等. 免疫复合型溃疡性结肠炎大鼠模型的实验研究[J]. 云南中医中药杂志，2015，36（10）：55-57.

[3] 谭琰，邹开芳，钱伟，等. 对三硝基苯磺酸/乙醇与免疫复合物联合诱导的结肠炎动物模型免疫机制的探讨[J]. 中国免疫学杂志，2009，25（2）：177-181.

[4] 周天羽，张扬，王俊江，等. 免疫复合法建立大鼠溃疡性结肠炎模型的研究[J]. 中医药学报，2005，33（6）：23-24.

[5] 吴先哲，熊益群，邢国良. 黄芪多糖对溃疡性结肠炎大鼠血清 IL-4、IL-5 和 IL-13 水平的影响[J]. 贵阳中医学院学报，2011，33（4）：23-25.

[6] 宫健伟，苑述刚，阮时宝. 对免疫方法制作溃疡性结肠炎动物模型的探讨[J]. 中国实验方剂学杂志，2005，11（2）：70-71.

[7] HODGSON H J，POTTER B J，KINNET J S，et al. Immune-complex mediated colitis in rabbits. An experimental model [J]. Gut，1978，19（3）：225-232.

[8] AXELSSON L G，AHLSTEDT S. Characteristics of immune-complex induced chronic experimental colitis in rats with a therapeutic effect sulphasalszine [J]. Scand J Gastroenterol，1990，25（2）：203-209.

[9] 吴玉泓，李海龙，段永强，等. 免疫致敏结合局部乙酸刺激法建立大鼠溃疡性结肠炎模型[J]. 中国实验动物学报，2010，18（1）：65-68，65.

第三节　小鼠溃疡性结肠炎模型

一、小鼠乙酸诱导法溃疡性结肠炎模型

【基本原理】

采用乙酸结肠内灌注的方法,通过乙酸的化学刺激使血管通透性增加,并激活激肽促进纤维蛋白水解及干扰凝血过程,引起肠道黏膜的损伤,建立小鼠乙酸诱导法溃疡性结肠炎(ulcerative colitis,UC)模型。

【实验材料】

1. 药品试剂　①麻醉药品:乙醚,戊巴比妥钠,水合氯醛,盐酸氯胺酮注射液等。②组织固定液:10% 甲醛溶液或 4% 多聚甲醛溶液等。③其他:乙酸,乙醇,二甲苯等。

2. 仪器设备　硅胶管(直径 1 mm),微量称重仪,生物显微镜,病理图像分析系统,常规手术器械等。

3. 实验动物　昆明种、C57BL/6 或 BALB/c 小鼠,体重 18～22 g,雄性或雌雄各半。

【方法步骤】[1-3]

小鼠禁食不禁水 12 h,0.5% 肥皂水通过直径 1 mm 硅胶管经肛门插入洗肠,再用清水冲洗。30 min 后,戊巴比妥钠腹腔注射麻醉(40 mg/kg),经肛门再次插入直径 1 mm 硅胶管,在结肠内距肛门 2～4 cm 处,注入 5～8% 乙酸 0.15～0.2 mL,倒提鼠尾 20 s 后注入生理盐水 1～2 mL 冲洗。正常组小鼠同样方法注入 0.2 mL 生理盐水。可根据实验需要,2 d 后重复 1 次。

【观察指标】

1. 一般情况　每日观察记录小鼠体重变化、粪便性状、粪便隐性或显性出血等情况,进行疾病活动指数(disease activity index,DAI)评分[2,4-6],以体重下降率、粪便性状分数和血便程度分数计算 DAI。参见本章第二节"大鼠乙酸诱导法溃疡性结肠炎模型"。

2. 病理学检查

(1)大体观察:将动物麻醉下处死,取全段结肠,沿肠系膜侧纵行剖开,清除肠腔内容物,生理盐水冲洗干净,测量全结肠长度。滤纸吸干后,用微量称重仪称结肠湿重,计算结肠指数(结肠湿重/体重×100%)。肉眼或立体显微镜下观察结肠黏膜外观,按以下标准进行结肠组织损伤程度评分,计算结肠黏膜损伤指数(colon mucosa damage index,CM-DI)[1,7]。

0分:黏膜光滑平整无损伤。

1分:黏膜充血,无溃疡。

2分:肠壁充血和增厚,无溃疡。

3分:1个溃疡,肠壁无增厚。

4分:2个或多个溃疡、炎症部位。

5分:溃疡和炎症的2个或多个主要部位或溃疡/炎症的1个部位沿结肠长度延伸>1 cm。

6~10分:如果损伤沿结肠长度超过2 cm,则每增加1 cm得分增加1分。

(2)组织学检查:取病变最明显处结肠段1 cm,10%甲醛溶液固定,梯度乙醇脱水,常规石蜡包埋、切片,HE染色,光镜结合病理图像分析系统观察结肠组织病理形态学改变,并根据炎症程度、病变深度、隐窝损伤及损伤范围进行综合病理组织学评分(histopathological score,HS)[8-11]。

1)炎性反应程度:0分,无炎症;1分,轻微炎症;2分,中度炎症;3分,严重炎症。

2)病变深度:0分,无病变;1分,至黏膜层;2分,至黏膜层和黏膜下层;3分,穿透肠壁。

3)隐窝损伤:0分,无损伤;1分,基部1/3受损;2分,基部2/3受损;3分,仅上皮细胞完好;4分,隐窝、上皮细胞全部丢失。

4)损伤范围:0分,无损伤;1分,1%~25%;2分,26%~50%;3分,51%~75%;4分,76%~100%。

5)组织再生:0分,正常组织或完全再生;1分,几乎完全再生;2分,隐窝缺失的再生;3分,表面上皮不完整;4分,无组织修复。

【模型特点】

1.模型小鼠1~2 d即表现为懒动,大便稀薄伴血性分泌物,体重明显减轻。

2.与正常组比较,模型组结肠指数增加,肠壁增厚;结肠黏膜充血、水肿、糜烂及溃疡形成,黏膜上皮细胞萎缩、坏死、脱落,皱襞和隐窝消失、伪膜形成;各层均有淋巴细胞和嗜中性粒细胞浸润,病变呈连续性,病理损伤评分均高于对照组;黏膜下淋巴细胞增生并有淋巴滤泡形成,结构模糊。

3.其他:参见本章第三节"大鼠乙酸诱导法溃疡性结肠炎模型"。

【模型评价】

1.乙酸诱导的小鼠UC模型,制作方法简单,成本低,短期内可使小鼠出现UC明显的症状及典型病理变化,是目前实验性UC模型中应用较为广泛的模型之一。

2.由于乙酸直接刺激造成结肠黏膜和血管的损伤,与临床致病因素有较大的差异,且最初黏膜损伤的非特异性炎症呈现急性过程,不能表现人类UC所具有的慢性、复发的特点。此外,乙酸型UC模型自愈性较强强,不适宜进行长期的药物疗效评价。

【参考文献】

[1]梁慧洁,陈尼维,赵祥运,等.内源性硫化氢抗氧化作用对乙酸溃疡性结肠炎模型小鼠

黏膜损伤的影响[J].同济大学学报(医学版),2018,39(3):36-40.

[2]张忠,程富胜,贾宁,等.小鼠溃疡性结肠炎模型的建立及病理组织学比较[J].中国实验动物学报,2012,20(6):69-72,99.

[3]吴耀南,肖玉琴,陈一斌,等.肠露灌肠剂对乙酸诱发小鼠溃疡性结肠炎治疗的实验研究[J].福建中医学院学报,2005,15(4):30-32.

[4]胡仁伟,欧阳钦,陈代云.右旋葡聚糖硫酸钠小鼠溃疡性结肠炎动物模型建立方法探讨[J].胃肠病学,2002,7(6):331-334.

[5]MURANO M,MAEMURA K,HIRATA I,et al. Therapeutic effect of intracolonically administered nuclear factor kappa B(p65) antisense oligonucleotide on mouse dextran sulphate sodium(DSS) induced colitis[J]. Clin Exp Immunol,2000,120(1):51-58.

[6]OKAYASU I,HATAKEYAMA S,YAMADA M,et al. A novel method in the induction of reliable experimental acute and chronic ulcerative colitis in mice[J]. Gastroenterology,1990,98(4):694-702.

[7]LUK H H,KO J K,FUNG H S,et al. Delineation of the protective action of zinc sulfate on ulcerative colitis in rats[J]. Eur J Pharmacol,2002,443(1-3):197-204.

[8]EKSTROM GM. Oxazolone-induced colitis in rats:effects of budesonide,cyclosporin A,and 5-aminosalicylic acid[J]. Scand J Gastroenterol,1998,33(2):174-179.

[9]昝慧,钟英强.骨髓间充质干细胞、瘤坏死因子受体Ⅱ-抗体融合蛋白、美沙拉嗪对TNBS诱导的结肠炎大鼠的疾病活动指数与组织损伤指数的影响[J].中国病理生理杂志,2013,29(5):784-789.

[10]DIELEMAN L A,PALMEN M J,AKOL H,et al. Chronic experimental colitis induced by dextran sulphate sodium(DSS) is characterized by Th1 and Th2 cytokines[J]. Clin Exp Immunol,1998,114(3):3 85-391.

[11]胡宇,兰昀羲,陈晓晓,等.溃疡性结肠炎动物模型研究进展[J].实验动物与比较医学,2022,42(3):220-228.

二、小鼠 DSS 诱导法溃疡性结肠炎模型

【基本原理】

葡聚糖硫酸钠(dextran sulphate sodium,DSS)是一种水溶性硫酸多糖体,对肠道上皮细胞具有直接毒性作用,破坏肠道屏障完整性,导致急性结肠炎的发生,表现为直肠出血、腹泻、溃疡和粒细胞浸润,与人类溃疡性结肠炎临床和组织学表现相似[1-2]。采用小鼠自由饮用或灌胃 DSS 溶液的方法,通过破坏肠黏膜的完整性,增加通透性,促使多糖、蛋白质等大分子物质渗入组织引发炎症反应,建立小鼠 DSS 诱导法溃疡性结肠炎(ulcerative colitis,UC)模型。

【实验材料】

1. 药品试剂 ①DSS:根据实验需要,临用是用蒸馏水配成 2.0% ~ 5.0% 浓度的溶

液。②麻醉药品:乙醚,戊巴比妥钠,水合氯醛,盐酸氯胺酮注射液等。③组织固定液:10%甲醛溶液或4%多聚甲醛溶液等。④其他:白细胞介素-6(IL-6)、肿瘤坏死因子-α(TNF-α)ELISA试剂盒,超氧化物歧化酶(SOD)、丙二醛(MDA)测定试剂盒,一氧化氮(NO)试剂盒,髓过氧化物酶(MPO)测定试剂盒,乙醇,二甲苯等。

2.仪器设备　酶标仪,紫外分光光度计,小动物内镜成像系统,生物显微镜,病理图像分析系统,常规手术器械等。

3.实验动物　昆明种、C57BL/6J或BALB/c小鼠,体重18~22 g,雌雄兼用。

【方法步骤】

1.DSS自由饮用法

(1)DSS急性UC模型[3-8]

1)方法:实验用成年昆明或C57BL/6J小鼠,自由饮用2%~5% DSS溶液5~7 d(其间停用其他饮用水)。第6天或第8天处死动物,进行相关指标检测。

2)特点:与正常组及造模前比较,模型组小鼠粪便含水量显著增加,疾病活动指数(disease activity index,DAI)、结肠黏膜损伤指数(colon mucosa damage index,CMDI)和病理组织学指数(histopathological index,HI)明显上升,结肠明显缩短。

(2)DSS慢性UC模型[9-10]

1)方法:实验用雄性C57BL/6J小鼠,6~8周龄,体重20~24 g。2.5% DSS溶液5 d(诱导)+饮用水(缓解)5 d自由饮用为1个周期,重复3个周期。

2)特点:在3个周期中,小鼠疾病活动度和结肠长度缩短现象在诱导期加重、缓解期减轻。第2和3周期便血时间提前,便血小鼠数量增多,体重短暂低幅度降低后迅速回升。第1和3周期结肠组织病理损伤程度和MPO含量在诱导期升高、缓解期降低,升降幅度低于DAI值变化幅度;在第2周期缓解期升高。在诱导中,脾指数、血清IL-1β、IL-6和IL-17A含量持续升高,实验结束时均高于正常组;TNF-α水平在诱导期升高、缓解期降低,IL-10变化趋势与TNF-α相似;TGF-β含量先升高后降低,第3周期结束后高于正常组。结肠IL-6、IL-1β和IL-17A的含量呈现相似的先升高后降低趋势;TNF-α含量无明显变化;IL-10含量在诱导期降低、缓解期升高。在慢性UC诱导过程中,小鼠便血症状和全身性炎症反应逐渐加重,在死亡率、体重和结肠组织病理学损伤表现出逐渐增强的耐受力和恢复能力,结肠组织病理学损伤的发生和缓解滞后于症状变化,结肠炎症逐渐转变为以PMN活化为主的模式。

2.DSS灌胃法

(1)DSS急性UC模型[11-13]

1)方法:实验用雄性C57BL/6J小鼠,体重18~22 g,6~8周龄。适应性饲养1周后,随机分为模型组和对照组。模型组小鼠灌胃DSS水溶液,4~6 g/kg,1次/d,连续7 d。对照组小鼠灌胃等容积去离子水。

2)特点:DSS灌胃第2天,大部分模型小鼠出现体重下降和松散大便;随灌胃次数的增多和时间的延长,逐渐出现粪便隐血试验阳性、肉眼血便和血水样便;第8天,全部模型小鼠均发展为血水样便,并伴有饮水量显著减少、懒动等溃疡性结肠炎的典型临床症状,DAI 评分为(9.0±0.8)分。结肠标本肉眼观察可见结肠部肿大并残留血性大便,黏膜水肿;光镜下可见全结肠多灶性小溃疡,部分或全部隐窝破坏、变形、排列紊乱,杯状细胞显著减少,黏膜广泛缺失,炎症细胞广泛浸润。与正常组比较,模型组小鼠结肠组织 MPO 酶活性显著升高。

(2)DSS 慢性 UC 模型[14]

1)方法:实验用雌性 C57BL/6J 小鼠,体重 18 ~ 20 g。分别于 1 ~ 5 d、11 ~ 15 d、21 ~ 25 d,2.5% DSS 溶液灌胃;6 ~ 10 d、16 ~ 20 d、26 ~ 30 d,灌胃等容积蒸馏水。

2)特点:造模 2 d 后,模型小鼠出现体重减轻、腹泻、血便等症状;第 2、第 3 次给药后;模型组小鼠均又出现体重下降、活动减少、毛色暗淡无光泽、腹泻、血便及黏液便等症状,每次停药后各造模组腹泻、血便逐渐停止,体重逐渐增加,与慢性期表现相一致。模型组小鼠结肠组织黏膜上皮组织破坏程度增加,可见慢性炎性细胞的浸润由黏膜下层逐渐浸润至肌层和浆膜层,隐窝大量破坏。提示 DSS 诱导的小鼠 UC 慢性发病过程的特点,符合人类 UC 的慢性、复发的特点。

【观察指标】

1. 一般情况 每日观察记录小鼠体重、粪便性状、隐性或显性出血等情况,进行疾病活动指数(disease activity index,DAI)评分[15-17]。参见本章第二节"大鼠乙酸诱导法溃疡性结肠炎模型"。

2. 内镜检查与监测[18-19] 内镜操作前对成像探头进行水润滑,小鼠进行麻醉,麻醉剂使用方法为氯胺酮 100 mg/kg+甲苯噻嗪 10 mg/kg 腹腔注射。待小鼠麻醉后,进镜操作,平均进镜深度约 3 cm。根据 UC 内镜下严重性评分(ulcerative colitis endoscopic index of severity,UCEIS)标准进行内镜下评分。

(1)血管结构:1 分,血管分布正常;2 分,血管结构模糊;3 分,血管闭塞或消失。

(2)出血情况:1 分,无出血;2 分,可见陈旧性出血,用水冲洗后无血迹;3 分,可见血迹,用水冲洗后可见渗血;4 分,活动性出血。

(3)糜烂和溃疡:1 分,黏膜正常 2 分,黏膜粗糙、糜烂;3 分,可见浅表性溃疡,表面覆白苔;4 分,可见溃疡,且深度较深。

3. 病理学检查 将小鼠用 10% 水合氯醛腹腔注射麻醉(300 mg/kg),剖取肛门至回肠末端肠组织,沿肠系膜侧纵行剖开,生理盐水漂洗净。

(1)大体观察:肉眼观察大鼠结直肠黏膜损伤情况,包括黏膜充血、水肿、炎症、糜烂、溃疡等改变,进行结直肠黏膜损伤评分,计算结肠黏膜损伤指数(colon mucosa damage index,CMDI)[20]。详见本节"小鼠乙酸诱导法溃疡性结肠炎模型"。

(2)组织学检查:在距肛门 0.5 cm 处向上取长约 0.5 cm 结肠组织标本,10% 甲醛溶液固定,梯度乙醇脱水,常规石蜡包埋、切片、HE 染色,光镜结合病理图像分析系统观察结肠组织病理形态学改变,并根据炎症程度进行综合病理组织学评分(histopathological score,HS)[21-23]。详见本节"小鼠乙酸诱导法溃疡性结肠炎模型"。

【模型评价】

1. DSS 诱导的小鼠溃疡性结肠炎模型具有与人类溃疡性结肠炎极为相似的症状表现(如腹泻、黏液样便、粪便潜血、肉眼血便、体重减轻等)和病理特征(如结肠黏膜充血水肿、糜烂溃疡、炎症浸润等),是目前应用最为广泛的 UC 模型之一。

2. 模型的制备方法主要包括 DSS 水溶液自由饮用和灌胃两种,自由饮用法简单易行,模型成功率高,实验重复性强,是目前主流的 DSS 诱导法。两种方法的比较研究显示,与自由饮用组相比,灌胃组各项指标数据的变异系数小,离散度低,采用灌胃法制备溃疡性结肠炎小鼠模型,动物表现更均一[13]。但亦有不同的研究报道[11-12]。

3. 通过调整 DSS 溶液的浓度、给药时间和给药频率,可以制成急性和慢性两种结肠炎模型。急性模型通常采用 2% ~ 5% DSS(分子量 36×10^3 ~ 50×10^3)溶液,饮用 5 ~ 7 d 的方法制备;慢性模型则采用循环给药多个周期复制,而不同的研究所使用的 DSS 浓度、给药途径、给药频次、给药时间、间隔时间等均有较大差异[9-10,14,24-26]。

4. 不同 DSS 浓度诱导的溃疡性结肠炎严重程度不同,正确选择 DSS 浓度是 UC 模型成功的关键。随 DSS 浓度增加,结肠损伤严重程度增加,而结肠黏膜损伤程度取决于饮用水中 DSS 浓度,并不是摄入的 DSS 总剂量[27]。常见的造模浓度一般为 3% 和 5%。

5. 利用内镜系统对小鼠进行肠道内成像,内镜系统不仅可以实现肠道黏膜的清晰成像,而且可以通过重复性的操作,对肠道病变进行动态监测。内镜下成像具有以下优势[18]:①动态观察是一个连续的过程,可以观察病变发展情况;②与自身形成对照,减少了鼠间个体差异,同时也有利于选择最佳个体进行动物实验研究,提高研究结果的一致性和可靠性;③操作的重复性可以减少实验动物数量,有效降低研究成本;④最重要的是,可依据成像结果对肠道病变进行直观地评价。

【参考文献】

[1]陈素傲,金世柱.葡聚糖硫酸钠诱导鼠溃疡性结肠炎模型研究进展[J].中国比较医学杂志,2020,30(4):142-146.

[2]刘雷蕾,施丽婕.葡聚糖硫酸钠致溃疡性结肠炎动物模型研究进展[J].长春中医药大学学报,2015,31(1):207-210.

[3]徐丽红,肖芳,兰小琴,等.葡聚糖硫酸钠诱导 C57BL/6J 小鼠急性结肠炎模型的建立与评价[J].医学研究生学报,2014,27(9):918-922.

[4]张艳丽,黄循铷,王承党.小鼠葡聚糖硫酸钠急性溃疡性结肠炎模型的建立和评价[J].胃肠病学和肝病学杂志,2006,15(2):130-133.

[5]赵珊,王鹏程,王秋红,等.小鼠葡聚糖硫酸钠急性溃疡性结肠炎模型的建立和评价[J].辽宁中医药大学学报,2016,18(2):42-45.

[6]杨阳,周协琛,李涛,等.急性溃疡性结肠炎昆明小鼠模型的制备与评价[J].动物医学进展,2023,44(2):72-77.

[7]MURANO M,MAEMURA K,HIRATA I,et al. Therapeutic effect of intracolonically admin-

istered nuclear factor kappa B (p65) antisense oligonucleotide on mouse dextran sulphate sodium (DSS)-induced colitis. Clin Exp Immunol[J],2000,120(1):51-58.

[8] FORBES E, MURASE T, YANG M, et al. Immunopathogenesis of experimental ulcerative colitis is mediated by eosinophil peroxidase[J]. J Immunol,2004,172(9):5664-5675.

[9] 孔维姣,晏乙月,赵佩凯,等.慢性溃疡性结肠炎小鼠疾病活动度、组织病理及细胞因子动态变化分析[J].中国比较医学杂志,2024,34(6):18-27.

[10] 刘茉莉,陈刚,林琳,等.复方肠泰对葡聚糖硫酸钠诱导的溃疡性结肠炎治疗作用的研究[J].药物作用评价,2016,39(1):52-56.

[11] 赵亚妮,李瑶,张妍,等.葡聚糖硫酸钠不同给药方式建立小鼠溃疡性结肠炎模型[J].实验动物与比较医学,2021,41(1):33-39.

[12] 茶亚飞,郭雪艳,李宝晶,等.葡聚糖硫酸钠自由饮用与灌胃诱导小鼠溃疡性结肠炎模型的比较[J].中国药理学通报,2021,37(5):735-740.

[13] 衡宇,李晰,孙涛,等.葡聚糖硫酸钠自由饮用与灌胃诱导小鼠溃疡性结肠炎模型的对比研究[J].中国药师,2017,20(4):603-606.

[14] 赵闪闪,黄雪,覃蒙斌,等.葡聚糖硫酸钠诱导慢性溃疡性结肠炎小鼠模型的建立及评价[J].广西医科大学学报,2019,36(4):559-562.

[15] 胡仁伟,欧阳钦,陈代云.右旋葡聚糖硫酸钠小鼠溃疡性结肠炎动物模型建立方法探讨[J].胃肠病学,2002,7(6):331-334.

[16] MURANO M, MAEMURA K, HIRATA I, et al. Therapeutic effect of intracolonically administered nuclear factor kappa B (p65) antisense oligonucleotide on mouse dextran sulphate sodium (DSS) induced colitis[J]. Clin Exp Immunol,2000,120(1):51-58.

[17] OKAYASU I, HATAKEYAMA S, YAMADA M, et al. A novel method in the induction of reliable experimental acute and chronic ulcerative colitis in mice[J]. Gastroenterology,1990,98(4):694-702.

[18] 张娜,杨西斌,屈亚威,等.小动物内镜在在体成像中的应用研究[J].中国内镜杂志,2019,25(1):1-5.

[19] TRAVIS S P, SCHNELL D, KRZESKI P, et al. Developing an instrument to assess the endoscopic severity of ulcerative colitis: the ulcerative colitis endoscopic index of severity (UCEIS)[J]. Gut,2012,61(4):535-542.

[20] 尹园缘,宾东华,刘颖,等.溃疡性结肠炎病证结合动物模型的制备与评价[J].中国实验方剂学杂志,2022,28(15):207-215.

[21] DIELEMAN L A, PALMEN M J, AKOL H, et al. Chronic experimental colitis induced by dextran sulphate sodium (DSS) is characterized by Th1 and Th2 cytokines[J]. Clin Exp Immunol,1998,114(3):385-391.

[22] LIU J L, GAO Y Y, ZHOU J, et al. Changes in serum inflammatory cytokine levels and in-

testinal flora in a self-healing dextran sodium sulfate-induced ulcerative colitis murine model[J]. Life Sci,2020,263:118587.

[23]胡宇,兰昀羲,陈晓晓,等.溃疡性结肠炎动物模型研究进展[J].实验动物与比较医学,2022,42(3):220-228.

[24]葛君,李亚俊,刘爱琴,等.慢性溃疡性结肠炎小鼠的肠黏膜屏障受损的研究[J].中华医学杂志,2018,98(48):3950-3953.

[25]AJAYI B O,ADEDARA I A,FAROMBI E O. Protective mechanisms of 6-gingerol in dextran sulfate sodium-induced chronic ulcerative colitis in mice[J]. Hum Exp Toxicol,2018,37(10):1055-1068.

[26]ZHANG C L,ZHANG S,HE W X,et al. Baicalin may alleviate inflammatory infiltration in dextran sodium sulfate-induced chronic ulcerative colitis via inhibiting IL-33 expression[J]. Life Sci,2017,186:125-132.

[27]EGGER B,BAJAJ-ELLIOTT M,MACDONALD T T,et al. Characterisation of acute murine dextran Sodium sulphate colitis:cytokine profile and dose dependency[J]. Digestion,2000,62(4):240-248.

三、小鼠 TNBS 诱导法溃疡性结肠炎模型

【基本原理】

2,4,6-三硝基苯磺酸(trinitrobenzene sulfonic acid,TNBS)为一种半抗原,与乙醇混合后,利用乙醇作为有机溶剂溶解肠黏膜表面黏液,破坏肠黏膜屏障,造成黏膜损伤,使TNBS作为化学性半抗原与肠组织蛋白结合形成完全抗原,增加血管通透性,激活炎症递质,增加溶解纤维蛋白活性,使机体产生针对肠黏膜的免疫反应[1-2]。采用 TNBS/乙醇灌肠的方法,建立小鼠 TNBS 诱导法溃疡性结肠炎(ulcerative colitis,UC)模型。

【实验材料】

1.药品试剂　①TNBS:临用时用50%乙醇配制成 TNBS/50%乙醇溶液。②麻醉药品:乙醚,戊巴比妥钠,水合氯醛,盐酸氯胺酮注射液等。③组织固定液:10%甲醛溶液或4%多聚甲醛溶液等。④其他:髓过氧化物酶(myeloperoxidase,MPO)、白细胞介素-4(interleukin-4,IL-4)、肿瘤坏死因子-α(tumor necrosis factor-α,TNF-α)酶联免疫吸附测定(enzyme linked immunosorbent assay,ELISA)试剂盒,超氧化物歧化酶(SOD)、丙二醛(MDA)测定试剂盒,一氧化氮(NO)试剂盒,测定试剂盒,便隐血试剂,乙醇,二甲苯等。

2.仪器设备　酶标仪,紫外可见分光光度计,全自动细菌鉴定仪,生物显微镜,病理图像分析系统,常规手术器械等。

3.实验动物　昆明种、C57BL/6J 或 BALB/c 小鼠,体重18~22 g,雌雄兼用。

【方法步骤】[3-5]

小鼠术前禁食24 h,自由饮水。戊巴比妥钠腹腔注射麻醉,选取直径2.0 mm、长约

10 cm 的硅胶管(或 8 号灌肠针)由肛门轻缓插入,深 3 ~ 4 cm,将 TNBS/乙醇(5% TNBS:50% 乙醇=1:1)混合液缓慢注入肠腔内(5 mL/kg),药液注射完后再注入约 0.2 mL 空气,将小鼠轻轻提起保持倒立 0.5 ~ 1 min,拔出灌肠管(针),放回笼中待自然清醒。

【观察指标】

1. 一般情况　每天观察小鼠精神状态、活动、毛发光泽、饮食等情况,对体重变化、大便性状和便血情况进行评分,计算疾病活动指数(disease activity index,DAI)[6-7]。详见本章第二节"大鼠乙酸诱导法溃疡性结肠炎模型"。

2. 病理学检查　将小鼠用 10% 水合氯醛腹腔注射麻醉(300 mg/kg),剖取肛门至回肠末端肠组织,沿肠系膜侧纵行剖开,生理盐水漂洗干净。

(1)大体观察:肉眼观察鼠结直肠黏膜充血、水肿、炎症、糜烂、溃疡及粘连等改变,进行黏膜损伤评分和组织粘连评分,计算结肠大体形态损伤指数(colon macroscopic damage index,CMDI)[5,8]。

1)黏膜损伤评分标准。0 分:黏膜光滑平整无损伤;1 分:黏膜充血,无溃疡;2 分:点状或线性溃疡,无明显的炎症;3 分:有 1 个明显炎症表现的溃疡;4 分:2 个或更多的溃疡或炎症部位;5 分:2 个或者更多有炎症表现的溃疡,或有 1 溃疡/炎症的范围超过了 1 cm;6 ~ 10 分:如果损伤沿结肠长度超过 2 cm,则每增加 1 cm 增加 1 分。

2)组织粘连评分标准。0 分:无粘连;1 分:轻度粘连(结肠与其他组织较易剥离);2 分:重度粘连。

$$CMDI = 黏膜损伤评分 + 组织粘连评分$$

(2)组织学检查:取近肛门端结肠组织及有溃疡部位结肠组织,10% 甲醛溶液固定,梯度乙醇脱水,常规石蜡包埋、切片、HE 染色,光镜结合病理图像分析系统观察结肠组织病理形态学改变,并根据炎症程度、病变深度、隐窝损伤、损伤范围和组织再生进行综合病理组织学评分(histopathological score,HS)[5,8-10]。详见本节"小鼠 DSS 诱导法溃疡性结肠炎模型"。

3. 结肠肠道细菌学检查[3]　取小鼠结肠内容物约 0.5 g,用无菌生理盐水稀释至 10、100、1 000 倍,取 100 μL 原液和各稀释液,使用菌株快速鉴定试剂盒对菌株进行分离、筛选后,用全自动细菌鉴定仪鉴定菌株,测定方法参照检测试剂盒说明书。鉴定后的双歧杆菌、乳酸杆菌、拟杆菌、肠杆菌分别接种于选择性培养基平板上,厌氧菌在厌氧恒温培养箱、好氧菌在具有供氧装置的恒温培养箱中培养 24 h,用显微镜观察生成菌落数,计算各组菌株数和双歧杆菌/肠杆菌(B/E)值。

4. 结肠肠道中乙酸、丙酸、丁酸水平测定[3]　取 1 g 小鼠结肠内容物,加入 1 mL 体积分数 10% 的硫酸溶液进行酸化,再加入 5 mL 丙酮,震荡,12 000 r/min 离心 5 min,取上清液,应用气相色谱法检测肠道中乙酸、丙酸、丁酸水平,分析条件如下:载气为流速 0.75 mL/min 的氮气,进样器温度为 220 ℃,离子源和界面温度为 250 ℃。加热箱初始温度为 90 ℃(2 min),温度以每分钟 5 ℃升至 80 ℃,然后以每分钟 10 ℃升至 200 ℃,最后以每分钟 20 ℃升至 250 ℃。以乙酸、丙酸、丁酸标准品绘制标准曲线,以标准曲线的浓度和峰面积计算样品中乙酸、丙酸、丁酸水平,结果以 μmol/g 表示。

5.其他　参见本节"小鼠 DSS 诱导法溃疡性结肠炎模型"。

【模型特点】

1.模型组小鼠造模后,饮食减少,毛色失去光泽,体重有明显变化;第 2 天体重下降明显,在第 5 天体重开始恢复,第 7 天体重有轻微增加;腹泻情况严重,偶有便血现象;第 1~7 天模型组小鼠 DAI 评分明显高于对照组。

2.模型组小鼠结肠重量明显增加,结肠组织可见糜烂及多处溃疡,有少许大面积溃疡形成,且水肿和充血明显,结肠壁增厚严重水肿充血。第 1~7 天模型组小鼠 CMDI 评分均明显高于对照组。

3.模型组小鼠结肠组织上皮大面积坏死,腺体损伤严重,大量隐窝炎和隐窝脓肿形成,黏膜下层和肌层中性粒细胞大范围浸润,黏膜下层增厚,显示有严重水肿;第 1~7 天模型组小鼠 HPS 评分均明显高于对照组。

4.与对照组比较,模型组小鼠结肠组织 MPO 活性和 TNF-α 免疫组化积分显著增高,血清 IL-4 明显降低。

5.与对照组比较,模型组小鼠结肠肠道中双歧杆菌、乳酸杆菌数及双歧杆菌/肠杆菌(B/E)值及乙酸、丙酸、丁酸含量显著降低,拟杆菌、肠杆菌数明显升高。

【模型评价】

1.TNBS 作为一种半抗原,在给药时往往需要同一定浓度的乙醇溶液相混合,再通过灌肠给药。乙醇可直接对动物黏膜屏障造成破坏,而 TNBS 通过与大分子物质质结合形成全抗原诱导免疫反应,导致促炎细胞因子释放,诱发局部炎症反应。在 TNBS 和乙醇的共同作用下,动物结肠炎症反应由急性炎症反应向慢性炎症反应转变,症状和组织学改变与人类 UC 相似。

2.TNBS 诱导的大鼠 UC 模型具有操作简单,成功率高,重复性好,造模时长短且组织炎症持续时间长等特点,适用于急性和慢性复发性 UC 研究,是目前应用最为广泛的方法之一。

3.有研究显示,TNBS 所诱导的动物免疫反应以 Th1/Th17 反应为主,被认为更接近于克罗恩病(Crohn's disease,CD)[14-15],在研究免疫机制和环节时更多用于 CD 的研究。因此,TNBS 所诱导的动物模型是否能够代表人类 UC 的发病机制仍然存在争议。

4.目前 TNBS 诱导的 UC 模型,由于受动物品系、性别、体重、环境等的影响,不同的研究者选用的 TNBS 浓度有较大的出入,有待进一步深入研究与规范。

5.小鼠成本相对较低,体积小,容易饲养,成模时间短。但小鼠肠道的面积较小,溃疡面积不易计算,不利于相关的病理评分[11-12]。

6.其他:参见本章第二节"大鼠 TNBS 诱导法溃疡性结肠炎模型"。

【参考文献】

[1]王艳红,葛斌,陈佳佳,等.溃疡性结肠炎动物模型的研究进展[J].中国药房,2011,22

（25）:2379-2382.

［2］崔国宁,刘喜平,董俊刚,等.溃疡性结肠炎模型建立方法研究进展［J］.今日药学,
　　2018,28(4):280-284.

［3］朱瑜,郑志,朱绍辉,等.干酪乳杆菌-山药复合发酵剂对溃疡性结肠炎小鼠肠道菌群
　　的调节及其抗炎作用［J］.新乡医学院学报,2023,40(5):401-410.

［4］谌雪梅,彭西,叶俏波,等.两种 UC 小鼠模型的病理损伤和肠道菌群对比研究［J］.中
　　国实验动物学报,2021,29(6):758-767.

［5］王倩,田慧,刘靓靓,等.溃疡性结肠炎模型的构建及其炎症反应机制研究［J］.神经药
　　理学报,2014,4(5):15-23.

［6］MURANO M,MAEMURA K,HIRATA I,et al. Therapeutic effect of intracolonically admin-
　　istered nuclear factor kappa B(p65)antisense oligonucleotide on mouse dextran sulphate
　　sodium(DSS)induced colitis［J］. Clin Exp Immunol,2000,120(1):51-58.

［7］OKAYASU I,HATAKEYAMA S,YAMADA M,et al. A novel method in the induction of
　　reliable experimental acute and chronic ulcerative colitis in mice［J］. Gastroenterology,
　　1990,98(4):694-702.

［8］PAIOTTI A P,RIBEIRO D A,SILVA R M,et al. Effect of COX-2 inhibitor lumiracoxib
　　and the TNF-alpha antagonist etanercept on TNBS-induced colitis in Wistar rats［J］. J
　　Mol Histol,2012,43(3):307-317.

［9］胡宇,兰昀羲,陈晓晓,等.溃疡性结肠炎动物模型研究进展［J］.实验动物与比较医
　　学,2022,42(3):220-228.

［10］EKSTROM G M. Oxazolone-induced colitis in rats:effects of budesonide,cyclosporin E,
　　and 5-aminosalicylic acid［J］. Scand J Gastroenterol,1998,33(2):174-179.

［11］徐阳,李伟光,刘海峰,等.三硝基苯磺酸诱导小鼠溃疡性结肠炎模型制备的技术改
　　良［J］.世界华人消化杂志,2012,20(2):106-112.

［12］尹园缘,宾东华,刘颖,等.溃疡性结肠炎病证结合动物模型的制备与评价［J］.中国
　　实验方剂学杂志,2022,28(15):207-215.

四、小鼠 OXZ 诱导法溃疡性结肠炎模型

【基本原理】

　　属于半抗原物质的噁唑酮(oxazolone,OXZ)与机体内的其他大分子物质结合形成全抗原,诱发主要是 Th2 细胞介导的机体的免疫反应,释放一系列细胞因子,激发组织炎症反应及组织损伤[1-2]。采用 OXZ 皮肤涂抹致敏、灌肠激发的方法,建立小鼠 OXZ 诱导法溃疡性结肠炎(ulcerative colitis,UC)模型。

【实验材料】

　　1.药品试剂　①噁唑酮:临用时用乙醇配制成不同浓度的混合液。②麻醉药品:乙

醚,戊巴比妥钠,水合氯醛,盐酸氯胺酮注射液等。③组织固定液:10%甲醛溶液或4%多聚甲醛溶液等。④其他:白细胞介素-4(IL-4)、IL-10、IL-13、肿瘤坏死因子-α(TNF-α)ELISA 试剂盒,超氧化物歧化酶(SOD)、丙二醛(MDA)测定试剂盒,一氧化氮(NO)试剂盒,髓过氧化物酶(MPO)测定试剂盒,乙醇,二甲苯等。

2.仪器设备　多功能酶标仪,紫外分光光度计,流式细胞仪,生物显微镜,病理图像分析系统,常规手术器械等。

3.实验动物　昆明或 BALB/c 小鼠,体重 25~30 g,雄性或雌雄兼用。

【方法步骤】[1-8]

1.OXZ 皮肤致敏　实验第 1 天,小鼠腹部皮肤剃毛(2 cm×2 cm),模型组大鼠剃毛处皮肤滴注3% OXZ (溶于无水乙醇),0.2 mL/次,自然风干;第 2 天,重复滴注 1 次。正常组小鼠于剃毛处皮肤滴注等容积生理盐水。

2.OXZ 灌肠激发　第 5~7 天,禁食不禁水 24 h,戊巴比妥钠腹腔注射麻醉,将聚乙烯软导管(外径 2 mm)经肛门通过直肠小心地插入结肠,其尖端位于肛门口约 4 cm 处,使用 1 mL 注射器通过软导管缓慢注入1% OXZ (溶于50% 乙醇),0.15 mL/只。注入后捏紧肛门,缓缓拔出导管,使小鼠保持头部朝下姿势 1 min。正常组大鼠灌肠等容积生理盐水。

【观察指标】

1.一般情况　每天观察小鼠精神状态、活动、毛发光泽、饮食等情况,对体重变化、大便性状和便血情况进行评分,计算疾病活动指数(disease activity index,DAI)[9-11]。详见本节"小鼠 DSS 诱导法溃疡性结肠炎模型"。

2.病理学检查　将小鼠用 10% 水合氯醛腹腔注射麻醉(300 mg/kg),剖取肛门至回肠末端肠组织,沿肠系膜侧纵行剖开,生理盐水漂洗干净。

(1)大体观察:肉眼观察小鼠结直肠黏膜充血、水肿、炎症、糜烂、溃疡及粘连等改变,进行黏膜损伤评分和组织粘连评分,计算结肠大体形态损伤指数(colon macroscopic damage index,CMDI)[12]。详见本节"小鼠 DSS 诱导法溃疡性结肠炎模型"。

(2)组织学检查:取近肛门端结肠组织及有溃疡部位结肠组织,10% 甲醛溶液固定,梯度乙醇脱水,常规石蜡包埋、切片,HE 染色,光镜结合病理图像分析系统观察结肠组织病理形态学改变。根据炎症程度、病变深度、隐窝损伤、损伤范围和组织再生进行综合病理组织学评分(histopathological score,HS)[12-14]。详见本节"小鼠 DSS 诱导法溃疡性结肠炎模型"。

3.CD$_4^+$Th 细胞检测[8]　造模 3 d 后,提取外周血单个核细胞(PBMC)、脾脏单个核细胞(SMC)和肠黏膜固有层单个核细胞(LPMC),进行细胞培养,并利用细胞内细胞因子流式检测法测定 Th1/Th2 比例。

4.其他　参见本节"小鼠 DSS 诱导法溃疡性结肠炎模型"。

【模型特点】

1.模型组小鼠在 OXZ 灌肠后 24 h,即出现懒动、厌食、体重下降和腹泻,第 3~4 天时腹泻达高峰,部分小鼠出现肉眼血便,腹泻持续约 1 周后渐转为软便,2 周后大便性状恢复正常。

2. OXZ 灌肠后 24 h,模型组小鼠出现远端结肠黏膜充血水肿,病变呈连续性分布。镜下表现为上皮细胞缺失、糜烂和浅溃疡形成,有伪膜形成,隐窝消失,杯状细胞减少,腺体密度减低,炎症局限于黏膜和黏膜下层,黏膜固有层可见多种炎症细胞浸润,早期以中性粒细胞浸润为主,1 周后以淋巴细胞、单核细胞和浆细胞浸润为主的全层浸润,可见少许中性粒细胞和嗜酸性粒细胞;结肠炎症可持续 2 周左右。

3. 病变结肠组织的 IL-4 含量及髓过氧化物酶(MPO)活性显著增高,而肿瘤坏死因子(TNF)-α、干扰素(IFN)-γ 水平无明显变化。

【模型评价】

1. 该方法操作简单,模型建立迅速,重复性好。其病变与急性 UC 相似,适用于缓解急性 UC 的药物筛选

2. 小鼠 OXZ 法 UC 模型,早期以中性粒细胞浸润为主,1 周后以淋巴细胞、单核细胞和浆细胞浸润为主,可见少许中性粒细胞和嗜酸性粒细胞,这些特征均与人类 UC 相似。

3. 该模型的疾病维持时间较短,自愈性强且无慢性期变化,所以不适用于模拟慢性复发性 UC 的研究[9-10]。

4. OXZ 诱导的结肠炎是典型的 Th2 型结肠炎,全身性使用抗 IL-4 治疗可阻止结肠炎的发生,IL-12 治疗则无效,而抗转化生长因子-β(TGF-β)治疗可导致更严重的炎症变化,病变累及全结肠[11-13]。

5. 其他:参见本章第二节"大鼠噁唑酮诱导法溃疡性结肠炎模型"。

【参考文献】

[1] HELLER F,FUSS I J,NIEUWENHUIS E E,et al. Oxazolome colitis,a Th2 colitis rnodel resembling ulcerative colitis,Is mediated by I1-13-producing NK-T Cells[J]. Immunity,2002,17(5):629-638.

[2] 王恒,欧阳钦,罗文杰.噁唑酮结肠炎小鼠模型的建立[J].胃肠病学,2004,9(2):77-80.

[3] 王学伟,杨净慧,曹勤,等.BALB/c 小鼠噁唑酮结肠炎模型的建立[J].中国临床医学,2011,18(6):797-799.

[4] 王丹,高沿航,赵颖,等.噁唑酮诱导实验性结肠炎小鼠模型的建立和评价[J].中国实验诊断学,2008,12(3):332-334.

[5] 刘闯,李依林,左泽平,等.急慢性溃疡性结肠炎小鼠模型的建立与比较研究[J].广东药科大学学报,2024,40(1):95-100.

[6] 王倩,田慧,刘靓靓,等.溃疡性结肠炎模型的构建及其炎症反应机制研究[J].神经药理学报,2014,4(5):15-23.

[7] 冯小芳,殷瓅,陆允敏,等.CCL20 单克隆抗体对小鼠噁唑酮结肠炎的治疗作用[J].胃

肠病学,2009,14(6):355-358.

[8]陈维雄,陆允敏,朱金水,等.CD$_4^+$Th细胞在噁唑酮诱导的小鼠实验性肠炎中的变化[J].中国临床药学杂志,2006,15(4):197-199.

[9]王倩,田慧,张力.诱发溃疡性结肠炎动物模型化学方法及评价[J].神经药理学报,2013,3(4):23-28.

[10]徐婷婷,栗子洋,秦跃川,等.炎症性肠病动物模型的研究进展[J].吉林医药学院学报,2012,33(2):113-116.

[11]BOIRIVANT M,FUSS I J,CHU A,et al. Oxazolone colitis:A murine model of T helper cell type 2 colitis treatable with antibodies to interleukin 4 [J]. J Exp Med,1998,188(10):1929-1939.

[12]NIEUWENHUIS E E S,NEURATH M F,CORAZZA N,et al. Disruption of T helper 2 immune responses in Epstein-Barr virus-induced gene 3-deficient mice[J]. PNAS,2002,99(26):16951-16956.

[13]FUSS I J,NIEUWENHUIS E E S,BLUMBERG R S,et al. Oxazolone colitis a Th2 colitis model resembling ulcerative colitis is mediated by IL-13-producing NK-T cells [J]. Immunity,2002,17(5):629-638.

五、小鼠DNCB诱导法溃疡性结肠炎模型

【基本原理】

2,4-二硝基氯苯(dinitrochlorobenzene,DNCB)一种小分子化合物,作为半抗原与组织蛋白结合成完全抗原激发T细胞介导的免疫反应,释放一系列炎症介质,诱发组织炎症反应及组织损伤[1-2]。采用DNCB皮肤涂抹致敏、灌肠激发的方法,建立小鼠DNCB诱导法溃疡性结肠炎(ulcerative colitis,UC)模型。

【实验材料】

1.药品试剂 ①DNCB:临用时用乙醇配制成不同浓度的混合液。②麻醉药品:乙醚,戊巴比妥钠,水合氯醛,盐酸氯胺酮注射液等。③组织固定液:10%甲醛溶液或4%多聚甲醛溶液等。④其他:肿瘤坏死因子-α(TNF-α)ELISA试剂盒,一氧化氮(NO)试剂盒,乙醇,丙酮,橄榄油,二甲苯等。

2.仪器设备 多功能酶标仪,紫外分光光度计,生物显微镜,病理图像分析系统,常规手术器械等。

3.实验动物 BALB/c小鼠,7~9周龄,体重18~22 g。

【方法步骤】[3]

1.DNCB皮肤致敏 称取DNCB 330 mg,溶于丙酮/橄榄油(1:1)混合液10 mL中,成为终浓度3.3%。实验第1天,小鼠腹部皮肤剃毛(2 cm×1.5 cm),模型组大鼠剃毛处皮肤涂抹3.3% DNCB涂腹液,50 μL/次,1次/d,连续4 d。正常组小鼠于剃毛处皮肤涂

抹等容积丙酮/橄榄油混合液。

2. DNCB 灌肠激发　称取 DNCB 40 mg 溶于 60% 乙醇中,配成浓度为 0.4% DNCB 溶液。第 5 天开始,小鼠于麻醉下,将直径 1 mm 的硅胶管插入小鼠结肠,插管尖端距肛门 3~3.5 cm,0.4% DNCB 溶液灌肠,1 次/d,每次 2 mL/kg,连续 4 d。正常组大鼠灌肠等容积 60% 乙醇。

【观察指标】

参见本节"小鼠 DSS 诱导法溃疡性结肠炎模型"。

【模型特点】

1. 灌肠 24 h 后,部分模型小鼠开始出现腹泻;3 d 后体重开始下降,体重明显减轻。

2. 病理组织学观察可见较广泛的结肠粘连、近端肠腔扩张及少量白色渗出物,结肠黏膜充血、坏死、多处溃疡形成,镜下隐窝缺损明显,组织结构紊乱,黏膜糜烂、出血、坏死和大面积深层溃疡。

3. 与正常组比较,模型组小鼠血清 NO、TNF-α 含量显著升高。

【模型评价】

1. DNCB 能够诱发小鼠肠迟发过敏反应和结肠溃疡发生。DNCB 涂腹致敏后的小鼠对小剂量多次 DNCB 灌肠表现出腹泻、便血、镜下结肠炎症和溃疡,基本符合人类溃疡性结肠炎的临床表现与病理特征。

2. DNCB 作为致敏原,激发机体产生 T 细胞介导的细胞免疫反应,是一个典型的胃肠道迟发过敏反应的模型[4]。该模型提示了外源性抗原和机体自身抗原如果长期存在,可以刺激机体的免疫系统诱发或加重 UC,对淋巴细胞参与反应的类型及方式的研究有利于揭示 UC 的发病机制[2]。

3. DNCB 诱导法溃疡性结肠炎模型最初是由 Bick 等于 1964 在豚鼠建造[5],之后大鼠和家兔溃疡性结肠炎模型复制[6-7],而小鼠模型较少应用。

4. 模型制作过程由于不同物种对 DNCB 反应不同,因此 DNCB 的浓度、剂量、作用时间差异较大,需要实验者反复摸索。

【参考文献】

[1]申睿,刘苗,朱向东,等.溃疡性结肠炎大鼠实验模型研究进展[J].中华中医药杂志, 2018,33(9):3998-4001.

[2]王晓兰.溃疡性结肠炎动物模型及研究进展[J].洛阳医专学报,2002,20(1):88-90.

[3]余万桂,张恒文,张道明.DNCB 致小鼠结肠炎模型的建立及 NO、TNF-α 的变化[J]. 湖北省卫生职工医学院学报,2004,17(4):4-6,14.

[4]CLICK M E,FALCHUK I M. Dinitrochlorobenzene-induced colitis in the guinea-pig:studies of colonic lamina propria lymphocytes[J].Gut,1981,22(2):120-125.

[5]BICKS R O,ROSENBERG E W. A chronic delayed hypersensitivity reaction in the guinea pig colon[J].Gastroenterology,1964,46:543-549.

[6]张永斌,邹移海,连至诚,等.溃疡性结肠炎大鼠模型及其结肠电异常[J].实验动物科学与管理,2002,19(2):5-7.

[7]RABIN B S,ROGERS S J. A cell-mediated immune model of inflammatory bowel disease in the rabbit[J]. Castroenterology,1978,75(1):29-33.

六、小鼠免疫性诱导法溃疡性结肠炎模型

【基本原理】

免疫功能失调是溃疡性结肠炎发病的主要因素之一,采用异种异体结肠黏膜作为抗原,加入等量 Freund 完全佐剂充分混匀制成抗原乳化液,注入实验小鼠体内,诱导动物结肠局部发生 Arthus 反应(即实验性局部过敏反应),建立小鼠免疫性溃疡性结肠炎(ulcerative colitis,UC)模型[1]。

【实验材料】

1. 药品试剂　①麻醉药品:乙醚,戊巴比妥钠,水合氯醛,盐酸氯胺酮注射液等。②组织固定液:10%甲醛溶液或4%多聚甲醛溶液等。③其他:Freund 完全佐剂,肿瘤坏死因子-α(TNF-α) ELISA 试剂盒,一氧化氮(NO)试剂盒,乙醇,丙酮,橄榄油,二甲苯等。

2. 仪器设备　超声波细胞粉碎仪,多功能酶标仪,紫外分光光度计,生物显微镜,病理图像分析系统,常规手术器械等。

3. 实验动物　①雄性兔,体重3.0~4.0 kg。②雄性昆明小鼠,体重18~22 g。

【方法步骤】[2-4]

1. 抗原制备　取家兔结肠黏膜,加入适量生理盐水,4 ℃下用超声波细胞粉碎仪(功率400 W,超声时间2 s,间隔时间5 s,80 次)制成组织匀浆,经3 次冻融后以3 000 r/min离心30 min,取上清液提纯,测定蛋白质含量后置入-80 ℃冰箱中备用。使用时加入等量 Freund 完全佐剂充分混匀制成抗原乳化液。

2. 抗原致敏　每只模型小鼠于左侧足垫内注射含抗原2 mg 乳化液0.1 mL,第8 天于右侧足垫、第15 天于腹腔、第22 天于背部重复相同剂量注射1 次(末次注射不加佐剂)。

3. 抗原激发　第29 天,将小鼠用戊巴比妥钠腹腔注射麻醉(40 mg/kg),留置灌肠0.5%甲醛,0.2 mL/只,0.5 h 后用生理盐水洗去;留置灌肠不加佐剂抗原液2 mg(0.2 mL),2 h 后用生理盐水洗净。

【观察指标】

1. 疾病活动指数(disease activity index,DAI)[5-6]　每天观察小鼠精神状态、活动、毛发光泽、饮食等情况,对体重变化、粪便性状和便血情况进行评分,按下式计算 DAI。

$$DAI = (体重下降评分+粪便性状评分+血便评分)/3$$

2.结肠长度和肠重指数[2-3]　　建模第 23 天,称体重后处死小鼠,取全段结肠,沿肠系膜剖开结肠,生理盐水洗净,测量全结肠长度;滤纸吸干后测结肠湿重,计算肠重指数。

$$肠重指数(\%) = 结肠湿重/体重 \times 100\%$$

3.病理学检查　　取病变最明显的结肠段 1 cm,10% 甲醛溶液固定,梯度乙醇脱水,常规石蜡包埋、切片,HE 染色,光镜结合病理图像分析系统观察结肠组织病理形态学改变。

4.其他　　参见本节"小鼠 DSS 诱导法溃疡性结肠炎模型"。

【模型特点】

与正常组比较,模型组小鼠体重减轻,DAI 明显升高;结肠长度缩短,肠重量指数增加;结肠黏膜糜烂及溃疡形成,肠壁毛细血管充血伴出血,广泛的炎症细胞浸润,间质水肿明显。

【模型评价】

1.应用免疫法建立溃疡性结肠炎动物模型,症状相对较轻,多为慢性炎症反应过程,需要的实验周期较长,但因与人类溃疡性结肠炎的临床症状比较相似,具有一定的应用价值[1]。

2.同种异体或异种异体结肠黏膜组织致敏模型的优点在于稳定性好、临床相似度高,但实验周期过长,需要一定实验设备、条件及相应的技术,掌握相对困难,重复性不理想,较难达到科研实验的要求,目前已较少应用。

3.其他:参见本章第二节"大鼠结肠黏膜诱导法溃疡性结肠炎模型"。

【参考文献】

[1]范玉晶,裴凤华,刘冰熔.溃疡性结肠炎动物模型的研究进展[J].中华结直肠疾病电子杂志,2013,2(6):311-313.

[2]吴耀南,肖玉琴,陈一斌,等.肠露灌肠剂治疗小鼠免疫性溃疡性结肠炎的实验研究[J].中国中西医结合杂志,2007,27(1):65-68.

[3]王瑞幸,黄循衔,方秋娟,等.补黄丹对小鼠免疫性溃疡性结肠炎的治疗作用[J].福建医科大学学报,2006,40(1):37-39.

[4]徐叔云,卞如濂,陈修,等.药理实验方法学[M].3 版.北京:人民卫生出版社,2002.

[5]MURANO M,MAEMURA K,HIRATA I,et al. Therapeutic effect of intracolonically administered nuclear factor kappa B(p65)antisense oligonucleotide on mouse dextran sulphate sodium(DSS) induced colitis[J]. Clin Exp Immunol,2000,120(1):51-58.

[6]OKAYASU I,HATAKEYAMA S,YAMADA M,et al. A novel method in the induction of reliable experimental acute and chronic ulcerative colitis in mice[J]. Gastroenterology,1990,98(4):694-702.

第四节　豚鼠溃疡性结肠炎模型

【基本原理】

分别采用乙酸、二硝基氯苯(dinitrochlorobenzene,DNCB)、葡聚糖硫酸钠(dextran sulphate sodium,DSS)和角叉菜胶诱导的方法,建立豚鼠溃疡性结肠炎(ulcerative colitis,UC)模型。

【实验材料】

1. 药品试剂　①UC诱导剂:乙酸,DNCB,DSS,降解的角叉菜胶(从红海藻 Eucheuma spinosum 中提取,通过温和的酸水解降解,保留约29%的硫酸盐含量)。②麻醉药品:乙醚,戊巴比妥钠,水合氯醛,盐酸氯胺酮注射液等。③组织固定液:10%甲醛溶液或4%多聚甲醛溶液等。④其他:肿瘤坏死因子-α(tumor necrosis factor-α,TNF-α)和髓过氧化物酶(myeloperoxidase,MPO)试剂盒,乙醇,丙酮,二甲苯,磷酸盐缓冲液等。

2. 仪器设备　硅胶管(直径3 mm),生物显微镜,病理图像分析系统,常规手术器械等。

3. 实验动物　健康成年豚鼠,雄性或雌雄兼用。

【方法步骤】

1. 乙酸诱导法[1-2]

(1)方法:实验用健康豚鼠,3~4月龄,体重260~370 g,雌雄各半。禁食不禁水36 h,戊巴比妥钠溶液腹腔注射麻醉(25 mg/kg),用5%肥皂水经肛门插管洗肠再清水冲洗,10 min后,取直径3 mm硅胶管,经肛门插入肠道深12 cm,结肠内注入2~7%乙酸2.0~2.5 mL,20 s后立即注入磷酸盐缓冲液5 mL。动物苏醒后正常饲养。

(2)特点:①乙酸灌肠后2 d,注药部位肠壁严重充血水肿,黏膜及黏膜下层有大量炎症细胞浸润,以中性粒细胞为主。黏膜均有溃疡形成,25%可见出血严重伴有坏死。②乙酸灌肠后5 d,表现为轻度充血水肿,无腺体萎缩及纤维增生等慢性炎症性改变。

2. DNCB诱导法[2-3]

(1)方法:实验雄性豚鼠,体重350~400 g。①致敏:将豚鼠颈背部或腹部脐周去毛直径1~2 cm圆形区域,表面涂擦2% DNCB丙酮液,1次/d,连续7~14 d。②灌肠:取直径3 mm硅胶管,经肛门插入肠道深6~12 cm,注入10%~20% DNCB丙酮液0.5 mL。

(2)特点:①灌肠后2 d,模型动物开始出现粪便中带血和黏液,部分豚鼠伴有肛门周围红肿现象,被毛粗乱,精神不振。肉眼观察可见结肠黏膜严重充血水肿,中、高度糜烂,可见多个溃疡面。镜下可见肠壁充血水肿、增厚,黏膜下层大量中性粒细胞及其他炎症细胞浸润,严重者伴有坏死,并可有隐窝脓肿形成,结肠组织形态损伤程度评分显著升高。②灌肠后 5 d,表现为轻度充血水肿,无腺体萎缩及纤维增生等慢性炎症性改变。

3. DSS 诱导法[4-7]

(1)方法:实验用雄性健康 Dunkin-Hartley 豚鼠,体重 330 ~ 370 g。用 2% ~ 3% DSS 溶液代替饮用水自由饮用,连续 3 ~ 4 d。

(2)特点:①模型组豚鼠体重明显下降,出现腹泻、黏液便、肉眼血便等主要症状及进食量减少、活动度减弱、精神萎靡,目光呆滞,毛发杂乱,步态不稳,弓背等其他症状。②模型豚鼠结肠腺体变长,黏膜上皮脱落,可见炎症细胞浸润。③与正常组比较,模型组豚鼠 DAI、组织学评分、TNF-α 水平和 MPO 活性明显增高。

4. 角叉菜胶诱导法[8-12]

(1)方法:实验用成年雄性白化豚鼠,体重 600 g 左右。将每天新鲜制备降解的角叉菜胶以 5% 的浓度添加到饮用水中,装入有玻璃管的倒置刻度量瓶中,豚鼠自由饮用 20 ~ 45 d。正常组饮用不添加角叉菜胶的常规饮用水。

(2)特点:①模型组豚鼠表现为便稀、粪便隐血阳性和体重减轻等,实验结束时体重约为初始体重的 15% ~ 25% 。②第 30 天,100% 的动物出现粪便隐血和盲肠、结肠和直肠多发溃疡。溃疡的严重程度随实验时间的延长而增加,第 20 ~ 25 天病变以盲肠为主;第 30 ~ 45 天,盲肠、结肠和直肠受累;结肠的病变范围小于盲肠;直肠病变严重,弥漫性分布在 20 ~ 40 cm 长的肠段上。③盲肠、结肠和直肠溃疡性病变的显微特征基本相似,溃疡的范围从小的局灶性黏膜糜烂到更深、更广泛的溃疡,部分溃疡渗透并破坏了黏膜肌层;偶尔在淋巴滤泡部位发现溃疡。④早期病变中,基底和边缘被多形核白细胞和巨噬细胞浸润、边缘黏膜水肿、毛细血管充血、红细胞外渗。此外,在溃疡边缘,可见腺体不规则扩张、黏液分泌细胞的丢失、内膜上皮的变性及隐窝脓肿。⑤在较老的病变中,可见边缘的隐窝脓肿、溃疡基部的炎症细胞浸润、底部的成纤维细胞增殖和处于不同愈合阶段的溃疡。

【观察指标】

1. 一般情况　每天固定时段内观察豚鼠精神状态、活动、毛发光泽、饮食等情况,对体重变化、大便性状和便血情况进行评分,计算疾病活动指数(disease activity index, DAI)。参见本章第二节"大鼠乙酸诱导法溃疡性结肠炎模型"。

2. 病理学检查　将豚鼠麻醉下剖取肛门至回肠末端肠组织,沿肠系膜侧纵行剖开,清除肠腔内容物,生理盐水冲洗干净,进行大体形态观察和光镜下组织病理学检查。

(1)大体观察:肉眼观察豚鼠结直肠黏膜充血、水肿、炎症、糜烂、溃疡及粘连等改变,进行黏膜损伤评分,计算结肠宏观损伤指数(colon macroscopic damage index,CMDI)[3,13]。

0 分:无损害。

1 分:黏膜充血、水肿,未出现溃疡。

2 分:黏膜充血、水肿,轻度糜烂,无溃疡。

3 分:黏膜充血、水肿,中度糜烂,有单个溃疡。

4 分:黏膜充血、水肿,高度糜烂,有多处溃疡。

5 分:黏膜充血、水肿,重度糜烂,有直径大于 1 cm 的溃疡。

(2)病理学检查:取距肛门 10 ~ 12 cm 左右近端长约 0.5 cm 结肠组织标本,10% 甲醛溶液或 4% 多聚甲醛溶液固定,梯度乙醇脱水,常规石蜡包埋、切片、HE 染色,光镜结合病理图像分析系统观察结肠组织病理形态学改变。根据炎症程度、病变深度、隐窝损伤、损伤范围和组织再生进行组织病理学评分(histopathological score,HS)[14-16](表 4-2)。

表 4-2 组织病理学损伤指数评分标准

分值	炎症程度	病变深度	损伤范围	隐窝损伤	组织再生
0	无炎症	无病变	1% ~25%	无损伤	正常组织或完全再生
1	轻度	黏膜层	26% ~50%	基部 1/3 受损	几乎完全再生
2	中度	黏膜下层	51% ~75%	基部 2/3 受损	隐窝缺失的再生
3	重度	穿透肠壁	76% ~100%	仅上皮细胞完好	表面上皮不完整
4				隐窝、上皮细胞丢失	无组织修复

3.其他 参见本章第二节"大鼠 TNBS 诱导法溃疡性结肠炎模型"。

【模型评价】

1.乙酸作为有机酸,与肠黏膜接触可直接导致炎症损伤,其病理特点与人类溃疡性结肠炎相似,表现为结肠黏膜弥漫性充血水肿、炎性粒细胞浸润、糜烂和溃疡形成。模型制作方法简单,成本低,周期短,重复性好,是目前实验性 UC 模型中应用最广泛的模型之一。但该模型最初黏膜损害的非特异性及炎症呈急性过程,不能表现人类的 UC 所具有的慢性、复发的特点[18]。乙酸诱导法 UC 模型常用动物为大鼠,而豚鼠使用相对较少。

2.DNCB 是一种小分子化学物质,作为半抗原与组织蛋白结合成完全抗原,激发机体产生 T 细胞介导的细胞免疫反应,是一个典型的胃肠道迟发过敏反应的模型[19]。该模型最初是由 Bick 等于 1964 在豚鼠建造[20]。模型制作过程由于不同物种对 DNCB 反应不同,因此 DNCB 的浓度、剂量、作用时间差异较大,需要实验者反复摸索。该模型提示了外源性抗原和机体自身抗原如果长期存在,可以刺激机体的免疫系统诱发或加重 UC。另外,对淋巴细胞参与反应的类型及方式的研究有利于揭示 UC 的发病机制[18]。

3.DNCB 及乙酸复制出的 2 种豚鼠 UC 模型,其致炎剂性质、致炎机制不同,但其病理特征十分相似,均表现为急性活动性 UC,进一步支持 UC 病理上无特异性改变[2]。

4.DSS 诱导的豚鼠 UC 模型在症状表现上与人类 UC 极为相似,如腹泻、黏液样便、粪便潜血、肉眼血便、体重减轻等。自由饮用 DSS 水溶液的方法简单易行,模型成功率高,实验重复性强;并可通过调整 DSS 溶液的浓度、给药时间和给药频率,制成急性和慢性两种结肠炎模型。但该模型可能无法完全反映 UC 的免疫学变化,且实验周期相对较长。

5.角又菜胶是一种硫酸多糖,多由红藻类植物中提取,能够直接对结肠细胞造成损伤,导致结肠黏膜的通透性增强,且在停止灌饮角又菜胶后,肠道黏膜的炎症仍可持续10~14 d,能较好地模拟疾病的慢性病程。该动物模型制作简单,技术要求低,但该模型动物多用豚鼠,成本相对较高。此外,溃疡性病变似乎从盲肠开始,并向远端延伸至直肠,不同于通常类型的人类溃疡性结肠炎。该模型现已较少应用[17]。

【参考文献】

[1] 高亚菲,鲍德虎,陈松盛,等.溃结灵胶囊对溃疡性结肠炎豚鼠模型 IL-2-IFN-NKC 免疫调节网络的影响[J].中国实验方剂学杂志,1999,5(6):43-45.

[2] 夏冰,于皆平.豚鼠溃疡性结肠炎模型[J].湖北医学院学报,1989,10(2):137-139.

[3] 徐丽,王新成,曹志友,等.排毒清肠汤剂对溃疡性结肠炎豚鼠模型治疗作用的研究[J].吉林医药学院学报,2006,27(2):72-73.

[4] 王晶,张晶,张利娟,等.健康及溃疡性结肠炎模型豚鼠维生素 D 和维生素 C 的交互作用[J].现代预防医学,2019,46(8):1391-1394,1399.

[5] 张泽慧,张晶,马莹,等.维生素 C 联合低剂量维生素 D_3 对溃疡性结肠炎豚鼠氧化应激的影响[J].营养学报,2019,41(1):53-57.

[6] 孙睿森,张晶,马莹,等.维生素 C 与维生素 D_3 联合应用对葡聚糖硫酸钠造模的豚鼠溃疡性结肠炎的改善作用[J].现代预防医学,2017,44(8):1397-1401.

[7] SEREGIN S S, GOLOVCHENKO N, SCHAF B, et al. NLRP6 function in inflammatory monocytes reduces susceptibility to chemically-induced intestinal injury[J]. Mucosal Immunology,2017,10(2):434-445.

[8] WATT J,MARCUS R. Carrageenan-induced ulceration of the large intestine in the guinea pig[J]. Gut,1971,12(2):164-171.

[9] WATT J,MARCUS R. Ulceration of the colon in guinea-pigs fed carrageenin[J]. Proc Nutr Soc,1970 May,29(1):Suppl:4A.

[10] MARCUS A J,MARCUS S N,MARCUS R,et al. Rapid production of ulcerative disease of the colon in newly-weaned guinea-pigs by degraded carrageenan[J]. J Pharm Pharmacol,1989,41(6):423-426.

[11] MARCUS S N, MARCUS A J, MARCUS R, et al. The pre-ulcerative phase of carrageenan-induced colonic ulceration in the guinea-pig[J]. Int J Exp Pathol,1992,73(4):515-526.

[12] JENSEN B H,ANDERSON J O,POULSEN S S,et al. The prophylactic effect of 5-aminosalicylic acid and salazosul phapyridine on degraded-carrageenan-induced colitis in guinea pig[J]. Scand J Gastroenterol,1984,19(3):299-303.

[13] MILLAR A D,RAMPTON D S,CHANDER C L,et al. Evaluating the antioxilant potential of new treatments for inflammatory bowel disease using a rat model of colitis[J]. Gut,1996,39(3):407-415.

[14] 昝慧,钟英强.骨髓间充质干细胞、瘤坏死因子受体Ⅱ-抗体融合蛋白、美沙拉嗪对

TNBS 诱导的结肠炎大鼠的疾病活动指数与组织损伤指数的影响[J].中国病理生理杂志,2013,29(5):784-789.

[15]DIELEMAN L A,PALMEN M J,AKOL H,et al. Chronic experimental colitis induced by dextran sulphate sodium (DSS) is characterized by Th1 and Th2 cytokines[J]. Clin Exp Immunol,1998,114(3):385-391.

[16]胡宇,兰昀羲,陈晓晓,等.溃疡性结肠炎动物模型研究进展[J].实验动物与比较医学,2022,42(3):220-228.

[17]范玉晶,裴凤华,刘冰熔.溃疡性结肠炎动物模型的研究进展[J].中华结直肠疾病电子杂志,2013,2(6):311-313.

[18]王晓兰.溃疡性结肠炎动物模型及研究进展[J].洛阳医专学报,2002,20(1):88-90.

[19]CLICK M E,FALCHUK I M. Dinitrochlorobenzene-induced colitis in the guinea-pig:studies of colonic lamina propria lymphocytes[J]. Gut,1981,22(2):120-125.

[20]BICKS R O,ROSENBERG E W. A chronic delayed hypersensitivity reaction in the guinea pig colon[J]. Gastroenterology,1964,46:543-549.

第五节　兔溃疡性结肠炎模型

【基本原理】

分别采用乙酸灌肠、2,4,6-三硝基苯磺酸(trinitrobenzene sulfonic acid,TNBS)/乙醇灌肠或高脂高糖饮食+TNBS 诱导的方法,建立家兔溃疡性结肠炎(ulcerative colitis,UC)模型。

【实验材料】

1.药品试剂　①乙酸:使用前用蒸馏水配制成5%浓度。②TNBS:使用前将 TNBS 与乙醇配成不同浓度的混合液。③麻醉药品:戊巴比妥钠,水合氯醛,盐酸氯胺酮注射液等。④组织固定液:10%甲醛溶液或4%多聚甲醛溶液等。⑤其他:乙醇,丙酮,二甲苯,磷酸盐缓冲液等。

2.仪器设备　硅胶管(直径3 mm),生物显微镜,病理图像分析系统,常规手术器械等。

3.实验动物　健康家兔,体重2.0~2.5 kg,雌雄各半。

【方法步骤】

1.乙酸灌肠法[1]

(1)方法:实验兔适应性饲养7 d后,禁食不禁水48 h,用3%戊巴比妥腹腔麻醉,用

2 mL 注射器经小儿胃管将 5% 乙酸 2 mL 从肛门灌入实验兔结肠,然后再注入 0.3 mL 空气,尽可能清除黏附在注射器与灌肠管壁上的药液。动物苏醒后正常饲养,5 d 后处死进行相关指标检测。

(2)特点:模型兔精神状态渐趋萎靡,出现了典型的腹泻、黏液便、血便等临床症状,DAI 显著增加。病理学检查可见肠壁增厚,黏膜弥漫性出血、溃疡、坏死,炎症细胞浸润,腺体部分损伤。

2. TNBS/乙醇灌肠法[1]

(1)方法:兔适应性饲养 7 d 后,禁食不禁水 48 h,3% 戊巴比妥腹腔麻醉,将 5% TNBS 与无水乙醇以体积 1∶1 配成 25 mg/mL 混合液,用注射器经小儿胃管将 TNBS/乙醇混合液从肛门灌入实验兔结肠,2 mL/只,然后再注入 0.3 mL 空气,尽可能清除黏附在注射器与灌肠管壁上的药液。动物苏醒后正常饲养,5 d 后处死进行相关指标检测。

(2)特点:TNBS/乙醇灌肠后,模型兔逐渐出现精神状态萎靡及典型的腹泻、黏液便、血便等临床症状,DAI 显著增加。病理学检查可见肠壁增厚,黏膜弥漫性出血,溃疡形成,黏膜坏死脱落,炎症细胞浸润明显,腺体损伤严重。

3. 高脂高糖+TNBS/乙醇灌肠法[2-3]

(1)方法:实验用健康家兔,体重 2.0~2.5 kg,雌雄各半。实验以普通饲料喂养为基础,灌服猪油 5 g/kg、蜂蜜 5 g/kg,隔日再灌服 35 度白酒(52 度红星二锅头 100 mL 加水 50 mL),5 mL/kg;持续 14 d。于造模第 15 天禁食 24 h,用 3% 戊巴比妥钠腹腔注射麻醉(15 mg/kg),用直径约 1.5 mm 的聚丙烯管插入肛门上段约 8 cm 处,1 次性注入 TNBS/50% 乙醇混合液,50 mg/kg。

(2)特点:①模型组家兔于造模后第 2 天即出现黏液脓血便或稀便,肛周污秽,自主活动减少,食欲减退、倦怠懒动、反应迟缓,毛发凌乱无光泽,体形消瘦,呈拱背状,其症状随时间的延长而加重,疾病活动度指数(DAI)明显升高。②与正常组比较,模型组家兔体重降低,结肠长度明显缩短,胸腺指数显著降低,结肠指数、脾指数明显增加。③模型组家兔肉眼观察结肠黏膜可见明显的充血、水肿、溃疡,肠壁变厚、肠道缩短,结肠黏膜损伤指数(CMDI)明显升高。④光镜下可见模型组家兔结肠黏膜糜烂和溃疡形成,病变主要局限于黏膜层和黏膜下层,病变部位有大量中性粒细胞和淋巴细胞浸润。

【观察指标】

1. 疾病活动度指数评分　每天固定时段内观察家兔精神状态、活动、毛发光泽、饮食等情况,对体重变化、大便性状和便血情况进行评分,计算疾病活动指数(disease activity index,DAI)。参见本章第二节"大鼠乙酸诱导法溃疡性结肠炎模型"[2]。

2. 结肠黏膜损伤指数评分　取直肠和盲肠之间的全部结肠,展平,肉眼观察结肠黏膜大体形态,进行结肠黏膜损伤指数(colon mucosa damage index,CMDI)评分。指标包括充血、水肿、粘连、坏死和溃疡程度及有无穿孔等[2,4]。

3. 病理学检查　取病变部位的结肠组织,10% 甲醛溶液或 4% 多聚甲醛溶液固定,梯度乙醇脱水,常规石蜡包埋、切片,HE 染色,光镜结合病理图像分析系统观察结肠组织病理形态学改变。根据炎症程度、病变深度、隐窝损伤、损伤范围和组织再生进行组织病理学评分(histopathological score,HS)[2,5-7]。参见本章第四节"豚鼠溃疡性结肠炎模型"。

4.其他 血清和结肠组织中 Th1 细胞因子 IL-1β、TNF-α 和 Th2 细胞因子 IL-4、IL-13 水平,结肠组织 MPO 活性等。

【模型评价】

1.乙酸所致结肠炎模型的病理改变与人类 UC 在炎症介质方面非常相似,尤其是花生四烯酸代谢与人类实验性 UC 高度相似,这一模型更适合于临床新药的研究开发、评价新药疗效及新的治疗手段。乙酸模型制作方法简单,成本低,周期短,重复性好,是目前实验性 UC 模型中应用最广泛的模型之一。用家兔制作 UC 模型,在给药途径及操作的简便性方面具有一定的优势[1]。但乙酸诱导法 UC 模型常用动物为大鼠,而家兔应用相对较少。参见本章第二节"大鼠乙酸诱导法溃疡性结肠炎模型"。

2.TNBS 诱导的 UC 模型具有操作简单,成功率高,重复性好,造模时间短且组织炎症持续时间长等特点,适用于急性和慢性复发性 UC 研究,是目前应用最为广泛的方法之一。同样,该方法使用的主要动物是大鼠和小鼠,家兔极少使用,TNBS/乙醇浓度、剂量等参数有待进一步实验探索。

3.采用高脂高糖饮食复制家兔湿热内蕴证型,模型家兔出现黏液脓血便或稀便,肛周污秽,自主活动减少,食欲减退、倦怠懒动、反应迟缓等症状体征,符合中医湿热内蕴证型的临床特点。在此基础上,叠加常用经典的 TNBS/乙醇灌肠诱导法,建立湿热内蕴型 UC 模型,模型家兔同时具备湿热内蕴证和溃疡性结肠炎的客观指标,与临床有较高的吻合度。但该方法造模时间长,干预因素多,难以判定不同时期肠道的病理性改变[8]。

【参考文献】

[1]孙茂庆,卜平.化学刺激致溃疡性结肠炎兔模型的建立[J].海南医学院学报,2011,17(3):296-298.

[2]张石宇,刘文,郭光伟,等.葛根芩连肠定位片对湿热内蕴型溃疡性结肠炎家兔模型Thl/Th2 细胞因子平衡的影响[J].时珍国医国药,2016,27(10):2387-2391.

[3]宋信莉,张石宇,郭光伟,等.葛根芩连肠定位片对湿热内蕴型溃疡性结肠炎模型兔结肠组织 PPAR-γ、NF-κB p65 蛋白表达的影响[J].中国药房,2017,28(16):2186-2190.

[4]MILLAR A D,RAMPTON D S,CHANDER C L,et al. Evaluating the antioxilant potential of new treatments for inflammatory bowel disease using a rat model of colitis[J]. Gut,1996,39(3):407-415.

[5]昝慧,钟英强.骨髓间充质干细胞、瘤坏死因子受体Ⅱ-抗体融合蛋白、美沙拉嗪对TNBS 诱导的结肠炎大鼠的疾病活动指数与组织损伤指数的影响[J].中国病理生理杂志,2013,29(5):784-789.

[6]DIELEMAN L A,PALMEN M J,AKOL H,et al. Chronic experimental colitis induced

by dextran sulphate sodium（DSS）is characterized by Th1 and Th2 cytokines［J］. Clin Exp Immunol,1998,114(3):385-391.

［7］胡宇,兰昀羲,陈晓晓,等.溃疡性结肠炎动物模型研究进展［J］.实验动物与比较医学,2022,42(3):220-228.

［8］尹园缘,宾东华,刘颖,等.溃疡性结肠炎病证结合动物模型的制备与评价［J］.中国实验方剂学杂志,2022,28(15):207-215.

第六节　溃疡性结肠炎病症结合模型

一、脾肾阳虚型溃疡性结肠炎模型

（一）大鼠脾肾阳虚型溃疡性结肠炎模型

【基本原理】

中医中无"溃疡性结肠炎"一词,中医将其归于"痢疾""大瘕泻""便血""肠澼",其主症为大便次数增多、便黏液脓血、腹痛、里急后重等,病位在大肠,与脾胃有关,可涉及肝肾,证型可分为大肠湿热证、热毒炽盛证、脾虚湿蕴证、寒热错杂证、肝郁脾虚证、脾肾阳虚证、阴血亏虚证7种[1]。脾肾阳虚型发生率位居各类型证候之首[2]。采用番泻叶或大黄水煎液灌胃、氢化可的松注射（腹腔、皮下或肌肉）、腺嘌呤混悬液灌胃、湿冷刺激等不同方法组合复制大鼠脾肾阳虚证模型,在此基础上,叠加 TNBS/乙醇或 DNCB/丙酮灌肠,建立大鼠脾肾阳虚证溃疡性结肠炎（ulcerative colitis,UC）模型。

【实验材料】

1. 药品试剂　①诱导剂:乙酸,2,4,6-三硝基苯磺酸（2,4,6-trinitrobenzene sulfonic acid,TNBS）,氢化可的松注射液,番泻叶（用100 ℃蒸馏水浸泡30 min,过滤去渣,用乙醇浓缩为1 g/mL,4 ℃冰箱保存）。②麻醉药品:乙醚,戊巴比妥钠,水合氯醛,盐酸氯胺酮注射液等。③组织固定液:10% 甲醛溶液或 4% 多聚甲醛溶液等。④其他:白介素-6（IL-6）、白介素-8（IL-8）、肿瘤坏死因子（TNF-α）、游离三碘甲腺原氨酸（FT$_3$）、游离四碘甲腺原氨酸（FT$_4$）、睾酮（T）、皮质醇（Cor）及 D-木糖等酶联免疫吸附法（enzyme-linked immunosorbent assay,ELISA）试剂盒,乙醇,丙酮,二甲苯等。

2. 仪器设备　聚丙烯管（直径 2 mm）,生物显微镜,病理图像分析系统,常规手术器械等。

3. 实验动物　SD 或 Wistar 大鼠,体重 180～220 g。

【方法步骤】

1. 番泻叶+可的松+TNBS/乙醇法[3-5]

（1）方法

1）脾肾阳虚证复制：实验用 Wistar 大鼠，雌雄各半。每天以 0.8 g/mL 的番泻叶水浸液灌胃（15 mL/kg），同时予氢化可的松腹腔注射（25 mg/kg），空白组大鼠则以等体积蒸馏水灌胃并腹腔注射等体积生理盐水，连续 14～21 d。

2）TNBS/乙醇灌肠：第 14～21 天后，模型组大鼠禁食不禁水 24 h，采用乙醚麻醉，将聚丙烯管（14 cm×2 mm，侧面剪数个孔）从大鼠肛门轻缓插入肠腔约 8 cm，一次性注入 TNBS/乙醇液 1 mL，再快速打入 0.4～1.0 mL 空气，立即捏紧肛门，防止药液逸出，提起鼠尾倒立 1～2 min，使药液与结肠内壁充分接触。空白组采用同样方法以等量生理盐水灌肠。自然清醒后正常喂养。

（2）特点：①模型组大鼠精神萎靡不振，嗜卧懒动，反应迟钝，喜扎堆，饮食减少，皮毛无光泽，肛周污秽，捕捉时抵抗力减弱，大便量多质稀，有黏液便，偶有脓血便出现。②模型组大鼠结肠黏膜可见明显的充血、水肿、局部溃疡，肠壁变厚，肠道缩短；与空白组比较，模型组大鼠结肠黏膜损伤评分明显升高。③与空白组比较，模型组大鼠血清促炎因子 IL-6、IL-8、TNF-α 含量明显升高，抑炎因子 TGF-β1 含量显著降低。

2. 大黄+可的松+TNBS/乙醇法[6]

（1）方法

1）脾肾阳虚证复制：实验用 Wistar 大鼠，体重（180±20）g，雌雄各半。模型组大鼠上午大黄水煎液灌胃，每只 2 mL/d，下午蒸馏水灌胃，每只 2 mL/d，连续 14 d。第 15 天，氢化可的松左右肢臀部交替注射，25 mg/kg，1 次/d，连续 10 d。

2）TNBS/乙醇灌肠：第 25 天后，模型组大鼠禁食不禁水 24 h，用 100 mg/kg TNBS 加 50% 乙醇 0.25 mL 混合试剂灌肠。

（2）特点：①模型组大鼠多数在第 4 天后开始出现蜷卧、眯眼等部分症状，第 9 天后症状开始明显，大鼠蜷卧扎堆，食量减少，体重减轻，便形质软，部分动物眯眼弓背，游泳耐力下降。随时间延长症状逐渐加重，出现体形消瘦、便形稀溏、肛周污秽、少食怠动、畏寒、成群蜷缩或弓背、毛发失去光泽而枯槁疏散等脾肾阳虚症状。②造模后第 7 天，肠腔表面有炎性渗出物，黏膜腺体消失，基层、浆膜层有多个浸润的淋巴细胞，纤维组织增生，局部可见淋巴滤泡形成。第 14 天，结肠整个黏膜脱落消失，黏膜腺体消失，黏膜层、黏膜下层有明显炎症细胞浸润，伴纤维增生。第 21 天，黏膜层、黏膜下层炎性细胞减少，毛细血管减少，胶样组织纤维增生，肉芽组织向瘢痕过渡。

3. 番泻叶+可的松+DNCB+乙酸法[7]

（1）方法

1）脾肾阳虚证复制：实验用雄性 SD 大鼠，体重 180～220 g。模型组大鼠用 15% 番泻叶水煎剂灌胃，4 mL/只，1 次/d，连续灌胃 15 d；同时颈部皮下注射氢化可的松

（10 mg/kg）。

2）DNCB 致敏与激发：脾肾阳虚证型模型完成后 15 d，大鼠禁食 36 h，自由饮水。用脱毛机将大鼠背部脱毛，然后在皮肤表面涂一层猪油，用 2% DNCB 丙酮液（DNCB 2.0 g，丙酮 100 mL）滴于脱毛处的皮肤，1 次 d，0.3 mL/次，连续滴背 14 d。第 15 天，用空矿泉水瓶去底和瓶盖将大鼠固定其中，用头皮针去针头涂凡士林后于大鼠肛门内约 8 cm 处灌肠注入 0.1% DNCB 乙醇（50%）液 0.3 mL。第 16 天，于前 1 d 相同部位灌肠注入 0.2% 乙酸溶液 2 mL，准确计时 15 s 后，用 5 mL 生理盐水冲洗。造模完成 1 周后处死动物，进行相关指标检测。

（2）特点：①模型组大鼠造模后 3 d，开始出现背部皮肤溃烂消瘦、体重减轻、毛发无光泽、饮食明显减少、懒动等，大便无明显变化。此后症状逐渐加重，第 10 天开始出现黏液脓血便。②模型大鼠黏膜充血、水肿明显，多处溃疡形成，个别可见结肠颜色变黑形成巨大溃疡。③光镜下可见大部分动物结肠黏膜层完全坏死脱落，形成一个较深的缺损（即溃疡），缺损穿破黏膜肌层，可见溃疡底部由内向外由四层构成，分别是炎性渗出层、坏死层、肉芽组织层、瘢痕组织层，坏死层中可见变性坏死的被覆上皮，黏膜下层可见血管扩张、水肿及炎症细胞浸润。

4. TNBS+番泻叶+湿冷法[8]

（1）方法

1）脾肾阳虚证复制：实验用 SD 大鼠，体重 180～220 g，雌雄各半。用自制的浓度为 100% 的番泻叶煎液给大鼠灌胃，1 次/d，3 mL/只。番泻叶灌胃 30 min 后，向大鼠均匀喷洒 3 ℃冰水，60 mL/只，将全身皮毛打湿后，再将大鼠置于 1 400 r/min 的电风扇前将其毛发吹干，1 次/d，连续 4 周。

2）TNBS/乙醇灌肠：将大鼠禁食 12 h，10% 水合氯醛腹腔注射麻醉（4 mL/kg），后将一长约 12 cm 直径 2 mm 的橡胶输液管用石蜡油润滑后缓慢插入肛门深约 8 cm，将 0.5 mL 的 TNBS/乙醇溶液注入肛管（100 mg/kg）。

（2）特点：①TNBS/乙醇灌肠后第 1 天，模型组大鼠出现懒动，厌食，稀便；第 1～3 周，逐渐出现缩聚堆，体重减轻，消瘦，神态萎靡，毛色暗淡无华，稀便、脓血便等。②模型大鼠可见不同程度的肠壁增厚粘连，糜烂和溃疡表面附着有黑黄相兼样物质，周围黏膜充血水肿明显，整个肠段长度明显缩短。③血清游离三碘甲腺原氨酸（FT_3）、游离四碘甲腺原氨酸（FT_4）含量和超氧化物歧化酶（SOD）活性显著降低，丙二醛（MDA）含量明显升高。

5. TNBS+腺嘌呤+番泻叶+湿冷法[9]

（1）方法

1）脾肾阳虚证复制：实验用雄性 SD 大鼠，体重 180～220 g。2% 腺嘌呤混悬液灌胃（10 mL/kg），1 次/d，连续 2 周；从第 3 周起，100% 冰番泻叶水浸剂灌胃（10 mL/kg），连续 2 周；造模期间自由饮食，每日灌胃 30 min 后，用喷雾器给每只大鼠全身均匀喷 4 ℃冰水 50 mL，湿润皮毛，然后将大鼠置于电风扇前（1 400 r/min），将其毛发吹干，1 次/d，连续 4 周。

2)TNBS/乙醇灌肠:第29天,将大鼠禁食不禁水24 h,10% 水合氯醛腹腔注射麻醉 (4 mL/kg),将直径2 mm的聚丙烯管用石蜡油润滑后缓慢插入大鼠肛门上段8 cm处,注入5% TNBS 按 100 mg/kg(约 TNBS 原液 2 mL/kg)加 50% 乙醇 0.25 mL 制成的混合试剂,然后提起大鼠尾部,保持倒置 1~2 min,使试剂完全在大鼠肠腔充分渗透,然后将大鼠轻放置于鼠笼,自然清醒,自由饮食饮水。

(2)特点:模型组大鼠出现嗜睡懒动,反应迟钝,蜷卧扎堆,毛发疏松粗糙、晦暗无光泽,眯眼弓背,肛周污秽,便形稀溏甚则黏液血便等症状;大鼠体重明显减轻,饮水量明显减少,肛温下降,与正常组比较有统计学意义;显微镜下观察结肠黏膜呈缺损及坏死脱落,形成溃疡灶,局部充血、水肿明显,伴大量炎症细胞浸润;与正常组比较,明显大鼠结肠组织损伤程度评分及血清中 IL-6、IL-8、TNF-α 含量明显升高,FT_3、FT_4、睾酮(T)、皮质醇(Cor)及 D-木糖含量显著降低。

【观察指标】

1.一般情况 每天观察大鼠精神状态、活动、毛发光泽、饮食等情况,对体重变化、大便性状和便血情况进行评分,计算疾病活动指数(disease activity index,DAI)[8-12]。参见本章第二节"大鼠乙酸诱导法溃疡性结肠炎模型"。

2.病理学检查 将大鼠麻醉下剖取肛门至回肠末端肠组织,沿肠系膜侧纵行剖开,清除肠腔内容物,生理盐水冲洗干净,进行大体形态观察和光镜下组织病理学检查。

(1)大体观察:肉眼观察大鼠结直肠黏膜充血、水肿、炎症、糜烂、溃疡及粘连等改变,进行黏膜损伤评分和组织粘连评分,计算结肠宏观损伤指数(colon macroscopic damage index,CMDI)[8,13]。

1)黏膜损伤评分标准。0分:黏膜光滑平整无损伤;1分:黏膜充血,无溃疡;2分:点状或线性溃疡,无明显的炎症;3分:有1个明显炎症表现的溃疡;4分:2个或更多的溃疡或炎症部位;5分:2个或者更多有炎症表现的溃疡,或有1溃疡/炎症的范围超过了1 cm;6~10分:如果损伤沿结肠长度超过2 cm,则每增加1 cm增加1分。

2)组织粘连评分标准。0分:无粘连;1分:轻度粘连(结肠与其他组织较易剥离);2分:重度粘连。

CMDI=黏膜损伤评分+组织粘连评分

(2)病理学检查:取结肠组织标本,10% 甲醛溶液或4% 多聚甲醛溶液固定,梯度乙醇脱水,常规石蜡包埋、切片,HE 染色,光镜结合病理图像分析系统观察结肠组织病理形态学改变。根据炎症程度、病变深度、隐窝损伤、损伤范围和组织再生进行组织病理学评分(histopathological score,HS)[13-15]。参见本章第四节"豚鼠溃疡性结肠炎模型"。

3.血清学检测 大鼠麻醉下腹主动脉取血,ELISA 法检测测定血清 IL-6、IL-8、TNF-α、FT_3、FT_4、T、Cor 及 D-木糖含量。

4.其他 参见本章第二节"大鼠 TNBS 诱导法溃疡性结肠炎模型"。

【模型评价】

1. 采用苦寒泻下的中药番泻叶或大黄，其性味苦寒，专于泻下，通过每日灌服，形成"过服寒凉之品，损伤脾阳"的病理基础，属中医病因病机造模因素；腺嘌呤已被大量的研究证实其对脾肾阳虚证候模型建立的可靠性[16]，则为西医病理学造模因素；结合环境因素干预，如喷洒 4 ℃冰水及置于电风扇前吹干，造成外感风寒湿邪的病因，以期更加接近临床发病机制；氢化可的松注射是制备肾阳虚证的经典方法，通过以上不同因素的组合，建立脾肾阳虚证候模型，模型大鼠相继出现神态萎靡，嗜睡懒动，毛发稀疏无泽，易脱毛，大便变软，甚则拱背蜷缩聚堆，体毛枯槁稀疏，小便清长，粪便溏泻等脾肾阳虚症候表现。

2. 在建立大鼠脾肾阳虚证的基础上，采用常用经典的溃疡性结肠炎模型复制方法，如 TNBS/乙醇灌肠法、DSS 自由饮用法、DNCB 致敏法、乙酸灌肠法等，建立的脾肾阳虚溃疡性结肠炎模型。该类模型不仅能够较好地模拟人类脾肾阳虚型溃疡性结肠炎的临床表现，具备脾肾阳虚证候的宏观表征和生化变化（如血清 T_3、T_4 降低），同时具有溃疡性结肠炎的病理特征（结肠黏膜充血水肿、糜烂溃疡、炎症浸润等）。从而为深入研究该疾病的发病机制、治疗方法等提供了可靠的动物实验基础。

3. 采用传统中医病因与现代医学致病因素相结合的复合多因素方法来研制脾肾阳虚型溃疡性结肠炎大鼠模型，模型复制后大鼠出现了类似于人体脾肾阳虚证的症状体征，另外通过相关实验室指标为该病证结合模型的成功建立提供了辅助评价依据，

4. 随着现代医学研究的逐步渗透，实验室生化指标也开始出现在脾肾阳虚证候模型的辅助评价指标中。通过检测小肠吸收功能的木糖吸收试验，是目前评判脾虚证（包括脾阳虚证）的公认指标，已有大量的文献报道证明脾虚证时 D-木糖吸收数值下降。此外，下丘脑-垂体-靶腺轴（包括肾上腺轴、甲状腺轴及性腺轴）的功能障碍和功能低下是肾阳虚证的病理基础，在此基础上这 3 个轴中的任何一个或者几个同时出现功能低下即可能引起肾阳虚证。其反映肾上腺轴功能的常用指标有血清皮质醇（Cor）等，反映甲状腺功能的指标常有血清 FT_3 和 FT_4，反应性腺轴功能则以睾酮（T）等。研究人员能够客观地观察和评估一系列生物学指标的变化，有助于全面、客观评价疾病的严重程度和药物的治疗效果。

5. 大鼠脾肾阳虚型溃疡性结肠炎模型的建立过程较为复杂，需要经过多步骤处理，如灌服药物、注射激素、灌肠等，这些操作可能受到多种因素的影响，如实验操作技巧、实验环境等，导致模型建立的稳定性存在一定的波动。

【参考文献】

[1] 薛宁，朱正望，苗明三，等. 基于中西医临床病证特点的溃疡性结肠炎动物模型分析[J]. 中药药理与临床，2023，39(5)：106-111.

[2] 岳宏，王天芳，陈剑明，等. 溃疡性结肠炎常见中医证候及证候要素的现代文献研究[J]. 北京中医药大学学报，2010，33(5)：306-308.

[3] 高建平，李能莲，刘延青，等. 四神丸对脾肾阳虚型溃疡性结肠炎大鼠血清炎症因子及

结肠组织核因子 κBp65 的影响［J］. 甘肃中医药大学学报,2018,35(6):7-11.

［4］王燕,何兰娟,朱向东,等. 四神丸对脾肾阳虚型溃疡性结肠炎大鼠血清 TGF-β1、IL-6 及结肠组织 TLR-4 mR-NA 表达的影响［J］. 中医药学报,2015,43(5):118-122.

［5］胡丽霞,张磊昌,刘巧. 黄土汤灌肠对脾肾阳虚型溃疡性结肠炎大鼠的影响［J］. 时珍国医国药,2021,32(8):1829-1832.

［6］吴玉泓,许雅清,李海龙,等. 脾肾阳虚型溃疡性结肠炎大鼠模型的建立［J］. 中国实验动物学报,2016,24(2):116-119.

［7］朱丹,张怡,王毅,等. 大鼠溃疡性结肠炎(脾肾阳虚型)模型实验研究［J］. 辽宁中医药大学学报,2015,17(5):120-123.

［8］王燚需,朱莹,王璇. 溃疡性结肠炎(脾肾阳虚证)大鼠模型的实验研究［J］. 中国中医急症,2015,24(8):1332-1334,1391.

［9］郑洁,朱莹,高昂,等. 脾肾阳虚型溃疡性结肠炎大鼠模型的研制［J］. 中国中西医结合消化杂志,2016,24(3):182-187.

［10］MURANO M,MAEMURA K,HIRATA I,et al. Therapeutic effect of intracolonically administered nuclear factor Kappa B (p65)antisense oligonucleotide on mouse dextran sulphate sodium (DSS)-induced colitis. Clin Exp Immunol［J］,2000,120(1):51-58.

［11］FORBES E,MURASE T,YANG M,et al. Immunopathogenesis of Experimental Ulcerative Colitis Is Mediated by Eosinophil Peroxidase1. J Immunol［J］,2004,172(9):5664-5675.

［12］尹园缘,宾东华,刘颖,等. 溃疡性结肠炎病证结合动物模型的制备与评价［J］. 中国实验方剂学杂志,2022,28(15):207-215.

［13］昝慧,钟英强. 骨髓间充质干细胞、瘤坏死因子受体Ⅱ-抗体融合蛋白、美沙拉嗪对 TNBS 诱导的结肠炎大鼠的疾病活动指数与组织损伤指数的影响［J］. 中国病理生理杂志,2013,29(5):784-789.

［14］DIELEMAN L A,PALMEN M J,AKOL H,et al. Chronic experimental colitis induced by dextran sulphate sodium (DSS) is characterized by Th1 and Th2 cytokines［J］. Clin Exp Immunol,1998,114(3):3 85-391.

［15］胡宇,兰昀羲,陈晓晓,等. 溃疡性结肠炎动物模型研究进展［J］. 实验动物与比较医学,2022,42(3):220-228.

［16］肖静,何立群,高建东,等. 腺嘌呤与氢化可的松大鼠肾阳虚模型造模方法比较［J］. 中国比较医学杂志,2008,18(3):77-80.

(二)小鼠脾肾阳虚型溃疡性结肠炎模型

【基本原理】

采用大黄灌胃和氢化可的松肌内注射的方法复制脾肾阳虚证模型,在此基础上,叠加葡聚糖硫酸钠(dextran sulphate sodium,DSS)溶液自由饮用,建立小鼠脾肾阳虚型溃疡性结肠炎(ulcerative colitis,UC)模型。

1. **药品试剂** ①诱导剂:DSS,氢化可的松注射液,大黄颗粒。②麻醉药品:乙醚,戊巴比妥钠,水合氯醛,盐酸氯胺酮注射液等。③组织固定液:10%甲醛溶液或4%多聚甲醛溶液等。④其他:苏木素-伊红(HE)染液,便隐血(OB)试剂,白介素(IL)-6、IL-8、IL-9、IL-10肿瘤坏死因子-α(TNF-α)、去甲肾上腺素(NE)、多巴胺(DA)、5-羟色胺(5-HT)酶联免疫吸附法(enzyme-linked immunosorbent assay,ELISA)试剂盒,三碘甲腺原氨酸(FT_3)、游离四碘甲状腺原氨酸(FT_4)、睾酮(T)放射免疫试剂盒,乙醇,丙酮,二甲苯等。

2. **仪器设备** 多功能酶标仪,流式细胞仪,聚丙烯管(直径2 mm),生物显微镜,病理图像分析系统,常规手术器械等。

3. **实验动物** 雄性BALB/c小鼠,9~12周龄,体重18~22 g。

【方法步骤】[1-6]

1. **脾肾阳虚证复制** 小鼠灌胃大黄颗粒溶液(0.625 g/mL),20 mL/kg,1次/d,连续7 d。第8天,小鼠臀部左右交替注射氢化可的松,25 mg/kg,1次/d,连续7~10 d。

2. **DSS溶液自由饮用** 在氢化可的松肌内注射同时,小鼠予以2.5% DSS溶液自由饮用,连续7 d。在造模期间,小鼠出现泄泻脱肛,蜷缩扎堆,肛门血便,体质量减轻等症状,提示脾肾阳虚型UC模型复制成功。

【观察指标】

1. **疾病活动指数(disease activity index,DAI)[6-8]** 每天观察小鼠精神状态、活动、毛发光泽、饮食等情况,对体重变化、大便性状和便血情况进行评分,按下式计算DAI。

$$DAI=(体重下降评分+粪便性状评分+血便评分)/3$$

2. **血清FT_3、FT_4、T含量测定** 小鼠禁食不禁水12 h,称重用2%戊巴比妥钠腹腔注射深度麻醉,眼球取血,4 ℃冰箱静置1 h,分离血清,取上清液,放射免疫法测定血清FT_3、FT_4、T含量。

3. **结肠长度、重量指数和脾脏指数测定** 眼球取血后处死小鼠,快速打开腹腔,分离肛门至回盲部的结肠和脾脏部分,小心剥离粘连的脂肪,将结肠组织自然展开平铺于冰袋上,测量长度并拍照记录。用预冷的磷酸盐缓冲液(PBS)灌注肠腔清洗内容物,滤纸吸取多余的水分,称取结肠重量和脾脏重量,计算肠重指数、单位长度结肠质量和脾脏指数。

$$肠重指数(\%)=结肠重量(g)/体重(g)×100\%$$
$$单位长度结肠重量=结肠重量(g)/结肠长度(cm)$$
$$脾脏指数(\%)=脾脏重量(g)/体重(g)×100\%$$

4. **结肠组织病理形态学观察** 剪取距肛门4 cm的结肠组织2 cm,10%甲醛溶液或4%多聚甲醛溶液固定,梯度乙醇脱水,常规石蜡包埋、切片,HE染色,光镜结合病理图像分析系统观察结肠组织病理形态学改变。

【模型特点】

1.模型组小鼠畏寒扎堆,精神萎靡不振,倦怠少动,反应迟钝,毛发粗糙枯槁,大便稀溏,部分出现黏液血便。

2.与正常组比较,模型组小鼠体重显著下降,DAI 评分显著升高,小鼠结肠长度明显缩短,肠重指数、脾重指数及单位长度结肠重量均明显升高。

3.模型组小鼠结肠黏膜明显充血水肿,黏膜上皮结构破坏,腺体排列紊乱,杯状细胞数量减少,溃疡形成,腺体和黏膜层间见大量的炎性细胞浸润。

4.与正常组比较,模型组小鼠血清 FT_3、FT_4、T 的水平显著下降。

【模型评价】

1.采用苦寒泻下中药大黄颗粒溶液灌胃、氢化可的松肌内注射和 DSS 溶液自由饮用建立的小鼠脾肾阳虚型溃疡性结肠炎模型,方法简单,模型可靠,同时具备脾肾阳虚证候的临床表现和溃疡性结肠炎的病理特征,适用于该病的中医病因、病机研究和中药新药的筛选研究。此外,小鼠容易饲养,成模时间短,实验成本相对较低。

2.由于小鼠体积和肠道的面积较小,溃疡面积不易计算,不利于肉眼观察和结肠宏观损伤指数(colon macroscopic damage index,CMDI)等相关病理学评分,其应用范围远低于脾肾阳虚型溃疡性结肠炎大鼠模型[9]。

【参考文献】

[1]薛宁,朱正望,苗明三,等.基于中西医临床病证特点的溃疡性结肠炎动物模型分析[J].中药药理与临床,2023,39(5):106-111.

[2]刘素萍,葛巍,程绍民,等.四神丸对脾肾阳虚型结肠炎小鼠树突状细胞表面共刺激分子的调控作用[J].时珍国医国药,2022,33(12):2878-2881.

[3]李晓玲,吴玉泓,柳春,等.基于转录组学探讨四神丸治疗慢性溃疡性结肠炎的作用机制[J].中华中医药杂志,2024,39(5):2504-2509.

[4]朱成雷,穆晶晶,徐静雯,等.紫甘薯花青素对 DSS 诱导的溃疡性结肠炎小鼠肠道屏障损伤的修复作用[J].中国病理生理杂志,2020,36(10):1844-1853.

[5]吴玉泓,许雅清,李海龙,等.脾肾阳虚型溃疡性结肠炎大鼠模型的建立[J].中国实验动物学报,2016,24(2):116-119.

[6]黄佳琦,蒋青青,钟友宝,等.四神丸挥发油对慢性溃疡性结肠炎小鼠 TLR/MyD88 信号通路的调控作用[J].中国实验方剂学杂志,2021,27(23):19-25.

[7]MURANO M,MAEMURA K,HIRATA I,et al. Therapeutic effect of intracolonically administered nuclear factor kappa B(p65) antisense oligonucleotide on mouse dextran sulphate sodium(DSS) induced colitis[J]. Clin Exp Immunol,2000,120(1):51-58.

[8]OKAYASU I,HATAKEYAMA S,YAMADA M,et al. A novel method in the induction of reliable experimental acute and chronic ulcerative colitis in mice[J]. Gastroenterology,1990,98(4):694-702.

[9]尹园缘,宾东华,刘颖,等.溃疡性结肠炎病证结合动物模型的制备与评价[J].中国实验方剂学杂志,2022,28(15):207-215.

二、大鼠肝郁脾虚型溃疡性结肠炎模型

【基本原理】

采用束缚、饮食失节、激怒、疲劳等不同方法组合复制大鼠肝郁脾虚证,在此基础上,叠加乙酸或2,4,6-三硝基苯磺酸(2,4,6-trinitrobenzene sulfonic acid,TNBS)/乙醇灌肠、葡聚糖硫酸钠(dextran sulphate sodium,DSS)灌胃或自由饮用等方法,建立大鼠肝郁脾虚证溃疡性结肠炎(ulcerative colitis,UC)模型。

【实验材料】

1. 药品试剂   ①诱导剂:乙酸,TNBS,DSS。②麻醉药品:乙醚,戊巴比妥钠,水合氯醛,盐酸氯胺酮注射液等。③组织固定液:10%甲醛溶液或4%多聚甲醛溶液等。④其他:白介素(IL)-6、IL-8、IL-9、IL-10、肿瘤坏死因子-α(tumor necrosis factor-α,TNF-α)、去甲肾上腺素(norepinephrine,NE)、多巴胺(dopamine,DA)、5-羟色胺(5-hydroxytryptamine,5-HT)酶联免疫吸附法(enzyme-linked immunosorbent assay,ELISA)试剂盒等,乙醇,丙酮,二甲苯等。

2. 仪器设备   高架十字迷宫,大鼠旷场实验箱,多功能酶标仪,聚丙烯管(直径2 mm),生物显微镜,病理图像分析系统,常规手术器械等。

3. 实验动物   SD或Wistar大鼠,体重180～220 g。

【方法步骤】

1. 束缚应激+限制饮食+乙酸灌肠法[1-2]

(1)方法

1)肝郁脾虚证复制:实验用雄性Wistar大鼠,体重150～200 g。将大鼠放入特制圆形箱内限制活动,同时限制饮食,并用胶布束绑大鼠后肢,8 h/d,连续3周。

2)乙酸灌肠:第22天,将大鼠用20%乌拉坦腹腔注射麻醉(4 mL/kg),用特制包有圆头的长注射针头插入大鼠肛门内约10 cm处结肠内,注入5%乙酸1 mL。24 h后,每天继续限制活动,持续12 d。

(2)特点:①模型组大鼠体重下降、粪便溏泄、肾上腺重量增加、胸腺重量下降;②结肠黏膜在光镜下可见到大量炎症细胞浸润、出血、水肿、黏膜溃疡等;③与正常组比较,模型组大鼠脾T、B淋巴细胞增殖反应能力明显下降,全血黏度明显升高;④造模12 d后,与正常组比较,模型组大鼠下丘脑单胺类激素如去甲肾上腺素、多巴胺、5-羟色胺显著升高。

2. DSS+饮食失节+夹尾+疲劳法[3]

(1)方法

1)DSS灌胃:实验用SD大鼠,体重150～190 g,雌雄各半。大鼠用10% DSS溶液灌

胃,20 mL/kg,2 次/d,连续 7 d。正常饲养 5 d 后,第 13 天再次灌胃 10% DSS 溶液,20 mL/kg,2 次/d,连续 7 d,诱导复发。

2)饮食失节:单日禁食,4 ℃冰水灌胃,1 次/d,2 mL/次;双日正常饮食,猪油灌胃,1 次/d,2 mL/次。

3)激怒疲劳:每日用纱布包裹长尾夹夹住大鼠尾部,30 min/次,使其暴怒;强迫大鼠站立在 2 cm 深的水中至少 8 h,连续 19 d。

(2)特点:①与正常组比较,模型组大鼠体质量显著降低,UC 活动指数评分(DAI)及结肠黏膜损伤指数(CMDI)显著升高,血清 IL-2 含量显著降低,TNF-α 含量显著升高。②模型大鼠光镜下可见黏膜层溃烂严重,腺体破坏,大量炎症细胞浸润,间质水肿、充血明显。

3.束缚应激+饮食失节+TNBS/乙醇灌肠法[2-4]

(1)方法

1)束缚应激:实验用雄性 SD 大鼠,体重 190~210 g。将大鼠双前肢反捆至背部并禁锢于鼠笼中束缚,40 min/次,2 次/d,持续干预 2 周。

2)饮食失节:在束缚应激期间,同时采用单日禁食,双日正常饮食,模拟饮食失节。

3)TNBS/乙醇灌肠:禁食(不禁水)24 h,用 10% 水合氯醛腹腔麻醉(3 mL/kg)后,一次性将 50% TNBS 乙醇液(0.25 mL)用橡胶输液管缓慢注入大鼠距肛门 7~8 cm 深的肠腔内,留置数分钟。然后用针头抽取一定量的空气,同样的方法注入大鼠直肠肠腔,防止溶液外漏,让动物保持平躺状态,自然清醒。正常组大鼠则以同样方法注入相同体积的生理盐水。

(2)特点:①模型组大鼠精神萎靡,喜蜷伏角落,时而狂躁,警惕性高,抓捕时成防御姿态,体重下降,毛发色泽晦暗,大便稀溏,伴有脓血,拖尾。②与正常组比较,模型组大鼠旷场实验静止时间明显增多,站立次数明显减少;高架十字迷宫在开臂的滞留时间、探头次数较正常组明显减少。③模型组大鼠结肠黏膜完整性受到破坏,固有层内部肠腺腺腔扩张,黏膜下层或结肠全层形成明显溃疡,大量炎性细胞、坏死组织取代正常结构;肝脏脂滴形成增加。④与正常组比较,模型组大鼠血清 IL-6、IL-9、5-HT 水平上升,SOD 活性明显下降;结肠组织 SERT 蛋白表达量显著下降,肝脏 5-HT$_{2A}$R 蛋白表达量明显上升。

4.DSS+束缚应激+饮食失节法[4-5]

(1)方法

1)DSS 自由饮用:实验用雄性 SD 或 Wistar 大鼠,体重 200~220 g。每日自由饮用 5% DSS 溶液,替代日常饮水,连续 2 周。

2)束缚应激:自制束缚筒为有机玻璃制成的圆筒状结构,主筒长 25 cm,筒口外径 7 cm,前端置有一直径小于主筒的并可以前后调节的带有透气孔、便于大鼠头伸进的有机玻璃前罩,后端为可调的开关闸门。DSS 溶液自由饮用期间,每日不定时将大鼠置于束缚盒中限制 3 h,连续 2 周。

3）饮食失节:在束缚应激期间,同时采用单日禁食,双日正常饮食,模拟饮食失节,连续 2 周。

（2）特点:①模型组大鼠明显烦躁、机警、易激惹,稍有声响即成防御状态,大便稀溏,毛发凌乱,耳尖明显向背部方向靠拢。②与正常组比较,造模组大鼠旷场实验中央区进入次数、中央区停留时间和运动总距离明显减少;高架十字迷宫实验大鼠双侧开放臂进入次数及停留时间、中央区进入次数和运动总距离明显低于正常组。③与正常组比较,模型组大鼠 IL-4 和 IL-10 含量明显降低,而 IL-17 和 IFN-γ 含量明显升高。

【观察指标】

1. 一般情况　观察大鼠体重变化、精神状态、动作行为、毛发光泽度、粪便性状等,并按 UC 疾病活动指数(DAI)评分标准[1]进行评分。参见本节"大鼠脾肾阳虚型溃疡性结肠炎模型"。

2. 旷场实验(open field test,OFT)　测定运动总距离、中央区停留时间、中夹区进入次数和中央区移动距离。

3. 高架十字迷宫实验(elevated plus-maze test,EPM)　记录 5 min 内大鼠进入封闭臂的次数、时间和开放臂的次数、时间。

4. 新环境进食抑制实验(novelty suppressed feeding test,NSF)　记录大鼠开始进食的时间,观察 5 min,若计时结束大鼠仍未进食,按 5 min 计算。

5. 血清学检测　实验结束后,大鼠用 20% 乌拉坦(5 mL/kg)麻醉,腹主动脉取血,4 ℃ 3 000 r/min 离心 10 min,取血清,ELISA 测定血清 IL-2、IL-6、IL-9、TNF-α、5-HT 含量和 SOD 活性等。

6. 结肠黏膜组织炎症因子含量测定　将大鼠处死后,取其结肠黏膜组织,冰生理盐水冲洗,进行组织匀浆,ELISA 法进行 IL-4、IL-10、IL-17 和 IFN-γ 水平检测。

7. 病理学检查　将大鼠麻醉下剖取肛门至回肠末端肠组织,沿肠系膜侧纵行剖开,清除肠腔内容物,生理盐水冲洗干净,进行大体形态观察和光镜下组织病理学检查。肉眼观察大鼠结直肠黏膜充血、水肿、炎症、糜烂、溃疡及粘连等改变,进行黏膜损伤评分和组织粘连评分,计算结肠宏观损伤指数(colon macroscopic damage index,CMDI)。取结肠组织标本,10% 甲醛溶液或 4% 多聚甲醛溶液固定,梯度乙醇脱水,常规石蜡包埋、切片,HE 染色,光镜结合病理图像分析系统观察结肠组织病理形态学改变。根据炎症程度、病变深度、隐窝损伤、损伤范围和组织再生进行组织病理学评分(histopathological score,HS)。参见本节"大鼠脾肾阳虚型溃疡性结肠炎模型"。

【模型评价】

1. 采用束缚、饮食失节、激怒、疲劳等不同组合复制大鼠肝郁脾虚证,在此基础上,叠加乙酸或 TNBS/乙醇灌肠、DSS 灌胃或自由饮用等方法,建立的大鼠肝郁脾虚证溃疡性结肠炎模型,与单纯性乙酸、TNBS 或 DSS 诱导的溃疡性结肠炎模型相比,具有以下特征[6]:①体重下降、粪便溏泄明显,免疫器官萎缩、免疫功能下降显著;②肾上腺重量及体内去甲肾上腺素、多巴胺、5-羟色胺等儿茶酚胺类激素分泌增加；③血液黏度升高，血红蛋白减少，白细胞数增加；④结肠黏膜充血水肿明显，糜烂溃疡严重，结肠黏膜损伤指数增加等。说明中医肝郁因素或精神刺激因素可通过精神-神经体液-免疫网络，影响炎症的过程和活动性，从而加重溃疡性结肠炎的病变。

2. 不同的模型复制方法各具优缺点[7-8]：①束缚应激+限制饮食+乙酸灌肠法模型复制简单易行，但造模时间长，模型证候复制偏向于肝郁。②DSS+饮食失节+夹尾+疲劳法的优点是疾病模型复制易行，中医复合证型肝郁与脾虚相加可较为真实地反映该证候特点。不足之处在于造模时间长，且用猪油灌胃易出现湿热证，证候夹杂。③束缚应激+饮食失节+TNBS/乙醇灌肠法复制的病证结合模型与临床表现基本相符，但造模时间长，死亡率高。④DSS+束缚应激+饮食失节法复制的证模型与临床表现基本相符，不足之处在于DSS自由饮法剂量难以准确控制，疾病模型复制的均一性相对较差。

【参考文献】

[1] CHEN L, ZHOU Z, YANG Y, et al. Therapeutic effect of imiquimod on dextran sulfate sodium-induced ulcerative colitis in mice[J]. PLoS One, 2017, 12(10): e0186138.

[2] 罗运凤, 高洁, 柴艺汇, 等. 痛泻要方对肝郁脾虚型溃疡性结肠炎模型大鼠结肠 SERT、肝脏 5-HT2AR 蛋白表达的影响[J]. 中国实验方剂学杂志, 2021, 27(2): 15-21.

[3] 时军, 李昕, 张小灵, 等. 痛泻要方加减防风对实验性 UC 大鼠结肠黏膜的影响[J]. 中国实验方剂学杂志, 2015, 21(4): 161-165.

[4] 李艳彦, 谢鸣, 陈禹, 等. 一种运用复合病因造模法复制大鼠肝郁脾虚证模型的研究[J]. 中国中医基础医学杂志, 2006, 12(6): 439-442.

[5] 满运军, 肖旸, 苏敏, 等. 柴芍六君汤对肝郁脾虚型溃疡性结肠炎大鼠炎性因子的影响[J]. 世界中西医结合杂志, 2021, 16(10): 1836-1840, 1868.

[6] 顾立刚, 郭学志, 王庆国. 大鼠溃疡性结肠炎肝郁脾虚证模型的研究[J]. 北京中医药大学学报, 1999, 22(2): 22-24.

[7] 尹园缘, 宾东华, 刘颖, 等. 溃疡性结肠炎病证结合动物模型的制备与评价[J]. 中国实验方剂学杂志, 2022, 28(15): 207-215.

[8] 李艺垚, 马少丹, 苑述刚. 脾虚湿盛肝郁证溃疡性结肠炎大鼠模型的建立与评价[J]. 中医药导报, 2021, 27(1): 20-23, 31.

三、湿热型溃疡性结肠炎模型

(一)大鼠湿热型溃疡性结肠炎模型

【基本原理】

脾胃虚弱，阻碍运化，湿热内蕴，气血瘀滞，以成溃结[1]。以当今社会饮食失节、饥饱失常、过食肥甘、辛辣油腻的饮食习惯为依据，结合环境法、化学法或免疫复合法，采用高脂高糖饮食、高温高湿环境等方法复制大鼠湿热证型,在此基础上,叠加2,4,6-三硝基苯磺酸(2,4,6-trinitrobenzene sulfonic acid,TNBS)/乙醇灌肠诱导法,建立大鼠湿热证型溃疡性结肠炎(ulcerative colitis,UC)模型。

【实验材料】

1. 药品试剂　①诱导剂:TNBS,乙醇,抗原乳化液等。②麻醉药品:乙醚,戊巴比妥钠,水合氯醛,盐酸氯胺酮注射液等。③组织固定液:10%甲醛溶液或4%多聚甲醛溶液等。④其他:白介素(IL)-4、IL-6、IL-10、肿瘤坏死因子-α(tumor necrosis factor-α,TNF-α)酶联免疫吸附法(enzyme-linked immunosorbent assay,ELISA)试剂盒,胃动素(motilin,MTL)、胃泌素(gastrin,GAS)等,HE染液,二甲苯等。

2. 仪器设备　人工气候箱,多功能酶标仪,聚丙烯管(直径2 mm),生物显微镜,病理图像分析系统,常规手术器械等。

3. 实验动物　SD或Wistar大鼠,体重140~220 g,雌雄兼用。

【方法步骤】

1. 高脂高糖+高温高湿+TNBS/乙醇灌肠法[2]

(1)方法

1)高脂高糖饮食:实验用Wistar大鼠,体重140~180 g,雌雄各半。大鼠给予肥甘饮食(普通饲料掺入12%动物脂肪、10%糖浆融合加工),隔日交替灌喂56度白酒,20 mL/kg。连续21 d。

2)高温高湿环境:肥甘饮食同时,将大鼠放入人工气候箱(高温35 ℃、高湿95%)中,共21 d。

3)TNBS/乙醇灌肠:造模第20天,大鼠禁食不饮水24 h,并用棉签擦净肛周秽物,促进排空大便。水合氯醛腹腔注射麻醉,固定大鼠背部于解剖台上,取直径约2 mm灌肠管用石蜡油润滑后,经肛缘缓慢插至结肠约8 cm处,将TNBS/乙醇混合液注入肛门上段,将大鼠头低脚高位倾斜倒置45°,持续2 min,使溶液能充分进入肠腔内,清醒后自由饮食。3周后进行相关指标检测。

(2)特点:①模型组大鼠第2天出现精神不振、嗜睡、毛干枯稀疏,食物摄入量降低,第3天时有血便,第5天出现脓血便;1周后大鼠体质量明显降低,出现少食懒动、皮毛松散枯槁、嗜睡、黏液脓血便、反应迟钝等症状。②与正常组比较,模型组大鼠IL-4、IL-10含量显著降低,TNF-α的含量明显升高;结肠黏膜p38MAPK蛋白表达明显上调。

2. 高脂高糖+抗原刺激+TNBS/乙醇灌肠法[3]

(1)方法

1)高脂高糖饮食:实验用SD大鼠,体重180~220 g,雌雄各半。大鼠在普通饲料喂养的基础上,加用200 g/L蜂蜜水自由饮用;油脂(15 g/kg)与56度白酒(20 mL/kg)隔日交替灌服。连续20 d。

2)抗原刺激:分别于实验第6天、20天,于大鼠的左、右侧足跖、腹股沟及背部注射抗原乳化液 1 mL(含抗原 8 mg)。

3)TNBS/乙醇灌肠:造模第 20 天,大鼠禁食不饮水 24 h,3% 戊巴比妥钠腹腔注射麻醉(30 mg/kg),将直径 2 mm、长 15 cm 的硅胶管由肛门轻缓插入 8 cm,100 mg/kg TNBS溶于 500 mL 乙醇中,注入 TNBS/乙醇混合液 0.25 mL。

(2)特点:①大鼠在灌酒后的短时间内出现站立不稳、呼吸加快的醉酒表现;后均出现醉卧扎堆,嗜睡懒动、蜷缩的湿困表现;前 10 d 体重增加较快,后期变缓,出现饮少纳呆,疲倦,懒动,大便黏滞不爽,尿黄,尿少,苔黄腻。②模型大鼠腹泻及血便明显,大多数出现肉眼血便,隐血试验阳性率 100%。③模型大鼠结肠黏膜充血水肿、弥漫性破坏、上皮坏死脱落、腺体杯状细胞减少、溃疡形成、黏膜下层有大量的炎症细胞及红细胞浸润,部分见隐窝炎症或脓肿形成,部分溃疡深达肌层。④与正常组比较,血液胃动素(MTL)、胃泌素(GAS)明显升高。

3. 高脂高糖+TNBS/乙醇灌肠法[4-6]

(1)方法

1)高脂高糖饮食:实验用 SD 大鼠,体重 180~220 g,雌雄各半。大鼠在普通饲料喂养的基础上,加用 200 g/L 蜂蜜水自由饮用;每日上午灌服猪油(10 g/kg),约 30 min 后再灌服 56 度白酒(10 mL/kg),连续 10 d。

2)TNBS/乙醇灌肠:造模第 11 天,大鼠禁食不饮水 24 h,3% 戊巴比妥钠腹腔注射麻醉(30 mg/kg),用直径约 1.5 mm 的聚丙烯管插入肛门上段约 8 cm,100 mg/kg TNBS 溶于 500 mL 乙醇中,一次性注入 TNBS/乙醇混合液 0.25 mL,提大鼠尾部使其倒立 30 s。

(2)特点:①湿热造模期间部分大鼠出现短时间站立不稳、呼吸加快的醉酒表现,饮食量和体重下降,且出现最具特征性的黏液便,常为两节粪便由一丝状黏液连结,不易拉断;粪便的颜色及秽味加深加重。灌肠造成溃疡性结肠炎模型后大鼠腹泻明显,部分大鼠出现明显中毒性结肠扩张和肠粘连。②模型组大鼠结肠黏膜出现明显充血水肿,可见多个溃疡灶及大量炎症细胞浸润。③与正常组比较,模型组大鼠血清 IL-6 明显升高。

【观察指标】

1. 疾病活动指数(disease activity index,DAI)[2]　　每天观察大鼠精神状态、活动、毛发光泽、饮食等情况,对体重变化、粪便性状和便血情况进行评分,按下式计算 DAI。

$$DAI=(体重下降评分+粪便性状评分+血便评分)/3$$

2. 结肠宏观损伤指数(colon macroscopic damage index,CMDI)[2]　　将大鼠麻醉下剖取肛门至回肠末端肠组织,沿肠系膜侧纵行剖开,清除肠腔内容物,生理盐水冲洗干净,肉眼观察大鼠结直肠黏膜充血、水肿、炎症、糜烂、溃疡及粘连等改变,进行黏膜损伤评分和组织粘连评分,计算 CMDI。

$$CMDI=黏膜损伤评分+组织粘连评分$$

3. 组织病理学评分(histopathological score,HS)　　取结肠组织标本,10% 甲醛溶液或 4% 多聚甲醛溶液固定,梯度乙醇脱水,常规石蜡包埋、切片,HE 染色,光镜结合病理图像分析系统观察结肠组织病理形态学改变。根据炎症程度、病变深度、隐窝损伤、损伤范围和组织再生进行组织病理学评分。详见本节"大鼠脾肾阳虚型溃疡性结肠炎模型"。

4. 血清 IL-4、IL-10、TNF-α 含量测定　腹主动脉取血,4 ℃、3 000 r/min 离心 10 min,收集上清液于-80 ℃保存备测。按照 ELISA 试剂盒说明测定血清 IL-4、IL-6、IL-10 及 TNF-α 的水平。

【模型评价】

1. 采用高脂高糖饮食、高温高湿环境等因素复制大鼠湿热证型,模型大鼠出现懒动、扎堆、进食饮水量下降,粪便出现明显黏液,黄色加深、味秽,排便次数增多且不易排尽而易黏附于肛周,符合中医理论"湿性黏滞、重浊、趋下"等特点。

2. 在湿热证型的基础上,叠加常用经典的 TNBS/乙醇灌肠诱导法,建立大鼠湿热证型溃疡性结肠炎模型,模型大鼠同时具备湿热证和溃疡性结肠炎的客观指标。采用临床证候、病理学及免疫学三大指标综合评价该模型具有科学性及可行性,从而可为该病的机制与治疗研究提供较成熟的模型及观察指标体系。

3. 不同的模型复制方法各具优缺点[7]:①高脂高糖+高温高湿+TNBS/乙醇灌肠法优点是湿热证模型复制接近临床表现,但高度白酒对大鼠肠道也具有黏膜损害,不利于疾病病程变化的复制。②高脂高糖+抗原刺激+TNBS/乙醇灌肠法免疫应激法复制疾病模型,接近肠道病理变化;不足之处在于操作复杂,成功率不高。③高脂高糖+TNBS/乙醇灌肠法的优点是湿热证候与临床相符;而主要缺点是造模时间长,模型干预因素多,难以判定不同时期肠道病理改变。

【参考文献】

[1]孙乐,蔺晓源,邓娜,等.溃疡性结肠炎中医病证结合动物模型的研究进展[J].中国中医急症 2019,28(7):1300-1302.

[2]张欣雨,李明,纪翔.肠愈灌肠方对湿热型溃疡性结肠炎大鼠 p38 MAPK 及相关炎性因子影响研究[J].亚太传统医药,2022,18(3):16-20.

[3]翁一洁,郑学宝.湿热型溃疡性结肠炎大鼠模型的建立与研究[J].时珍国医国药,2011,22(10):2522-2525.

[4]戴世学,郑学宝,叶秋丽,等.湿热型溃疡性结肠炎造模方法的实验研究[J].云南中医中药杂志,2007,28(11):37-39.

[5]张泽丹,王凤云,张佳琪,等.溃疡性结肠炎湿热证动物模型的建立与评价[J].中国中西医结合杂志,2022,42(1):66-74.

[6]黄文娟,卢学嘉,房其军,等.葛根芩连汤对湿热型溃疡性结肠炎大鼠结肠病理损伤及 Th17/Treg 的影响[J].中成药,2021,43(12):3497-3501.

[7]尹园缘,宾东华,刘颖,等.溃疡性结肠炎病证结合动物模型的制备与评价[J].中国实验方剂学杂志,2022,28(15):207-215.

（二）小鼠湿热型溃疡性结肠炎模型

【基本原理】

采用高脂高糖饮食、高温高湿环境的方法复制大鼠湿热证型,在此基础上,叠加葡聚糖硫酸钠（dextran sulphate sodium,DSS）自由饮用法,建立小鼠湿热证型溃疡性结肠炎（ulcerative colitis,UC）模型。

【实验材料】

1. 药品试剂　①DSS:临用时用蒸馏水配成不同浓度的溶液。②麻醉药品:戊巴比妥钠,水合氯醛,盐酸氯胺酮注射液等。③组织固定液:10%甲醛溶液或4%多聚甲醛溶液等。④试剂盒:白介素（IL）-4、IL-6、IL-10、肿瘤坏死因子（TNF-α）、血清钙卫蛋白（serum calprotectin,SC）、C反应蛋白（C-reactive protein,CRP）、γ干扰素（interferon-γ,IFN-γ）、脂多糖（lipopolysaccharide,LPS）、巨噬细胞迁移抑制因子（macrophage migration inhibitory factor,MIF）、血栓素 B_2（thromboxane B_2,TXB_2）酶联免疫吸附法（enzyme-linked immunosorbent assay,ELISA）试剂盒,咬合蛋白（occludin）、闭锁小带蛋白（ZO-1）、β-连环蛋白（β-catenin）、钙黏附蛋白（E-cadherin）免疫组化试剂盒,超氧化物歧化酶（superoxide dismutase,SOD）和髓过氧化物酶（myeloperoxidase,MPO）试剂盒等。⑤其他:乙醇,二甲苯,HE染液等。

2. 仪器设备　人工气候箱,多功能酶标仪,生物显微镜,病理图像分析系统,常规手术器械等。

3. 实验动物　雄性C57BL/6J小鼠,7~8周龄,体重18~22 g。

【方法步骤】

1. 高脂+高温高湿+DSS法[1-2]

（1）方法

1）高脂饲料喂养:实验用雄性C57BL/6J小鼠,体重18~22 g。高脂饲料（60%脂肪热量,22 kJ/g,含豆油、猪油、酪蛋白、玉米淀粉、麦芽糊精、蔗糖、复合维生素等）喂养,共14 d。

2）高温高湿环境:在高脂饲料喂养同时,将小鼠放入温度为（32±2）℃、相对湿度为95%的人工气候造模箱中,2次/d,8 h/次,连续14 d。

3）DSS自由饮用:在使用高脂饲料喂养7 d后,将正常饮水换为3% DSS溶液供小鼠自由饮用,连续7 d。

（2）特点:①模型小鼠存在不同程度反应迟钝,蜷卧懒动,喜贴边或扎堆聚集,肛门污秽,尿色深黄,大便臭秽;第3天开始出现黏液血便,第5天全部出现脓血便;模型小鼠存活率90.47%。②与正常组比较,模型组小鼠一般情况较差,饮水量增加,腹泻评分、DAI评分升高,结肠长度缩短,结肠重量减轻,脾重增加。③模型组小鼠血清IL-6、SC、CRP含量明显升高,IL-10含量显著降低;结肠黏膜咬合蛋白、闭锁小带蛋白、β-连环蛋白、钙黏附蛋白表达明显下调;与正常组比较有显著性差异。④ HE 染色可见模型小鼠结肠黏膜上皮破损,腺体排列紊乱甚至消失,杯状细胞明显减少,固有层中有大量炎性细胞浸润。

2. 高脂+白酒+高温高湿+DSS 法[3-4]

(1)方法:第 0～11 天,每日自由摄入高脂饲料;第 6～11 天,每日放入人工气候箱,温度(33±2)℃,相对湿度(93±2)%,光照 1 级,8 h/d,并配合 1.5% DSS 溶液自由饮用,隔日给予每只小鼠 0.3 mL 白酒灌胃;随后进入为期 6 d 的恢复期,仅无菌水、普通饲料饲养。以上述 17 d 为一个循环,以此反复两个循环。35～44 d,每日自由摄入高脂饲料,其间从 40～44 d,每日放入人工气候箱(条件同前)并配合 3% DSS 溶液自由饮用,全程 44 d 以建立湿热证慢性复发型 UC 大肠湿热证小鼠模型。

(2)特点:与正常组比较,模型组体重降低,DAI 评分、湿热评分、爪尾红色值占比增加;舌组织丝状乳头紊乱、角质层增厚,结肠组织受损严重,长度缩短;结肠组织 TXB_2、IFN-γ 含量、血清 MIF 含量增加,LPS 水平增加;血清 SOD 活性降低、MPO 活性增加;IL-6、IL-1β、TNF-αmRNA 水平上升;结肠 AQP1、AQP3、AQP8 蛋白表达降低;IκB 磷酸化增加,核外 $p65$ 表达减少,核内 $p65$ 表达增加,TLR4 mRNA 水平上升。

【观察指标】

1. 湿热评分[4]　观察小鼠各项体征包含表征(形体、爪尾色泽变化),嗜睡懒动腹痛(精神状况、蜷缩竖毛、活动量等状态),口渴(饮水量),纳呆(摄食量),腹泻(肛周洁净、大便情况),尿液(小便情况)等,对小鼠湿热进行湿热评分。

(1)精神状态。0 分:好探究,眼睛有神;1 分:拱背;2 分:精神不振,嗜卧欲睡;3 分:精神萎靡,呼吸微弱。

(2)活动度。0 分:反应敏捷,活动有力,攀爬、立身、昂头;1 分:活动减少;2 分:行动迟缓,倦怠乏力 3 分:反应迟钝,步态不稳。

(3)形体。0 分:肌肉丰满,体格健壮;1 分:体重减轻;2 分:消瘦;3 分:羸瘦。

(4)被毛。0 分:皮毛光泽亮丽,致密整齐且紧贴身体;1 分:无光泽/耸毛;2 分:皮毛湿;3 分:毛污秽。

(5)爪、尾。0 分:大小适中,红润,饱满,有光泽;1 分:偏红/无光泽;2 分:红,肿胀;3 分:绛,污秽。

(6)肛门。0 分:色淡红,外观洁净;1 分:红肿充血;2 分:脱垂;3 分:污秽。

(7)大便。0 分:粪便黑褐色呈麦粒状;1 分:大便湿/软;2 分:黏液便;3 分:便溏。

(8)小便。0 分:小便色淡黄、清亮;1 分:小便短少/色黄;2 分:小便黄赤/色深黄;3 分:小便混浊/色如浓茶。

2. 疾病活动指数(disease activity index,DAI)[2]　每天观察大鼠精神状态、活动、毛发光泽、饮食等情况,对体重变化、粪便性状和便血情况进行评分,按下式计算 DAI。

$$DAI=(体重下降评分+粪便性状评分+血便评分)/3$$

3.结肠长度、重量及脾重　取胃至肛门段肠组织,清理附着组织后,测量结肠长度。去除胃部,将剩余肠组织在生理盐水中反复清洗至洁净,放置于滤纸上吸干多余水分,称结肠重量。另取脾脏进行称重。

4.组织病理学　距离肛门端0.5 cm长度的结肠组织,10%甲醛溶液或4%多聚甲醛溶液固定,梯度乙醇脱水,常规石蜡包埋、切片,HE染色,光镜结合病理图像分析系统观察结肠组织病理形态学改变。免疫组织化学染色法测定小鼠结肠组织中Occludin、ZO-1、β-catenin、E-cadherin表达量,评价黏膜屏障功能。

【模型评价】

1.中医学认为湿邪内外相引、脾胃内伤可致水湿泛滥,复感外在湿热之邪,便会造成湿热。高脂饮食及气候箱复合法建立的小鼠湿热证型,造模组小鼠反应迟钝,蜷卧懒动,尿色深黄,大便臭秽,3 d即可出现黏液脓血便,而体重和饮水量则呈现先升高后下降的趋势,表明高脂饮食和气候箱前期可以导致湿热发生,造成湿热证候。采用经典的3% DSS自由饮用加高脂饮食及气候箱复合法,成功复制出湿热型溃疡性结肠炎小鼠模型[1-2]。

2.在岭南湿热证动物模型的基础上构建了更加贴近于中医临床的慢性复发型溃疡性结肠炎大肠湿热证"病证结合"的小鼠模型。与其他"病证结合"的UC小鼠模型不同的是,将DSS和湿热因素同步进行诱导,并设置不同浓度DSS溶液多次刺激,使其病位在肠。

3.该模型的主要优点是湿热证模型复制接近临床表现;不足之处在于造模时间长,步骤繁杂,自由饮用DSS剂量难以控制等[2]。

【参考文献】

[1]张泽丹,王凤云,张佳琪,等.溃疡性结肠炎湿热证动物模型的建立与评价[J].中国中西医结合杂志,2022,42(1):66-74.

[2]尹园缘,宾东华,刘颖,等.溃疡性结肠炎病证结合动物模型的制备与评价[J].中国实验方剂学杂志,2022,28(15):207-215.

[3]吴玉竹,李敏瑶,邱建国,等.黄芩汤治疗慢性复发型溃疡性结肠炎大肠湿热证小鼠的作用机制研究[J].中药新药与临床药理,2023,34(8):1083-1094.

[4]王婷,郑锋玲,骆欢欢.岭南温病湿热证小鼠模型的建立及肠道菌群的研究分析[J].中华中医药学刊,2017,35(6):1361-1365.

四、脾虚型溃疡性结肠炎模型

(一)大鼠脾虚型溃疡性结肠炎模型

【基本原理】

采用苦寒泻下中药番泻叶灌服的方法复制大鼠脾虚证型,在此基础上,叠加乙酸或

2,4,6-三硝基苯磺酸(2,4,6-trinitrobenzene sulfonic acid,TNBS)/乙醇灌肠,建立大鼠脾虚型溃疡性结肠炎(ulcerative colitis,UC)模型。

【实验材料】

1. 药品试剂　①诱导剂:乙酸,TNBS,番泻叶浸剂。②麻醉药品:戊巴比妥钠,水合氯醛,盐酸氯胺酮注射液等。③组织固定液:10%甲醛溶液或4%多聚甲醛溶液等。④其他:乙醇,二甲苯,HE染液等。

2. 仪器设备　橡胶输液管(直径2 mm,长约10 cm),生物显微镜,病理图像分析系统,常规手术器械等。

3. 实验动物　SD或Wistar大鼠,体重180~300 g,雌雄兼用。

【方法步骤】

1. 苦寒泻下+乙酸灌肠法[1-2]

(1)方法

1)番泻叶灌胃:实验用Wistar大鼠,体重200~300 g,雌雄各半。番泻叶浸剂灌胃,1.5 mL/kg,1次/d,连续3 d。

2)乙酸灌肠:大鼠禁食不禁水35 h,20%氨基甲酸乙酯腹腔注射麻醉(0.5 g/kg),0.5%肥皂水灌肠冲洗,2 mL/只;由肛门(深入5 cm)注入5%乙酸1 mL,30 s后用pH 5.8的缓冲液1.5 mL注入冲洗。

(2)特点:①大鼠灌服番泻叶3 d后,陆续出现便溏、纳呆、消瘦、畏寒、拱背、懒动、毛失光泽、精神萎靡等脾虚症状;乙酸后2~3 d,出现黏液便,部分带血性分泌物和腹胀;8 d后,体重明显下降。②模型大鼠结肠黏膜肉眼观察可见肠黏膜水肿成团块状,大小不一,在水肿部位有蜂窝状溃疡点。③光镜下可见结肠黏膜呈不同程度的水肿,大量炎症细胞被浸润,黏膜上皮脱落,溃疡大多波及黏膜下层,部分溃疡深及浆膜层,个别出现穿孔现象。

2. 苦寒泻下+TNBS/乙醇灌肠法[2-3]

(1)方法

1)番泻叶灌胃:实验用雄性SD大鼠,体重180~200 g。大鼠禁食不禁水12 h,番泻叶浸剂灌胃,1.5 mL/kg。次日将大鼠禁食不禁水36 h,10%水合氯醛腹腔注射麻醉(350 mg/kg),用0.5%肥皂水给大鼠灌肠冲洗(2 mL/只);待大鼠苏醒后,以正常饲料喂养。自第2天起,番泻叶浸剂灌胃,1.5 mL/kg,1次/d,连续2 d。

2)TNBS/乙醇灌肠:大鼠禁食24 h,10%水合氯醛腹腔注射麻醉(350 mg/kg),将麻醉后大鼠固定于鼠解剖台上,用一直径2.0 mm、长约10 cm的橡胶输液管经润滑剂润滑后轻缓插入肛门,深约8 cm。将TNBS(100 mg/kg)与50%乙醇混合液0.25 mL注入大鼠结肠,再注入0.3 mL空气,将大鼠提尾倒置约30 s后让其平躺自然清醒。

(2)特点:①模型组大鼠即出现大便次数增多,甚至稀溏、伴有黏液脓血,以及厌食、懒动、皮毛晦暗、尿黄、体重明显下降等状况。②模型组大鼠结肠黏膜明显充血、水肿,并可见多处溃疡及炎症,结肠黏膜损伤指数(CMDI)(4.33±0.32)。

【观察指标】

1.一般情况　每天观察大鼠饮食饮水,体重变化,精神状况,皮毛色泽,自主活动,小便颜色,大便颜色、性状及便血等情况变化。

2.病理学检查

(1)结肠大体形态评分[3-4]:将大鼠脱颈椎法处死,迅速沿肠系膜缘剪开,摘取全结肠,用冷生理盐水将污物冲洗干净,剪取病变最明显处结肠,长约0.5 cm,放于10%甲醛溶液中固定,24 h以后将结肠标本平铺于硬纸板上,肠黏膜层向上,并用大头针固定,保持于生理盐水中,用放大镜观察结肠黏膜的病变情况,进行结肠黏膜损伤评分,计算结肠黏膜损伤指数(colon mucosa damage index,CMDI)。

0分:无损伤。

1分:轻度充血水肿,表面光滑,无糜烂或溃疡。

2分:充血水肿,黏膜粗糙,呈颗粒感,有糜烂或肠粘连。

3分:高度充血水肿,表面有坏死及溃疡形成,其面积<1 cm^2,肠壁增厚或表面有坏死及炎性息肉。

4分:重度充血水肿,黏膜坏死及溃疡形成,范围>1 cm^2,或全壁肠坏死,中毒性巨结肠导致死亡。

(2)结肠组织形态学观察:结肠组织经10%甲醛溶液或4%多聚甲醛溶液固定后,梯度乙醇脱水,常规石蜡包埋、切片,HE染色,光镜结合病理图像分析系统观察结肠组织病理形态学改变,并进行组织病理学评分(histopathological score,HS)[3]。

0分:正常。

1分:充血水肿,有少许炎症细胞浸润。

2分:浅表糜烂,黏膜及黏膜下层广泛充血、有水肿、炎症细胞浸润。

3分:隐窝脓肿,黏膜层坏死及溃疡形成。

4分:黏膜层及黏膜下层坏死,溃疡深至黏膜下层或肌层。

3.其他　参见本章第三节"大鼠TNBS诱导法溃疡性结肠炎模型"。

【模型评价】

1.溃疡性结肠炎在中医学属于"肠澼""下血""泄泻"的范畴,认为其病位在肠,但病理基础在脾虚,为本虚标实之证[5]。在采用苦寒泻下中药番泻叶灌服复制大鼠脾虚证型的基础上,叠加乙酸或TNBS/乙醇灌肠建立的大鼠脾虚型溃疡性结肠炎,不仅具有脾虚证型的临床表现,同时具备溃疡性结肠炎的病理特征。

2.该类模型的优点是疾病模型与临床相似度高,不足之处在于苦寒泻下的度不易控制,容易出现证型转化[2]。

【参考文献】

[1]王晓洁,梁建光,万军利.建立大鼠脾虚型溃疡性结肠炎病理模型的实验[J].烟台师

范学院学报:自然科学版,1999,15(2):73-76.

[2]尹园缘,宾东华,刘颖,等.溃疡性结肠炎病证结合动物模型的制备与评价[J].中国实验方剂学杂志,2022,28(15):207-215.

[3]柳雯,周兰,崔珍,等.益气健脾止泻汤对脾虚型溃疡性结肠炎大鼠结肠组织损伤的疗效观察[J].齐齐哈尔医学院学报,2015,36(12):1721-1723.

[4]邓长生,夏冰,陈德基,等.超氧化物歧化酶对大鼠乙酸性结肠炎黏膜的保护作用[J].中国病理生理杂志,1994,10(1):23-25.

[5]封艳玲,刘洪波,郑学宝.脾虚型溃疡性结肠炎的研究进展[J].中国中医药现代远程教育杂志,2012,10(3):164-165.

(二)豚鼠脾虚型溃疡性结肠炎模型

【基本原理】

在采用苦寒泻下中药番泻叶灌服法复制豚鼠脾虚证型的基础上,叠加乙酸灌肠,建立豚鼠脾虚型溃疡性结肠炎(ulcerative colitis,UC)模型。

【实验材料】

1. 药品试剂　①诱导剂:番泻叶浸剂(用开水浸泡 24 h,制成 20% 浸剂),乙酸。②麻醉药品:戊巴比妥钠,水合氯醛,盐酸氯胺酮注射液等。③组织固定液:10% 甲醛溶液或 4% 多聚甲醛溶液等。④其他:乙醇,丙酮,二甲苯等。

2. 仪器设备　橡胶输液管(直径 2 mm,长约 10 cm),生物显微镜,病理图像分析系统,常规手术器械等。

3. 实验动物　SD 或 Wistar 大鼠,体重 180~300 g,雌雄兼用。

【方法步骤】[1]

实验用豚鼠,体重 300~400 g,雌雄各半。番泻叶用开水浸泡 24 h,制成 20% 浸剂。豚鼠用番泻叶浸剂灌胃,1.5 mL/kg,1 次/d,连续 3 d。末次番泻叶浸剂灌胃后,禁食不禁水 12 h,用 0.5% 肥皂水灌肠,20 min 后肛门注入 5% 乙酸,0.2 mL/只。继续灌服番泻叶浸剂,1.5 mL/kg,1 次/d,连续 2 d。

【观察指标】

1. 一般情况　每天观察大鼠饮食饮水,体重变化,精神状况,皮毛色泽,自主活动,小便颜色,大便颜色、性状及便血等情况变化。

2. 病理学检查　实验结束后,豚鼠禁食不禁水 16 h,称体重后处死动物,截取近肛门端 10 cm 左右的结肠段,肉眼观察并计算溃疡数。10% 甲醛溶液或 4% 多聚甲醛溶液固定后,梯度乙醇脱水,常规石蜡包埋、切片,HE 染色,光镜结合病理图像分析系统观察结肠组织病理形态学改变。

3. 其他　参见本节"大鼠脾虚型溃疡性结肠炎"。

【模型特点】

(1)模型豚鼠在灌服番泻叶 3 d 后,陆续出现便清、纳呆、消瘦、畏寒、拱背、毛失光泽、精神萎靡等"脾虚"症状;乙酸灌肠后,动物出现黏液便,部分带血性分泌物,少数出现腹胀现象。

(2)光镜下可模型组豚鼠结肠黏膜水肿,大量炎症细胞浸润,黏膜上皮脱落,溃疡形成等明显病理改变。

【模型评价】

参见本节"大鼠脾虚型溃疡性结肠炎模型"。

【参考文献】

[1]田洪,潘善庆,尹嵘.保元肠疡灵胶囊对豚鼠脾虚型溃疡性结肠炎治疗作用的研究[J].中成药,1995,17(3):26-28.

五、大鼠脾虚湿困型溃疡性结肠炎模型

【基本原理】

在采用饮食失节、控制睡眠或免疫等方法复制大鼠脾虚湿困证型的基础上,叠加2,4,6-三硝基苯磺酸(2,4,6-trinitrobenzene sulfonic acid,TNBS)/乙醇或2,4-二硝基氯苯(dinitrochlorobenzene,DNCB)/乙醇灌肠,建立大鼠脾虚湿困型溃疡性结肠炎(ulcerative colitis,UC)模型。

【实验材料】

1. 药品试剂 ①诱导剂:DNBS,TNBS。②麻醉药品:乙醚,戊巴比妥钠,水合氯醛,盐酸氯胺酮注射液等。③组织固定液:10%甲醛溶液或4%多聚甲醛溶液等。④其他:白细胞介素(interleukin,IL)-6、IL-8、IL-1β 和肿瘤坏死因子-α(tumor necrosis factor-α,TNF-α)等酶联免疫吸附法(enzyme-linked immunosorbent assay,ELISA)试剂盒,完全弗氏佐剂,乙醇,二甲苯,精炼猪油等。

2. 仪器设备 旷场箱,大小鼠抓力测定仪,动物行为分析系统,聚丙烯管(直径2 mm),生物显微镜,病理图像分析系统,常规手术器械等。

3. 实验动物 SD 或 Wistar 大鼠,体重 180~220 g,雄性或雌雄兼用。

【方法步骤】

1. 饮食失节+控制睡眠+TNBS/乙醇灌肠法[1-4]

(1)方法

1)饮食失节:实验用雄性 Wistar 大鼠,体重 180~220 g。单日禁食 12 h,4 ℃冰水灌胃 1 次,2 mL/只。双日给予充足饲料并灌胃猪油 1 次,4 mL/只,连续 20 d。

2)控制睡眠:在饮食失节期间,每日 8:00—16:00,将大鼠置于深 2 cm 水池中,控制睡眠时间 8 h,连续 20 d。

3）TNBS/乙醇灌肠：第 21 天，大鼠禁食不禁水 24 h，3% 戊巴比妥钠腹腔注射麻醉（30 mg/kg），将聚丙烯管插入大鼠肛门上段 8 cm，注入 5% TNBS 与 50% 乙醇（12∶5）混合物（其中 TNBS 120 mg/kg），0.8 mL/只；将大鼠尾部提起保持倒置 1 min，使混合液充分渗入大鼠肠腔内；正常组大鼠以同样方法灌肠等容积生理盐水。大鼠出现腹泻、黏液血便、精神萎靡、肛周污秽、饮食减少等症状，提示模型制备成功。

（2）特点：①模型组大鼠出现嗜睡懒动、蜷缩，饮少纳呆，精神萎靡，毛发疏松粗糙、晦暗无光泽，腹泻及黏液血便症状。②与正常组比较，大鼠体重明显下降，摄食、饮水量明显降低，小便量明显减少，大便湿重增加，自发活动次数显著减少。③光镜下可见模型大鼠结肠黏膜水肿、充血、大量炎症细胞浸润，伴有溃疡灶形成；大鼠结肠组织损伤程度评分及 IL-6、IL-8 和 TNF-α 含量与正常组比较，差异有统计学意义。

2. 饮食失节+控制睡眠+DNBS/乙醇灌肠法[5]

（1）方法

1）饮食失节与控制睡眠：实验用 Wistar 大鼠，体重 180～220 g，雌雄各半。单日禁食不禁水，并予 4 ℃纯净水（2 mL/只）灌胃 1 次；双日自由饮食，并予精炼猪油（2 mL/只）灌胃 1 次；强迫大鼠每日站立于深 2 cm 的水中 8 h，连续 20 d。

2）DNBS/乙醇灌肠：第 21 天，大鼠禁食不禁水 24 h，提拉大鼠尾部促其大便排空后，用 10% 的水合氯醛（4 mL/kg）麻醉，将聚丙烯管插入大鼠肛门 8 cm，空白对照组、乙醇组、脾虚湿困型 UC 组每只大鼠分别按照 0.25 mL 生理盐水、0.25 mL 50% 乙醇、0.25 mL DNBS+50% 乙醇溶液（30 mg DNBS 溶于 0.25 mL 50% 乙醇）灌肠，灌肠的同时缓慢将聚丙烯管向外拉，拔出管子后，倒提大鼠尾部 1 min，注意防止液体流出。

（2）特点：模型组大鼠在造模第 3 天开始出现饮食减少，倦怠懒动，蜷缩扎堆，毛色枯槁易脱落，且便质变软，甚至有黏液，DNBS+乙醇灌肠后有脓血便，体重下降明显。镜下观察见结肠黏膜组织结构破坏，有大量炎症细胞浸润，累及肌层，伴有局部肉芽组织增生的表现。

3. 免疫+TNBS/乙醇灌肠法[6]

（1）方法

1）抗原乳化剂制备：取雄性大耳白兔，体重 2.5 kg，空气栓塞法处死后，刮取兔新鲜结肠黏膜组织，加入等体积生理盐水冰上研磨制成匀浆，4 000 r/min 离心 15 min，取上清液加入等量完全弗氏佐剂，冰上超声至形成乳白色均匀液体，即抗原乳化剂。

2）免疫：实验用雄性 SD 大鼠，体重 180～220 g。大鼠适应性喂养 1 周后，第 1、14 天分别在模型组大鼠腹股沟处注射抗原乳化剂，每只每次注射 8 mg 抗原蛋白，现配现用。

3）TNBS/乙醇灌肠：第 14 天，大鼠禁食不禁水 24 h 后，提拉大鼠尾部促其大便排空后，1% 戊巴比妥钠腹腔注射麻醉（2 mL/kg），将灌胃针石蜡油润滑后，从大鼠肛门插入结肠约 6 cm，5% TNBS 水溶液与无水乙醇体积 2∶1 混合，3 mL/kg 缓慢灌肠，倒提大鼠尾部 1 min，防止流出。

（2）特点：①在造模后 1～3 d，模型组大鼠不欲饮食，体重下降明显，腹泻便血，抓取反抗变强,但活跃度、反应能力、自主活动、精神状态均正常,毛发较暗淡凌乱。②4 d 至 2 周,模型组大鼠表现为稀便黏附肛门,宏观表征、抓力等与对照组基本无差异。③在 3 ~ 4 周,模型组大鼠排稀便,饮食量及抓力明显降低,毛发暗淡凌乱,较对照组活跃度降低,抓取反抗及反应能力减弱,病理符合疾病诊断。④5 ~ 8 周,模型组各指标逐渐恢复正常。

【观察指标】

1.一般情况　每天观察大鼠饮食饮水,体重变化,精神状况,皮毛色泽,自主活动,小便颜色,大便颜色、性状及便血等情况变化。对体重变化、大便性状和便血情况进行评分,计算疾病活动指数(disease activity index,DAI)[5]。

2.脾虚湿困模型宏观体征诊断标准[2-3]

(1)倦怠、懒动、蜷缩聚堆。

(2)神态萎靡,毛色枯槁、疏散、竖立,易脱毛。

(3)小便量减少,大便软或溏,浮便率升高,拉尾排便实验呈阳性,排便时可出现肛门红肿,甚至脱肛。

(4)行动缓慢,甚至行走歪斜。

(5)体重不增或增加缓慢明显不及正常组,甚或降低。

(6)饮食减少。

(7)胃肠胀气明显。

其中(1)~(4)项为主症,(5)~(7)项为兼症,出现上述症状中 3 项主症或 2 项主症加 2 项兼症,即可认为脾虚湿困证模型成功。

3.病理学检查　实验结束后,大鼠用 10% 水合氯醛(3 mL/kg)麻醉,取距肛门约 8 cm 的结肠,肉眼观察大鼠结直肠黏膜充血、水肿、炎症、糜烂、溃疡及粘连等改变,进行黏膜损伤评分和组织粘连评分,计算结肠宏观损伤指数(colon macroscopic damage index, CMDI)[5]。将结肠组织用 10% 甲醛溶液或 4% 多聚甲醛溶液固定,梯度乙醇脱水,常规石蜡包埋、切片,HE 染色,光镜结合病理图像分析系统观察结肠组织病理形态学改变。根据炎症程度、病变深度、隐窝损伤、损伤范围和组织再生进行组织病理学评分(histopathological score,HS)[7-9]。

【模型评价】

1.通过饮食、环境因素干预,可见大鼠出现嗜睡懒动、蜷缩,饮少纳呆,精神萎靡,毛发疏松粗糙、晦暗无光泽,腹泻等类似人体脾虚湿困证候的表现;在此基础上,采用 DNBS/乙醇灌肠法或 TNBS/乙醇灌肠等经典溃疡性结肠炎模型复制方法,成功建立大鼠脾虚湿困型溃疡性结肠炎模型。

2.不同的造模方法各具优缺点[2],实验者可根据不同的实验目的进行选择。①饮食失节+控制睡眠+TNBS/乙醇灌肠法或 DNBS/乙醇灌肠法的主要优点是大鼠脾虚湿困的症候表现与临床相似;主要缺点是造模时间长,模型动物死亡率相对较高。②免疫+

TNBS/乙醇灌肠法的优点在于疾病模型成熟相对较高;不足之处在于免疫法复制的脾虚湿盛证与临床吻合度不高,造模时间相对较长。

【参考文献】

[1]薛宁,朱正望,苗明三,等. 基于中西医临床病证特点的溃疡性结肠炎动物模型分析[J]. 中药药理与临床,2023,39(5):106-111.

[2]尹园缘,宾东华,刘颖,等. 溃疡性结肠炎病证结合动物模型的制备与评价[J]. 中国实验方剂学杂志,2022,28(15):207-215.

[3]李姿慧,王键,蔡荣林,等. 脾虚湿困型溃疡性结肠炎大鼠模型的建立与评价[J]. 中西医结合学报,2012,10(8):918-924.

[4]李姿慧,蔡荣林,孙娟,等. 参苓白术散对溃疡性结肠炎脾虚湿困证大鼠结肠组织TLR2、MyD88、COX-2 表达的影响[J]. 北京中医药大学学报,2021,44(1):45-53.

[5]丁凌辉,贾育新,成映霞,等. 脾虚湿困型溃疡性结肠炎大鼠模型的建立[J]. 中医临床研究,2018,10(1):7-10.

[6]焦文超,罗慧,唐家杨,等. 溃疡性结肠炎模型大鼠脾虚湿蕴证辨识方法研究[J]. 北京中医药大学学报,2020,43(9):738-745.

[7]昝慧,钟英强. 骨髓间充质干细胞、瘤坏死因子受体Ⅱ-抗体融合蛋白、美沙拉嗪对TNBS 诱导的结肠炎大鼠的疾病活动指数与组织损伤指数的影响[J]. 中国病理生理杂志,2013,29(5):784-789.

[8]DIELEMAN L A, PALMEN M J, AKOL H, et al. Chronic experimental colitis induced by dextran sulphate sodium (DSS) is characterized by Th1 and Th2 cytokines[J]. Clin Exp Immunol,1998,114(3):3 85-391.

[9]胡宇,兰昀羲,陈晓晓,等. 溃疡性结肠炎动物模型研究进展[J]. 实验动物与比较医学,2022,42(3):220-228.

第五章 肠易激综合征模型

第一节 概　述

肠易激综合征(irritable bowel syndrome,IBS)以腹痛、腹胀或腹部不适为主要症状,与排便相关或伴随排便习惯如频率和(或)粪便性状改变,通过临床常规检查,尚无法发现能解释这些症状的器质性疾病。根据患者排便异常时的主要粪便性状,可将 IBS 分为腹泻型肠易激综合征(irritable bowel syndrome with predominant diarrhea,IBS-D)、便秘型肠易激综合征(irritable bowel syndrome with predominant constipation,IBS-C)、混合型肠易激综合征(irritable bowel syndrome with mixed bowel habits,IBS-M)和未定型肠易激综合征(irritable bowel syndrome-unsubtyped,IBS-U) 4 种亚型[1-2]。

【流行病学】

不同国家的调查表明,女性 IBS 患病率为 6.2% ~ 20.5%,男性 IBS 患病率为 4.6% ~ 12.5%。总体而言,世界范围内女性 IBS 的患病率要高于男性,而且女性患者更倾向于罹患 IBS-C,男性患者则更倾向于罹患 IBS-D,性别对 IBS-M 的易患性影响不大。我国普通人群 IBS 总体患病率为 1.4% ~ 11.5%,女性略高于男性;IBS 症状可发生于任何年龄段人群,各年龄段人群的患病率有所不同,中青年(年龄为 18 ~ 59 岁)患病率较高,其中 30 ~ 59 岁人群的 IBS 患病率为 6.9%,老年人(年龄 ≥60 岁)的 IBS 患病率有降低的趋势。IBS 患病率与教育水平、工作状态、婚姻状况、收入水平无显著相关性。仅 25% 的 IBS 患者到医院就诊,但有增高趋势。

饮食因素可诱发或加重 IBS 症状,且与亚型无关。肠道感染是中国人群患 IBS 的重要危险因素,约 10% 的肠道感染会发展为 IBS,有肠道感染史患者的 IBS 发病率是无肠道感染史患者的 5 倍。

【病因与发病机制】

IBS 的病因与发病机制尚未被完全阐明,目前认为是多种因素共同作用引起的肠-脑互动异常。其外周因素主要表现为动力异常、内脏高敏感、黏膜通透性增加、肠道免疫激活、肠道微生态紊乱、中枢神经系统对外周传入信号的处理存在异常,以及外周与中枢因素相互作用、相互联系。

1.内脏高敏感 内脏高敏感是 IBS 的核心发病机制,在 IBS 发生、发展中起重要作用。内脏高敏感是内脏组织对于刺激的感受性增强,包括痛觉过敏(由伤害性刺激导致)和痛觉异常(由生理性刺激导致),在 IBS 中的发生率为 33%~90%。

IBS 内脏高敏感的发生涉及复杂的级联反应。内脏高敏感为多因子调控过程,涉及肠道感染、肠道菌群紊乱、心理应激、炎症和免疫、肠-脑互动、饮食和基因等多方面因素,以上因素导致肠道屏障功能破坏、肠道免疫系统激活、神经内分泌系统紊乱等反应,继而引起下游细胞因子和受体的激活,产生级联反应信号并上传至中枢神经系统,引起内脏高敏感。

2.胃肠道动力异常 胃肠道动力异常是 IBS 的重要发病机制,主要表现在结肠,但食管和胃、小肠、肛门直肠等也存在一定程度的动力学异常。但不同 IBS 亚型患者的胃肠道动力改变有所不同。①在结肠方面,IBS-C 患者的结肠传输时间长于 IBS-D 和 IBS-M 患者,IBS 患者的结肠反射运动存在异常,结肠扩张引起的直肠反射性收缩节律减低。与健康对照者相比,进食刺激使得 IBS 患者的乙状结肠压力幅度上升,结肠推进性运动频率增高、幅度增加。②在小肠方面,IBS 患者存在小肠移行性复合运动(migrating motor complex,MMC)异常,IBS-C 患者 MMC 的收缩幅度和速度均降低,而 IBS-D 患者 MMC 的收缩幅度增加、速度增快。③在肛门直肠,IBS 患者静息状态下的肛门直肠顺应性降低,排便状态下的肛门直肠顺应性与健康对照者比较差异无统计学意义。④在胃部,IBS 患者的胃排空时间长于健康对照者。

同内脏高敏感类似,IBS 胃肠道动力异常亦是多因素作用的结果,可能与饮食、社会文化背景和遗传因素等有关。

3.肠道低度炎症 肠道低度炎症可通过激活肠道免疫-神经系统参与部分 IBS 的发病。IBS 存在"低度炎症"和"免疫-神经激活"的观点最早在感染后肠易激综合征(postinfectious irritable bowel syndrome,PI-IBS)患者中被证实,之后在部分 IBS-D 患者中也被证实,认为各种细菌、病毒感染因素均可引起肠黏膜肥大细胞或其他免疫炎症细胞释放炎症细胞因子,引起肠道功能紊乱。低度炎症导致肠黏膜内细胞结构发生变化,IBS 肠黏膜肥大细胞、肠嗜铬细胞、T 淋巴细胞、中性粒细胞等炎症-免疫细胞黏膜浸润增多,增多的炎症-免疫细胞释放多种生物活性物质,诱发全身和肠道局部免疫炎症细胞因子反应;IBS 患者外周血中的促炎因子增加,而抗炎因子 IL-10 水平降低,结肠内也有类似的表现;IBS-D 患者的肠黏膜低度炎症表现较为明显。这些细胞因子作用于肠道神经和免疫系统,削弱肠黏膜的屏障作用,引发 IBS 症状。神经系统神经生长因子通过与肥大细胞和感觉神经的相互作用介导内脏过敏和肠黏膜屏障功能障碍。IBS-D 患者的黏膜神经生长因子升高与肥大细胞和感觉神经纤维相互作用,导致内脏过敏和肠黏膜屏障功能受损。IBS 大鼠结肠肌间神经丛的钙视网膜蛋白阳性神经元增加,Ephrin B2/ephB2 介导的肠肌间神经丛突触重构参与胃肠道动力异常与内脏高敏感发生。IBS 肠道的低度炎症改变了以往"IBS 作为功能性肠病不存在形态学改变"的说法,但是并非所有 IBS 患者都存在炎症,目前认为 PI-IBS 和 IBS-D 患者的肠黏膜低度炎症和免疫激活均较健康对照者更显著,且 PI-IBS 患者的程度更高。

4.精神心理因素　精神心理因素是中至重度 IBS 患者决定求医的一个重要因素。IBS 患者常伴发焦虑、抑郁等表现,急性和慢性应激均可诱发或加重 IBS 症状。IBS 患者在情感、学习、认知行为能力、精神心理方面存在能力障碍与缺陷。相当比例的 IBS 患者伴有不同程度的精神情绪障碍,包括焦虑、紧张、抑郁、压力、失眠和神经过敏等,其中抑郁或焦虑障碍是 IBS 的显著危险因素,在 IBS 患者中的发生率为 40% ~60%。流行病学调查研究显示,IBS 患者的焦虑、抑郁评分高于健康人群,焦虑和抑郁在 IBS 患者中的发生率更高,且精神症状与肠道症状的严重程度和发生频率的均呈正相关。问卷调查结果显示,相对于健康人群,IBS 患者对生活事件压力感知更高。合并精神症状严重影响 IBS 患者的生活质量,且精神心理异常越明显,生活质量受影响的维度越广。

IBS 患者疼痛活化的前扣带回皮质和上前扣带皮质活动增强与焦虑症状有关;前额叶皮质和小脑区活动增强与抑郁症状有关。IBS 患者与内源性疼痛处理和调制相关的区域(如基底神经节),以及与情绪唤醒相关的区域(如前扣带回皮质、杏仁核)的激活程度更高。一方面精神心理因素与周围和(或)中枢神经内分泌、免疫系统的相互作用,调节症状的严重程度,影响疾病的发展和生活质量;另一方面精神因素与消化道生理功能之间通过脑-肠轴相互影响,改变肠道运动,提高内脏的敏感性,影响肠道菌群,激活肠道黏膜炎症反应,并且影响肠上皮细胞功能。

作为一种肠-脑互动异常性疾病,IBS 与应激刺激密切相关。急性和慢性应激均可诱发或加重 IBS 患者的症状,导致肠道敏感性增加、炎症水平升高、下丘脑-垂体-肾上腺轴紊乱、生活质量降低。应激可引起痛觉相关的高级中枢、脊髓通路和内脏传入神经的致敏,在多个水平上促使肠道对正常刺激的高敏感反应。慢性应激可增加肠黏膜屏障通透性,造成内毒素血症和肠道或全身低度炎症。多项研究证实,在应激状态下,健康人和 IBS 患者的肠黏膜固有层中的活化肥大细胞数量均增多,活性物质释放增加,出现肠黏膜通透性增加和菌群移位;应激状态下的肠道微生态环境发生改变,肠菌间信号传递异常,粪便中产丁酸细菌增多。

5.肠道微生态失衡　IBS 患者肠道菌群种类的相对丰度与健康人群不同,主要表现为菌群多样性、黏膜相关菌群种类和菌群比例改变。与健康人群相比,IBS 患者的菌群多样性有降低趋势,厚壁菌门比例增加,拟杆菌门比例降低,且厚壁菌与拟杆菌之比上升。IBS-D 患者肠道菌群构成比例改变明显,在黏膜相关菌群中,拟杆菌、梭状芽孢杆菌比例增加,双歧杆菌比例下降,而粪便乳酸杆菌和双歧杆菌的比例降低,由链球菌和大肠埃希菌为主的兼性厌氧菌比例升高。

代谢产物是肠道微生物发挥作用的重要方式,与 IBS 症状产生相关。与健康对照组相比,IBS 患者的粪便短链脂肪酸中的丙酸比例增加,IBS-C 患者粪便中丙酸和丁酸的比例降低,IBS-D 患者粪便中的丁酸比例增加,低 FODMAP 饮食可降低粪便中丁酸的含量。

此外,IBS 患者存在明显的小肠细菌过度生长(small intestinal bacterial overgrowth,SIBO)。肠道菌群参与 IBS 肠-脑互动,构成菌群-肠-脑轴。

【参考文献】

[1]中华医学会消化病学分会胃肠功能性疾病协作组,中华医学会消化病学分会胃肠动力学组.2020 年中国肠易激综合征专家共识意见[J].中华消化杂志,2020,40(12):803-818.

[2]中华医学会消化病学分会胃肠功能性疾病协作组,中华医学会消化病学分会胃肠动力学组.中国肠易激综合征专家共识意见(2015 年,上海)[J].中华消化杂志,2016,36(5):299-312.

第二节　腹泻型肠易激综合征模型

一、大鼠结直肠扩张法腹泻型肠易激综合征模型

(一)新生大鼠结直肠扩张法腹泻型肠易激综合征模型

【基本原理】

肠易激综合征(irritable bowel syndrome,IBS)是临床常见的功能性肠病,以反复发作的腹痛、排便习惯改变及大便性状改变为主要临床特征。腹泻型肠易激综合征(irritable bowel syndrome with predominant diarrhea,IBS-D)是临床上最为常见一种类型,总 IBS 发病患者的 23.3% ~65.0%,致病因素复杂,发病机制尚不完全明确,目前认为与内脏高敏感、肠道动力异常、肠道菌群紊乱、肠脑轴异常、肠道低度炎症、精神心理、遗传等因素密切相关。其中,内脏高敏性是其重要的病理特征和 IBS 患者腹痛、腹胀等临床症状的重要病因。采用连续多天、多次重复性球囊结直肠扩张(colorectal distention,CRD)的方法,造成内脏高敏感状态,建立大鼠结直肠扩张法 IBS-D 模型。

【实验材料】

1.药品试剂　①麻醉药品:乙醚,戊巴比妥钠,水合氯醛,盐酸氯胺酮注射液等。②组织固定液:10%甲醛溶液或4%多聚甲醛溶液等。③其他:乙醇,二甲苯等。

2.仪器设备　人血管重建气囊或自制球囊(长 20 mm,直径3 mm),多道生理信号采集处理系统,生物显微镜,病理图像分析系统,常规手术器械等。

3.实验动物　①新生 SD 大鼠,雌雄兼用。②成年雌性 SD 大鼠,体重 230 ~250 g。

【方法步骤】

1. CRD 诱导法[1-9]

(1)方法:实验用新生雄性 SD 大鼠,出生后 8~21 d,每天下午接受 CRD 刺激,其间乳鼠与母鼠不分笼。实验前禁食不禁水 18 h,将人血管重建气囊(长 20 mm,直径 3 mm),全部插入幼鼠结直肠中,充气扩张产生 60 mmHg 压力,维持 1 min 后放气撤出。1~2 次/d,间隔 30 min。CRD 结束后 2 周为休息期,即不进行任何刺激及操作。第 26 天与母鼠分笼。

(2)特点:①IBS-D 模型大鼠出现静卧少动,精神倦怠,进食量减少,体重增长缓慢,毛色不均,毛糙散乱甚至脱落;排便量增多,粪便质稀,黏附肛周。②与正常对照组比较,Bristaol 分级评分、AWR 评分、腹外斜肌放电幅值、内脏敏感神经元兴奋性明显升高,腹部收缩阈值明显降低,玻璃小球排出时间显著缩短。③结肠组织 P 物质及其 NKl 受体 mRNA 表达明显增加,小肠、回盲部及结肠组织的 C-kit 表达显著增强。④结肠组织无明显可识别病理性改变,符合 IBS 功能性肠病的病理特点。

2. CRD+母婴分离诱导法[10]

(1)方法:①母婴分离。幼鼠出生后每天与母鼠分离 3 h,持续 21 d。②CRD。第 8 天,禁食不禁水 18 h,将自制球囊(长 20 mm,直径 3 mm)插入幼鼠结直肠对其进行直肠扩张,充气扩张产生 60 mmHg 压力,1 min 后放气撤出。2 次/d,间隔 30 min,持续 14 d。

(2)特点:①模型动物出现精神较差、毛发枯槁、活动度与饮食减少等情况。②粪便性状评分与粪便含水量明显高于对照组。③与对照组比较,模型组幼鼠 AWR 评分显著增高,内脏痛阈值明显降低。④模型组幼鼠结肠组织结构完整,黏膜层、黏膜下层和肌层分层清晰;上皮致密,未见明显坏死;固有层内可见大量大肠腺,黏膜下层、肌层和外膜连接紧密,未见明显病理变化;周围疏松结缔组织内可见散在分布的淋巴细胞、中性粒细胞或嗜酸性粒细胞,但病理评分与对照组比较无显著性差异。

【观察指标】

1. 一般情况　主要包括行为活动、精神状态、饮食、体重、毛色毛质、粪便等。

2. 粪便情况

(1)粪便性状[10-12]:根据 Bristol 粪便性状评分法,将粪便性状分为 7 型,根据性状赋予 1~7 分,3、4 型为正常粪便性状,5~7 型为腹泻倾向性状(表5-1)。

表5-1　Bristol 粪便性状分级

分型	性状	评分
1 型	一颗颗硬球像坚果,难以排出	1
2 型	香肠状,但表面有凹凸	2
3 型	香肠状,但表面有裂纹	3

续表 5-1

分型	性状	评分
4 型	像香肠或蛇形,光滑且柔软	4
5 型	断边光滑的柔软块状,容易通过	5
6 型	粗边蓬松块,糊状大便	6
7 型	水状,无固体块,呈完全液体	7

(2)粪便粒数与粪便积分[12]:将动物单笼饲养,记录一段时间的粪便粒数。根据粪便能否在水中漂浮定义其性质:漂浮者为硬便,下沉者为软便。按"硬便 1 分,软便 2 分,不成形便 3 分"的标准进行评分,最后比较分析各组每只动物的平均大便积分[12]。

(3)粪便面积与含水率[12]:用吸水性清洁滤纸收集并记录每只大鼠 4 h 粪便粒数,设置标尺,在固定高度对滤纸进行拍照,使用 Image J 图像分析软件处理后计算粪便面积。收集动物一定时间内排出的粪便,精密电子天平称湿重后,电热恒温干燥箱(80 ~ 100 ℃)烘干至恒,称干重,计算粪便含水量。

$$粪便含水量(\%)=(粪便湿重-粪便干重)/粪便湿重×100\%$$

(4)腹泻指数、腹泻率和腹泻潜伏期[12]:适用于评价不成形粪便。将大鼠分笼饲养,并在鼠笼下方垫清洁滤纸,每隔 1 h 换纸。以滤纸是否有污迹作为干稀便的区分标准,以粪便粒数之和为粪便总数,不能明确辨别粒数者以一堆计为 1 次。稀便级分 4 级,以每颗稀便浸染滤纸范围计算,具体分级如下:稀便污染直径小于 1 cm 为 1 级,1 ~ 1.9 cm 为 2 级,2 ~ 3 cm 为 3 级,大于 3 cm 为 4 级。计算平均稀便级、稀便率、4 h 的腹泻指数、腹泻率和腹泻潜伏期。

$$平均稀便级=每只大鼠所有稀便级数总和/每只大鼠的稀便数$$
$$稀便率(\%)=每只大鼠的稀便数/粪便总数×100\%$$
$$腹泻指数=稀便率(\%)×平均稀便级$$
$$腹泻率(\%)=腹泻的动物数/该组动物总数×100\%$$
$$腹泻潜伏期(h)=动物自造模开始到出现稀便所用时间$$

3. 内脏敏感性测定

(1)腹壁撤退反射(abdominal withdrawal reflex,AWR)[5,12]:大鼠禁食不禁水进行 12 ~ 24 h,乙醚麻醉,将大鼠固定于手术台,再把固定在 8F 导尿管前端的圆形乳胶气球涂上少许石蜡油,缓慢插入大鼠肛门 6 cm,用胶布将导管固定于大鼠尾根部。将大鼠放入有机玻璃观察箱(20 cm×6 cm×8 cm),大鼠能前后活动但不能转身,待其苏醒 30 min 大鼠完全适应后,分别采用 20、40、60、80 mmHg 的 CRD 压力,每次扩张持续 20 s,刺激间隔 4 min,取 3 次评分之均值。采用双盲法,由注气者观察和记录压力的变化,另一人观察注气时大鼠的行为反应,按下述标准对腹壁撤退反射的强度进行评分,评价动物内脏敏感程度。

0分:无明显行为反应。1分:大鼠身体不动或仅有简单的头部运动。2分:腹背部肌肉轻微收缩,但腹部未抬离地面。3分:腹背部肌肉较强烈收缩并把腹部抬离地面,骨盆不抬离。4分:腹部肌肉强烈收缩,腹部呈弓形,腹部、会阴部抬离地面(图5-1)。

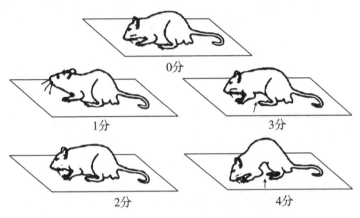

图5-1　腹壁撤退反射评分图示

痛阈测定:直肠扩张导管尾端以三通接血压计及注射器,持续、缓慢注气使压力上升,以肉眼观察出现明显的下腹壁抬离箱底或明显收缩变平(AWR 3分)时的最小压力值为痛阈,扩张压力范围0~80 mmHg。

(2)腹外斜肌放电实验[12]:按前述 AWR 方法置入气囊后,大鼠固定于手术台上,将银丝双极电极插入大鼠腹股沟韧带上方、距中线 1.5 cm 的一侧腹外斜肌上,30 min 后,对清醒大鼠进行 CRD 刺激,压力梯度分别为 20、40、60、80 mmHg,每次加压 10 s,刺激间隔 4 min。用多道生理信号采集处理系统记录在不同 CRD 压力下大鼠腹外斜肌的放电活动。

(3)避水应激(water avoid stress,WAS)实验[13-14]:实验设备由透明有机玻璃容器(45 cm×25 cm×25 cm)和固体平台(10 cm×8 cm×8 cm)组成,平台置于玻璃容器底部,玻璃容器中装入室温水,高度为距离平台顶端 1 cm,将大鼠置于平台上,使其对水产生心理应激反应,促进大鼠排便。观察记录其 1 h 排便粒数(干便)或次数(稀便)。

4.肠道动力测定

(1)小肠推进率:大鼠禁食 24 h,灌胃墨汁(或苯酚红、葡聚糖蓝等),30 min 后处死大鼠,取出整段小肠。测量小肠总长度(幽门至回盲部的长度)和墨汁推进距离(幽门至色素最前端的长度),计算小肠推进率。

小肠推进率(%)= 墨汁推进距离(cm)/小肠总长度(cm)×100%

(2)首粒粪便排出时间:大鼠禁食 24 h,灌胃墨汁(或苯酚红、葡聚糖蓝等),单笼饲养,鼠笼下铺张白纸,记录大鼠首粒黑便的排出时间。

(3)结肠排珠实验:大鼠禁食不禁水 24 h,麻醉下将一颗不带有润滑剂、提前预热至37 ℃、直径约 3~6 mm 的玻璃珠或小钢珠置入距肛门口约 3 cm 的直肠内,单笼饲养,待大鼠能爬起活动、自由翻身后开始计时,观察并记录大鼠排出小球所用的时间。

5. 行为学评估　主要包括旷场实验、糖水偏嗜实验、高架十字迷宫实验、悬尾实验、强迫游泳实验等,研究者可根据不同实验目的进行选择。

(1) 旷场实验(open field test, OFT)[10,15]:待测大鼠放入测试房间适应 1 h,将大鼠置于旷场反应箱的中央部位。记录大鼠 5 min 内在旷场内的活动情况。用小动物识别跟踪系统的旷场实验模块进行跟踪分析,计算大鼠在测试时间内运动总路程、中央区域总路程、中央区域停留时间与总时间的百分比等参数。

(2) 高架十字迷宫实验(elevated plus maze test, EPMT)[10]:十字迷宫组件两条相对开放臂和两条相对闭合臂及中央区连接而成。实验开始时将小鼠从中央格面向闭合臂放入迷宫,记录 5 min 内的活动情况,观察指标如下。

1) 开放臂进入次数(open arm entry, OE):进入任一开放臂的次数,以动物的四肢均进入臂内为准或者以动物身体80%进入臂内为准。

2) 开放臂停留时间(open arm time, OT):动物四肢全部进入或者身体80%进入开臂内的持续时间。

3) 闭合臂进入次数(closed arm entry, CE):进入任一闭臂的次数,以动物的四肢均进入臂内为准或者以动物身体80%进入臂内为准。

4) 闭合臂停留时间(closed arm time, CT):动物四肢全部进入或者身体80%进入闭臂内的持续时间。

5) 向下探究次数(head-dipping):实验动物置身于中央区域或者开臂时,一边用前爪握住迷宫边缘一边把头部和肩部伸出开臂的边缘向迷宫下面探究的行为次数。

6) 闭臂后腿直立次数(rearing):也叫闭臂支撑性站立,动物在闭臂前腿抬起以后腿支持身体直立的次数。

7) 中央区域活动:中央区域指的是开臂和闭臂链接交叉的区域,实验动物在这个区域内的活动路程和滞留时间。

8) 计算进入开放臂和封闭臂的总次数、进入开放臂次数比值(OE)和开放臂停留时间比值(OT)。

$$OE(\%) = OE/(OE+CE) \times 100\%$$
$$OT(\%) = OT/(OT+CT) \times 100\%$$

实验完成后,将大鼠取出,将两臂清理干净,喷洒酒精除去气味。

6. 病理学检查　大鼠深度麻醉下取出乙状结肠与直肠,沿系膜对侧剖开,肉眼观察黏膜有无水肿、溃疡等病变。10%甲醛或4%多聚甲醛溶液固定,梯度乙醇脱水,常规石蜡包埋、切片、HE染色,光镜结合病理图像分析系统观察结肠组织形态学改变,主要观察结肠组织结构是否完整,有无炎症细胞浸润、水肿溃疡以及杯状细胞变化等情况,并按下述标准进行炎症评分。

0 分:无炎症,固有层无中性粒细胞浸润,间质无水肿。

1 分:轻度,固有层少量中性粒细胞浸润,轻度或无间质水肿。

2分:中度,固有层中等量粒细胞浸润,间质中度水肿。

3分:重度,固有层有中量到大量中性粒细胞弥漫性浸润,严重间质水肿。

7. 生物学标志物检测

（1）免疫相关指标:结肠髓过氧化物酶（myeloperoxidase，MPO）、IL-6、IL-10、TNF-α、IFN-γ、IgA、IgG、CD4/CD8 比值等。胸腺和脾指数等。

（2）脑肠肽:血清、结肠和脑组织中 5-HT、脑源性神经营养因子（brain derived neurotrophic factor，BDNF）、P 物质（substance P，SP）、血管活性肠肽（vasoactive intestinal peptide，VIP）、胆囊收缩素（cholecystokinin，CCK）、神经肽 Y（neuropeptide Y，NPY）等。免疫组化染色法肠嗜络细胞（enterochromaffin cell，EC）数量。

（3）肠道通透性指标:血清 D-乳酸、二胺氧化酶（diamine oxidase，DAO）和脂多糖（lipopolysaccharide，LPS）含量,结肠组织中紧密连接蛋白 Occludin、ZO-1、CLDN1 及水通道蛋白（aquaporin，AQP）的表达、FD4 渗透实验等。

【模型评价】

1. CRD 通过机械刺激因素造成大鼠慢性内脏高敏,内脏敏感神经元兴奋性明显增高,模型大鼠出现毛发干枯、粪便性状改变等,肠道无明显炎症等器质性的病理学变化,符合 IBS 的长期慢性病程及临床症状,也符合 IBS 属于功能性肠病的特点。

2. 大鼠乳鼠 CRD 诱导法 IBS-D 模型,方法简单,无须麻醉,重复性好,结论可靠。模型动物慢性内脏高敏感性明显增高且持续稳定,且可持续至其成年,在国际范围内广泛应用。

3. CRD 主要采用大鼠作为实验对象,以 SD 大鼠及 Wistar 大鼠使用最多。其中以 SD 大鼠乳鼠使用频率最高,其次为 SD 成年大鼠。

4. 目前 CRD 模型常用的球囊主要有经皮冠状动脉成形术球囊（PTCA 球囊）、血管成形术球囊、人血管重建气囊、双腔儿科导尿管（6F）、一次性无菌双腔导尿管（8F）及自制球囊等。其中因 PTCA 球囊延展性好且不易破裂最为常用。此外,球囊插入深度差异较大,尚未有明确统一的标准,而以 3~5 cm 最为常用,主要由于该长度球囊与乳鼠的肛门至结肠部位的距离相吻合。

5. 乳鼠由于周龄较小,各系统发育尚不成熟,机体功能脆弱,操作难度相对较大,且造模周期长,死亡率相对较高。

【参考文献】

[1]蒋慧灵,郑倩华,赵映,等.结直肠扩张法诱导大鼠内脏高敏感模型制作概述[J].中国实验动物学报,2021,29(4):528-534.

[2]AL-CHAER E D,KAWASAKI M,PASRICHA P J. A new model of chronic visceral hypersensitivity in adult rats induced by colon irritation during postnatal development[J]. Gastroenterology,2000,119(5):1276-1285.

[3]余萍.基于 BDNF-TrkB 信号通路研究痛泻要方中白芍防风缓解 IBS-D 内脏高敏的作

用机制[D].成都:成都中医药大学,2016.

[4]蔡琴燕,唐影,黄杨,等.动物麻醉机在肠易激综合征模型大鼠评价中的应用[J].福建医科大学学报,2011,45(1):29-33.

[5]陈瑜.雌激素在IBS模型大鼠慢性内脏痛觉敏化中的作用及其机制的研究[D].福州:福建医科大学,2009.

[6]陈瑜,林春,唐影,等.雌激素对肠易激综合征模型雌鼠内脏痛觉敏感性的影响[J].中国疼痛医学杂志,2009,15(1):35-38.

[7]韩真,王运东.腹泻型肠易激综合征模型大鼠肠道Cajal间质细胞的变化及意义[J].中国病理生理杂志,2008(11):2263-2264,2271.

[8]林国威,张睿,林春.腹外斜肌放电测量在肠易激综合征大鼠模型中的应用[J].海峡药学,2006(4):57-58.

[9]姚永刚,余保平,徐龙,等.慢性内脏高敏性大鼠结肠内P物质及其NK1受体表达的改变[J].胃肠病学和肝病学杂志,2004(4):363-367.

[10]侯雨君,赵映,蒋慧灵,等.联合法诱导内脏高敏感模型的比较研究[J].中国实验动物学报,2022,30(3):343-349.

[11]LEWIS S J,HEATON K W. Stool form scale as a useful guide to intestinal transit time[J]. Scand J Gastroenterol,1997,32(9):920-924.

[12]张佳河,祝旺,沈丹婷,等.腹泻型肠易激综合征动物模型评价的研究进展[J].中国实验动物学报,2024,32(2):238-247.

[13]BOTSCHUIJVER S,ROESELERS G,LEVIN E,et al. Intestinal fungal dysbiosis is associated with visceral hypersensitivity in patients with irritable bowel syndrome and rats[J]. Gastroenterology,2017,153(4):1026-1039.

[14]贺星,刘卫,唐郡,等.腹泻型肠易激综合征动物模型建立及评价[J].胃肠病学和肝病学杂志,2020,29(12):1386-1390.

[15]张传领,邸桐,王文婧,等.母婴分离应激对rd新生小鼠行为的影响[J].中国比较医学杂志,2017,27(4):89-93.

(二)成年大鼠结直肠扩张法腹泻型肠易激综合征模型

【基本原理】

采用球囊结直肠扩张法(colorectal distention,CRD)或叠加肢体束缚、夹尾刺激、乙酸灌肠、番泻叶灌胃等方法,造成内脏高敏感状态,建立成年大鼠腹泻型肠易激综合征(irritable bowel syndrome with predominant diarrhea,IBS-D)模型。

【实验材料】

1.药品试剂 ①麻醉药品:乙醚,戊巴比妥钠,水合氯醛,盐酸氯胺酮注射液等。②组织固定液:10%甲醛溶液或4%多聚甲醛溶液,戊二醛,四氧化锇,环氧丙烷,环氧树脂 Epon812 等。③其他:乙醇,二甲苯,乙酸,番泻叶浓缩剂,甲苯胺蓝等。

2. 仪器设备　双腔带囊儿童型导尿管(直径2.7 mm),多道生理信号采集处理系统,生物显微镜,病理图像分析系统,常规手术器械等。

3. 实验动物　成年 SD 或 Wistar 大鼠,体重180~220 g,雌雄兼用。

【方法步骤】

1. 单纯 CRD 诱导法[1-3]

(1)方法:实验用4周龄雄性 SD 大鼠,结肠扩张球囊为乳胶避孕套前端小囊,长2 cm,用4号手术丝线与内镜逆行胰胆管造影(ERCP)导管扎紧,经肛管直肠到降结肠。其外侧开口端接一"Y"管,分别与注射器和血压计相连。每次将气囊插入大鼠直肠5 cm后打气,然后转动"Y"管,使注射器端封闭,只留下气囊端和血压计端相通。维持肠道压力60 mmHg,保留1 min然后抽回。每次刺激之前,检查球囊的密闭性。给予扩张刺激前,可预先刺激大鼠肛门部,使其排尽大便,以减少粪团对扩张程度的影响。共持续刺激3周。

(2)特点:与对照组比较,模型组大鼠拱起背部和抬起腹部时的容量阈值显著降低,20 mmHg、40 mmHg、60 mmHg 压力扩容下腹壁肌电活动明显增强。

2. CRD+束缚诱导法[1,4]

(1)方法:实验用8周龄雄性 SD 大鼠,体重200~220 g。

1)CRD:使用8 F 导尿管进行直肠注气扩张,将不漏气气囊导管以石蜡油润滑后经肛门插入直肠,气囊近肛门口端距肛门口约1 cm,并固定于鼠尾根部,导管跟部接5 mL 注射器,将动物放入笼内,适应环境1 h后,往气囊内注气使气囊内压力达到60 mmHg 持续1 min。2次/d,间隔30 min。每天在同一时间给予刺激,连续14 d (1~14 d)。

2)肢体束缚:自第10天开始,联合肢体束缚,限制肩、双前肢和胸部,不限制头部活动;肢体束缚每次持续2 h,共5 d (10~14 d)。

(2)特点:①与正常组比较,模型组大鼠 AWR 评分明显增加,内脏敏感性增强。②甲苯胺蓝染色显示结肠组织肥大细胞(MC)主要分布于结肠疏松结缔组织,多沿小血管分布,卵圆形或椭圆形,颗粒呈紫红色,胞核呈蓝色;模型组大鼠肠黏膜 MC 计数明显高于正常组。③透射电镜可见模型大鼠 MC 胞浆类圆形颗粒呈空泡样改变,为脱颗粒后电镜下表现。④大鼠内脏敏感性随周龄增加而下降,同时对相同刺激的耐受性也随周龄增加而提高。

3. CRD+多因素诱导法[1,5]

(1)方法:实验用雄性 SD 大鼠,4周龄,体重(70.48±2.35)g。

1)乙酸灌肠:将石蜡润滑后的连续硬膜外导管(直径1 mm)经肛门插入距肛缘3~5 cm 处,注入0.5% 乙酸,将大鼠倒置,按住肛门约1 min,以防冰醋酸漏出,首次剂量从0.2 mL 开始,每2 d 增加0.1 mL,增加至0.5 mL 时,剂量保持0.5 mL 不变。

2)肢体束缚:在乙酸灌肠同时,以大鼠固定器束缚大鼠,时间从0.5 h 逐渐加至1 h,

共持续 2 周。

3)结直肠扩张:乙酸灌肠与肢体束缚周期结束后,将一次性儿童型导尿管球囊端石蜡润滑后插入大鼠距肛缘 2~3 cm 处,另一端连接 5 mL 注射器,每次注射器充气 1.5~2.0 mL,进行球囊直肠刺激,间断持续 3~5 min,2 次/d,连续 14 d。

4)夹尾刺激:在结直肠扩张同时,联合采用卵圆钳夹尾刺激,间断持续 3~5 min,2 次/d,连续 14 d。

5)番泻叶灌胃:在结肠注射乙酸、束缚、直肠扩张联合夹尾刺激的同时,予以番泻叶浓缩剂(0.3~0.5 g/mL)灌胃,20 mL/kg,1 次/d,持续灌胃 4 周。造模结束后,大鼠归笼,常规饲养,自由饮食。

(2)特点:①与正常组比较,模型组大鼠精神萎靡,易激惹,排便粒数明显增多,粪便含水量显著增加,Bristol 分型中 5、6、7 型明显增多,肠道敏感性、肠道动力显著增加。②模型大鼠肠道黏膜病理组织学表现均未见明显异常,体重与对照组比较无明显变化。

【观察指标】

1. 一般情况观察 观察大鼠的被毛、活动、精神状态、食量、大便性状、饮水量等,定期称体重。

2. 粪便情况观察[6-8] 分别于造模第 14 天、造模第 28 天及灌胃第 14 天,在笼内垫清洁滤纸,观察上午 8:00—12:00 期间内大鼠排便的粪点数;通过粪便 Bristol 分型,进行大便性状评估;分别称粪便湿重和干重,计算粪便含水量。参见本节"新生大鼠结直肠扩张法腹泻型肠易激综合征模型"。

3. 内脏敏感性评估[8-10] 采用腹壁撤退反射(abdominal with drawal reflex,AWR)法。大鼠实验前禁食不禁水 24 h,在 3% 戊巴比妥钠腹腔注射(1 mL/kg)麻醉,将涂石蜡油的带气囊的 8F 导尿管经肛门插入,使气囊末端插入肛门内 7.0 cm,在肛门外 1.0 cm 处将其固定在大鼠尾根部,将大鼠放入特制的透明塑料桶笼内(18 cm×5 cm×7 cm)中,只能前后运动不能转身,30 min 后,每只大鼠给予球囊扩张 3 次,容量分别为 1.0、1.5、2.0 mL,5 min/次,间隔 30 s。评分标准参见本节"新生大鼠结直肠扩张法腹泻型肠易激综合征模型"。

4. 大鼠肠道动力评估 采用直肠内玻璃小球排出时间法。取直径为 3 mm 的玻璃小球沿肛门放入距肛门 3 cm 的直肠内,记录玻璃小球排出时间。

5. 病理学检查 10% 水合氯醛麻醉大鼠,取距肛缘 8 cm 以上的结肠组织,10% 甲醛或 4% 多聚甲醛溶液固定,梯度乙醇脱水,常规石蜡包埋、切片,HE 染色,光镜结合病理图像分析系统观察结肠组织形态学改变。

6. 其他 参见本节"新生大鼠结直肠扩张法腹泻型肠易激综合征模型"。

【模型评价】

1. 由于乳鼠 CRD 模型因动物周龄小、系统发育不成熟、功能脆弱等原因,使其具有操作难度相对较大、造模周期长、死亡率高等缺点。成年大鼠 CRD 诱导法可复制出内脏高敏感模型,但与新生大鼠相比,其模型稳定性差,内脏高敏持续性较短。

2. 成年大鼠 IBS-D 模型常采用在 CRD 诱导法的基础上,联合其他刺激因素(化学刺激、物理刺激及心理应激等)进行造模。与乳鼠 CRD 模型相比,联合其他因素造模时 CRD 机械刺激量相应减少,其扩张频率及扩张持续时间均缩短。

3. 实验过程中,由于刺激种类的增多,不仅增加了不可控因素,同时亦加大了操作的难度。

4. CRD 目前尚未有统一的操作标准,在采用的球囊种类、扩张压力、造模周期等方面均存在较大差异。

【参考文献】

[1]蒋慧灵,郑倩华,赵映,等.结直肠扩张法诱导大鼠内脏高敏感模型制作概述[J].中国实验动物学报,2021,29(4):528-534.

[2]吕恩基,高志雄,王威.成年大鼠肠易激综合征模型建立的新方法[J].辽宁中医药大学学报,2009,11(9):184-186.

[3]胡嘉同.电针对结直肠扩张刺激模型大鼠内脏伤害性反应抑制作用及其机制研究[D].北京:北京中医药大学,2019.

[4]陶丽媛,吕宾,李蒙,等.直肠扩张联合肢体束缚诱导大鼠内脏高敏感模型的持续性[J].中国比较医学杂志,2013,23(10):21-25,4.

[5]李依洁,苏晓兰,杨晨,等.脾肾阳虚型肠易激综合征大鼠模型的建立与评价[J].中国中西医结合杂志,2017,37(8):950-954.

[6]THABIT A K,NICOLAU D P. Lack of correlation between Bristol stool scale and quantitative bacterial load in Clostridium difficile infection[J]. Infect Dis,2015,8(8):1-4.

[7]LEWIS S J,HEATON K W. Stool form scale as a useful guide to intestinal transit time[J]. Scand J Gastroenterol,1997,32(9):920-924.

[8]张佳河,祝旺,沈丹婷,等.腹泻型肠易激综合征动物模型评价的研究进展[J].中国实验动物学报,2024,32(2):238-247.

[9]CHAER E D,KAWASAKI M,PASRICHA P J,et al. A new model of chronic visceral hypersensitivity in adult rats induced by colon irritation during postnatal development[J]. Gastroenterology,2000,119:1276-1285.

[10]KYLOH M,NICHOLAS S,ZAGORODNYUK V P,et al. Identification of the visceral pain pathway activated by noxious colorectal distension in mice[J]. Front Neurosci,2011,5:16.

二、大鼠乙酸诱导法腹泻型肠易激综合征模型

【基本原理】

采用乙酸(acetic acid)灌肠的方法,造成内脏高敏感状态,建立大鼠腹泻型肠易激综

合征(irritable bowel syndrome with predominant diarrhea,IBS-D)模型。

【实验材料】

1. 药品试剂　①麻醉药品:乙醚,戊巴比妥钠,水合氯醛,盐酸氯胺酮注射液等。②组织固定液:10%甲醛溶液或4%多聚甲醛溶液,戊二醛,四氧化锇,环氧丙烷,环氧树脂Epon812等。③其他:乙酸,乙醇,二甲苯等。

2. 仪器设备　双腔带囊儿童型导尿管(直径2.7 mm),多道生理信号采集处理系统,生物显微镜,病理图像分析系统,常规手术器械等。

3. 实验动物　①成年SD大鼠,体重180~220 g,雌雄兼用。②新生SD大鼠,每8只乳鼠与母鼠一同饲养,发育至24 d后,将母鼠与幼鼠分离。

【方法步骤】

1. 成年大鼠乙酸灌肠法[1-4]

(1)方法:实验用雄性SD大鼠,体重270~310 g。实验前大鼠正常饮水,禁食12 h后将其置于固定器(5 cm×5 cm×20 cm)内,以头低尾高位固定,经肛门插入自制大鼠灌肠管至距肛门8 cm,缓慢灌入4%乙酸1 mL,用浸湿生理盐水的棉签压迫肛门口约30 s(防止液体溢出),再予1 mL磷酸盐缓冲液(PBS)冲洗肠道后缓慢拔出灌肠管,正常饲养6 d。第7天评价模型并取材。

(2)特点:①与正常组比较,模型组大鼠粪便多为稀便或糊便状,其Bristol评分明显升高,小肠推进百分率明显加快。②造模后第2天,结肠管腔增大,管壁增厚,伴充血及出血,镜下可见黏膜层、黏膜下层水肿明显,片状出血点;实验第7天,肠黏膜外观及HE染色均无异常。③与正常组比较,模型组大鼠肌间神经丛5-HT阳性肠神经元数目显著升高,5-HT$_4$受体免疫组化染色的灰度值明显降低。④当CRD容量扩张≥0.3 mL时,AWR评分明显高于对照组。

2. 新生大鼠乙酸灌肠法[5-6]

(1)方法:实验用新生SD大鼠,从出生8~21 d的2周内,每天给予直肠内醋酸刺激1次。将石蜡油润滑后的输液导管(直径1 mm)经肛门插入2 cm,注入0.087 mol/L的醋酸0.2~0.5 mL,醋酸的用量从出生8 d为0.2 mL开始,每隔2 d增加0.1 mL,到出生14 d开始维持0.5 mL不变。正常组乳鼠每天直肠内给予生理盐水0.2~0.5 mL。乳鼠离乳前与母鼠一起生活。从21 d后的2周内,不进行任何操作,正常饲养。

(2)特点:新生期大鼠直肠刺激2周后的第14、15、16天,与正常组大鼠比较排便次数明显增多,且粪点不成型,提示大鼠稀便状态持续存在,慢性腹泻形成。大鼠的外观、体重、生长未见明显变化,也未见死亡等。在第6周和第8周,模型组AWR抬腹和拱背的压力阈值明显低于正常组。

【观察指标】

1. 一般情况观察　观察大鼠活动、精神状态、饮食饮水、大小便、体重变化等。

2. 粪便情况观察　分别于造模第14天、造模第28天及灌胃第14天,在笼内垫清洁滤纸,观察上午 8:00—12:00 期间内大鼠排便的粪点数;通过粪便 Bristol 分型,进行大便性状评估;分别称粪便湿重和干重,计算粪便含水量。参见本节"新生大鼠结直肠扩张法腹泻型肠易激综合征模型"。

3.内脏敏感性评估　采用腹壁撤退反射(abdominal with drawal reflex,AWR)法。大鼠实验前禁食不禁水 24 h,在 3% 戊巴比妥钠腹腔注射(1 mL/kg)麻醉,将涂石蜡油的带气囊的 8F 导尿管经肛门插入,使气囊末端插入肛门内 7.0 cm,在肛门外 1.0 cm 处将其固定在大鼠尾根部,将大鼠放入特制的透明塑料桶笼内(18 cm×5 cm×7 cm)中,只能前后运动不能转身,30 min 后,每只大鼠给予球囊扩张 3 次,容量分别为 1.0、1.5、2.0 mL,5 min/次,间隔 30 s。评分标准参见本节"新生大鼠结直肠扩张法腹泻型肠易激综合征模型"。

4.大鼠肠道动力评估　采用直肠内玻璃小球排出时间法。取直径为 3 mm 的玻璃小球沿肛门放入距肛门 3 cm 的直肠内,记录玻璃小球排出时间。

5.病理学检查　10% 水合氯醛麻醉大鼠,取距肛缘 8 cm 以上的结肠组织,10% 甲醛或 4% 多聚甲醛溶液固定,梯度乙醇脱水,常规石蜡包埋、切片、HE 染色,光镜结合病理图像分析系统观察结肠组织形态学改变。

6.其他　参见本节"大鼠结直肠扩张法腹泻型肠易激综合征模型"。

【模型评价】

1.直肠注射乙酸造模的方法属于外周致敏 IBS 动物模型,是基于重复的伤害性刺激或者持续的伤害性刺激导致疼痛的高敏感性[5]。乳鼠的新生期肠道内的慢性炎症刺激,可以在成年后引起慢性内脏敏感性增高。

2.乳鼠模型因动物周龄小、系统发育不成熟、机能脆弱等原因,使其具有操作难度相对较大、造模周期长、死亡率高等缺点。成年大鼠乙酸诱导法可复制出内脏高敏感模型,但与新生大鼠相比,其模型稳定性差,内脏高敏持续性较短。

3.虽然乙酸在 IBS 及 IBS-D 动物模型的造模中应用比较广泛,但研究发现,高浓度乙酸溶液灌肠可使大鼠出现明显的慢性腹泻,但会导致局部组织粘连和动物死亡,不符合 IBS-D 的功能性肠病的特征[7];低浓度小剂量乙酸溶液灌肠刺激新生期大鼠建立 IBS 模型,成年后大鼠敏感性增高,大便排便频率增加,结肠病理未见明显炎症和损伤,但成年后大鼠无腹泻[5]。因此,有学者认为乙酸灌肠不适用于制作 IBS-D 大鼠模型[7-8]。

【参考文献】

[1]LA J H,KIM T W,SUNG T S,et al. Visceral hypersensitivity and altered colonic motility after subsidence of inflammation in a rat model of colitis[J]. World J Gastroenterol,2003,9(12):2791-2795.

[2]唐庆林,宫秀群,冯根宝,等.肠易激综合征大鼠内脏高敏感性与脑肠互动的研究[J].东南国防医药,2012,14(1):1-4.

[3]徐俊荣,罗金燕,尚磊,等.5 羟色胺受体可塑性在大鼠肠易激综合征中的作用[J].西

安交通大学学报(医学版),2008,(2):155-159.

[4]孙晔,孙晓宁,等.肠易激综合征大鼠模型肠神经元可塑性改变的观察[J].海南医学院学报,2011,(1):27-30.

[5]唐洪梅,李得堂,黄樱华,等.腹泻型肠易激综合征大鼠模型的建立及敏感性评估的实验研究[J].中国药理学通报,2009,25(5):693-695.

[6]刘珊珊,陶双友,王汝俊,等.舒肝健脾复方对内脏高敏感模型大鼠的治疗作用[J].中药新药与临床药理,2008,19(3):169-171.

[7]张北华,王微,王凤云,等.腹泻型肠易激综合征大鼠模型不同造模方法的比较研究[J].中华中医药学刊,2018,36(5):1092-1095.

[8]林雨康,陈涛,李幸展,等.腹泻型肠易激综合征动物模型研究进展[J].深圳中西医结合杂志,2022,32(1):133-136.

三、大鼠母婴分离法腹泻型肠易激综合征模型

【基本原理】

母婴分离(maternal separation,MS)模型是一种将新生幼鼠与母鼠及同窝幼鼠的社会环境进行分离的心理应激造模方式,被分离的幼鼠会遭受严重的环境剥夺,导致其行为及神经发育等多方面的问题。采用母婴固定时间分离和不可预测性分离的方法,建立大鼠母婴分离法腹泻型肠易激综合征(irritable bowel syndrome with predominant diarrhea,IBS-D)模型。

【实验材料】

1. 药品试剂　①麻醉药品:乙醚,戊巴比妥钠,水合氯醛,盐酸氯胺酮注射液等。②组织固定液:10%甲醛溶液或4%多聚甲醛溶液,戊二醛,四氧化锇,环氧丙烷,环氧树脂 Epon812 等。③其他:乙醇,二甲苯等。

2. 仪器设备　大鼠旷场实验仪,大鼠结直肠扩张压力计,双腔带囊儿童型导尿管(直径2.7 mm),多道生理信号采集处理系统,生物显微镜,病理图像分析系统,常规手术器械等。

3. 实验动物　2 d 龄清洁级 SD 大鼠,雌雄各半,体重(8.0±2.5)g。

【方法步骤】

1. 固定时间母婴分离法[1-9]

(1)方法:乳鼠在出生后2~21 d,每天上午9:00,将母鼠从笼中取出,单独置于一笼中,新生大鼠留于原笼中,保持新生大鼠生活环境维持在(28±2) ℃;中午12:00,分离结束,将母鼠重新放回至原笼中与新生大鼠合笼。对照组乳鼠在出生后2~21 d与母鼠一直共同饲养,不做任何分离处理。第22天断乳,第30天分笼饲养。

(2)特点:①与对照组相比,模型大鼠内脏疼痛压力阈值显著下降,内脏敏感性增强,急性应激后肠道转运加快。②模型大鼠出现糖水消耗量下降、探究行为减少及排便数量

显著增加等抑郁、焦虑样行为学改变。③HE 染色可见结肠各段组织结构完整,未见病理学改变;模型大鼠未见生长迟滞,新生期及成年后体重增长未见异常,符合 IBS 临床表型特征。

2. 不可预测性母婴分离法[9]

(1)方法:乳鼠在出生后 2 ~ 21 d,每天随机安排分离时间刺激,分离时间段为:①9:00—12:00;②14:00—17:00;③19:00—22:00,且每个分离时间段不连续出现 3 d,使动物不能预料分离刺激的发生。对照组乳鼠在出生后 2 ~ 21 d 与母鼠一直共同饲养,不做任何分离处理。第 22 天断乳,第 30 天分笼饲养。

(2)特点:与对照组相比,模型大鼠精神较差,毛发枯黄无光泽,活动减少,且进食量也有所减少;大便颗数、粪便含水量增加;AWR 评分升高,内脏痛阈值降低。与固定时间母婴分离法比较,不可预测性母婴分离法模型大鼠大便颗数、粪便含水量显著增加,AWR 评分明显降低。

【观察指标】

1. 一般情况　观察大鼠自主活动、精神状态、饮食饮水、大小便、体重变化等。

2. 粪便情况

(1)粪便性状评分[9-10]:造模结束后,在大鼠 11 周龄时观测各组大鼠的大便颗数及粪便性状,采用 Bristol 大便分型量表判断粪便性状,评分标准为:1 分,分离的硬团;2 分,团块状;3 分,干裂的香肠状;4 分,柔软的香肠状;5 分,软的团块;6 分,泥浆状;7 分,水样便。

(2)粪便含水量:大鼠分笼单只饲养,在自由进食与饮水的情况下,每隔 2 h 收集各组大鼠粪便 1 次,共收集 12 h 粪便,电子天平称湿重后,放入 50 ℃烤箱内烘烤 6 h 后,取出称干重,计算粪便含水量。

$$粪便含水量 = (粪便湿重 - 粪便干重)/粪便湿重 \times 100\%$$

3. 糖水偏好实验[2,7]　实验前训练大鼠适应含糖饮水,第一个 24 h 每笼放置 2 个水瓶,均为 1% 的蔗糖溶液;随后 24 h 放置 1 瓶 1% 蔗糖溶液和 1 瓶蒸馏水。禁食禁水 24 h 后,给予每只大鼠已称重的 1 瓶 1% 蔗糖溶液和 1 瓶蒸馏水,1 h 后,称量 2 瓶水的重量,计算消耗量,按下式计算动物糖水偏好度。

$$糖水偏好度(\%) = 糖水摄入(g)/总摄入(g) \times 100\%$$

4. 旷场试验[2]　旷场试验箱由不透明材料制成,长×宽×高为 100 cm × 100 cm × 40 cm,内侧壁及底面为灰色,底面分为面积相等的 25 块,正上方处安装一摄像头,拍摄范围可覆盖整个旷场区域。将大鼠轻轻放入旷场实验箱正中格内,记录 3 min 内大鼠在场箱内的穿格数、直立次数、清洁次数、中央区停留时间、运动距离等参数及轨迹图像,同时计量大鼠排便数量。

5. 内脏敏感性评估　造模结束后,在大鼠 5 周龄、7 周龄、9 周龄和 11 周龄时进行不同压力下结直肠扩张(colorectal distention,CRD)刺激,并使用腹壁撤退反射(abdominal withdrawal reflex,AWR)评分及内脏痛阈值进行评价,以评估其内脏敏感性[9,11-12]。

（1）AWR 评分：实验前 24 h 禁食但不禁水，单手抓握大鼠后轻揉其肛口，排尽粪便后，用少量乙醚麻醉。将麻醉后的大鼠放入自制的大鼠固定器中（清醒后大鼠在该固定器中只能上下运动，无法前后活动及转身），将涂抹石蜡油的球囊导管轻柔插入大鼠肛门，使球囊末端距肛门约 1 cm，并用胶带将导管与鼠尾根部固定。待大鼠清醒并能适应环境后，向球囊内迅速充气，使球囊扩张压在短时间内分别达到 20、40、60 和 80 mmHg。每个压力梯度保持 30 s，并观察记录 AWR 评分。0 分：给予扩张刺激时大鼠的情绪基本稳定；1 分：给予扩张刺激时大鼠变的相对不稳定，偶尔扭动头部；2 分：腹背部肌肉轻微收缩但腹部未抬离地面；3 分：腹背部肌肉强烈收缩并把腹部抬离地面；4 分：腹部肌肉强烈收缩，腹部呈弓形并把腹部、会阴部抬离地面。每次检测重复 3 次，评分过程采用盲法评价，避免人为的主观影响。

（2）内脏痛阈值：将大鼠放入固定器中并插入球囊导管（方法与腹壁撤退反射一致），向球囊内迅速充气，压力从 0 mmHg 每次匀速递增 5 mmHg，每次扩张持续 30 s 以观察大鼠的反应，待大鼠安静 1 min 后，反复多次加压直至大鼠腹部抬起和背部拱起（即 AWR 评分为 3 分）时的最低压力值作为内脏痛阈值。每个压力值重复 3 次检测，取平均值。整个检测过程中为防止球囊对大鼠肠黏膜有所损害，球囊压力控制在 0～80 mmHg。

6. 腹壁肌电图（electromyography，EMG）[6]　8 周龄时，埋置电极，戊巴比妥钠腹腔注射麻醉（30 mg/kg），旁正中切口，钝性分离筋膜，将 3 根银制电极线一端缝合至腹股沟韧带上方、距中线 1.5 cm 处的一侧腹外斜肌，电极线相互间距 0.5 cm，电极游离端经皮下隧道置于颈后并固定。术后 5 d 记录 EMG，各压力梯度的 CRD 刺激同上述 AWR 步骤，将大鼠颈后电极连接于 BL-420F 生物机能实验系统，选择肌电模块记录。增益 1 mV，时间 0.01 s，高频滤波 1 kHz，采样率 50 kHz，扫描速度 250 ms/div。EMG 活动为不同 CRD 刺激下波幅面积与基线水平波幅面积之差。

7. 肠道推进率[5]　大鼠禁食 24 h，禁水 12 h，经口灌入印度墨汁 0.5 mL。30 min 后处死，剖腹，取出贲门至回肠末段的小肠，快速测量墨汁在肠道的推进距离及小肠全长，计算肠道推进率。

$$肠道推进率 = 墨汁推进长度（cm）/小肠全长（cm）×100\%$$

8. 病理学检查　10% 水合氯醛麻醉大鼠，迅速取距肛门 4～5 cm 处约 1 cm 的远端结肠，10% 甲醛或 4% 多聚甲醛溶液固定，梯度乙醇脱水，常规石蜡包埋、切片，HE 染色，光镜结合病理图像分析系统观察结肠组织形态学改变。根据炎性细胞（主要是中性粒细胞）在全层中浸润化及浸润的程度和各细胞间质之间的水肿情况，进行炎症分级和评分[1,9]。0 分：无炎症，固有层无中性粒细胞浸润，间质无水肿；1 分：轻度，固有层少量中性粒细胞浸润，轻度或无间质水肿；2 分：中度，固有层中等量粒细胞浸润，间质中度水肿；3 分：重度，固有层有中量到大量中性粒细胞弥漫性浸润，严重间质水肿。

9. 其他　参见本节"新生大鼠结直肠扩张法腹泻型肠易激综合征模型"。

【模型评价】

1. 母婴分离（maternal separation，MS）或称母爱剥夺（maternal deprivation，MD）是一种

早期生活应激源,作为一种重要的生命早期刺激方式,出生后至断乳前的母婴分离刺激已被证实在成年后能够模拟肠易激综合征胃肠道症状及精神症状。利用母婴分离建立的肠易激动物模型,因其同时模拟了肠易激综合征中精神症状及外周胃肠道症状,成为当前研究肠易激综合征生物学机制的一个常用模型[13]。

2. 固定时间母婴分离法与不可预测性母婴分离法均可复制 IBS 模型,但各自的侧重点可能有所不同。不可预测性母婴分离组大鼠大便颗数更多,多为软稀便,且粪便含水量增加明显,可能更符合制作腹泻型 IBS 模型;与空白对照组和不可预测性母婴分离组大鼠比较,母婴分离组大鼠的 AWR 评分最高,说明母婴分离组的内脏高敏程度高于其余两组,可能更适合制作 IBS 内脏高敏模型[13]。关于两种方法的优缺点及适用范围,还需要更多的实验研究进行比较验证。

3. 不同的母婴分离频率与持续时间对成年后应激反应具有明显区别。出生后 2 ~ 14 d,每天 15 min 的简短分离,会降低仔鼠成年后 HPA 轴对应激的反应能力[14-15];而每天 3 h 以上的分离,则出现相反的结果,并且出现内脏高敏感反应,成年期阿片类受体介导的痛觉抑制作用减弱的现象[16]。

4. 实验动物性别亦是该模型的影响因素之一,尽管大多数实验为避免性激素影响大多采用雄性鼠仔进行实验,但有报道指出,母婴分离雄鼠的肠道敏感性增高不及雌鼠明显,且雌鼠与整窝大鼠的分离造成肠道症状的效果优于仅与一半数量鼠仔分离,表明分离的方式对造模也有影响[17],与临床上流行病学显示 IBS 女性较为易感的现象较为吻合。

【参考文献】

[1]滕卫军,杜小雪,丁明星,等.母婴分离致肠易激综合征大鼠模型的建立与评价[J].浙江医学,2016,38(6):412-415.

[2]赵云.母婴分离应激致肠易激综合征的生物学特征及同型半胱氨酸损伤机制[D].北京:中国人民解放军军事医学科学院,2014.

[3]殷燕,任晓阳,刘亚萍,等.以内脏高敏感为靶点的肠易激综合征大鼠模型评价研究[J].胃肠病学和肝病学杂志,2017,26(11):1263-1267.

[4]孙鸿燕,董文斌,姜林,等.母婴分离对新生鼠成年后内脏疼痛敏感性影响及机制研究[J].中华妇幼临床医学杂志(电子版),2014,10(1):26-28.

[5]李欢,闫波,王金坤,等.APETx2 及粪菌移植对母婴分离诱导肠易激综合征大鼠内脏敏感性的影响及机制[J].天津医药,2021,49(12):1265-1270.

[6]邵利梅,华宏军,叶晓华,等.激动 mGluR8 可缓解母婴分离模型大鼠的内脏高敏感[J].胃肠病学,2021,26(1):24-29.

[7]石卿,赵云,梅竹松,等.5-羟色胺与褪黑素在母婴分离致腹泻型肠易激综合征模型大鼠中的表达[J].军事医学,2013,37(8):604-608.

[8]杨名诗,任天华.腺苷 A3 受体激动剂对新生期母婴分离肠易激综合征大鼠内脏高敏感的作用[J].广东医学,2013,34(6):844-847.

[9]张薇,赵映,郑倩华,等.肠易激综合征内脏高敏模型不同制作方法的比较研究[J].中国实验动物学报,2020,28(4):503-509.

[10]LEWIS S J,HEATON K W. Stool form scale as a useful guide to intestinal transit time[J]. Scand J Gastroenterol,1997,32(9):920-924.

[11]陈颖,赵妍,罗丹妮,等.腹壁撤退反射实验测量方法概述[J].中国比较医学杂志,2017,27(8):89-93.

[12]ANAND K J,COSKUN V,THRIVIKRAMAN K V,et al. Long-term behavioral effects of repetitive pain in neonatal rat pups[J]. Physiol Behav,1999,66(4):627-637.

[13]林泽斯,王洪琦.肠易激综合征母婴分离模型应用进展[J].中国实验动物学报,2015,23(4):434-439.

[14]LEVINE S. Maternal and environmental influences on the adrenocortical response to stress in weanling rats[J]. Science,1967,156(3772):258-260.

[14]PLOTSKY P M,MEANEY M J. Early,postnatal experience alters hypothalamic cortico-tropin-releasing factor (CRF) mRNA,median eminence CRF content and stress-induced release in adult rats [J]. Brain Res Mol Brain Res,1993,18(3):195-200.

[16]COUTINHO S V,PLOTSKY P M,SABLAD M,et al. Neonatal maternal separation alters stress-induced responses to viscerosomatic nociceptive stimuli in rat[J]. Am J Physiol Gastrointest Liver Physiol,2002,282(2):G307-G316.

[17]ROSZTOCZY A,FIORAMONTI J,JARMAY K,et al. Influence of sex and experimental protocol on the effect of maternal deprivation on rectal sensitivity to distension in the adult rat[J]. Neurogastroenterol Motil,2003,15(6):679-686.

四、应激性腹泻型肠易激综合征模型

(一)大鼠应激性腹泻型肠易激综合征模型

【基本原理】

采用慢性不可预知性温和应激(chronic unpredictable mild stress,CUMS)+束缚应激法或慢性束缚应激法,建立大鼠应激性腹泻型肠易激综合征(irritable bowel syndrome with predominant diarrhea,IBS-D)模型。

【实验材料】

1.药品试剂　①麻醉药品:乙醚,七氟烷,戊巴比妥钠等。②组织固定液:10%甲醛溶液或4%多聚甲醛溶液等。③其他:乙醇,二甲苯,苏木精染剂,伊红染剂等。

2.仪器设备　光源实时控制仪,自制AWR阈值检测仪器(血压计、导尿管、灌胃针及无菌手套),8Fr导尿管,生物显微镜,病理图像分析系统,常规手术器械等。

3.实验动物　SD或Wistar大鼠,雌雄兼用。

【方法步骤】

1. CUMS+束缚应激法[1-2]

（1）方法：实验用雌性 Wistar 大鼠,体重 150～170 g。

1）CUMS：大鼠每周按照随机顺序给予以下 7 种刺激。①夜间连续照明 12 h;②45 ℃高温环境 5 min;③禁水 24 h;④4 ℃寒冷环境 3 min;⑤夹尾 1 min;⑥水平振动（120 次/min) 40 min;⑦食物剥夺 24 h。每连续 2 d 给予的刺激顺序不能重复,避免大鼠能够预知刺激的发生,连续 3 周。

2）束缚应激：CUMS 后休息 1 周,用纸带束缚大鼠前肩、前上肢、胸部,限制前上肢搔抓头面部,但不限制其活动,束缚时间为 1 h。

（2）特点：①与正常组比较,模型组大鼠 1 h 排便量、粪便粒数和湿便率明显增多,疼痛压力阈值、蔗糖水摄入量和体重增长率显著降低。②结肠组织未见黏膜明显水肿、糜烂、溃疡、出血等病理性形态学改变。

2. 慢性束缚应激法[3-5]

（1）方法：实验用 SD 大鼠,4 周龄,体重 95～105 g,雌雄各半。乙醚轻度麻醉大鼠后,用医用弹性网状绷带束缚大鼠的前上肢、前肩、胸部,限制前上肢搔抓头面部,但不限制其他活动,2 h/d,连续 14 d。

（2）特点：①与正常组比较,模型组大鼠的粪便粒数、粪便面积在第 21、28 天均显著升高,体重在第 7、14、21、28 天均显著降低,AWR 评分显著升高。②胃、十二指肠、回肠、结肠组织样本与对照组比较,均无明显的病理改变。

【观察指标】

1. 一般情况　观察大鼠皮毛色泽、精神状态、活动度、大便性状及体重变化等。

2. 糖水偏好实验[2]　实验前训练大鼠适应含糖饮水,第一个 24 h 每笼放置 2 个水瓶,均为 1% 的蔗糖溶液;随后 24 h 放置 1 瓶 1% 蔗糖溶液和 1 瓶蒸馏水。禁食、禁水 24 h 后,给予每只大鼠已称重的 1 瓶 1% 蔗糖溶液和 1 瓶蒸馏水,1 h 后,2 瓶水分别称重,按下式计算大鼠糖水偏好度。

$$糖水偏好度(\%)=糖水消耗量/(糖水消耗量+纯水消耗量)×100\%$$

3. 避水应激实验(water avoid stress, WAS)[2,6]　实验设备由透明有机玻璃容器（45 cm×25 cm×25 cm)和固体平台(10 cm×8 cm×8 cm)组成,平台置于玻璃容器底部,玻璃容器中装入室温水,高度为距离平台顶端 1 cm,将大鼠置于平台上,使其对水产生心理应激反应,促进大鼠排便。观察记录其 1 h 排便粒数(干便)或次数(稀便)。于实验 28～30 d 连续记录 5 次数值,取平均值。

4. 稀便率　采用滤纸印记法[1-2],记录 24 h 内大便总次数、湿便次数,根据湿便次数及大便总次数计算稀便率。

$$稀便率=湿便次数/大便总次数×100\%$$

5. 内脏敏感性测定[7]　采用检测腹壁撤退反射(abdominal withdrawal reflex, AWR)

压力阈值(mmHg)的方法检测大鼠肠道敏感性。禁食不禁水 12 h,将大鼠置于固定器内,石蜡油润滑后将气囊插入肛门约 6 cm,胶布固定防止滑脱,苏醒后适应 20 min,血压计恒速向气囊注气加压,当大鼠出现腹部肌肉收缩(AWR 评分 2 分) 时的最低压力值作为内脏痛阈值。

【模型评价】

1. CUMS+束缚应激法构建的大鼠 IBS-D 模型在肠道症状、动力及感知、情绪障碍、微观结构方面与 IBS-D 发病特点基本吻合。但模型制作复杂,影响因素偏多,不利于在实验研究中推广应用。

2. 慢性束缚应激法 IBS-D 模型,制备方法简单快捷,实验周期短,经济适用,可用于大样本实验及药物筛选。

【参考文献】

[1]ZOU N,LV H,LI J,et al. Changes in brain G proteins and colonic sympathetic neural signaling in chronic-acute combined stress rat model of irritable bowel syndrome(IBS)[J]. Transl Res,2008,152(6):283-289.

[2]贺星,刘卫,唐郡,等.腹泻型肠易激综合征动物模型建立及评价[J].胃肠病学和肝病学杂志,2020,29(12):1386-1390.

[3]周天然,张瑶,晓旭,等.慢性束缚应激腹泻型肠易激综合征大鼠模型的改良与评价[J].广州中医药大学学报,2018,35(1):163-168.

[4]WILLIAMS C L,VILLAR R G,PETERSON J M,et al. Stress-induced changes in intestinal transit in the rat:a model for irritable bowel syndrome[J]. Gastroenterology,1988,94(3):611-621.

[5]AL-CHAER E D,KAWASAKI M,PASRICHA P J. A new model of chronic visceral hypersensitivity in adult rats induced by colon irritation during postnatal development[J]. Gastroenterology,2000,119(5):1276-1285.

[6]BOTSCHUIJVER S,ROESELERS G,LEVIN E,et al. Intestinal fungal dysbiosis is associated with visceral hypersensitivity in patients with irritable bowel syndrome and rats[J]. Gastroenterology,2017,153(4):1026-1039.

[7]ZHU H M,LI L,LI S Y,et al. Effect of water extract from Berberis heteropoda Schrenk roots on diarrhea-predominant irritable bowel syndrome by adjusting intestinal flora[J]. J Ethnopharmacol,2019,237:182-191.

(二)小鼠应激性腹泻型肠易激综合征模型

【基本原理】

采用急性束缚应激(wrap restrain stress,WRS)的方法,建立小鼠应激性腹泻型肠易激综合征(irritable bowel syndrome with predominant diarrhea,IBS-D)模型。

【实验材料】

1. 药品试剂　①麻醉药品：乙醚，七氟烷，戊巴比妥钠等。②组织固定液：10%甲醛溶液或4%多聚甲醛溶液等。③其他：乙醇，二甲苯，苏木精染剂，伊红染剂等。

2. 仪器设备　直径3 mm钢球，生物显微镜，病理图像分析系统，常规手术器械等。

3. 实验动物　雌性C57BL/6J小鼠，6~8周龄，体重16~18 g。

【方法步骤】[1-4]

乙醚轻度麻醉小鼠，用纸胶带包裹束缚小鼠前肩、前上肢及胸背部以限制其梳理面部、上头和颈部，但不控制其活动。2~5 min内小鼠从乙醚麻醉中恢复，并可在笼子中自由走动，自由进食和饮水。每日束缚1次，每次束缚时间2 h，共持续14 d。

【观察指标】

1. 一般情况　观察小鼠皮毛色泽、精神状态、活动度及大便性状，定期称体重。

2. 粪便含水量　将小块滤纸放入提前预制小孔的EP管中，电子天平称重，每天固定时间用滤纸刮取小鼠的新鲜粪便后装入EP管中，然后再次称重，2次数值相减为粪便湿重。将EP管置于60 ℃烘干箱中烘干24 h，称干重。2次/d，取均值。

$$粪便含水量(\%) = (粪便湿重 - 粪便干重)/粪便湿重 \times 100\%$$

3. 肠道传输功能　小鼠禁食24 h，七氟烷吸入麻醉，取直径3 mm的小钢球放入小鼠距肛门1~2 cm直肠内，自小鼠苏醒后计时，记录小钢球排出时间。

4. 病理学检查　将小鼠用1%戊巴比妥腹腔注射麻醉（50~60 mg/kg），剖腹观察结肠外观，测量小鼠结肠长度。沿系膜对侧剖开结肠，观察肠黏膜有无水肿、溃疡等病变。取整段剪开的结肠，生理盐水冲洗干净，10%甲醛或4%多聚甲醛溶液固定，梯度乙醇脱水，常规石蜡包埋、切片，HE染色，光镜结合病理图像分析系统观察结肠组织形态学改变。

【模型特点】

1. 与正常组比较，D-IBS模型组小鼠粪便含水量升高，体重减轻，肠道传输速度加快，结肠长度缩短。

2. 肉眼可见结肠肠壁光滑，未见充血、水肿，肠道组织与周围器官无粘连。

3. 结肠黏膜完整，腺体排列规则，未见溃疡；镜下可见黏膜轻度慢性炎症反应，炎症主要累及黏膜固有层，炎症细胞以淋巴细胞为主。

【模型评价】

1. WRS模型制作方法简单、模型稳定性高、模型制备时间短，模型动物出现胃肠功能亢进、内脏敏感性增高以及精神活动失调的病理表现，能较好地模拟人类IBS-D症状，且不造成模型动物肠道溃疡形成，在IBS-D的研究中被广泛应用。

2. C57BL/6J小鼠因其免疫系统相对稳定，其免疫系统活性较少因月龄的增加而降低，故适宜用于肠道免疫学的相关研究。

【参考文献】

[1]彭颖,徐丽红.腹泻型肠易激综合征小鼠模型的建立与评价[J].安徽医科大学学报,56(7):1152-1155.

[2]WILLIAMS C L,VILLAR R G,PETERSON J M,et al. Stress-induced changes in intestinal transit in the rat:a model for irritable bowel syndrome[J]. Gastroenterology,1988,94(3):611-621.

[3]FARHIN S,WONG A,DELUNGAHAWATTA T,et al. Restraint stress induced gut dysmotility is diminished by a milk oligosaccharide(2′-fucosyllactose)in vitro[J]. LoS One,2019,14(4):e215151.

[4]ZHANG B,XUE H,WANG W,et al. Comparative proteomic analysis of the brain and colon in three rat models of irritable bowel syndrome[J]. Proteome Sci,2020,18:1.

五、复合诱导法腹泻型肠易激综合征模型

(一)大鼠复合诱导法腹泻型肠易激综合征模型

【基本原理】

采用母婴分离、番泻叶灌胃、乙酸灌肠、球囊直肠扩张、束缚应激、冷水刺激、慢性不可预知性温和应激(chronic unpredictable mild stress,CUMS)、夹尾激怒、皮质醇注射、饮食无常等多因素组合,诱导建立大鼠腹泻型肠易激综合征(irritable bowel syndrome with predominant diarrhea,IBS-D)模型。

【实验材料】

1. 药品试剂　①高乳糖饲料:乳糖30%,淀粉15.58%,酪蛋白22.05%,蔗糖15%,纤维素8%,豆油3.75%,矿物盐5%,L-蛋氨酸0.4%,胆碱0.2%,维生素0.02%。②诱导剂:番泻叶,乙酸,辣素等。③麻醉药品:乙醚,戊巴比妥钠,水合氯醛,盐酸氯胺酮注射液等。④组织固定液:10%甲醛溶液或4%多聚甲醛溶液,戊二醛,四氧化锇,环氧丙烷,环氧树脂Epon812等。⑤其他:乙醇,二甲苯,试剂盒等。⑥试剂盒:一氧化氮(nitic oxide,NO)、白细胞介素(interleukin,IL)-2、IL-4、IL-9、IL-12、肿瘤坏死因子-α(tumor necrosis factor-α,TNF-α)、二胺氧化酶(diamine oxidase,DAO)、5-羟色胺(5-hydroxytryptamine,5-HT)、促肾上腺皮质激素(adrenocorticotropic hormone,ACTH)、促肾上腺皮质激素释放激素(corticotropin-releasing hormone,CRH)、P物质(P substance,SP)、胃饥饿素(ghrelin)、胃动素(motilin,MTL)等。⑦其他:磷酸盐缓冲液(phosphate-buffered saline,PBS),乙醇,二甲苯等。

2. 仪器设备　双腔带囊儿童型导尿管(直径2.7 mm),多道生理信号采集处理系统,生物显微镜,病理图像分析系统,常规手术器械等。

3. 实验动物　①成年SD大鼠,体重180~220 g,雌雄兼用。②新生SD大鼠,每8只

乳鼠与母鼠一同饲养,发育至 24 d 后,将母鼠与幼鼠分离。

【方法步骤】

1. 高乳糖饮食+束缚应激法[1-2]

(1)方法

1)高乳糖饮食:实验用雄性 SD 大鼠,体重 120~160 g。造模当日大鼠进行高乳糖饲料喂养,连续 7 d。

2)束缚应激:每日上午用医用橡皮膏对大鼠双后肢进行束缚处理,并悬挂 1 h,使其无法行动,并出现烦躁不安症状,造成一定的应激刺激。连续 7 d。

(2)特点:①模型大鼠出现增重缓慢、神态疲劳、易怒、皮毛散乱、运动少、大便粒数增多且不成形等症状。②与正常组比较,模型组大鼠腹部收缩反射的容量阈值明显降低,腹壁肌电活动明显增高,血清 NO 水平显著升高。

2. 乙酸灌肠+束缚应激法[3-4]

(1)方法

1)乙酸灌肠:实验用雄性 SD 大鼠,体重 240~260 g。大鼠实验前 24 h 禁食不禁水,乙醚麻醉后,经肛门插入连接注射器的硅胶管(距肛门 8 cm),结肠内灌入 40 mL/L 的乙酸 1 mL,缓慢拔出硅胶管,用手压迫肛门并将大鼠尾巴抬高 30 s,后用 0.01 mol/L PBS 1 mL 冲洗结肠,放回笼中自由活动进食水。

2)束缚应激:乙酸灌肠后第 7 天,将大鼠置于一限制起肢体但不影响其呼吸的特制透明圆柱形筒内,3 h/次,1 次/d,连续束缚 3 d。

(2)特点:①模型大鼠出现反应迟钝,易激怒,耸毛,解稀便,软便,肛周毛发粪便污染残留,进食量和饮水量减少,活动明显减少,体重下降等表现。②肉眼观察和 HE 染色均未见大鼠结肠黏膜存在糜烂和溃疡性病变。③与正常组比较,模型组大鼠粪便点数、稀便数及肠道肥大细胞的数量明显增多,内脏敏感性明显增高,肠道淋巴结来源的树突细胞(dendritic cell,DC)促进脾脏 CD4$^+$T 细胞增殖的能力增强,IL-4 和 IL-9 分泌量明显升高,IL-12 分泌量明显减少。

3. 结直肠刺激+番泻叶灌胃法[5-6]

(1)方法

1)新生期结直肠刺激:实验用 SD 大鼠,分别在幼鼠出生第 8、10、12 天,将经皮冠状动脉成形术球囊经肛门插入结直肠,球囊完全进入后,向球囊内注气,使球囊内压强为 60 mmHg,持续 1 min,1 次/d,共 3 次。刺激后与母鼠共同饲养至第 22 天断奶。第 30 天分笼,正常饲养。出生第 60 天,进行 AWR 检测,筛选出肠道高敏感大鼠,进行下一步造模。

2)番泻叶水灌胃:将番泻叶放入 5 倍体积的开水中浸泡一夜。过滤后取滤液,将其浓缩至浓度为 0.45 g/mL。对筛选出的肠道高敏感大鼠,给予浓度为 0.45 g/mL 番泻叶水灌胃,灌胃体积为 10 mL/kg,1 次/d,持续 2 周。

（2）特点：①模型大鼠精神状态较差，活动减少，毛发失去光泽，饮食减少；粪便变软，或成稀状。②与正常组相比，模型组大鼠 AWR 评分显著升高，肠黏膜肥大细胞（mast cell，MC）数量显著增多，肠黏膜 5-HT 水平明显升高。

4. 番泻叶灌胃+夹尾激怒法[7]

（1）方法：实验用雄性 SD 大鼠，体重 140～180 g。以 0.36 g/mL 的番泻叶煎煮液灌胃，2.0 mL/只；每次灌胃结束 10 min 后进行夹尾，次 30 min/次，刺激大鼠打斗（不能出血），1 次/d，持续 15 d。

（2）特点：与正常组比较，模型组大鼠粪便含水量增加，AWR 最小阈值下降，血清 ACTH 和 CRH 含量明显升高。

5. 番泻叶灌胃+束缚应激法[8-9]

（1）方法：实验用 SD 或 Wistar 大鼠，体重 230～270 g。番泻叶 5 倍体积的开水中浸泡一夜取滤液，浓缩至浓度为 0.3 g/mL，灌胃体积为 10 mL/kg，1 次/d。在番泻叶水灌胃 1 h 后，用自制容器及绷带束缚大鼠的四肢，限制大鼠运动的同时产生一定的刺激，束缚大鼠使其烦躁不安，2 h/次，1 次/d，持续 2 周。

（2）特点：模型大鼠造模期间精神状态较差，毛色干枯，大便变软或成稀状、稀水状。与正常组比较，模型组大鼠在 10、20、40、60、80 mmHg 球囊压力下的 AWR 评分明显增高，肠组织中 5-HT₃R 棕黄染色阳性表达细胞分布相对较密集，光密度 OD 值升高。

6. 母婴分离+乙酸刺激法[10-11]

（1）方法

1）母婴分离：实验用新生 Wistar 大鼠，出生后 2～7 d，每天上午 8:00—11:00，将哺乳期母鼠与新生期大鼠分开，3 h/d。

2）乙酸刺激：出生 8 d 以后，将石蜡油润滑后的直径 1 mm 的输液导管插入大鼠肛内约 2 cm，注入 0.5% 乙酸，0.2～0.5 mL/次。乙酸的用量从出生 8 d 为 0.2 mL 开始，每隔 2 d 增加 0.1 mL，到出生 14 d 开始维持 0.5 mL 不变。1 次/d，连续 2 周。

（2）特点：①模型大鼠精神萎靡，毛发无光泽，饮食欠佳，大便不成形，并有不同程度的腹泻。②与正常组比较，模型组大鼠稀便率、AWR 评分明显增高，模型组个别大鼠结肠间质轻微充血，炎症细胞略有浸润，其他无明显病理变化。

7. 母婴分离+束缚应激法[12]

（1）方法

1）母婴分离：实验用新生 SD 雄性大鼠，在大鼠第 2～21 日龄，每天上午 8:00—11:00，将哺乳期母鼠与新生期大鼠分开，3 h/d。大鼠于 22 d 龄时断奶。

2）束缚应激：第 50～59 日龄，每天给予束缚应激刺激，每天上午 8:00—10:00，将大鼠置于简易束缚装置（18 cm×4 cm×4 cm）中，束缚 2 h。

（2）特点：与正常组比较，模型组粪便含水量明显增加；气囊压力在 40、60、80 mmHg 时，AWR 评分和腹外斜肌肌电图（electromyography，EMG）积分变化率显著升高；结肠肥大细胞数目和 5-HT 含量明显增加明显，5-HT₃AR 及 5-HT₃BR 蛋白相对表达量升高。

8. 母婴分离+番泻叶灌胃法[13]

（1）方法

1）母婴分离:实验用新生 SD 雌性大鼠,将 SD 孕鼠生产的乳鼠,从出生后第 2~14 天,每天上午 9:00—12:00 与母鼠分离 3 h,然后与母鼠共同饲养至第 22 天断奶,正常组不分离,第 30 天分笼。

2）番泻叶灌胃:于出生后第 9 周开始,番泻叶煎剂灌胃(3~4.5 g/kg),灌胃体积为 10 mL/kg,1 次/d,连续 7 d。

（2）特点:与正常组比较,模型组大鼠体重增长量显著降低,6 d 内的平均大便积分显著,腹泻率为 100%,结肠组织未见明显病理组织形态学改变。

9. 母婴分离+高乳糖喂养法[13]

（1）方法

1）母婴分离:实验用新生 SD 雌性大鼠,将 SD 孕鼠生产的乳鼠,从出生后第 2~14 天,每天上午 9:00—12:00 与母鼠分离 3 h,然后与母鼠共同饲养至第 22 天断奶,正常组不分离,第 30 天分笼。

2）高乳糖喂养:于出生后第 9 周开始,采用高乳糖饲料(酪蛋白 22.05%、乳糖 45.58%、蔗糖 15.00%、大豆油 3.75%、纤维素 8.00%、DL-蛋氨酸 0.4%、胆碱 0.2%、维生素 0.02%、无机盐 5.00%)喂养,自由进食,连续 7 d。

（2）特点:模型组大鼠体重出现明显的负增长,腹泻率为 100%,结肠组织可见淋巴细胞、中性粒细胞和嗜酸性粒细胞浸润,细胞间质轻度水肿,其他未见明显病理组织形态学改变。

10. 母婴分离+5-HT 注射法[13-14]

（1）方法

1）母婴分离:实验用新生 SD 雌性大鼠,将 SD 孕鼠生产的乳鼠,从出生后第 2~14 天,每天上午 9:00—12:00 与母鼠分离 3 h,然后与母鼠共同饲养至第 22 天断奶,正常组不分离,第 30 天分笼。

2）5-HT 腹腔注射:于出生后第 9 周开始,采用 5-HT 溶液腹腔注射,2.1 mg/kg,1 次/d,连续 7 d。

（2）特点:①模型大鼠自主活动减少,反应迟钝、蜷缩、扎堆,毛发凌乱。②与正常组比较,模型组大鼠体重增长量显著降低。腹腔注射 5-HT 后出现短时的麻痹状态,四肢发凉色淡,未见排便增加和不成形大便。结肠组织未见明显病理组织形态学改变。该方法可能不适合制备 IBS-D 大鼠模型。

11. CUMS+番泻叶灌胃法[15-16]

（1）方法

1）CUMS:实验用 SD 大鼠,体重 180~220 g,雌雄各半。大鼠每天随机接受以下任一种 CUMS 应激方式。

方案 1:①孤养 24 h;②束缚 2 h;③拥挤饲养 24 h;④45 ℃温水游泳 5~10 min;⑤夹

尾 20 min;⑥震荡摇摆 60 min;⑦足底电击 15 min。每种应激方式出现 2 次且不连续出现,连续 14 d。

方案 2:①束缚捆绑 30 min;②45°角倾斜笼子,在笼子下垫高物,使笼具倾斜 45°角;③交换笼子,动物更替垫料两天后,突然将其置换到其他笼具之中;④禁食 24 h;⑤夹尾:使用止血钳夹尾 1 min;⑥昼夜持续光照,昼夜 24 h 开灯;⑦天敌声音,每天循环播放喵叫 30 min;⑧冰水游泳,4 ℃冰水游泳 3 min;⑨断水 24 h;⑩45 ℃高温 5 min。每天采用 1 种干预方法,1 次/d,连续 10 d。

2)番泻叶灌胃:每次应激结束后 0.5 h,用 30% 番泻叶水煎液灌胃,10 mL/kg,1 次/d,连续 10 ~ 14 d。

(2)特点:模型大鼠逐渐出现体重降低,精神萎靡,活动减少,易激怒、畏惧、皮肤干燥、皮毛晦暗易脱落,肛周有较多稀便附着。与对照组比较,模型组大鼠的内脏疼痛阈值明显降低,腹泻指数、粪便含水量、肠推进率、脑肠神经肽 NPY 含量、脊髓背根神经节(dorsal root ganglia, DRG)中磷酸肌醇(Pirt)及结肠黏膜辣椒素受体(transient receptor potential vanilloid, TRPV)1 表达明显升高。

12. 高乳糖喂养+CUMS 法[17]

(1)方法

1)高乳糖喂养:实验用雌性 SD 大鼠,体重 180 ~ 220 g。采用高乳糖饲料(酪蛋白 22.05%、乳糖 45.58%、蔗糖 15.00%、大豆油 3.75%、纤维素 8.00%、DL-蛋氨酸 0.4%、胆碱 0.2%、维生素 0.02%、无机盐 5.00%)喂养,自由进食。

2)CUMS:大鼠每天随机接受以下任一种 CUMS 的应激方式。①禁水 24 h;②禁食 24 h;③明暗颠倒 24 h;④45 ℃温浴 5 min;⑤4 ℃冷浴 3 min;⑥夹尾 1 min;⑦水平震荡(120 次/min)30 min。每日随机选择 2 项进行干预,并保证连续 2 d 造模方式不同。7 d 为 1 个周期,共进行 2 个周期。

(2)特点:①模型大鼠喜静卧恶动,爱扎堆在角落,易激惹好斗,皮毛枯黄而少光泽,耳郭色淡,便质稀难成形。②结肠组织绒毛排列不整齐或缺失,肌层变薄,余未见异常。③与正常组相比,模型组大鼠体质量、小肠推进率、波形白蛋白表达水平显著升高,胃排空率显著降低。

13. 番泻叶灌胃+束缚+夹尾刺激法[18-19]

(1)方法:实验用 5 周龄雄性 SD 大鼠,体重 180 ~ 220 g。①上午予番泻叶水溶液灌胃(4.5 g/kg),10 mL/kg;②灌胃结束后,用宽胶带绑住老鼠前肢 30 min;③下午用金属夹夹鼠尾部刺激,15 min/次,1 次/d;连续 2 周。

(2)特点:模型大鼠结肠组织黏膜完整,未见黏膜下血管扩张,仅见黏膜下层少许炎性细胞浸润。电镜下可见微绒毛稀疏,形态欠规则,上皮细胞间隙增宽,杯状细胞减少,胞浆内有空泡,线粒体周围出现空泡状双层膜样、胞浆物质结构完整的自噬囊泡,亦可见单层膜样含有不同程度降解的胞浆成分的降解自噬囊泡。球囊 1.0 mL 容量时,模型组大鼠腹壁收缩(内脏敏感性)显著高于正常组。

14. 番泻叶灌胃+束缚+冷水刺激法[20]

(1)方法:实验用 SD 大鼠,10 周龄,体重 260~280 g,雌雄兼用。①将大鼠适应性喂养 1 周后,番泻叶水煎液(浓度 0.3 g/mL)灌胃,灌胃体积 10 mL/kg,1 次/d,连续 2 周;②每次灌胃后 1 h,用绳子将大鼠四肢束缚 1 h,1 次/d,连续 2 周;③再将大鼠放入冷水池中刺激 30 min,1 次/d,连续 2 周。

(2)特点:①模型组大鼠出现体重减轻,排稀便,精神萎靡不振,食欲减退,倦怠少动等症状。②与正常组比较,模型组大鼠排便频率、粪便含水量、血清 IL-2、TNF-α、DAO 水平、结肠组织 NF-κB、Notch1 mRNA 和蛋白表达水平明显升高。③模型大鼠肠绒毛变短、增厚、脱落,肠黏膜上皮细胞脱落,可见明显炎症细胞浸润。

15. 番泻叶灌胃+束缚+单只孤养法[21]

(1)方法:实验用雌性 SD 大鼠,体重 180~220 g。将单只单笼饲养 1 周后,番泻叶水煎液灌胃(5 g/kg),1 次/d,连续 2 周;从第 2 周起,用粗制棉绳束缚大鼠的双前肢,影响其正常行动,但不完全限制自由,被束大鼠可以拖后肢缓慢爬行,30 min/d,1 次/d,束缚持续 1 周。

(2)特点:①模型大鼠出现体重增长缓慢、神态倦怠、皮毛散乱、少动、易激惹、大便粒数增多且不成形等症状。②与正常组比较,模型组大鼠粪便含水量、血清 SP、生长激素释放肽、MTL 水平显著升高,疼痛阈值、Sec 水平明显降低。

16. 母婴分离+束缚+番泻叶灌胃法[22]

(1)方法:①实验用新生 SD 大鼠,从出生后第 2~14 天,每天上午 9:00—12:00 与母鼠分离 3 h,然后与母鼠共同饲养至第 22 天断奶、分笼。②至大鼠体重达 180 g 以上(7~8 周)后,采用自制束缚架对造模大鼠固定时间进行制动束缚,3 h/d,连续 3 周。③在束缚应激第 2 周结束后,番泻叶水煎剂灌胃(1 g/kg),1 次/d,连续 2 周。

(2)特点:模型组大鼠状态差,自主活动减少,抓取时反抗减弱,无光泽,眼角有分泌物,耳廓色淡,稀便明显增加。与正常组比较,模型组大鼠粪便粒数、腹泻指数显著增加,痛觉阈值明显降低。

17. 母婴分离+乙酸灌肠+束缚应激法[23]

(1)方法:①实验用新生 SD 大鼠,从出生后第 2 天,每天上午 8:00—11:00 与母鼠分开饲养 3 h,然后与母鼠共同饲养,直至第 22 天断奶。②16~22 d,在母婴分离的同时进行乙酸灌肠,用石蜡油润滑后的连续硬膜外导管(直径 1 mm),经肛门插入 0.5~1 cm,注入 0.5% 的乙酸 0.2 mL,用手压迫肛门并将乳鼠尾巴抬高 30 s。每隔 2 d 增加 0.1 mL,直至 0.5 mL 为止。③16~22 d,在母婴分离的同时,乙醚轻度麻醉大鼠后,用医用弹性网状绷带束缚大鼠的前上肢、前肩、胸部,限制前上肢搔抓头面部,但不限制其他活动,3 h/d。

(2)特点:与正常组比较,模型组大鼠粪便含水率与结肠蠕动波增加、血清中致炎因子 IL-1β 和 5-HT 明显增加,血清中抑炎因子 IL-10 和 SIgA 显著减少,结肠组织超微结构紊乱,微绒毛断裂,排列不齐。

18. 辣素灌胃+夹尾激怒+束缚应激法[24]

（1）方法：①实验用雄性 SD 大鼠，5 周龄，体重 160~200 g。每天上午 10 点，0.25% 辣素灌胃，20 mL/kg，1 次/d，连续 2 周。②辣素灌胃 60 min 后，予金属夹夹尾，30 min/次，1 次/d，连续刺激 2 周。③下午 3 点，予宽胶带绑住前爪及后爪，30 min/次，1 次/d，连续 2 周。

（2）特点：①模型大鼠腹泻明显，肛门较污秽，毛发稀疏，耗食量下降，拱背蜷卧、萎靡少动、喜欢扎堆，但体重未见明显下降。②与正常组比较，模型组大鼠粪便含水率与结肠蠕动波增加、血清中致炎因子 IL-1β 和 5-HT 明显增加，血清中抑炎因子 IL-10 和 SIgA 显著减少。③结肠组织超微结构紊乱，微绒毛断裂，排列不齐。

19. 乙酸灌肠+球囊直肠扩张+夹尾激怒+番泻叶灌胃法[25]

（1）方法

1）乙酸灌肠：实验用雄性 SD 大鼠，5 周龄，体重 160~200 g。参照 AL-Chaer ED 的造模方法，将大鼠倒置，用石蜡将中心静脉导管润滑，将 0.5% 乙酸经肛门插入距肛缘 3~5 cm 处，为防止乙酸漏出，用手按住肛门约 1 min，灌注量从 0.2 mL 开始，逐渐增加至 0.7 mL，持续 2 周。

2）球囊直肠扩张：用石蜡将双腔导尿管球囊端润滑，经肛门插入距肛缘 2~3 cm 处，向球囊中充气 1.5~2.0 mL/次，以大鼠出现腹部收缩为度，共扩张 3 次。

3）夹尾刺激：每天进行夹尾刺激，3~5 min/次，持续 2 周。

4）番泻叶灌胃：在乙酸灌肠、球囊直肠刺激联合夹尾刺激的同时，0.5 g/mL 番泻叶浓缩剂灌胃（20 mL/kg），1 次/d，持续 4 周。

（2）特点：①模型大鼠精神略显萎靡，体重增长缓慢或略下降，食量减少，活动减弱，毛发凌乱少光泽（个别大鼠伴见不同程度的脱毛情况），大便稀烂，肛门周围被稀便沾染。②与正常组比较，模型组大鼠内脏敏感性阈值明显下降，粪便 Bristol 分级评分和含水量均明显升高。

20. 母婴分离+束缚+冰泳+夹尾法[26]

（1）方法：将新出生 2 d 的 SD 幼鼠与母鼠分开，每天 3 h，连续 20 d。其后正常饲养至 49 d，第 50 天将 SD 大鼠用医用胶带固定其前后肢，使大鼠不能自由移动，3 h/d。第 51 天将 SD 大鼠置于装有 4 ℃冰水的桶中，5 min 后取出。第 52 天用止血钳（外裹棉花）夹住鼠尾距尾根 3 cm 处，持续夹尾 1 min。以上 3 种应激方法，3 d 为 1 个循环，直至第 90 天。

（2）特点：①与正常组比较，模型组大鼠 AWR 评分显著升高，水平运动得分、垂直运动得分均显著降低，粪便 Bristol 分级评分显著升高。②HE 染色光镜下检查未见结肠黏膜明显病理改变。

【观察指标】

1. 一般情况　观察大鼠活动情况、精神状态、饮食饮水、大便性状、小便颜色、皮毛色泽、体重变化等。

2.粪便情况 在笼内垫清洁滤纸,观察上午 8:00—12:00 期间内大鼠排便的粪点数;通过粪便 Bristol 分型,进行大便性状评估;分别称粪便湿重和干重,计算粪便含水量。参见本节"大鼠结直肠扩张法腹泻型肠易激综合征模型"。

3.内脏敏感性评估[27] 采用腹壁撤退反射(abdominal with drawal reflex,AWR)法。大鼠实验前禁食不禁水 24 h,在 3% 戊巴比妥钠腹腔注射(1 mL/kg)麻醉,将涂石蜡油的带气囊的 8F 导尿管经肛门插入,使气囊末端插入肛门内 7.0 cm,在肛门外 1.0 cm 处将其固定在大鼠尾根部,将大鼠放入特制的透明塑料桶笼内(18 cm×5 cm×7 cm)中,只能前后运动不能转身,30 min 后,每只大鼠给予球囊扩张 3 次,容量分别为 1.0、1.5、2.0 mL,5 min/次,间隔 30 s。评分标准参见本节"大鼠结直肠扩张法腹泻型肠易激综合征模型"。

4.大鼠肠道动力评估 采用直肠内玻璃小球排出时间法。取直径为 3 mm 的玻璃小球沿肛门放入距肛门 3 cm 的直肠内,记录玻璃小球排出时间。

5.病理学检查 10% 水合氯醛麻醉大鼠,取结肠组织,10% 甲醛或 4% 多聚甲醛溶液固定,梯度乙醇脱水,常规石蜡包埋、切片,HE 染色,光镜结合病理图像分析系统观察结肠组织形态学改变。

6.肥大细胞(MC)检测

(1)甲苯胺蓝染色计数:取结肠组织石蜡切片,常规脱蜡至水,0.5% 甲苯胺蓝染色 30 min,0.5% 冰醋酸分化,二甲苯透明,中性树胶封固。光学显微镜下观 MC 颗粒呈紫红色,细胞核呈蓝色。低倍镜下观察肥大细胞分布特征,计算每 5 个高倍视野下(×200)染色阳性表达细胞的平均数。

(2)透射电镜 MC 超微结构观察:结肠组织样品取出后切成 1 mm³ 的小方块,25 g/L 戊二醛 4 ℃固定 2 h,0.1 mol/L PBS 浸洗 30 min,10 g/L 四氧化锇 4 ℃固定 2 h,0.1 mol/L PBS 浸洗 1 min,乙醇梯度脱水,乙醇醋酸双氧铀快染,环氧丙烷置换,环氧树脂 Epon812 浸透、包埋,聚合后做半薄切片 1 μm,美兰染色后光学显微镜下定位,超薄切片 70 nm,醋酸铀、柠檬酸铅染色后,投射式电子显微镜下观察 MC 超微结构及脱颗粒情况。

7.其他 参见本节"大鼠结直肠扩张法腹泻型肠易激综合征模型"。

【模型评价】

1.多因素联合模型可以较好地模拟 IBS-D 患者腹痛、腹泻等复杂的临床症状,大鼠多因素诱导法 IBS-D 模型是国内外相对认可且应用最为广泛的 IBS-D 模型复制方式[28]。

2.采用慢性束缚联合乳糖饮食的方式制备 IBS-D 模型,该模型相较于其他造模方法,简单易行且对动物损伤较小[1,28]。

3.通过对母婴分离+番泻叶灌胃、母婴分离+乙酸灌肠、母婴分离+高乳糖饲料、母婴分离+5-HT 腹腔注射 4 种复合法 IBS-D 模型比较研究,发现乙酸灌肠在高浓度下易致大鼠死亡或产生局部组织粘连,低浓度下则难以维持内脏高敏状态且腹泻症状不明显;5-HT 虽然与 IBS 发病机制相关但并不能引起大鼠腹泻。因此认为乙酸灌肠及外源性 5-HT 均不适合作为 IBS-D 动物模型的造模方法,新生期母子分离应激联合适当剂量番泻叶灌胃或高乳糖饲料饲养所致大鼠模型可模拟 IBS-D 的主要临床特征,是建立 IBS-D 较为理想的造模方法[13,28]。

4. 通过对母婴分离、慢性束缚、醋酸灌肠为基础的单因素、母婴分离+醋酸及母婴分离+束缚的两因素和母婴分离+束缚+醋酸的三因素模型大鼠进行比较研究发现,两因素和三因素组在模拟 IBS-D 患者症状时效果优于单因素组,而两因素组相较于三因素组模型制备更为简单,稳定性及可重复性更佳,因此两因素模型可能更适合构建 IBS-D 动物模型[28-29]。

5. 束缚应激联合番泻叶煎剂灌胃的方法建立 IBS-D 模型,慢性束缚应激具有导致内脏敏感性增高及情绪应激性障碍的双重作用,番泻叶煎剂灌胃法可引起肠功能紊乱,二者结合可以建立较为理想的 IBS-D 模型,且具有操作简便、实验周期短、经济易行等特点。

6. 大鼠多因素诱导法 IBS-D 模型,组合方法众多,研究者可根据其实验目的和实验条件进行合理的选择与应用。

【参考文献】

[1] 马晓玲,夏提古丽.阿不利孜,石磊岭,等.慢性束缚应激联合特殊饮食制备腹泻性肠易激综合征(IBS-D)大鼠模型的研究[J].中国比较医学杂志,2018,28(7):12-17.

[2] 马晓玲,石磊岭,刘雪松,等.骆驼刺提取物对腹泻型肠易激综合征(IBS-D)模型大鼠腹壁肌电活动及血清 NO 水平的调节作用研究[J].中药药理与临床,2018,34(5):78-81.

[3] 庄肇朦,王霄腾,吕宾.乙酸联合束缚应激对大鼠内脏敏感性及肠道肥大细胞状态的影响[J].中国比较医学杂志,2014,24(10):73-77,93.

[4] 庄肇朦,谢敏,张益光,等.腹泻型肠易激综合征大鼠肠道树突细胞对 Th1/Th2 免疫平衡以及内脏高敏感的影响[J].胃肠病学,2020,25(7):400-404.

[5] AL-CHAER E D,KAWASAKI M,PASRICHA P J. A new model of chronic visceral hypersensitivity in adult rats induced by colon irritation during postnatal development[J]. Gastroenterology,2000,119(5):1276-1285.

[6] 任杰,樊欣钰,范志巍,等.肠康方对腹泻型肠易激综合征模型大鼠肥大细胞的影响[J].中医药信息,2020,37(3):35-39.

[7] 刘克帅,孙春斌,赵芸芸.生姜泻心汤对腹泻型肠易激综合征的治疗作用和机制探索[J].世界最新医学信息文摘,2016,16(57):17,12.

[8] 樊欣钰,陆敏,任杰."肠康方"对 IBS-D 大鼠肠组织中 SERT、5-HT3 受体的影响[J].中医药学报,2019,47(5):12-18.

[9] 杜海燕,王迎寒,张晓峰,等.健脾化湿颗粒对 D-IBS 模型大鼠内脏敏感性和脑中 CRF 及其受体的影响[J].实验动物科学,2013,3 0(5):15-19.

[10] 李慧,田耀洲,张训兵,等.熄风化湿方对腹泻型肠易激综合征大鼠内脏高敏感性的影响[J].南京中医药大学学报,2019,35(6):704-707.

[11] 李慧,田耀洲,顾立梅,等.中药熄风化湿方对腹泻型肠易激综合征大鼠脑肠肽影响的研究[J].中国中西医结合消化杂志,2018,26(9):747-750.

[12] 赵鲁卿,张声生,卢小芳,等.疏肝健脾方对腹泻型肠易激综合征大鼠的治疗作用及对肥大细胞、5-HT 通路的影响[J].中国中西医结合消化杂志,2017,25(8):589-594.

[13] 张北华,王微,王凤云,等.腹泻型肠易激综合征大鼠模型不同造模方法的比较研究[J].中华中医药学刊,2018,36(5):1092-1095.

[14] SAITO T,MIZUTANI F,IWANAGA Y,et al. Laxative and anti-diarrheal activity of poly-carbophil in mice and rats[J]. Jpn J Pharmacol,2002,89(2):133-141.

[15] 陈颖,赵妍,王路,等.TRP 的磷酸肌醇、辣椒素受体在针刺缓解腹泻型肠易激综合征大鼠内脏高敏感中的作用[J].针刺研究,2021,46(4):278-283.

[16] 司原成,任晨晨,李青青,等.针刺对腹泻型肠易激综合征脑肠神经肽 NPY 及 PAR4 的影响[J].时珍国医国药,2020,31(7):1782-1785.

[17] 杨大业,王华,李佳,等.电针"足三里"穴对腹泻型肠易激综合征大鼠平滑肌收缩骨架蛋白-波形蛋白的影响[J].针刺研究,2017,42(5):402-406.

[18] 赵妍,罗丹妮,陈颖,等.慢性束缚应激联合番泻叶灌胃法制备 IBS-D 大鼠模型的量效及时效关系评价[J].世界华人消化杂志,2017,25(15):1360-1367.

[19] 夏利显,周娇俐,梅丽俊,等.痛泻要方通过 PI3K-AKT 通路诱导细胞自噬治疗腹泻型肠易激综合征的机制[J].世界中西医结合杂志,2021,16(3):468-471,504.

[20] 陈贤家,符士颖,蔡翠珠,等.和调健脾方对腹泻型肠易激综合征模型大鼠的治疗作用及机制研究[J].陕西中医,2021,42(5):547-551,556.

[21] 肖小芹,舒圆月,邓桂明,等.乌药水提液对腹泻型肠易激综合征模型大鼠 Ghrelin、MTL、SP、Sec 水平的影响[J].湖南中医药大学学报,2017,37(5):477-480.

[22] 刘敏,薛红,胡运莲.四神丸对腹泻型肠易激综合征模型大鼠及离体结肠的实验研究[J].世界科学技术-中医药现代化,2021,23(1):75-80.

[23] 李丹,李佳,吴松.电针"足三里""内关""太冲"穴对腹泻型肠易激综合征大鼠炎性反应相关物质的影响[J].辽宁中医杂志,2021,48(8):238-241.

[24] 张涛,方健松,黄晓燕,等.束缚-应激联合辣素灌胃建立大鼠腹泻型肠易激综合征模型及评价[J].中国比较医学杂志,2017,27(3):1-7.

[25] 韩亚飞,石磊,贾博宜,等.痛泻安肠方对腹泻型肠易激综合征模型大鼠 NGF/PLC-γ/TRPV 1 信号通路表达的干预效应[J].中国中医急症,2017,26(12):2069-2073.

[26] 王一程,穆芳园,王曼宇,等.母婴分离联合 3 种应激致腹泻型肠易激综合征大鼠模型的建立和评价[J].中华中医药杂志,2018,33(6):2314-2317.

[27] 张佳河,祝旺,沈丹婷,等.腹泻型肠易激综合征动物模型评价的研究进展[J].中国实验动物学报,2024,32(2):238-247.

[28] 林雨康,陈涛,李幸展,等.腹泻型肠易激综合征动物模型研究进展[J].深圳中西医

结合杂志,2022,32(1):133-136.

[29]张庆业,范丽霞,闫雪,等.六组肠易激综合征大鼠模型的建立及其症状学评价[J].
海峡药学,2012,24(9):20-23.

(二)小鼠复合诱导法腹泻型肠易激综合征模型

【基本原理】

采用番泻叶灌胃联合束缚应激、饮食无常或皮质醇注射等多因素复合诱导法,建立
小鼠腹泻型肠易激综合征(irritable bowel syndrome with predominant diarrhea,IBS-D)
模型。

【实验材料】

1. 药品试剂　①诱导剂:番泻叶,皮质酮粉剂等。②麻醉药品:乙醚,戊巴比妥钠,水
合氯醛,盐酸氯胺酮注射液等。③组织固定液:10%甲醛溶液或4%多聚甲醛溶液,戊二
醛,四氧化锇,环氧丙烷,环氧树脂Epon812等。④其他:5-HT、脑源性脑神经营养因子
(BDNF)酶联免疫吸附试验(ELISA)试剂盒,乙醇,二甲苯等。

2. 仪器设备　酶标仪,旷场仪,生物显微镜,病理图像分析系统,6F导尿管,常规手术
器械等。

3. 实验动物　成年ICR或C57 BL/6小鼠,体重18~25 g,雌雄兼用。

【方法步骤】

1. 番泻叶灌胃+束缚应激[1]

(1)方法:实验用雌性ICR小鼠,体重20~25 g。

1)番泻叶灌胃:称取番泻叶50 g,6倍量清水煎煮,10 min后用双层纱布过滤得到上
清液,高温煎煮后将质量浓度浓缩到0.5 g/mL,-20 ℃冰箱保存,每天给药前25 ℃水浴
加热。小鼠用0.5 g/mL质量浓度的番泻叶水煎剂灌胃,10 mL/kg,1次/d,连续7 d。

2)束缚应激:番泻叶灌胃1 h后,采用前端开小口的50 mL离心管,将小鼠放进离心
管中,用泡沫块塞住管口以限制其前后自由移动,1 h/d,连续7 d。亦可采用棉绳将小鼠
四肢捆绑并固定在小鼠笼的铁丝网上的方法进行束缚刺激。

(2)特点:①模型小鼠精神状态萎靡,毛色光泽度略暗,形体丰满度降低,倦怠蜷
卧。②与正常组比较,模型组小鼠体重增长率下降,首次排稀便时间缩短,稀便率、稀便
级别和腹泻指数增加,脾脏指数和胸腺指数降低。

2. 番泻叶灌胃+饮食无常法[2-3]

(1)方法:实验用雄性ICR小鼠,体重18~22 g。采用100%番泻叶浸液(1 g生
药/mL)灌胃,10 mL/kg,2次/d,连续10 d。番泻叶灌胃期间,不定时喂食,饮食无常。

(2)特点:①模型小鼠粪便偏稀、不成形,毛发灰暗,性情躁动。②与正常组比较,模
型组小鼠进食量与体重增长率下降,粪便Bristol积分明显增加。③模型组小鼠肠道菌群
构成及构成比与正常组比较存在差异,有益菌比例下降,有害菌比例增加。

3.番泻叶灌胃+慢性束缚+皮质醇注射法[4]

(1)方法

1)番泻叶水煎液制备:取100 g番泻叶,加沸水400 mL浸泡0.5 h后,煮沸3 min,待溶液冷却后,用纱布过滤,取滤液于75 ℃水浴中蒸发浓缩,制成质量浓度为1 g/mL的番泻叶水煎浓缩液(以生药量计,下同),4 ℃保存备用,临用时将其用水稀释至0.3 g/mL。

2)皮质酮注射:实验用雄性C57 BL/6小鼠,体重19～21 g。小鼠皮下注射皮质酮,20 mg/kg,1次/d,连续4周。

3)番泻叶灌胃:于第2周起,每天禁食不禁水12 h后,0.3 g/mL番泻叶水煎液灌胃,20 mL/kg,1次/d,连续3周。

4)束缚刺激:番泻叶灌胃期间,使用胶带束缚其四肢、胸部及肩部1 h,1次/d,连续3周。

(2)特点:①模型小鼠出现明显精神不振、喜卧恶动并伴有腹泻。②与正常组比较,模型组小鼠体重、糖水偏好度、穿过旷场中心区域次数、最小疼痛阈值、海马组织中脑源性脑神经营养因子(BDNF)水平、肠道中厚壁菌门微生物的相对丰度及Lachnospiraceae_NK4A136_group属微生物的相对丰度均显著降低,稀便率、腹泻指数、血清中5-HT水平和疣微菌门微生物的相对丰度、艾克曼菌属微生物的相对丰度均显著升高。③模型小鼠与正常小鼠肠道微生物种类差异较大。

【观察指标】

1.一般情况　观察小鼠自主活动情况、精神状态、饮食饮水、大便性状、小便颜色、皮毛色泽、体重变化等。

2.粪便情况[1,4]

(1)首次排稀便时间:采用滤纸印迹法,观察记录首次排稀便时间。

(2)稀便率:记录6 h小鼠排便的总粒数以及稀便(滤纸上有无污迹)粒数,计算稀便率。

$$稀便率(\%)=稀便粒数/粪便总粒数×100\%$$

(3)大便性状评估:通过粪便Bristol分型,进行大便性状评估。参见本节"新生大鼠结直肠扩张法腹泻型肠易激综合征模型"。

(4)粪便含水量:分别称粪便湿重和干重,计算粪便含水量。

(5)腹泻指数:根据滤纸上粪便污迹直径对稀便进行分级,计算腹泻指数。1级:污迹直径<1 cm。2级:污迹直径1～<2 cm。3级:为污迹直径2～<3 cm。4级:污迹直径3～<4 cm。5级:污迹直径4～<5 cm)。

$$腹泻指数=稀便率×稀便分级$$

3.糖水偏好实验[4-5]　小鼠禁水不禁食24 h,单笼饲养,每笼小鼠同时供应2%蔗糖水溶液和纯水,自由饮用24 h后,测定小鼠糖水偏好度。

$$糖水偏好度(\%)=糖水消耗量/(糖水消耗量+纯水消耗量)×100\%$$

4.旷场实验(Open Field Test)[4,6]　将小鼠放置在实验环境中,适应10 min。然后置于旷场仪中间,记录小鼠 5 min 内在场箱内的穿格数、直立次数、清洁次数、中央区停留时间、运动距离等参数及轨迹图像等行为指标。

5. 最小疼痛阈值检测[4,7]　小鼠禁食、禁水 24 h,乙醚麻醉,将涂有石蜡油且带气囊的 6 F 导尿管(导尿管连接 1 mL 注射器用于向气囊内注水)经肛门插入,使气囊末端距离肛门 1 cm,并将其固定在小鼠的尾根部。将小鼠放入自制的透明塑料桶笼内(20 cm×6 cm×6 cm),以限制小鼠只能前后运动不能转身。待小鼠完全苏醒后先适应环境15 min,记录引起小鼠疼痛(小鼠腹背部肌肉出现强烈收缩或腹部抬离地面)的最小注水量,即最小疼痛阈值,以评价其内脏敏感性(最小疼痛阈值越大,敏感性越强)。每只小鼠重复测定 3 次,30 s/次,间隔 5 min。

6. 肠道菌群检测[2]　提取小鼠肠道内粪便,无菌操作收集于冻存管中。随后称取样本质量,采用组织匀浆器冰浴上匀浆并离心取上清液。最后对所有样本进行基因组 DNA抽提进行双向测序,并采用两步 PCR 扩增方法,将全部 PCR 产物采用 AxyPrepDNA 凝胶回收试剂盒进行回收,将样本按照等摩尔比混匀后完成文库制备,而后进行 illumina miseq 2×300bp 高通量测序及生物信息学分析。

7. 病理学检查　将小鼠用 10% 水合氯醛麻醉,取结肠组织,10% 甲醛或 4% 多聚甲醛溶液固定,梯度乙醇脱水,常规石蜡包埋、切片、HE 染色,光镜结合病理图像分析系统观察结肠组织形态学改变。

8. 其他　参见本节"大鼠结直肠扩张法腹泻型肠易激综合征模型"。

【模型评价】

1. 采用番泻叶灌胃联合束缚应激、饮食无常或皮质醇注射等多因素复合诱导法建立的小鼠 IBS-D 模型,模型小鼠出现稀便、腹泻和内脏高敏感性等,且未见明显结肠组织病理形态学改变,基本符合人类 IBS-D 的临床表现与病理特征。

2. 小鼠价格便宜,实验成本相对较低,有利于进行较大规模的药物活性评价研究。

3. 小鼠因体积较小,不适合进行一些指标的观察与测定。

【参考文献】

[1]周天祺,王正翊,王劲松.腹泻型肠易激综合征小鼠三种造模方法的比较[J].南通大学学报(医学版),2018,38(2):81-84.

[2]丁姮月,朱惠萍,梁国强,等.基于高通量测序技术的脾虚腹泻型肠易激综合征小鼠与健康小鼠肠道菌群的差异研究[J].中国中医基础医学杂志,2021,27(2):260-266,324.

[3]连秋华,朱惠萍,梁国强,等.健脾合剂对脾虚腹泻型肠易激综合征小鼠肠道菌群的干预研究[J].世界科学技术-中医药现代化,2020,22(3):770-780.

[4]于洁琼,彭思远,凌茜文,等.参苓白术散对伴焦虑腹泻型肠易激综合征模型小鼠的改善作用及机制[J].中国药房,2021,32(3):314-319.

[5]黄玉珍.参苓白术散对脾虚泄泻幼鼠模型肠黏膜屏障的影响[D].南京:南京中医药

大学,2016.

[6] LU X Y,ROSS B,SCANCHEZ-ALAVEZ M,et al. Phenotypic analysis of GalR2 knock-out mice in anxiety and depression related behavioral tests [J]. Neuropeptides,2008,42(2):387-397.

[7] AL-CHAER E D,KAWASAKI M,PASRICHA P J. A new model of chronic visceral hyper-sensitivity in adult rats induced by colon irritation during postnatal development [J]. Gastroenterology,2000,119(5):1276-1285.

(三)兔复合诱导法腹泻型肠易激综合征模型

【基本原理】

采用湿热应激复合番泻叶灌胃诱导法,建立兔腹泻型肠易激综合征(irritable bowel syndrome with predominant diarrhea,IBS-D)模型。

【实验材料】

1. 药品试剂　①番泻叶:水煎、浓缩为 0.3 g 生药/mL 的煎剂。②麻醉药品:乙醚,戊巴比妥钠,水合氯醛,盐酸氯胺酮注射液等。③组织固定液:10% 甲醛溶液或 4% 多聚甲醛溶液,戊二醛,四氧化锇,环氧丙烷,环氧树脂 Epon812 等。④其他:试剂盒,乙醇,二甲苯等。

2. 仪器设备　双腔带囊儿童型导尿管,多道生理信号采集处理系统,生物显微镜,病理图像分析系统,常规手术器械等。

3. 实验动物　WHBE 兔和日本大耳白兔,体重 2.0 ~ 2.5 kg,雌雄各半。

【方法步骤】[1-3]

1. 湿热应激　将 WHBE 兔和日本大耳白兔分别置于湿热(温度 37 ~ 39 ℃,相对湿度 100%)环境中,4 h/d,连续应激 7 d,湿热期间不予饮食。

2. 番泻叶灌胃　第 8 天,番泻叶煎剂(0.3 g 生药/mL)灌胃,10 mL/kg,1 次/d,连续7 d,灌胃期间饲料减半。

【观察指标】

1. 一般情况　实验期间观察动物的精神活动状态、饮水、饮食、粪便、小便等一般情况;记录体重、腹围长度,计算腹围指数和变化率。

$$腹围指数=腹围长度/体重$$

$$腹围变化率(\%)=(造模后腹围-造模前腹围)/造模前腹围×100\%$$

2. 粪便含水量　造模期间每天观察实验兔的粪便情况,并在造模 0、5、9、14 d 时收集粪便,称取湿重后,置于 100 ℃ 恒温烘箱中烘干 4 h 后称重,计算粪便含水量。

$$粪便含水量(\%)=(粪便湿重-粪便干重)/粪便湿重×100\%$$

3. 胸腺指数和脾脏指数　分别在造模成功和自然恢复 10 d 后,禁食称重,取胸腺和脾脏,计算胸腺指数和脾脏指数。

4. 内脏敏感性　分别在造模成功和自然恢复 10 d 后,禁食,用血压计连带有导管的气囊,进行实验兔内脏敏感性 AWR 评分。操作者随机时相性向囊内快速注气,达到规定压力(压力为 20、40、60 或 80 mmHg)后维持 30 s,观察者在不知注气压力的情况下独立同步观察 AWR 并记录评分。0 分:无行为学的反应。1 分:结肠扩张时身体静止不动,头部运动减少。2 分:结肠扩张时腹部肌肉收缩,但腹肌未抬离桌面。3 分:结肠扩张时腹肌收缩并抬离桌面。4 分:结肠扩张时骨盆抬起,身体呈弓形。

5. 小肠推进率　实验兔禁食 24 h,50% 墨汁灌胃(4 mL/只),20 min 后处死,剖开腹腔,迅速取出整个小肠,测量小肠墨汁推进百分率。

推进率(%)= 幽门至墨汁前沿的距离/幽门至回盲部的距离×100%

6. 结肠转运功能　兔实验前禁食,将实验兔固定于固定架上,然后用自制推夹器将直径 6 mm 的钢珠放入距肛门 8 ~ 9 cm 直肠内,观察记录直肠内钢珠排出的时间。

7. 病理学检查　将兔麻醉后,取结肠组织,生理盐水冲洗,肉眼观察结肠黏膜情况。10% 甲醛或 4% 多聚甲醛溶液固定,梯度乙醇脱水,常规石蜡包埋、切片,HE 染色,光镜结合病理图像分析系统观察结肠组织病理形态学改变。

8. 肠道菌群多样性分析　取兔结肠上端的内容物,置入无菌冻存管中,−80 ℃ 保存。用 DNA 抽提试剂盒提取肠道内容物总 DNA。使用 Phusion 酶扩增相应高可变区,使用 DNA 模板 50 ng,25 μL 的 PCR 体系,扩增 25 ~ 35 个循环。所用引物序列为 319F(5′-ACTCCTACGGGAGGCAGCAG-3′)和 806R (5′-GGACTACHVGGGTWTCTAAT-3′)。一轮扩增反应之后,在正反向引物两端分别加上不同的 adapters 和 barcodes,再进行扩增。扩增完成的 PCR 产物纯化之后进行上机测序。对测得的原始数据进行质量优化,舍弃低质量序列,连接序列,过滤连接的序列,获得最终用于分析的序列。使用 UPARSE 软件,按 97% 的相似度对有优化序列进行 OUT(operational taxonomy units)划分。使用 Mothur 软件,分别计算菌群多样性指数 Shannon、丰度指数 Chao1。使用 MetaStat 软件,在门和属两个水平分析对比各组的多个样本,找出各组中百分比含量具有显著差异的微生物类型,默认阈值为 0.05。

9. 其他　参见本节“大鼠结直肠扩张法腹泻型肠易激综合征模型”。

【模型特点】

1. 模型兔出现粪便不成形、稀便、摄食量减少和活动减少等症状。与正常组比较,模型兔腹围指数、粪便含水量、内脏敏感性以及小肠推进率明显增加,体重、胸腺指数、脾指数和结肠转运时间显著降低,结肠组织未见明显病理形态学改变。

2. 模型兔 Shannon 指数和 Chao1 指数均显著下降。根据 OTU 分类分析的结果,厚壁菌门和拟杆菌门为兔肠道菌群的绝对优势菌群。与正常组比较,WHBE 兔模型组厚壁菌门、疣微菌门、绿弯菌门、Akk 菌属、链球菌属均明显下降,拟杆菌门和 rc4-4 菌属丰度显著上升;而 JW 兔模型组优杆菌属和罕见小球菌属均显著上升,乳酸杆菌属、粪杆菌属、韦荣球菌属和链球菌属均显著下降。与 JW 兔正常组比,WHBE 兔正常组厚壁菌门、Odoribacter 菌属、韦荣球菌属、链球菌属、颤螺旋菌属、Pseudoflavonifractor 菌属较低,拟杆菌门、疣微菌门、优杆菌属、粪杆菌属、Akk 菌属较高。与 JW 兔模型组比,WHBE 兔模型 rc4-4 菌属、粪杆菌属、梭菌属的丰度较高,而厚壁菌门、多尔氏菌属、粪球菌属和罕见小球菌属的丰度则较低。

【模型评价】

1.采用湿热应激和番泻叶灌胃复合诱导法,成功建立兔 IBS-D 模型,模型兔出现粪便不成形、稀便、摄食量减少和活动减少等症状,且未见明显结肠组织病理形态学改变,复合 IBS-D 的基本特征。

2.应用兔作为 IBS-D 模型动物可能具有以下几点优势:①兔体内代谢旺盛,产热多,汗腺少,耐热力差,并对湿热环境温度变化敏感,符合 IBS 中医"情志致病"的条件;②体型适中、单笼饲养,便于开展血液、粪便等样品的多次采集;③兔脑体积大小适中,易于与 IBS-D 相关的脑区影像学检查,有利于从脑-肠轴角度探讨 IBS;④相比大鼠,兔盲肠发达和代谢快,用番泻叶刺激可加速肠道功能紊乱,易于 IBS-D 发生,符合 IBS 中医"肝郁乘脾"的致病机制。

3.IBS-D 模型兔存在肠道菌群失调,导致菌群多样性降低;WHBE 兔和 JW 兔 IBS-D 模型肠道菌群变化均具有其自身的特点,且具有明显的差异性。

4.与大鼠、小鼠模型相比,兔 IBS-D 模型实验成本相对较高。

【参考文献】

[1]徐孝平,徐剑钦,黄俊杰,等.WHBE 兔与日本大耳白兔腹泻型肠易激综合征模型的肠道菌群研究[J].中国实验动物学报,2018,26(2):165-173.

[2]潘永明,张利棕,陈民利,等.WHBE 兔脾虚型肠易激综合征模型的建立[J].实验动物与比较医学,2008,28(5):313-317.

[3]陈方明,陈民利,陈亮,等.WHBE 兔脾虚型肠易激综合征模型舌象病理组织形态学观察[J].中国比较医学杂志,2009,19(8):15-17,38,87.

(四)犬复合诱导法腹泻型肠易激综合征模型

【基本原理】

采用番泻叶灌胃和束缚应激复合诱导法,建立犬腹泻型肠易激综合征(irritable bowel syndrome with predominant diarrhea,IBS-D)模型。

【实验材料】

1.药品试剂 ①番泻叶:水煎、浓缩为 0.4 g 生药/mL 的煎剂。麻醉药品:丙泊酚乳状注射液。②组织固定液:10% 甲醛溶液或 4% 多聚甲醛溶液。③其他:试剂盒,乙醇,二甲苯等。

2.仪器设备 12 Fr 导尿管,多道生理信号采集处理系统,生物显微镜,病理图像分析系统,常规手术器械等。

3.实验动物 Beagle 犬,6~8 月龄,体重 6~8 kg,雌雄各半。

【方法步骤】[1]

1. 番泻叶灌胃　实验用 Beagle 犬,0.4 g 生药/mL 的番泻叶煎剂灌胃(4.0 g 生药/kg),10 mL/kg,1 次/d,连续 21 d。

2. 束缚应激　番泻叶煎剂灌胃后,用犬固定架束缚 Beagle 犬,2 h/次,1 次/d,连续 21 d。

【观察指标】

1. 一般情况　每天观察各组动物精神状态、自主活动以及摄食情况。

2. 排便情况　观察记录模型 Beagle 犬的排便情况,按以下标准对粪便性状进行评分。0 分,泻稀便;1 分,软便无定形;2 分,软便定形;3 分,固体定形。累积记录各组动物粪便的评分。Beagle 犬禁食不禁水 16 h,3% CMC-Na 伊文思蓝(Evans blue,EB)糊状物灌胃(10 mL/kg),观察动物出现蓝便的潜伏期。

3. 内脏敏感性评价　采用结直肠扩张法(colorectal distention,CRD)。将 Beagle 犬用丙泊酚乳状注射液静脉注射麻醉(17 mg/kg),将 12 Fr 导尿管(涂抹凡士林)连接球囊后经肛门缓慢插入至结肠中段时(约 20 cm)固定,经三通阀与多道生理信号采集处理系统压力换能器连通;待 Beagle 犬苏醒后,向球囊内注入 0.9% 氯化钠注射液 60 mL 的 CRD 加压,观察 CRD 的压力反应值,按以下标准进行 AWR 评分。0 分,对 CRD 无行为反应;1 分,由不动变为短暂的头部活动;2 分,腹壁肌肉收缩;3 分,腹部抬起;4 分,身体呈弓形,骨盆结构抬高。

4. 结肠组织病理检查　取距盲肠末端 5 cm 处结肠组织,沿肠系膜纵向剪开,生理盐水清洗干净,滤纸吸干水分,10% 甲醛溶液固定,梯度乙醇脱水,常规石蜡包埋、切片,苏木素-伊红(HE)染色,光学显微镜结合病理图像分析系统观察结肠组织病理形态学变化。

【模型特点】

1. 模型犬造模后精神略显萎靡,体重下降,自主活动减少,轻微弓背,粪便呈水样便或稀便。

2. 与正常组比较,模型组犬粪便评分、摄食量显著降低,蓝便潜伏期明显缩短,肠道压力反应明显增强,AWR 评分显著增加。

3. 模型犬结肠组织结构正常,黏膜上皮完整,无充血、水肿、溃疡,未见炎性细胞浸润等病理组织学改变。

【模型评价】

1. 采用番泻叶灌胃和束缚应激复合法建立的犬 IBS-D 模型,模型犬出现腹泻和内脏敏感性增强等表现,且未见明显结肠组织病理形态学改变,与 IBS-D 的临床表现与病理特征基本吻合。

2. 犬为大型动物,Beagle 犬价格昂贵,实验成本相对较高,从而限制该动物模型的广泛应用。

【参考文献】

[1]彭冬冬,王小青,刘学武,等.复方谷氨酰胺组方合理与制剂优势验证[J].中国新药杂志,2020,29(24):2832-2838.

第三节　便秘型肠易激综合征模型

一、大鼠便秘型肠易激综合征模型

【基本原理】

便秘型肠易激综合征(irritable bowel syndrome with predominant constipation,IBS-C)是肠易激综合征(irritable bowel syndrome,IBS)的主要亚型之一,主要表现为腹痛或腹部不适、排便次数减少,粪便干硬等以便秘为主要症状的肠道功能紊乱性疾病。采用冰水灌胃法,或在冰水灌胃的基础上,叠加母婴分离、夹尾、束缚、限制饮水、低纤维饮食等刺激因素,建立大鼠 IBS-C 模型。

【实验材料】

1.药品试剂　①麻醉药品:乙醚,戊巴比妥钠,水合氯醛,盐酸氯胺酮注射液等。②组织固定液:10% 甲醛溶液或 4% 多聚甲醛溶液等。③试剂盒:5-羟色胺(5-hydroxytryptamine,5-HT)、生长抑素(somatostatin,SS)、血管活性肠肽(vasoactive intestinal peptide,VIP) 酶联免疫检吸附法(ELISA)检测试剂盒,SABC 免疫组化试剂盒,DAB 显色试剂盒等。④其他:乙醇,二甲苯,HE 染液,甲苯胺蓝染液等。

2.仪器设备　F 导尿管(导管直径2 mm,球囊最大容量3 mL、最大直径2 cm),旷场箱(0.4 m×0.6 m×0.5 m,四周、底面均为黑色,底面划分为面积相等的24 块),酶标仪,生物显微镜,荧光显微镜,病理图像分析系统,旷场实验箱,常规手术器械等。

3.实验动物　①新生 SD 大鼠,雌雄兼用。②成年 SD 大鼠,雌雄兼用。

【方法步骤】

1.冰水灌胃法[1-9]

(1)方法:实验用雄性 Wistar 大鼠,4 周龄,体重120 ~150 g。随机分为模型组和正常对照组。模型组大鼠采用0 ~4 ℃ 0.9%氯化钠注射液灌胃,2 mL/只,1 次/d,连续14 d。正常对照组大鼠灌胃等容积常温 0.9% 氯化钠注射液。

(2)特点:①与正常组比较,模型组大鼠前14 d 冰水灌胃后3 ~24 h 间的大便粒数及含水量均明显减少;停止灌胃后,此趋势继续保持至第28 天实验结束。②直肠内球囊扩张时,模型组引起腹部收缩的最小容量阈值、1.0 mL 低容量扩张时 3 min 内腹部收缩反射次数明显低于正常组。③模型组回盲部和结肠肥大细胞(mast cell,MC)计数、5-HT、c-fos 阳性肌间神经丛的数目及 OD 值、下丘脑及前扣带回 5-HT、c-fos 阳性神经组织面积明显高于正常组。④结肠黏膜下神经丛(submucosal plexus,SMP)每高倍视野神经元总数和活化神经元总数均显著增多;活化的胆碱乙酰转移酶免疫反应性(immunoreactivity,IR)阳性神经元比例和活化的血管活性肠肽 IR 阳性神经元比例则显著降低,活化的一氧化氮合酶-免疫反应性(NOS-IR)阳性神经元比例显著增高。

2.母婴分离+冰水灌胃法[10]

(1)方法:实验用雄性新生 SD 大鼠,与母鼠同笼,第 21 天后断奶并与母鼠分笼。①母婴分离:出生后适应性饲养 7 d。8~21 d,每天将乳鼠与母鼠分离,单笼饲养 180 min 后再与母鼠同笼饲养。②冰水灌胃:22~35 d,采用 0~4 ℃冰水灌胃,2 mL/只,1 次/d,连续 14 d。

(2)特点:以母婴分离结合冰水灌胃建立的大鼠模型,具有排便颗粒数减少、粪便形态改变及粪便含水量显著降低、肠道敏感性显著升高且肠组织无明显的病理改变,符合 IBS-C 的临床特征。此外,该模型又表现出易躁易怒、活动减少、进食量减少、形体消瘦特点,而采用具有疏肝解郁、理气健脾功效的逍遥散进行反证,发现肝郁脾虚证的症状有较大好转,提示采用母婴分离结合冰水灌胃法建立的大鼠模型属于肝郁脾虚证 IBS-C 模型。

3.冰水灌胃+夹尾法[11]

(1)方法:实验用 7 周龄 SD 大鼠,体重 180~200 g,雌雄各半。①冰水灌胃:采用 0~4 ℃冰水灌胃,2 mL/只,1 次/d,连续 14 d。②夹尾:每次夹尾 30 min 后,用医用纱布包裹的金属钳夹住大鼠尾巴远端,2 次/d,30 min/次,连续 14 d。

(2)特点:模型组大鼠体重下降,进食量、饮水量减少,糖水偏好率、旷场总路程、小肠推进率、排便粒数及 Bristol 得分减少,肠道敏感性显著升高,血清和结肠组织 5-HT 含量升高,结肠组织 VIP 含量减少,肠组织无明显的病理改变,符合 IBS-C 的临床特征及肝气郁滞证 IBS-C 中医证候特征。

4.冰水灌胃+束缚法[11]

(1)方法:实验用 7 周龄 SD 大鼠,体重 180~200 g,雌雄各半。①冰水灌胃:采用 0~4 ℃冰水灌胃,2 mL/只,1 次/d,连续 14 d。②束缚:每次夹尾 30 min 后,将大鼠捆绑束缚在饲养笼铁盖上,1 次/d,1 h/次,连续 14 d。

(2)特点:模型组大鼠体重下降,进食量、饮水量减少,旷场总路程和平均速度降低,血清 5-HT 含量升高,结肠组织 VIP 含量减少,各压力值下均出现内脏高敏感性,肠组织未见明显的炎症细胞浸润或病理学改变,基本符合 IBS-C 的临床与病理特征。

5.母婴分离+冰水灌胃+限制饮水+低纤维饮食法[12-13]

(1)方法:实验用 SD 新生大鼠,适应性饲养 3 d。

1)母婴分离:每天将乳鼠与母鼠分离,单笼饲养 180 min 后再与母鼠同笼饲养,共 14 d。

2)冰水灌胃:待大鼠体重增长至180 g,测定日饮水量,连续测定5 d,计算平均值,作为日正常饮水量。5 d后,采用0~4 ℃生理盐水灌胃,2 mL/只,1次/d,连续14 d。

3)限制饮水:在冰水灌胃的同时,将大鼠的日饮水量限制为正常日饮水量的1/2。

4)低纤维饮食:在冰水灌胃和限制饮水的同时,每日白天给予正常鼠饲料,晚上给予普通大米喂养。

(2)特点:与正常组相比,模型组的大鼠粪便粒数、粪便含水量、Bristol分值明显减少,压力阈值明显降低,旷场实验中央格停留时间、垂直运动、水平运动及粪便粒数明显减少,糖水偏好度明显降低,血清中5-羟色胺(5-HT)、生长抑素(SS)、P物质(SP)的含量均升高,小肠推进率明显减少。

6.冰水灌胃+限制饮水+慢性束缚法[14]

(1)方法:实验用雄性SD大鼠,6~8周龄,体重180~220 g。

1)冰水灌胃:大鼠给予0~4 ℃ 0.9%氯化钠注射液灌胃,2 mL/只,1次/d,连续20 d。

2)限制饮水:先持续测量大鼠正常日饮水量5 d,大鼠造模期间的日饮水量为正常饮水量的1/2。

3)慢性束缚:用2条宽约1.5 cm的松紧带将大鼠前胸、下腹部捆绑束缚在饲养笼铁盖上,1 h/d,连续20 d。

(2)特点:造模进行10 d后,模型组大鼠出现自主活动行为下降,毛发发黄,大鼠粪便小而硬、光泽差。与正常组比较,模型粪便粒数、含水量、Bristol积分明显降低,糖水偏好度、旷场实验评分和肠道痛阈值评分显著减少,小肠推进率、血清中VIP水平明显降低,SS、5-HT水平显著升高。结肠黏膜结构完整,未见间质充血、水肿,黏膜层可见少量炎症细胞浸润。

【观察指标】

1.一般情况　观察大鼠造模前后的行为活动、精神状态、饮食饮水、体形体重、毛色毛质、排便情况等。

2.粪便情况

(1)粪便性状:根据Bristol评分法[15-16],进行粪便性状评分。

(2)粪便粒数及含水量:分别收集灌胃14 d期间每只大鼠灌胃后3 h内及3~24 h大便,计大便粒数,电子天平称湿重,微波烘烤8 min后称干重,计算大便含水量。

$$粪便含水量(\%)=(湿重-干重)/湿重×100\%$$

停止灌胃后继续观察14 d,同样方法测定对应时间段每只大鼠大便粒数及含水量至第28天实验结束。

3.旷场实验　握住大鼠尾根部1/3处,轻轻将大鼠放入旷场箱的正中格内,开始同步计时,观察5 min内大鼠的活动情况,记录大鼠总穿格数、修饰次数、水平运动、垂直运动、粪便粒数。

4.糖水偏好实验　糖水偏好度作为衡量敏感缺乏和快感消失的客观有效的指标,可用于肝郁证的评价。大鼠禁食禁水 24 h 后,在无噪声安静的房间内,给每只大鼠 1 瓶 1%蔗糖水 200 mL,1 瓶灭菌自来水 200 mL,24 h 后测量各自消耗量,计算糖水偏好率。

$$糖水偏好度(\%) = 糖水消耗量/(糖水消耗量+纯水消耗量)×100\%$$

5. 小肠推进率 大鼠禁食不禁水 12 h,活性炭阿拉伯胶混悬液(5%活性炭+4%阿拉伯胶)灌胃(10 mL/kg),30 min 后,将上自幽门下自回盲部的小肠取出,平放在吸水纸上,轻轻将小肠拉直,测量小肠总长度及从幽门自碳末前沿为碳末推进长度,计算碳末推进率。

$$碳末推进率=碳末在小肠中的推进距离/小肠全长×100\%$$

6. 内脏敏感性测定[1-3] 大鼠于清醒状态下放入鼠固定器内,限制大鼠活动,但可观察到腹部收缩反射。将 8F 带气囊导尿管经肛门插入,气囊末端距肛门 5~6 cm。用 4 号手术缝线在导尿管平肛门外缘水平打结固定于鼠尾,相隔 2 cm 处同样方法固定。15 min后大鼠适应环境呈安静状态,经导尿管外口向球囊内注入常温水(26~28 ℃生理盐水)扩张,记录引起大鼠腹壁撤退反射(abdominal withdrawal reflex,AWR)的最小注水量为最小容量阈值。重复扩张 3 次,每次间隔 15 min,以 3 次扩张测得的最小容量阈值的均值为该鼠直肠扩张引起 AWR 的最小容量阈值。测定阈值后第 2 天,测定注水量为 1.0 mL 时3 min 内 AWR 次数,每次间隔 30 min。记录引起大鼠 AWR 的最小容量阈值和 1.0 mL 容量扩张时 3 min 内大鼠 AWR 次数,积分法评估 AWR 强度。综合评价大鼠对直肠内扩张刺激的内脏敏感性。

7. 血清 5-HT、SS、SP 含量测定 大鼠禁食不禁水 12 h,眼眶静脉丛取血,离心分离出血清,按 ELISA 试剂盒说明书,酶标仪测定 5-HT、SS、SP 含量。

8. 结肠组织 5-HT、VIP 含量测定 造剪取大鼠结肠组织,预冷生理盐水漂洗后,滤纸擦干,称重,加入 9 倍量 PBS 缓冲液,冰上充分研磨,离心后取上清液,按 ELISA 试剂盒说明书,酶标仪测定 5-HT、VIP 含量。

9. 病理学检查 大鼠乌拉坦腹腔注射麻醉,心脏穿刺插管至主动脉根部,剪破右心耳,生理盐水 200 mL 经左心室和升主动脉快速灌注冲洗,待冲洗液清亮后予 40 g/L 甲醛250 mL 灌注固定。取大鼠回盲部、结肠(距肛门 3 cm),以 10% 甲醛固定,梯度乙醇脱水,常规石蜡包埋、切片。

(1)肠组织形态学观察:取石蜡切片,HE 染色,光镜结合病理图像分析系统观察肠组织形态学改变,包括肠组织结构完整性、炎症细胞浸润、水肿、溃疡等情况。

(2)回盲部和结肠肥大细胞染色与计数[17]:取大鼠回盲部和结肠石蜡切片,每例每部位取 3 张,甲苯胺蓝染色,每张切片随机选择 3 个视野,光学显微镜下 400 倍观察,进行肥大细胞(mast cell,MC)计数。

(3)回盲部和结肠 5-HT、c-fos 表达[3]:取大鼠回盲部和结肠石蜡切片,每例每部位取 2 张,置于经 3-氨丙基三乙氧基硅烷(APES)防脱片剂处理的载玻片上,烤箱 56 ℃60 min 以使切片紧密黏附。应用工作浓度为 1∶100 稀释的兔抗 5-HT 和 c-fos 抗体,按SABC 免疫化学法进行标记,操作步骤按试剂说明。DAB 室温显色 5~10 min,镜下控制反应时间,以着棕色者为染色阳性。每张切片随机选择2个视野在100倍下观察。5-HT、c-fos阳性神经组织的范围通过记录每个初野下肌间神经丛数目及图像分析系统计算的阳性染色面积(阳性染色细胞像素数总和)。

(4)肠组织间质细胞观察[18-19]:取大鼠小肠、回盲部和结肠石蜡切片,脱蜡及抗原修复后,滴加一抗,湿盒内4℃孵育过夜(时间≥18 h);DAB显色,苏木素复染,酒精梯度脱水,二甲苯透明,中性树胶封片。以PBS代替一抗做阴性对照,光镜下400倍观察各组大鼠结肠小肠及回盲部Cajal间质细胞c-kit抗体的表达,图像分析系统对c-kit染色阳性细胞的面积及积分光密度(integral optical density,IOD)进行统计分析。

(5)结肠黏膜下神经元观察[9]

1)黏膜下神经丛(SMP)全层铺片标本的解剖制备:取距肛门6~9 cm远端结肠组织,剖开平铺后于室温下中性福尔马林溶液浸泡固定至少24 h。漂洗标本后,在立体显微镜下,用显微分离器械小心地逐层剥除黏膜层、纵行肌和环形肌肌束,所得的黏膜下层组织即含有完整SMP的全层铺片标本。

2)免疫荧光三重染色:磷酸盐缓冲液漂洗制备好的结肠SMP全层铺片标本,用驴血清封闭2 h。加抗神经核抗体(Anti-Hu,1∶100)/Anti c-fos(1∶100)/抗ChAT-抗(1∶100)或抗VIP-抗(1∶100)或抗NOS-抗(1∶100)混合液孵育,室温过夜;漂洗后加二抗即TRITC标记驴抗小鼠IgG(1∶300)、DyLight405标记驴抗兔IgG(1∶100)和FITC标记驴抗山羊IgG(1∶300)混合液,4℃避光孵育1 h。然后按常规步骤进行漂洗和封片。

3)荧光显微镜观察计数:每只大鼠分别取6张结肠SMP全层铺片标本,从每张标本中随机选取5个不重叠高倍视野(10×20),计数每个高倍视野中SMP的神经节数、SMP神经元总数(以Anti-Hu-IR阳性为标志)、特异性SMP神经元数(即ChAT-IR阳性神经元、VIP-IR阳性神经元和NOS-IR阳性神经元),以c-fos-IR阳性作为神经元活化标志,计数相应的活化神经元数。

10.肠道菌群16S rRNA基因测序分析[20]　根据试剂盒说明书进行总DNA抽提、DNA浓度和纯度检测,1%琼脂糖凝胶电泳检测DNA提取质量,用338F(5'-ACTC-CTACGGGAGGCAGCAG-3')和806R(5'-GGACTACHVGGGTWT CTAAT-3')引物对V3-V4可变区进行PCR扩增,扩增程序为95℃预变性3 min,27个循环(95℃变性30 s,55℃退火30 s,72℃延伸30 s),最后72℃延伸10 min;2%琼脂糖凝胶回收PCR产物,AxyPrep DNA Gel Extraction Kit进行纯化,Tris-HCl洗脱,2%琼脂糖电泳检测;使用Quan-tiFluorTM-ST进行检测定量,Miseq PE300平台进行测序。在QIIME2平台将原始序列fastq文件进行去噪拼接,得到了最终的特征序列表格,运用QIIME2 feature-classifier插件将97%相似度的序列进行OTU聚类,并剔除所有污染性的线粒体和叶绿体序列,得到各组OTU在微生物门、纲、目、科、属、种分类水平下的菌群数信息,通过菌群组成分析、α多样性分析、β多样性分析等方法对粪便肠道菌群进行解析。

【模型评价】

1.大鼠冰水灌胃法IBS-C模型能够较好地模拟IBS-C患者的大便性状和内脏敏感

性的改变。在造模后,大鼠出现大便粒数及含水量减少、直肠内球囊扩张刺激的敏感度降低等症状,回盲部及结肠 MC 增多、5-HT 阳性内分泌细胞增多,且肠组织未见明显的炎症细胞浸润或病理学改变,与人类 IBS-C 患者的表现相似,较好地模拟了人 IBS-C 特征。冰水灌胃法操作简便、成本较低,具有较高的可重复性和稳定性,是目前应用最为广泛的 IBS-C 动物模型。

2. 以母婴分离结合冰水灌胃建立的大鼠模型具有排便颗粒数减少、粪便形态改变及粪便含水量显著降低、肠道敏感性显著升高且肠组织无明显的病理改变的 IBS-C 临床特征,又表现出易躁易怒、活动减少、进食量减少、形体消瘦特点,而采用具有疏肝解郁、理气健脾功效的逍遥散进行反证,能明显改善肝郁脾虚证的症状。提示采用母婴分离结合冰水灌胃法建立的大鼠模型属于肝郁脾虚证 IBS-C 模型[10]。

3. 通过对 5 种因素大鼠造模方式(冰水、束缚、夹尾、冰水+束缚和冰水+夹尾)进行对比研究,多因素联合造模相比单因素(冰水灌胃)更符合人类 IBS 的表现,其中冰水灌胃结合尾法建立的 IBS-C 大鼠模型的 Bristol 得分、排便粒数均降低,对糖水兴趣降低及自主活动行为减少,肠道敏感性显著升高,小肠推进率降低,比较符合中医肝气郁滞证 IBS-C 模型特征,具有肝郁证候稳定,肠道动力障碍显著的优点,可作为比较理想的肝郁证 IBS-C 发病机制及相关中药药效评价的模型[11]。

4. 母婴分离、冰水灌胃、限制饮水结合低纤维饮食建立的大鼠模型具有排便粒数、Bristol 分型积分、粪便含水量显著降低、肠道敏感性显著升高的 IBS-C 临床特征,对于糖水奖赏兴趣的降低及自主活动行为的下降,符合肝郁脾虚状态和 IBS-C 疾病特征[12-13]。但该方法操作复杂,影响因素相对较多,不利于其模型的推广与应用。

【参考文献】

[1] 彭丽华. 肠易激综合征模型建立及其肠道致敏机制的研究[D]. 北京:中国人民解放军军医进修学院,2003.

[2] 彭丽华,杨云兰,孙刚,等. 便秘型肠易激综合征新概念模型的建立[J]. 世界华人消化杂志,2004,12(1):112-116.

[3] 孙刚,杨云生,彭丽华,等. 肠易激综合征大鼠内脏敏感性异常与结肠及中枢神经系统5-HT 和 c-fos 表达的关系[J]. 胃肠病学和肝病学杂志,2008,17(4):313-317.

[4] 孙刚,杨云生,彭丽华,等. 肠易激综合征大鼠内脏敏感性和脊髓背角 5-HT 和 c-fos 的表达[J]. 世界华人消化杂志,2007,15(25):2718-2722.

[5] 王石红,郭喜军,王红霞. 加味二至方对便秘型肠易激综合征大鼠 5-HT 的影响[J]. 河南中医,2010,30(1):42-43.

[6] 王石红,王红霞. 加味二至方对便秘型肠易激综合征大鼠肥大细胞的影响[J]. 浙江中医杂志,2009,44(12):886-887.

[7] 邹百仓,董蕾,曹铭波. 肠易激综合征模型大鼠的大脑和消化道中 5-HT 的表达与病理作用[J]. 西安交通大学学报,2008,29(1):42-46.

[8] EUTAMENE H,BRADESI S,LARAUCHE M,et al. Guanylate cyclase C-mediated antino-

ciceptive effects of linaclotide in rodent models of visceral pain[J]. Neurogastroenterol Motil,2010,22(3):312-e84.

[9]费贵军,胡福境,樊文娟,等.便秘型肠易激综合征大鼠结肠黏膜下神经元的变化[J].基础医学与临床,2018,38(9):1239-1243.

[10]涂星,柴玉娜,唐洪梅,等.肝郁脾虚型肠易激综合征便秘大鼠模型的建立和评价[J].中国实验动物学报,2015,23(1):30-34.

[11]何佳慧,何杰滢,张百荣,等.肝郁证便秘型肠易激综合征模型的建立与评价[J].中国实验动物学报,2023,31(12):1555-1563.

[12]刘媛,唐洪梅,钟如帆,等.健脾通腑颗粒对肝郁脾虚型便秘型肠易激综合征大鼠模型的作用及机制研究[J].中华中医药学刊,2018,3 6(12):2 870-2874.

[13]刘媛.健脾通腑颗粒对IBS-C动物模型药效及作用机制研究[D].广州:广州中医药大学,2018.

[14]高鸿智,杨勇军,刘仕鸿,等.中药治疗便秘型肠易激综合征SD大鼠的实验研究[J].湖南中医杂志,2021,37(4):161-165.

[15]侯雨君,赵映,蒋慧灵,等.联合法诱导内脏高敏感模型的比较研究[J].中国实验动物学报,2022,30(3):343-349.

[16]LEWIS S J, HEATON K W. Stool form scale as a useful guide to intestinal transit time[J]. Scand J Gastroenterol,1997,32(9):920-924.

[17]杨倩,郭子敬,王小天,等.麻枳降浊方改善便秘型肠易激综合征模型大鼠肠组织中肥大细胞的实验研究[J].辽宁中医杂志,2015,42(7):1360-1361.

[18]杨倩,王小天,杜姚,等.麻枳降浊方对便秘型肠易激综合征模型大鼠肠组织中5-HT ICC的影响[J].四川中医,2 015,33(11):33-36.

[19]杨倩,杜姚,郭子敬,等.麻枳降浊方对便秘型肠易激综合征大鼠肠道间质细胞的影响[J].中医杂志,2015,56(12):1058-1060.

[20]刘畅,王潇,刘芳,等.厚朴酚对便秘型肠易激综合征大鼠5-HT通路及肠道菌群的影响[J].中成药,2023,45(9):3067-3072.

二、小鼠便秘型肠易激综合征模型

【基本原理】

分别采用冰水灌胃法、母婴分离加限水法、三硝基苯磺酸(Trinitrobenzene sulfonic acid,TNBS)灌肠法和基因敲除法,建立小鼠便秘型肠易激综合征(irritable bowel syndrome with predominant constipation,IBS-C)模型。

【实验材料】

1.药品试剂　①麻醉药品:乙醚,戊巴比妥钠,水合氯醛,盐酸氯胺酮注射液等。②组织固定液:10%甲醛溶液或4%多聚甲醛溶液等。③试剂盒与抗体:小鼠5-羟色胺

(5 - hydroxytryptamine, 5 - HT)、P 物质(substance P, SP)、血管活性肠肽(vasoactive intestinal peptide, VIP)酶联免疫检吸附法(enzyme-linked immunosorbent assay, ELISA)检测试剂盒,RNA 提取试剂盒、逆转录试剂盒,SABC 免疫组化试剂盒,DAB 显色试剂盒等, 5 - HT$_4$ 受体(5 - hydroxytryptamine 4 receptor, 5 - HT$_4$ R)、5 - HT 转运体(serotonin transporter, SERT)、GAPDH 鼠单克隆抗体。④其他:三硝基苯磺酸(Trinitrobenzene sulfonic acid, TNBS),乙醇,二甲苯,印度墨汁,HE 染液,甲苯胺蓝染液等。

2. 仪器设备 带气囊 6F 导尿管,生物显微镜,荧光显微镜,病理图像分析系统,旷场实验箱,常规手术器械等。

3. 实验动物 ①C57BL/6 野生型(wild type, WT)小鼠,雄性,6 周龄,体重 18 ~ 22 g。②新生 NIH 小鼠,2 d 龄。

【方法步骤】

1. 冰水灌胃法[1-5]

(1)方法:实验用雄性 C57BL/6 小鼠,随机分为模型组和正常组。模型组小鼠采用 0 ~ 4 ℃ 0.9% 氯化钠注射液灌胃,0.3 mL/只,1 次/d,连续 14 d。正常组小鼠灌胃等容积常温 0.9% 氯化钠注射液。

(2)特点:与正常组比较,模型组小鼠首粒黑便排出时间延长,粪便颗粒数及含水量降低,糖水偏好度下降,结肠肌电频率增加、幅值增大、变异系数升高,胃残留率增加,血清 5-HT 含量升高,远端结肠组织 5-HT$_4$R 蛋白及 mRNA 的表达下调。模型组结肠黏膜结构无明显改变,黏膜层可见少量炎性浸润。

2. 母婴分离+限水法[5]

(1)方法

1)母婴分离:实验用 2 d 龄 NIH 小鼠,雌雄兼用。常规饲养 3 d 后,将乳鼠与母鼠分离,单笼饲养,180 min 后再与母鼠同笼饲养,连续 14 d。21 d 龄断乳后,连续测定 5 d 乳鼠日饮水量,再继续进行限水造模。

2)限制饮水:限水第 1、2 天,分别灌胃给予前 5 d 平均水量的 1/6;第 3 ~ 6 天,灌胃给予前 5 d 平均水量的 1/3。每天分 2 次给水,间隔 9 h,分别给予 1 d 水量的 1/3 和 2/3。

(2)特点:与正常对照组相比,模型组小鼠粪便粒数明显减少、粪便重量显著降低,Bristol 分型积分明显下降,排便时间显著延长。

3. TNBS 灌肠法[6-7]

(1)方法:实验用雄性 C57BL/6 小鼠,体重 18 ~ 22 g。一次性结肠灌注 TNBS 200 μL (2.5 mg/只),灌肠后倒置 30 min 防止液体溢出。对照组生理盐水等体积灌肠。

(2)特点:①模型小鼠体重下降,排便时间延长,排便次数减少,粪便含水量明显降低。②肠道敏感状态 CRD 检测积分明显升高,最低阈值降低明显且持续较长时间。③低倍镜下(×40)未见黏膜及黏膜下层组织结构破坏,高倍镜下(×200)可见个别模型动物结肠黏膜出现轻微改变,局部腺体和隐窝减少或消失。④血清和结肠组织 IFN-γ、IL-

4、IL-5、IL-6、IL-13、IL-17A 水平明显升高;结肠组织 CD44 表达显著上调。

4.基因敲除法[8]

(1)方法:实验用雄性 C57BL/6 小鼠,先通过检索 Pubmed Gene Database 获取小鼠 *Htr*4 基因的相关参数。运用 *CRISPR/Cas*9 基因敲除技术原理,制备基因散除小鼠模型。*cr*RNA 通过喊基配对与 *tracr*RNA 结合,形成双链 RNA。*tracr*RNA:*cr*RNA 二元复合体指导 *Cas*9 蛋自在 *cr*RNA 引导序列靶标的特定位点剪切双链 DNA。在与 *cr*RNA 引导序列互补的位点,*Cas*9 蛋白的 HNH 核酸酶结构域剪切互补链而 *Cas*9 RuvC-like 结构域剪切非互补链,实现敲除该基因功能。

利用 *Cas*9/RNAsystem 靶向基因敲除技术,构建针对 *Htr*4 基因的 *sg*RNA,指导 *Cas*9 蛋白在 *cr*RNA 引导序列靶标的特定位点剪切双链 DNA,打断目标基因,通过 NHEJ 修复机制,随机插入或删除一定数量的碱基,造成移码,敲除该基因功能。*Htr*4 基因长 143.6 kb,由 7 个 exon 组成。设计打靶位点:在 *Htr*4 的 exon3 上设计 sRNA 识别位点,通过针对 exon3 的 *Cas*9/RNA 特异靶向切割造成 *Htr*4 蛋自翻译移码。从而实现 *Htr*4 基因的敲除,此敲除小鼠可实现基因的全身性 *Htr*4 失活或缺失。

(2)特点:*Htr*4+/-模型组小鼠首粒黑便排出时间显著延长,含水量显著较正常值下降,颗粒数减少;糖水偏好度下降,结肠肌电频率明显加快,而慢波幅值下降,频率和幅值变异系数明显增大,规律性和一致性差。结肠 5-HTR 蛋白及 mRNA 表达显著下调。

【观察指标】

1.首粒黑便排出时间　每天早晨 8 点,使用 0.3 mL 稀释后的印度墨水灌胃,小鼠单笼饲养,笼底铺滤纸,记录小鼠首粒黑便排出时间。

2.粪便粒数、性状和粪便含水量　采用粪便采集盒收集各组小鼠 12 h 内新鲜粪便,记录排便颗粒数;根据 Bristol 评分法[9-10],进行粪便性状评分;称取湿重,粪便于 65 ℃温箱中烘干后,再次称取干重,按公式计算小鼠粪便含水量。

$$粪便含水量(\%) = (湿重-干重)/湿重×100\%$$

3.内脏敏感性测定[6,11-12]　将小鼠麻醉后,置于固定器内,将带气囊6F导尿管经肛门插入,气囊末端距肛门 2 cm,用手术缝线在导尿管平肛门外缘水平打结固定于鼠尾。适应 30 min 后,直肠扩张实验(colorectal distention test, CRD),压力等级分别采用 20 mmHg、40 mmHg、60 mmHg 直肠扩张实验(colorectal distention test, CRD)压力扩张,每次扩张持续 20 s,刺激间隔 4 min,记录诱发腹壁撤退反射(abdominal withdrawal reflex, AWR)的最小压力值(痛阈)和单位时间 AWR 次数,积分法评估 AWR 强度。每个压力段连续测试 5 次,取平均值。

4.胃残留率和肠道推进率测定　小鼠于实验前禁食不禁水 24 h,阿拉伯胶配制的墨汁混悬液灌胃(0.8 mL/只),随后予阿托品腹腔注射(0.5 mg/kg),20 min 后脱颈处死,开腹后分别结扎贲门和幽门,取胃组织称取其全重,去除胃内容物后再次称取净重,两次称取重量之差即为胃残留物重量,按公式计算胃残留率。分离小鼠完整肠组织,平铺于洁净桌面以保持肠组织无张力状态,测量墨汁推进长度,按公式计算肠道墨汁推进率。

$$胃残留率(\%)=胃残留物(g)/墨汁混悬液(g)\times100\%$$

$$肠道推进率(\%)=墨汁前端至幽门口至距离/直肠末端至幽门口距离\times100\%$$

5. 血清 5-HT、VIP、SP 含量测定　小鼠经眼球采血,3 000 r/min 离心 15 min 分离上清,根据 ELISA 试剂盒说明书流程操作,酶标仪 450nm 处检测血清样品 OD 值,计算 5-HT、VIP、SP 的浓度。

6. 结肠组织 5-HT$_4$R、SERT 蛋白表达　取小鼠远端结肠组织,加入 RIPA 裂解液于冰上充分裂解,12 000 r/min 离心 15 min 提取蛋白样品,BCA 法测定蛋白含量。制备分离胶,取 10 μL 蛋白样品上样,经电泳、转膜、5% 脱脂牛奶封闭后加入 5-HT$_4$R、SERT 一抗(1∶1 000)于 4 ℃冰箱孵育过夜,TBST 洗膜后加入 HRP-羊抗小鼠 IgG 二抗(1∶5 000)室温孵育 2 h,TBST 洗膜后滴加发光剂,采用凝胶成像系统曝光拍照,ImageJ 软件分析蛋白条带灰度值,以 GAPDH 为内参,分别计算 5-HT$_4$R、SERT 的蛋白相对表达量。

7. 病理学检查　小鼠深麻醉下取结肠组织,10% 甲醛溶液固定 24～48 h,梯度乙醇脱水,常规石蜡包埋、切片,HE 染色,光镜结合病理图像分析系统观察肠组织形态学改变。

8. 其他　参见本节"大鼠便秘型肠易激综合征模型"。

【模型评价】

1. 冰水灌胃法操作简便、成本较低,具有较高的可重复性和稳定性,与其他小鼠 IBS-C 动物模型相比,应用最为广泛。

2. 小鼠基因敲除 IBS-C 模型需要在具有一定条件的实验室完成,一般实验室较难开展。

3. 小鼠 TNBS 灌肠法 IBS-C 模型因其造成肠黏膜的病理性损伤,不符合 IBS 肠道功能性疾病的特性,其应用价值可能有限。

【参考文献】

[1]彭丽华,杨云兰,孙刚,等.便秘型肠易激综合征新概念模型的建立[J].世界华人消化杂志,2004,12(1):112-116.

[2]刘畅,王影.利那洛肽联合普芦卡必利对便秘型肠易激综合征小鼠肠道菌群和脑—肠互动功能的影响[J].广西医科大学学报,2023,40(8):1306-1312.

[3]刘畅,王影.利那洛肽联合普芦卡必利对 IBS-C 小鼠氧化应激状态及 SCF/c-kit 信号通路的影响[J].国际消化病杂志,2023,43(5):348-354.

[4]郝强,郝春华,庄贺.电针天枢穴和太冲穴对便秘型肠易激综合征模型小鼠 5-羟色胺信号系统的影响[J].山东中医药大学学报,2020,44(1):69-72.

[5]刘媛.健脾通腑颗粒对 IBS-C 动物模型药效及作用机制研究[D].广州:广州中医药大学,2018.

[6]陈东晖.三硝基苯磺酸诱导肠易激综合征发生机制及酪酸梭菌对肠道通透性和免疫紊乱的调节作用[D].郑州:郑州大学,2014.

［7］刘波,李华南,骆雄飞.摩腹法通过干预 Th17 细胞功能对 IBS-C 模型小鼠肠道稳态的影响［J］.国际生物医学工程杂志,2022,45(6):490-495,514.

［8］裴丽霞.基于 5-HT 信号系统探讨电针治疗便秘型肠易激综合征的机制［D］.南京:南京中医药大学,2017.

［9］侯雨君,赵映,蒋慧灵,等.联合法诱导内脏高敏感模型的比较研究［J］.中国实验动物学报,2022,30(3):343-349.

［10］LEWIS S J, HEATON K W. Stool form scale as a useful guide to intestinal transit time［J］. Scand J Gastroenterol,1997,32(9):920-924.

［11］陈瑜.雌激素在 IBS 模型大鼠慢性内脏痛觉敏化中的作用及其机制的研究［D］.福州:福建医科大学,2009.

［12］张佳河,祝旺,沈丹婷,等.腹泻型肠易激综合征动物模型评价的研究进展［J］.中国实验动物学报,2024,32(2):238-247.

三、兔便秘型肠易激综合征模型

【基本原理】

模型制备基本原理参见本节"大鼠便秘型肠易激综合征模型"。分别采用冰水灌胃法、冰水灌胃加冰敷束缚的方法,建立兔 IBS-C 模型。

【实验材料】

1. 药品试剂 ①麻醉药品:乙醚,戊巴比妥钠,水合氯醛,盐酸氯胺酮注射液等。②组织固定液:10% 甲醛溶液或 4% 多聚甲醛溶液等。③试剂盒:5-羟色胺(5-hydroxytryptamine,5-HT)、血管活性肠肽(vasoactive intestinal peptide,VIP)放射免疫检测试剂盒,即用型链霉亲和素-生物素-过氧化物酶复合物SABC 试剂盒,兔抗SP、VIP、胆囊收缩素(CCK)抗体等。④其他:乙醇,二甲苯,HE 染液,医用液体石蜡油,甲苯胺蓝染液等。

2. 仪器设备 直肠内球囊扩张导管(直径 8 mm,球囊最大容量 8 mL、最大直径 2 cm),八导智能胃肠电图仪,磁共振全身扫描仪,生物显微镜,倒置荧光显微镜,病理图像分析系统,常规手术器械等。

3. 实验动物 家兔,2 月龄,体重 2.0～2.5 kg,雌雄兼用。

【方法步骤】

1. 冰水灌胃法[1-4]

(1)方法:将家兔随机分为模型组和正常对照组。模型组大鼠采用 0～4 ℃ 生理盐水灌胃,20 mL/只,1 次/d,连续 14 d。正常组兔灌胃等容积常温生理盐水。

(2)特点:与正常组比较,模型组家兔粪便性状评分、粪便含水量显著降低。血浆 P 物质(SP)、血管活性肠肽(VIP)含量明显降低,结肠平滑肌细胞 Ca^{2+} 浓度、L 型 Ca^{2+} 通道 mRNA 表达显著增高。结肠黏膜SP 表达的阳性面积、不透光率密度值明显减少,VIP

表达明显上调,胆囊收缩素(CCK)无显著变化。

2. 冰水灌胃+冰敷束缚[5]

(1)方法

1)冰水灌胃:将兔放于固定器内,露出头部,用中间带圆孔的木板(长 10 cm,宽 4 cm,厚 2 cm,圆孔直径 8 mm)嵌入上下齿之间,将导尿管通过圆孔导为倒入胃中,导入长度一般为 12~15 cm,导尿管另一端浸入盛水的烧杯中,无气泡表明球囊导管在胃中。通过导尿管用注射器(30 mL)注入 0~2 ℃生理盐水,20 mL/只,1 次/d,连续 60 d。

2)冰敷束缚:在每次冰水灌胃后,将冰袋(厚 8 cm)铺入兔固定器,将白兔放入固定器,四肢充分伸展,头部固定,使其腹部充分接触冰袋,束缚固定 90 min,1 次/d,连续 60 d。

(2)特点:①与正常组相比,模型组兔腹部反射收缩次数明显减少。②正常组白兔功能磁共振(fMRI)脑区激活部位在丘脑、扣带前回、脑岛皮质;模型组 fMRI 脑区激活部位在丘脑、扣带前回、脑岛皮质、脑干和小脑;模型组在丘脑和扣带前回激活区域的激活象素和强度明显高于正常组。

【观察指标】

1. 粪便粒数、性状和粪便含水量[2,6-7]   采用粪便采集盒收集家兔 12 h 内新鲜粪便,记录排便颗粒数;根据 Bristol 评分法,进行粪便性状评分;称取湿重,粪便于 65 ℃温箱中烘干至恒重后,再次称取干重,按公式计算家兔粪便含水量。

$$粪便含水量(\%)=(粪便湿重-粪便干重)/粪便湿重\times100\%$$

2. 功能磁共振检查[5]

(1)动物固定:将兔取俯卧位,专用线圈固定头部,使头部靠近磁场中心,头颅前、后径中心与正中冠状面一致,周围垫以海绵固定,同时固定四肢。

(2)fMRI 扫描:首先将直肠气囊导入直肠内 8~12 cm,向直肠内气囊注气 6 mL,记录兔腹部反射收缩次数,静息 120 s。然后行 fMRI 检查,刺激方式采用“基线—刺激”的实验模式,即静息 40 s,气囊扩张刺激持续 40 s 的形式进行,静息时放出气囊内的气体,反复刺激 3 个周期作为 1 个序列,同时进行 fMRI 扫描。

(3)fRI 图像处理:采用超导型磁共振全身扫描仪及头部正交线圈。均行自旋回波 T1 加权成像(T1WI)和 IRI 扫描。应用软件进行预处理和统计分析。数据预处理包括运动校正及空间平滑处理等,激活范围阈值设定为 5 个像素,连续激活像素数达到 5 个以上的区域为有意义激活区。将获得的脑激活图叠加于高分辨 T1WI 解剖像,判断脑激活区部位,记录激活区的激活强度及激活范围(用激活区像素数表示)。

3. 胃、结肠肌电检测[3]   在实验兔的胃与结肠体表投影处及左前肢腕关节上 0.5 cm (放置参考电极)剪毛,用 950 mL/L 乙醇脱脂,将 8 个直径 0.7 cm 的 Ag2agcl 圆盘电极用 0.9%氯化钠注射液棉球覆盖,胃电电极放置顺序:胃底-胃小弯-胃大弯-幽门;肠电电极放置顺序:升结肠-横结肠-降结肠-直肠,胶布固定,用胃肠电图仪记录 10 min 肠电图,以 1 min 为一个时间段,分别计算每个时间的频率(Hz)和振幅(mV),记录观察结肠电信号变化。

4. 胃肠道传输功能检测[3]　禁食不禁水 24 h,采用异硫氰酸荧光素(FITC)标记的壳聚糖/海藻酸钙控释微球,微球用蒸馏水分散均匀后灌胃(50 mg/kg),各实验组按照体质量给家兔灌胃,使用小动物成像仪观察灌胃后不同时间点 FITC 标记交联微球在家兔胃肠道的分布情况。

5. 病理组织学检查

(1)光镜观察:小鼠深麻醉下取结肠组织,10% 甲醛溶液固定 24~48 h,梯度乙醇脱水,常规石蜡包埋、切片、HE 染色,光镜结合病理图像分析系统观察肠组织形态学改变。

(2)ENS-ICC 结构观察[3]:迅速取出结肠组织,将组织剖开去除内容物,在立体显微镜下用显微解剖镊将黏膜层和黏膜下层作为一层剥除,保留完整肌层制备石蜡切片。脱蜡后做 C-Kit/nNOS 免疫荧光双重标记,封片剂封片后荧光显微镜下观察肠神经系统(enteric nervous system,ENS)-Cajal 间质细胞(interstitial cell of Cajal,ICC)结构。

(3)ENS-ICC-SMC 超微结构观察[3]:迅速用冷刀片取结肠组织,长度为 1 cm。沿系膜缘剖开,用冰盐水漂洗去除内容物,立即放入 2.5% 冷戊二醛溶液,放入 4 ℃ 冰箱固定 24 h。用 0.2MPBS 漂洗 4 次,每次 15 min,再用 1% 四氧化锇固定 1.5 h,用 0.2MPBS 漂洗 15 min。梯度丙酮 50%、70%、90%、100% 中脱水各 4 次,每次 15 min;100% 丙酮:环氧树脂(1:1)1 h,然后 100% 丙酮:环氧树脂(1:2)2 h,再纯树脂 3 h 以上。先滴 1 滴环氧树脂至塑料胶囊,再将样品挑入囊底插入标签,灌满环氧树脂,用针尖调整样品至合适位置,放入恒温箱(60 ℃)聚合 12 h。半薄切片(厚 1.0~2.0 μm),2% 甲苯胺蓝染色,在光镜下观察、确定黏膜层、环形肌层、纵行肌层。选定区域修块进行超薄切片,超薄切片厚 50~70 nm,400 目铜栅网捞片。2% 醋酸铀染色 15 min,柠檬酸铅染色 5 min,晾干。透射电镜观测肠神经系统-Cajal 间质细胞-胃肠平滑肌细胞(smooth muscle cell,SMC)网络(ENS-ICC-SMC)超微结构变化。

6. 结肠组织脑肠肽蛋白表达　取结肠组织石蜡切片,应用 1:100 稀释的兔抗 SP、VIP、CCK 抗体,按 SABC 免疫组化法进行标记,DAB 室温显色 10 min,镜下控制反应时间,以棕色者为染色阳性。应用计算机病理图像分析系统,对切片中 SP、VIP、CCK 抗体呈阳性反应面积、不透光率密度(OD)进行半定量分析。OD 值越大,染色越强。每张切片随机取 2 个视野进行分析,取其平均值。

7. 其他　参见本节"大鼠便秘型肠易激综合征模型"。

【模型评价】

1. 冰水灌胃法 IBS-C 模型兔粪便性状评分、粪便含水量显著降低,表现出与人类 IBS-C 的临床特征。与大鼠、小鼠相比,兔体型相对较大,有利于进行功能性磁共振等影像学研究与观察。

2. 使用兔复制 IBS-C 模型,实验成本相对较高,其应用领域及范围远不及大鼠模型广泛。

【参考文献】

[1] 彭丽华,杨云兰,孙刚,等.便秘型肠易激综合征新概念模型的建立[J].世界华人消化杂志,2004,12(1):112-116.

[2] 李华南,王金贵,张玮,等.腹部推拿疗法对便秘型肠易激综合征家兔模型结肠动力调控机制的研究[J].辽宁中医杂志,2022,49(3):210-213.

[3] 骆雄飞,赵娜,刘斯文,等.腹部推拿对便秘型肠易激综合征家兔ENS-ICC-SMC结构的影响[J].中国中医基础医学杂志,2020,26(6):777-780,811.

[4] 王金贵,王艳国,孙庆,等.摩腹法对肠易激综合征模型结肠组织脑肠肽表达的影响[J].天津中医药大学学报,2007,26(1):19-21.

[5] 王金贵,王艳国,骆雄飞,等.摩腹法对肠易激综合征白兔模型不同脑区激活特征的影响[J].天津中医药,2008,25(5):377-379.

[6] 侯雨君,赵映,蒋慧灵,等.联合法诱导内脏高敏感模型的比较研究[J].中国实验动物学报,2022,30(3):343-349.

[7] LEWIS S J,HEATON K W. Stool form scale as a useful guide to intestinal transit time[J]. Scand J Gastroenterol,1997,32(9):920-924.

第四节 感染型肠易激综合征模型

【基本原理】

肠易激综合征(irritable bowel syndrome,IBS)是一种以腹痛或腹部不适并伴有大便习惯和性状改变为特征的肠道功能紊乱性疾病,感染后肠易激综合征(post-infectious irritable bowel syndrome,PI-IBS)是IBS的一个重要亚型,在临床上7%~30%的IBS患者既往有急性胃肠道感染病史。采用旋毛虫灌胃感染的方法,建立小鼠PI-IBS模型。

【实验材料】

1.药品试剂 ①麻醉药品:乙醚,七氟烷,戊巴比妥钠等。②组织固定液:10%甲醛溶液或4%多聚甲醛溶液等。③试剂盒:组织蛋白抽提试剂盒,BCA蛋白定量试剂盒,γ干扰素(IFN-γ)、白细胞介素(IL)-17和IL-10酶联免疫吸附法(enzyme-linked immu-nosorbent assay,ELISA)试剂盒,免疫组织化学试剂盒等。④其他:胃蛋白酶,乙醇,二甲苯,HE染液等。

2.仪器设备 生物显微镜,病理图像分析系统,带气囊的6号儿童导尿管,常规手术器械等。

3.实验动物 雌性C57BL/6J小鼠,6~8周龄,体重16~18 g。

【方法步骤】[1-7]

1. 旋毛虫收集 取旋毛虫感染 30 d 的保种昆明小鼠(旋毛虫系云南株)的肌肉组织,剪碎后按 1:10(m/V) 比例置于含 1.5% 的胃蛋白酶(invitrogen)和 1% 的 HCl 消化液中,37 ℃水浴箱中消化过夜。消化液经筛网过滤后用生理盐水沉淀洗涤数次,离心,收集旋毛虫幼虫并计数。

2. 旋毛虫感染 模型组小鼠给予 0.2 mL 含 400 条旋毛虫幼虫的生理盐水悬液灌胃建立 PI-IBS 模型,对照组给予等量生理盐水灌胃。

【观察指标】

1. 一般情况 观察小鼠皮毛色泽、精神状态、活动度及大便性状,定期称体重。

2. 内脏敏感性检测[2,8-9] 感染后第 56 日进行内脏敏感性检测[7]。实验前小鼠禁食不禁水 24 h,将带气囊的 6 号儿童导尿管用石蜡油润滑后缓慢插入已经吸入乙醚麻醉小鼠的结直肠(距肛门口约 2 cm),并固定于小鼠尾部。待小鼠苏醒后适应气囊 30 min,向气囊内快速加入目标空气容量(容量分别为 0.25、0.35、0.5 和 0.65 mL),持续 20 s,间隔 30 s,每一容量重复 3 次,观察腹壁撤退反射(abdominal withdrawal reflex,AWR),按下述标准评分,间隔 5 min 更换另一目标容量,取 3 次的平均分值。0 分,对扩张无反应;1 分,仅出现轻微的头部运动;2 分,腹肌收缩;3 分,腹部抬起;4 分,身体呈弓状和骨盆抬起。

3. 肠道动力检测[2,10] 感染后第 56 日,小鼠均以 0.4 mL 墨汁灌胃,正常饮水进食。①观察粪便颜色并记录小鼠首次排便的时间,评价小鼠整个肠道的传输功能。②待小鼠粪便颜色恢复正常后,每隔 15 min 收集 1 次小鼠粪便,标本袋保湿,连续采集 8 h,记录每只小鼠每 2 h 的粪便总粒数。③根据粪便性状,并进行 Bristol 评分。1 分,正常粪便;2 分,柔软或不成形粪便;3 分,水样粪便。④称取每只小鼠每 2 h 粪便的湿重和干重(置于 65 ℃烤箱过夜),计算粪便含水率。

$$含水率(\%)=(湿重-干重)/湿重×100\%$$

4. 病理学检查 将小鼠用 1% 戊巴比妥腹腔注射麻醉(50～60 mg/kg),剖腹观察结肠外观,测量小鼠结肠长度。沿系膜侧剖开结肠,观察肠黏膜有无水肿、溃疡等病变。取整段剪开的结肠,生理盐水冲洗干净,10% 甲醛或 4% 多聚甲醛溶液固定,梯度乙醇脱水,常规石蜡包埋、切片,HE 染色,光镜结合病理图像分析系统观察结肠组织形态学改变。每张切片随机选择 5 个视野,进行各段肠黏膜组织炎症评分。①正常(0 分):固有层无中性粒细胞浸润,间质无水肿。②轻度(1 分):固有层少量中性粒细胞浸润,不浸润黏膜,间质轻度水肿。③中度(2 分):固有层中等量中性粒细胞浸润,少量黏膜中有中性粒细胞浸润,间质中度水肿。④重度(3 分):固有层大量中性粒细胞浸润,延及整个黏膜层,间质重度水肿甚至坏死。

5. 肠组织生化与分子生物学检查 分别取十二指肠、空肠、回肠和结肠各 2 cm,按照组织蛋白抽提试剂说明书进行肠组织蛋白的提取,并参照 BCA 蛋白定量试剂盒说明书进行测定肠组织总蛋白浓度,-80 ℃保存。ELISA 法测定肠组织 IFN-γ、IL-17 和 IL-10 含量,免疫组织化学染色和 RT-PCR 测定不同肠段 Cajal 间质细胞中 c-kit 蛋白和 mRNA 的表达。

6. 其他　参见本章第一节"大鼠结直肠扩张法腹泻型肠易激综合征模型"。

【模型特点】

1. 小鼠感染旋毛虫后第 14 天,末段回肠和结肠出现明显的急性炎症反应,有明显的中性粒细胞等炎症细胞浸润和间质充血、水肿;感染后第 28 天,炎症和水肿减轻;感染后第 56 天,肠道急性炎症完全消退,肠黏膜基本恢复正常,但仍存在明显的内脏高敏感和肠道动力异常。

2. 与正常组比较,模型组小鼠 AWR 评分显著增高,肠道传输时间明显缩短;每 2 h 的粪便粒数、湿重和 Bristol 评分均显著升高。

3. 与正常组比较,模型组小鼠各肠段 Cajal 间质细胞中 C-kit 蛋白和 mRNA 表达显著增强,空肠和末段回肠的 HSP70 表达明显上调;十二指肠、回肠和外周血 IFN-γ 和 IL-17 水平明显升高,IL-10 水平显著降低。

4. PI-IBS 小鼠空肠 HSP70 表达与炎症细胞因子 IL-10 呈负相关;末段回肠 HSP70 表达与 IL-10 呈负相关,与 IL-17、IFN-γ 呈正相关。

【模型评价】

1. 旋毛虫为线虫纲寄生蠕虫,可感染人和其他哺乳动物引起旋毛虫病,小肠是旋毛虫病累及的主要器官。小鼠给予旋毛虫幼虫灌胃诱导感染,感染后 4 周动物即出现内脏痛觉超敏和肠道运动失调等典型 IBS 症状,该症状可持续存在 8~10 周。

2. 寄生虫感染诱导的 PI-IBS 动物模型具备 IBS 主要症状特征,模型稳定、持久、制备简便,应用广泛,多用于 PI-IBS 病理生理机制及药物疗效评价等方面的研究。

3. 旋毛虫动物感染率受动物品系影响较大,例如 NIH 小鼠及 Swiss 小鼠对旋毛虫感染比较敏感,而 balb/c 小鼠不易感染旋毛虫[11]。因此,在制备旋毛虫感染诱导的 PI-IBS 动物模型中需要注意动物品系的选择。

4. 临床 PI-IBS 发病诱因多是肠道细菌感染,如空肠弯曲杆菌、大肠杆菌、沙门菌及志贺菌等所致的肠道感染。因此,细菌感染诱导建立的 PI-IBS 动物模型与临床 PI-IBS 发病过程更为相似,但现有动物模型仅能部分模拟 PI-IBS 患者的肠道黏膜病理变化,如淋巴细胞增多及嗜铬细胞增生等。寄生虫感染诱导的 PI-IBS 动物模型具备 IBS 的主要特征,如内脏痛觉超敏、结肠运动障碍及黏膜分泌功能缺陷等,但该模型的病因及发病机制与 PI-IBS 临床病程有一定差距,并不能充分模拟 PI-IBS 的临床病理机制[7]。

【参考文献】

[1] 常颖,冯鑫利,邸权伟,等. 感染后肠易激综合征小鼠肠道黏膜屏障功能的动态改变[J]. 临床消化病杂志,2021,33(6):428-432.

[2] 杨波,蓝程,周旭春. 感染后肠易激综合征小鼠 Cajal 间质细胞改变对肠道动力和内脏敏感性的影响[J]. 上海交通大学学报(医学版),2014,34(7):978-983.

[3] 周旭春,孙晓宁,杨波,等. 感染后肠易激综合征小鼠不同肠段肠黏膜热休克蛋白70 的表达及意义[J]. 中国现代医学杂志,2015,25(29):1-6.

[4] 刘丹,杨波,蓝程,等. 感染后肠易激综合征小鼠肠黏膜和血中细胞因子的表达变化[J]. 中山大学学报(医学科学版),2015,36(6):841-845.

[5] YANG B,ZHOU X,LAN C. Changes of cytokine levels in a mouse model of post-infectious irritable bowel syndrome[J]. BMC Gestroenterology,2015,15:43.

[6] BERCÍK P,WANG L,VERDÚ E F,et al. Visceral hyperalgesia and intestinal dysmotility in a mouse model of postinfective gut dysfunction [J]. Gastroenterology,2004,127(1):179-187.

[7] 臧凯宏,秦红岩. 感染后肠易激综征动物模型研究进展[J]. 东南大学学报(医学版),2016,35(4):598-601.

[8] DISTRUTTI E,SEDIARI L,MENCARELLI A,et al. Evidence that hydrogen sulfide exerts antinociceptive effects in the gastrointestinal tract by activating KATP channels[J]. J Pharmacol Exp Ther,2006,316(1):325-335.

[9] AL-CHAER E D,KAWASAKI M,PASRICHA P J. A new model of chronic visceral hypersensitivity in adult rats induced by colon irritation during postnatal development[J]. Gastroenterology,2000,119(5):1276-1285.

[10] POKKUNURI V,PIMENTEL M,MORALES W,et al. Role of cytolethal distending toxin in altered stool form and bowel phenotypes in a rat model of post-infectious irritable bowel syndrome[J]. J Neurogastroenterol Motil,2012,18(4):434-442.

[11] MAYER E A,COLLINS S M. Evolving pathophysiologic models of functional gastrointestinal disorders[J]. Gastroenterology,2002,122(7):2032-2048.

第五节 肠易激综合征中医证候模型

一、大鼠肝郁脾虚型 IBS-D 模型

【基本原理】

中医认为肝郁脾虚型腹泻型肠易激综合征(irritable bowel syndrome with predominant diarrhea,IBS-D)的病因主要与情志等因素密切相关,病机主要为肝气疏泄失职,气郁太过则犯脾,继则脾失运化而致泄泻[1]。采用母婴分离、番泻叶灌胃、束缚应激、饥饱失常、游泳力竭、慢性不可预知性温和刺激(hronic unpredictable mild stress,CUMS)等多因

素组合诱导法,建立大鼠肝郁脾虚型 IBS-D 模型。

【实验材料】

1. 药品试剂 ①番泻叶:加水煎煮,过滤浓缩(或稀释)成不同浓度的水煎剂。②麻醉药品:乙醚,戊巴比妥钠,水合氯醛,盐酸氯胺酮注射液等。③组织固定液:10% 甲醛溶液或 4% 多聚甲醛溶液,戊二醛,四氧化锇,环氧丙烷,环氧树脂 Epon812 等。④试剂盒:D-木糖测定试剂盒,5-羟色胺(5-hydroxytrytryptamine,5-HT)、脑源性神经营养因子(brain derived neurotrophic factor,BDNF)、免疫球蛋白 G(immunoglobulin G,IgG) ELISA 试剂盒,Mouse Anti-Rat CD3-PE,Mouse Anti-Rat CD4-FITC,Mouse Anti-Rat CD8a-PECY7,肥大细胞(mast cell,MC)试剂盒(甲苯胺蓝染色法),5-HT 即用型抗体,BDNF antibody,通用型二步法免疫组化检测试剂盒等。

2. 仪器设备 双腔带囊儿童型导尿管,自制结直肠测压计,自制 T 型大鼠束缚架,多道生理信号采集处理系统,EPM 实验装置(十字迷宫,摄像系统,动物运动轨迹跟踪系统等),摇摆振荡仪,跳台仪(电击装置),悬尾测试仪,流式细胞仪,酶标仪,紫外分光光度计,生物显微镜,病理图像分析系统,常规手术器械等。

3. 实验动物 ①成年 SD 大鼠,体重 180 ~ 220 g,雌雄兼用。②新生 SD 大鼠。

【方法步骤】

1. 母婴分离+慢性束缚+番泻叶灌胃法[2-4]

(1)方法

1)母婴分离:实验用 SD 新生大鼠,幼鼠出生后第 2 ~ 14 天,每天母子分离 3 h 后放回母鼠笼中。到第 22 天断奶,第 30 天随机分笼饲养,至 8 周后体质量超过 250 g 者进入下一步造模。

2)慢性束缚:从第 9 周开始,每天在自制束缚架上粘贴软带束缚大鼠胸部和腹部 3 h,连续 3 周。

3)番泻叶灌胃:束缚应激的同时,每天给予番泻叶水煎剂(浓度 0.45 g 生药/mL,剂量 4.5 g/kg)灌胃,1 次/d,持续 1 周。

(2)特点:①模型组大鼠神态倦怠、易激惹、防御性强、毛发散乱无光泽、扎堆或蛰伏在角落、多数弓背静卧少动。②与正常组比较,模型组大鼠体重增长量降低,排便粒数、稀便率、大便积分明显增加,疼痛阈值下降;旷场实验穿格数、站立次数和修饰次数明显减少,糖水偏好度降低,悬尾不动时间延长;血清 D-木糖含量显著降低,5-HT 水平升高;血 IgA 水平升高,T 淋巴细胞 CD3$^+$CD4$^+$亚群比例升高,CD3$^+$CD8$^+$亚群比例降低,CD4$^+$/CD8$^+$比值升高;近端结肠和末端回肠嗜铬细胞(EC)数量增加,近端结肠肥大细胞(MC)数量增加。③结肠组织除轻度的中性粒细胞浸润外,间质无明显水肿,未见明显组织损伤。

2. 番泻叶灌胃+CUMS 法[5]

(1)方法

1)番泻叶灌胃:实验用雄性 SD 大鼠,体重 200 ~ 250 g。每日上午 8:00,大鼠

0.3 g/mL的番泻叶浸剂灌胃,10 mL/kg,1 次/d,连续 14 d。

2)CUMS:番泻叶浸剂灌胃 1 h 后,随机(抓阄分配法)进行以下任一种 CUMS。①束缚(将大鼠固定于木制大鼠束缚固定器,限制活动,束缚时长 120 min);②足底电击(跳台仪电流强度 1.5 mA,15 min 内电击 3 次,每次 30 s);③摇摆-拥挤(6 只大鼠/次,频率 220/min,时长 60 min);④45 ℃温水游泳(5 ~ 10 min,当大鼠无力游动,在水中静止不动或往下沉有溺水趋势时立即捞出);⑤夹尾(20 min);⑥孤养 24 h;⑦拥挤饲养 24 h(每笼 6 只)。连续 14 d。

(2)特点:基线期排除率为 9.09%,造模过程死亡率为 8.33%,模型成功率为 63.64%。模型组大鼠逐渐出现精神倦怠、易激怒、躲避、畏惧、少动、无力,皮毛干枯散乱无光泽,肛门口有粪便附着。与正常组比较,模型组大鼠进食量明显降低,体重增长明显减缓,腹泻指数及内脏敏感性明显升高,EPM 开臂时间明显降低,糖水偏好指数明显降低。

3. 番泻叶灌胃+束缚应激法[6-7]

(1)方法

1)番泻叶灌胃:实验用 Wistar 大鼠,体重 160 ~ 200 g,雌雄各半。实验前禁食不禁水 10 h,按照剂量分别给予番泻叶煎剂灌胃,4 g/kg,1 次/d,连续 7 ~ 21 d。

2)束缚应激:番泻叶煎剂灌胃后,采用透明宽胶带束缚大鼠的前肢、胸部和腹部,限制其搔抓头面部(但不限制其活动),1 h/次,1 次/d,连续 7 ~ 21 d。

(2)特点:①造模第 7 天,模型大鼠精神欠佳,易激惹,皮毛散乱,活动逐渐减少,大便多稀溏;第 14 天大鼠精神差,进食饮水减少显著,皮毛枯黄散乱,多数弓背静卧少动,大多蛰伏在角落,眼角有分泌物,大便稀溏;第 21 天大鼠倦怠乏力,皮毛干枯散乱无光泽,弓背静卧,扎堆或蛰伏在角落,眼角分泌物多,大便稀溏。②与正常组比较,模型组大鼠稀便率和腹泻指数明显升高,血清 Th1 促炎因子 IL-12 的含量显著升高,Th2 抑炎因子 IL-10 的含量显著降低。

4. 饥饱失常+游泳力竭+番泻叶灌胃法[8]

(1)方法

1)饥饱失常:实验用 SD 大鼠,体重 110 ~ 150 g,雌雄各半。将大鼠单日禁食,双日喂食,连续 14 d。

2)游泳力竭:将大鼠放入水深 70 cm 水池中(22 ~ 25 ℃),游泳至头没入水下≥10 s 未浮出,1 次/d,连续 14 d。

3)番泻叶灌胃:番泻叶溶液灌胃,10 mL/kg,1 次/d,连续 14 d。

(2)特点:与正常组比较,模型组大鼠体重增长率下降,粪便含水量、稀便级数、稀便率增加,小肠炭末推进率加快,抬腹压力阈值和拱背压力阈值降低,糖水偏好度和旷场实验垂直运动得分、水平运动得分和总分显著降低,血浆 5-HT、SP、VIP 含量明显升高,结肠组织 PKA、cAMP、AQP-4 蛋白表达显著降低。

【观察指标】

1. 一般情况　观察大鼠活动情况、精神状态、饮食饮水、大便性状、小便颜色、皮毛色泽、体重变化等。

2. 粪便情况　在笼内垫清洁滤纸,观察上午 8:00—12:00 期间内大鼠排便的粪点数;通过粪便 Bristol 分型,进行大便性状评估;分别称粪便湿重和干重,计算粪便含水量。参见本章"大鼠结直肠扩张法腹泻型肠易激综合征模型"。

3. 内脏敏感性评估　采用腹壁撤退反射(abdominal with drawal reflex, AWR)法。大鼠实验前禁食不禁水 24 h,在 3% 戊巴比妥钠腹腔注射(1 mL/kg)麻醉,将涂石蜡油的带气囊的 8F 导尿管经肛门插入,使气囊末端插入肛门内 7.0 cm,在肛门外 1.0 cm 处将其固定在大鼠尾根部,将大鼠放入特制的透明塑料桶笼内(18 cm×5 cm×7 cm)中,只能前后运动不能转身,30 min 后,每只大鼠给予球囊扩张 3 次,容量分别为 1.0、1.5、2.0 mL,5 min/次,间隔 30 s。评分标准参见本章"大鼠结直肠扩张法腹泻型肠易激综合征模型"。

4. 大鼠肠道动力评估　采用直肠内玻璃小球排出时间法。取直径为 3 mm 的玻璃小球沿肛门放入距肛门 3 cm 的直肠内,记录玻璃小球排出时间。

5. 糖水偏好实验[4]　实验前 72 h,训练各组大鼠适应含糖饮水,先给大鼠两瓶 1% 蔗糖水,24 h 后给 1 瓶 1% 蔗糖水,另 1 瓶为普通自来水,两瓶重量一致。适应完成后,禁食、禁水 24 h,然后开始糖水偏爱实验:给予每只大鼠 1 瓶 200 mL 1% 蔗糖水,1 瓶 200 mL 普通自来水,24 h 后测量各自消耗量,计算糖水偏好率。

$$糖水偏好度(\%) = 糖水消耗量/(糖水消耗量+纯水消耗量)×100\%$$

6. 悬尾实验(tail suspension test, TST)　大鼠置于安静无外界干扰的环境中,将鼠尾部后 1/3 处用胶带固定,悬挂于支架上,头部距离台面 15 cm,进行摄像,摄像背景与大鼠毛色呈明显反差,白色大鼠采用黑色背景,利用小动物行为学分析软件,记录统计 5 min 内完全静止不动的时间。

7. 免疫功能分析[4]　ELISA 法检测各组大鼠血清中 IgA 和 IgG 含量;流式细胞仪分析血液中 T 淋巴细胞亚群;取脾脏称重,计算脾脏指数。

$$脾脏指数(\%) = 脾脏重量/体重×100\%$$

8. 血清 D-木糖、5-HT 及 BDNF 水平测定[4]　间苯三酚法测定血清 D-木糖水平,ELISA 法检测血清中 5-HT、BDNF 含量。

9. 近端结肠和末端回肠肥大细胞和嗜铬细胞计数[4]　采用甲苯胺蓝改良染色法观察肥大细胞(mast cell, MC)数量,酶免疫组化染色法观察嗜铬细胞(enterochromaffin cell, EC)数量,以数量/高倍视野计数,按试剂盒说明进行。

10. 病理学检查　10% 水合氯醛麻醉大鼠,取结肠组织,10% 甲醛或 4% 多聚甲醛溶液固定,梯度乙醇脱水,常规石蜡包埋、切片,HE 染色,光镜结合病理图像分析系统观察结肠组织形态学改变。

11. 其他　参见本章"大鼠结直肠扩张法腹泻型肠易激综合征模型"。

【模型评价】

1. 肝郁脾虚是导致 IBS 发生的重要病机,是 IBS-D 临床最常见证型,也是目前研究最多的证型[9-10]。在造模过程中,采用束缚、母子分离、精神刺激等影响情志的方法模拟肝郁状态,苦寒泻下、饮食失宜等影响胃肠功能常见因素造成脾虚证候[11]。模型大鼠出现腹泻、急躁易怒、情绪低落等肝郁症状和不思饮食、便溏等脾虚表现,符合临床 IBS-D 肝郁脾虚证的基本特征。

2. 国内现有的肝郁脾虚动物模型的内脏高敏感特征有待进一步评估,其证的特异性客观指标有待进一步发掘,尤其是脑-肠神经传递通路的多指标互参,更有利于与临床研究相互印证、相互促进,这样才能体现肠易激综合征肝郁脾虚证的全貌,有利于"病证结合"动物模型的建立,更便于"方证结合"针对性的研究[12]。

【参考文献】

[1] 王宁,纪昌春,万鹏,等.病证结合模式下腹泻型肠易激综合征实验动物模型的研究进展[J].天津中医药大学学报,2021,40(4):533-538.

[2] 赵迎盼,唐旭东,卞兆祥,等.IBS-D 肝郁脾虚型病证症结合大鼠模型的建立与评价的初步研究[J].中国中西医结合杂志,2013,33(11):1507-1514.

[3] 张北华.IBS-D 肝郁脾虚型病证结合大鼠模型的建立与评价[D].北京:中国中医科学院,2013.

[4] 张北华,王微,王凤云,等.痛泻要方干预腹泻型肠易激综合征肝郁脾虚证模型大鼠的效应评价[J].中华中医药杂志,2018,33(10):4341-4346.

[5] 罗丹妮,赵妍,陈颖,等.肝郁脾虚型 IBS-D 大鼠模型的建立与评价[J].辽宁中医杂志,2019,46(1):197-201.

[6] 郭军雄,许小敏,刘雨娟,等.腹泻型肠易激综合征"肝郁脾虚证"病证结合大鼠模型的动态评估[J].中华中医药学刊,2018,36(11):2590-2592.

[7] 唐洪梅,廖小红,房财富,等.肝郁脾虚型大鼠肠易激综合征模型的建立及评价[J].中国实验方剂学杂志,2012,18(6):138-140.

[8] 钟毅,郭红,袁珍珍.肠激宁调控胃肠激素、AQP4 和 cAMP/PKA 通路抗肝郁脾虚证 IBS-D 大鼠腹泻机制研究[J].按摩与康复医学,2019,10(3):42-45.

[9] 中国中西医结合学会消化系统疾病专业委员会.肠易激综合征中西医结合诊疗共识意见(2017)[J].中国中西医结合杂志,2018,26(3):227-232.

[10] 中华中医药学会脾胃病分会.肠易激综合征中医诊疗专家共识意见(2017)[J].中医杂志,2017,58(18):1615-1620.

[11] 管洁,邓娜,蔺晓源,等.腹泻型肠易激综合征及其中医病证结合动物模型的研究进展[J].中医药信息,2023,40(5):73-78.

[12] 李熠萌.肠易激综合征中医实验动物模型的演变及造模设想[J].上海中医药杂志,2017,51(S1):4-7.

二、大鼠脾肾阳虚型 IBS-D 模型

【基本原理】

在采用番泻叶灌胃建立脾肾阳虚证型的基础上,结合母婴分离、乙酸灌肠、球囊直肠扩张、束缚应激、冷水刺激、慢性不可预知性刺激、夹尾激怒、避水应激等多因素不同组合诱导,建立大鼠脾肾阳虚型腹泻型肠易激综合征(irritable bowel syndrome with predominant diarrhea,IBS-D)模型。

【实验材料】

1. 药品试剂　①诱导剂:番泻叶,乙酸,辣素等。②麻醉药品:乙醚,戊巴比妥钠,水合氯醛,盐酸氯胺酮注射液等。③组织固定液:10% 甲醛溶液或 4% 多聚甲醛溶液,戊二醛,四氧化锇,环氧丙烷,环氧树脂 Epon812 等。④其他:D-木糖测定试剂盒,促肾上腺皮质激素(adrenocorticotropic hormone,ACTH)、皮质酮(corticosterone,CORT)试剂盒等。

2. 仪器设备　双腔带囊儿童型导尿管(2.7 mm),自制结直肠测压计,自制 T 型大鼠束缚架,多道生理信号采集处理系统,EPM 实验装置(十字迷宫,摄像系统,动物运动轨迹跟踪系统等),摇摆振荡仪,跳台仪(电击装置),鼠抓力测定仪,流式细胞仪,酶标仪,紫外分光光度计,生物显微镜,病理图像分析系统,常规手术器械等。

3. 实验动物　①成年 SD 或 Wistar 大鼠,雌雄兼用。②新生 SD 大鼠。

【方法步骤】

1. 物理化学多因素+番泻叶灌胃法[1-3]

(1)方法

1)乙酸灌肠:实验用雄性 SD 大鼠,4 周龄,体重 60～80 g。将石蜡润滑后的连续硬膜外导管(直径 1 mm)经肛门插入距肛缘 3～5 cm 处,注入 0.5% 乙酸,将大鼠倒置,按住肛门约 1 min,以防冰醋酸漏出,首次剂量从 0.2 mL 开始,每 2 天增加 0.1 mL,增加至 0.5 mL 时,剂量保持 0.5 mL 不变。共持续 2 周。

2)束缚应激:乙酸灌肠后,以大鼠固定器束缚大鼠,时间从 0.5 h 逐渐加至 1 h,共持续 2 周。

3)直肠扩张:第 3 周开始,将一次性儿童型导尿管球囊端石蜡润滑后插入大鼠距肛缘 2～3 cm 处,另一端连接 5 mL 注射器,每次注射器充气 1.5～2.0 mL,进行球囊直肠刺激,间断持续 3～5 min,2 次/d,持续 2 周。

4)夹尾激怒:直肠扩张后,采用卵圆钳夹尾刺激,间断持续 3～5 min,2 次/d,持续 2 周。

5)番泻叶灌胃:在结肠注射乙酸、束缚、直肠扩张联合夹尾刺激的同时,番泻叶浓缩剂(0.3～0.5 g/mL)灌胃(20 mL/kg),2.0～2.5 mL/次,1 次/d,持续 4 周。造模结束后大鼠归笼,常规饲养,自由饮食。

(2)特点:与正常组比较,模型组大鼠精神萎靡,易激惹,体重无明显变化,排便粒数

明显增多,粪便含水量增加,Bristol 分型中 5、6、7 型明显增多,肠道敏感性、肠道动力增加;大鼠肠道黏膜病理组织学表现均未见明显异常。

2. 番泻叶灌胃+避水应激法[4-7]

(1)方法

1)番泻叶灌胃:实验用雄性 Wistar 大鼠,4 周龄,体重 80～120 g。大鼠用浓度 1 g/mL 番泻叶煎剂灌胃,10 mL/kg,1 次/d,持续 28 d。

2)避水应激:第 29 天开始,取一个玻璃水槽(60 cm×30 cm×40 cm),中央有个小平台(10 cm×10 cm×10 cm),水槽内注水 9 cm,每天将大鼠置于平台上,2 h/d,连续 10 d。

(2)特点:①模型组大鼠出现拱背、蜷卧贴笼、扎堆、皮毛暗淡杂乱,活动少,精神萎靡,形体欠灵活,体重下降、进食减少,饮水增多,肛周粘有稀便,排便次数增多,避水应激时警惕性高,有惊吓行为,抗拒抓取,躁动不安。②与正常组比较,模型组大鼠体重降低,1 h 内排便粒数增多,肠腔球囊扩张 60、80 mmHg 时 AWR 评分升高。③模型大鼠结肠黏膜完整,上皮细胞排列整齐,形态一致,未见糜烂、溃疡病变,肌层无异常,部分黏膜可见轻度水肿。

3. 番泻叶灌胃+直肠扩张法[8-9]

(1)方法

1)番泻叶灌胃:实验用 5 周龄雄性 SD 大鼠。大鼠用浓度 1 g/mL 番泻叶煎剂灌胃,5 mL/kg,1 次/d,连续 6 周。

2)直肠扩张:每次直肠扩张前先轻触大鼠肛门部,使其排尽大便后,将自制的球囊涂抹石蜡油后塞入肛门约 7 cm,在肛门外 1 cm 处用医用胶带将其固定在大鼠尾根部,然后将大鼠置于 18 cm×8 cm×6 cm 的特制小笼中,使其不得转头;待其完全平静后以 80 mmHg 压力间断刺激结直肠部 5 min,每天 2 次,连续 2 周。

(2)特点:①模型组大鼠番泻叶灌胃 2～3 d 开始出现腹泻,但无血便;随着造模时间的延长,大鼠显萎靡,活动减少,出现倦怠蜷卧、扎堆、贴边、拱背等表现,被毛较松散,毛色偏黄少光泽,胡须下垂,体重下降,并可见稀便和(或)肛周体毛被稀便沾染。②与正常组比较,日进食量减少,日饮水量增加,肛温降低,握力下降,负重游泳时间缩短,粪便粒数和粪便 Bristol 评分增多,在 60 mmHg 和 80 mmHg 压力值下 AWR 评分升高,血清 D-木糖、ACTH、CORT 含量降低。③模型大鼠结肠黏膜完整,上皮细胞形态一致且排列整齐,未见溃疡、糜烂等改变,可见轻度的炎症细胞浸润。

4. 母婴分离+番泻叶灌胃法[8-10]

(1)方法

1)母婴分离:实验用新生雄性 SD 大鼠,自出生第 2 天起,每天上午 9:00—12:00 与母鼠分离 3 h,连续 3 周。3 周后断奶,予常规自由饮食。

2)番泻叶灌胃:第 5 周起,大鼠用浓度 1 g/mL 番泻叶煎剂灌胃,10 mL/kg,1 次/d,连续 6 周。

(2)特点:①模型组大鼠番泻叶灌胃 2～3 d 开始出现腹泻,但无血便;随着造模时间的延长,大鼠显萎靡,活动减少,出现倦怠蜷卧、扎堆、贴边、拱背等表现,被毛较松散,毛色偏黄少光泽,胡须下垂,体重下降,并可见稀便和(或)肛周体毛被稀便沾染。②与正常组比较,日进食量均减少,日饮水量增加,肛温降低,握力下降,负重游泳时间缩短,粪便粒数和粪便 Bristol 评分增多,在 60 mmHg 和 80 mmHg 压力值下 AWR 评分升高,血清 D-木糖、CORT、ACTH 含量降低。③模型大鼠结肠黏膜完整,上皮细胞形态一致且排列整齐,未见溃疡、糜烂等改变,可见轻度的炎症细胞浸润。

【观察指标】

1. 一般情况 观察大鼠皮毛变化、肛周情况、活动度和精神状态;每周固定时间称重,观察体重变化情况;每天固定时间开始,添加定量的饲料(500 g)和水量(500 mL),24 h 后测定剩余的饲料和水量。

日平均进食量(g)=(加料量-剩余量)/每组鼠数

日平均饮水量(mL)=(加水量-剩余量)/每组鼠数

2. 肛温测量 测定前轻触大鼠肛门部,使其排尽粪便,一人轻轻固定大鼠,一人将涂抹石蜡油的体温计轻轻插入肛门约 6 cm,手法轻柔,确保大鼠情绪稳定。插入后等待 3 ~ 5 min,以读数不再升高为准。

3. 握力试验 采用鼠抓力测定仪测定各组大鼠握力,每只重复 3 次,间隔 10 min,取平均值。

4. 负重游泳试验 将大鼠体重 10% 的铅块用细绳固定其尾根部,然后将大鼠置于充满水的水箱内(60 cm×30 cm×40 cm),水温(25±2) ℃,使其足不能触碰箱底,观察并记录其游泳至力竭的时间。力竭标准为整个身体沉入水面持续 8 s 不能上浮。

5. 排便频次及性状 各组大鼠在灌服番泻叶的第 0、2、4、6 周后观察排便频次及性状。将大鼠放在垫有滤纸的鼠笼内,记录 4 h 内大鼠的排便粒数,并以 Bristol 分级量表对粪便性状进行分级[11]。

6. 内脏高敏感评价 采用腹壁撤退反射(abdominal withdraw reflux,AWR)实验,于每次取材前采用自制结直肠测压计,对各组大鼠分别进行内脏敏感性评价。大鼠禁食不禁水 18 h,轻触大鼠肛门部使其排尽大便,将涂抹石蜡油后的球囊塞入肛门约 7 cm,在肛门外 1 cm 处用医用胶带将其固定在大鼠尾根部,将大鼠置于 18 cm×8 cm×6 cm 的特制小笼中,使其不得转头。待其完全平静后慢慢向气囊内充气,观察大鼠腹壁对肠腔球囊扩张刺激的反应。分别采用 20、40、60 和 80 mmHg 个压力,每次扩张持续 20 s,每个压力连续测 3 次,间隔 4 min,取 3 次均值。按 AWR 评分标准评分[12]。0 分:给予结直肠扩张刺激大鼠情绪基本稳定。1 分:给予刺激时变得不稳定,偶尔扭动头部。2 分:腹背部肌肉轻微收缩但腹部未抬离地面。3 分:腹背部肌肉较强烈收缩并把腹部抬离地面。4 分:腹部肌肉强烈收缩,腹部呈弓形并将腹部、会阴部抬离地面。

7. 血清 D-木糖、ACTH 和 CORT 含量测定 采用间苯三酚法测定血清 D-木糖含量,ELISA 法检测血清 ACTH 和 CORT 含量。

8. 结肠组织病理学检查 取距肛门约 10 cm 处的结肠段 3 cm,用生理盐水将血迹和杂质冲洗干净,10%甲醛溶液固定,梯度乙醇脱水,常规石蜡包埋、切片(5 μm),苏木素-伊红(hematoxylin and eosin,HE)染色,光镜结合病理图像分析系统观察结肠组织病理形态学变化。

【模型评价】

1. 饮食不节、苦寒泻下、过劳等诸多因素导致脾虚,日久累及肾阳,以致脾肾阳虚,或者由肝郁脾虚逐渐转变为脾肾阳虚。目前,脾肾阳虚型 IBS 大鼠模型主要是给动物灌服番泻叶煎剂,利用番泻叶的苦寒之性造成实验动物脾胃的虚寒,同时番泻叶可造成大鼠腹泻,在此基础上再对大鼠刺激,使其躁动不安,造成一定的应激反应。

2. 在大部分脾肾阳虚型 IBS 大鼠模型的研究中,模型动物的具体中医证候表现描述较少,仅仅简单描述实验动物出现的腹泻等 IBS 症状和生化指标的变化,或重点介绍其所用方剂的作用,而非重在研究模型证候特点。

3. IBS 病证结合动物模型的分类还存在着一定的不确定性和模糊性,并没有确切的、完整的 IBS 病证结合动物模型评价标准。因此,仍需学者们不断研究并完善 IBS 病证结合动物模型及其分类与评价体系[13]。

【参考文献】

[1]李依洁,苏晓兰,杨晨,等.脾肾阳虚型肠易激综合征大鼠模型的建立与评价[J].中国中西医结合杂志,2017,37(8):950-954.

[2]郭宇,苏晓兰,李依洁,等.温脾健肾方对腹泻型肠易激综合征大鼠结肠黏膜5-羟色胺及其受体的影响[J].上海中医药杂志,2016,50(10):86-91.

[3]苏晓兰,唐艳萍,张静,等.温肾健脾法干预腹泻型肠易激综合征大鼠的实验研究[J].中国中西医结合杂志,2014,34(2):197-202.

[4]侯理伟.温肾健脾方干预脾肾阳虚型 IBS-D 大鼠脑-肠 CREB/BDNF/TrkB 信号通路的机制研究[D].北京:中国中医科学院,2018.

[5]朱佳杰.脾肾阳虚型 IBS-D 大鼠模型探索及温肾健脾方干预 CRF 信号通路的机制研究[D].北京:北京中医药大学,2018.

[6]苏晓兰,陈琳,张涛,等.温肾健脾调枢方对腹泻型肠易激综合征大鼠的治疗作用及机制[J].北京中医药,2022,41(4):351-357.

[7]苏晓兰,张涛,毛心勇,等.温肾健脾调枢方对脾肾阳虚型腹泻型肠易激综合征大鼠GFAP、BDNF 表达的影响[J].北京中医药,2021,40(3):240-245.

[8]韩博宇.脾肾阳虚证 IBS-D 大鼠模型的建立与生物学基础的探索[D].北京:北京中医药大学,2019.

[9]刘倩,韩博宇,苏晓兰,等.三种脾肾阳虚证腹泻型肠易激综合征大鼠模型的比较[J].中国中西医结合杂志,2021,41(8):959-965.

[10]苏晓兰,刘倩,韩博宇,等.病证结合脾肾阳虚型 IBS-D 大鼠模型的建立与评价[J].北京中医药大学学报,2021,44(3):245-251.

[11] THABIT A K, NICOLAU D P. Lack of correlation between Bristol stool scale and quantitative bacterial load in Clostridium difficile infection[J]. Infect Dis,2015,8:1-4.

[12] AL-CHAER E D, KAWASAKI M, PASRICHA P J. A new model of chronic visceral hypersensitivity in adult rats induced by colon irritation during postnatal development[J]. Gastroenterology,2000,119(5):1276-1285.

[13] 旺建伟,张秋樾,胥风华,等. 基于病证结合肠易激综合征动物模型构建方法及研究思路[J]. 中国药理学通报,2016,32(9):1198-1202.

三、大鼠脾胃湿热型 IBS-D 模型

【基本原理】

在慢性不可预知性温和应激(chronic unpredictable mild stress,CUMS)的基础上,结合高温高湿环境、高脂高糖饮食,建立大鼠脾胃湿热型腹泻型肠易激综合征(irritable bowel syndrome with predominant diarrhea,IBS-D)模型。

【实验材料】

1. 药品试剂 ①高脂高糖饲料:在标准普通饲料中加入12%猪油和8%蜂蜜。②麻醉药品:乙醚,戊巴比妥钠,水合氯醛,盐酸氯胺酮注射液等。③组织固定液:10%甲醛溶液或4%多聚甲醛溶液。④其他:红星二锅头(酒精度56%),乙醇,二甲苯等。

2. 仪器设备 敞箱(80 cm×80 cm×40 cm,周壁为黑色,白色地面用黑线划分为面积相等的25块),双腔带囊儿童型导尿管(2.7 mm),多道生理信号采集处理系统,生物显微镜,病理图像分析系统,常规手术器械等。

3. 实验动物 成年 SD 或 Wistar 大鼠,雌雄兼用。

【方法步骤】[1-4]

1. CUMS 实验用 SD 大鼠,体重180~220 g,雌雄各半。随机给予以下7种处理方法。①禁水24 h;②夹尾:将动物放入固定笼中,露出尾部,用止血钳夹住距尾尖1 cm处(力度为使大鼠发出哀叫声即可),持续1 min;③高温环境:将动物置于45 ℃烘箱中5 min;④冰水游泳:将动物置于盛有4 ℃冰水的桶中(水深15 cm),3 min后取出;⑤昼夜颠倒:早8时不开灯使动物白天处于黑暗状态,至晚8时开灯使动物夜晚处于光照状态;⑥禁食24 h;⑦水平振荡:采用推车人力水平振荡大鼠,频率150次/min,45 min/次。每日仅给予大鼠1种处理方法,顺序随机,但任何连续2 d的处理方法均不相同,使大鼠不能预料刺激的发生,共持续3周。

2. 高温高湿环境 大鼠 IVC 笼具温度控制在(32±2)℃,相对湿度90%~95%,持续3周。

3. 高脂高糖饮食 高糖高脂饲料(标准普通饲料中加入12%猪油和8%蜂蜜)喂养,持续3周。第15天开始,红星二锅头(酒精度56%)灌胃,7 mL/kg,1次/d,连续7 d。

【观察指标】

1.一般情况　观察大鼠皮毛变化、肛周情况、活动度、精神状态等。

2.粪便情况　在笼内垫清洁滤纸,观察单位时间内大鼠排便的粪点数;通过粪便 Bristol 分型,进行大便性状评估;分别称粪便湿重和干重,计算粪便含水量。参见本章第二节"大鼠结直肠扩张法腹泻型肠易激综合征模型"。

3.痛阈与肠道敏感性测定　大鼠禁食 12 h,乙醚麻醉,将 8F 带气囊导尿管外涂石蜡油后经肛门插入,气囊末端距肛门 1 cm。导尿管平肛门外缘水平胶带固定于鼠尾,相隔 2 cm 处同样方法固定。待大鼠苏醒适应环境呈安静状态,经导尿管外口向球囊内注入常温水(26 ~ 28 ℃)扩张。记录引起大鼠腹部收缩反射(AWR)的最小注水量(最小容量阈值),重复扩张 3 次,每次间隔 5 min,以 3 次扩张测得的最小容量阈值的均值为该鼠直肠扩张引起腹部收缩反射的最小容量阈值(代表痛阈),评价大鼠对直肠内扩张刺激的敏感性。制定评分标准:<0.6 mL,记 5 分;0.6 ~ 0.8 mL,记 4 分;0.8 ~ 1.0 mL,记 3 分;1.0 ~ 1.2 mL,记 2 分;>1.2 mL,记 1 分。

4.体重变化　造模开始及每 7 d 测定并记录动物体重,造模 3 周后对体重增长率(增长在 -4 ~ 96 g)评分。<10 g,记 5 分;10 ~ 30 g,记 4 分;30 ~ 50 g,记 3 分;50 ~ 70 g,记 2 分;>70 g,记 1 分。

5.敞箱实验　将单只大鼠置于清洁敞箱(80 cm×80 cm×40 cm,周壁为黑色,白色地面用黑线划分为面积相等的 25 块)的中央,记录大鼠穿越地面方块数(水平运动得分)和站立次数(垂直运动得分),两者之和为总得分(测得总得分范围在 12 ~ 62 范围内)。评分标准:>50 块,记 1 分;40 ~ 50 块,记 2 分;30 ~ 40 块,记 3 分;20 ~ 30 块,记 4 分;<20 块,记 5 分。

6.糖水偏好率　首先对动物进行蔗糖水饮用训练,在隔噪声、安静的房间内,每笼同时放置 2 个水瓶,第 1 个 24 h,两瓶均装 1% 蔗糖水;随后的 24 h,1 瓶 1% 蔗糖水,1 瓶纯净水。动物禁食禁水 24 h 后,每只大鼠同时给予 1 瓶 1% 蔗糖水,1 瓶纯水,4 h 后分别测定糖水和纯水的消耗量,按下式计算糖水偏好率。

糖水偏好率(%)=〔糖水消耗量/(糖水消耗量+纯水消耗量)〕×100%

7.病理学检查　取大鼠回盲部、结肠(距肛门 5 cm)各 0.5 cm,立即用生理盐水冲洗,10% 甲醛溶液或 4% 多聚甲醛溶液固定,梯度乙醇脱水,常规石蜡包埋切片(片厚 4 ~ 5 μm),HE 染色,每例每部位取 2 张,光镜结合病理图像分析形态进行形态学观察。

【模型特点】

1.模型大鼠精神萎靡,倦怠,嗜卧懒动,反应迟钝,大便稀或溏泄,渐见肛周污秽;饮食量下降,体重增长缓慢,皮毛枯槁无光泽,竖毛。

2.与正常组比较,体重增长缓慢,肛温、腹泻指数、Bristol 粪便性状评分、敞箱实验积分和痛阈评分明显升高,糖水摄取偏嗜度显著降低。

3.结肠组织未见明显病理形态学改变。

【模型评价】

中医认为脾胃湿热证的 IBS-D 多因感受湿热之邪,或过食肥甘厚腻所致肠腑传化失常,而发生泄泻[5]。目前,关于脾胃湿热型 IBS-D 模型相关文献报道较少,其模型主要是在现代医学疾病动物模型基础上给予内、外致病因素等方法制备。

【参考文献】

[1]徐秋颖,韩佩玉.肠易激综合征脾胃湿热证大鼠模型建立[J].亚太传统医药,2015,11(6):12-13.

[2]徐秋颖,韩佩玉.肠易激综合征慢性轻度不可预见性应激联合脾胃湿热动物模型的建立及评价[J].湖南中医杂志,2015,3 1(6):149-151.

[3]谭洁,马薇,彭芝配,等.建立肠易激综合征中医证候模型的研究[J].中国实验方剂学杂志,2011,17(8):197-199.

[4]郑丽.痛泻要方对腹泻型肠易激综合征模型大鼠血清 5-HT 及 VIP 含量的影响[D].成都:成都中医药大学,2015.

[5]王宁,纪昌春,万鹏,等.病证结合模式下腹泻型肠易激综合征实验动物模型的研究进展[J].天津中医药大学学报,2021,40(4):533-538.

四、大鼠脾胃虚寒型 IBS-D 模型

【基本原理】

采用番泻叶煎剂灌胃和束缚应激复合方法,建立大鼠脾胃寒虚型腹泻型肠易激综合征(irritable bowel syndrome with predominant diarrhea,IBS-D)模型。

1.药品试剂　①番泻叶煎剂:取番泻叶加水煮沸约 10 min,两层纱布过滤,滤液减压浓缩制成生药含量为 0.3 g/mL。冰箱保存,使用时水浴加温至 25 ℃。②麻醉药品:戊巴比妥钠,水合氯醛,盐酸氯胺酮注射液等。③组织固定液:10% 甲醛溶液或 4% 多聚甲醛溶液。④其他:血管活性肠肽(VIP)、生长抑素(SS)放射免疫试剂盒,乙醇,二甲苯等。

2.仪器设备　放射免疫 γ 计数器,生物显微镜,病理图像分析系统,常规手术器械等。

3.实验动物　雌性 Wistar 大鼠,体重 160~200 g。

【方法步骤】[1-2]

1.番泻叶灌胃　实验大鼠单只单笼饲养,笼底垫有滤纸。实验前禁食 10 h,自由饮水。模型组大鼠分别予以番泻叶煎剂(0.3 g 生药/mL)灌胃,20 mL/kg,1 次/d,连续2 周。

2.束缚应激　番泻叶灌胃后,用粗制棉绳束缚大鼠的两后肢,使之行动不便,烦躁不安,造成一定应激刺激,2 h/次,1 次/d,连续 2 周。

【观察指标】

1.粪便稀便级　以稀便污染滤纸形成的污迹的大小定级,共分 0、1、2、3、4、5、6、7 共

8级,统计时先逐个统计每堆稀便的级数,然后将所有级数相加除以稀便的数目即稀便级。

2.血浆及结肠组织 VIP、SS 的含量测定 大鼠用25%戊巴比妥腹腔麻醉,腹主动脉采血,取距肛门2 cm 以上结肠组织段,放射免疫法测定血浆和结肠组织 VIP、SS 含量。

3.病理学检查 取结肠组织,10% 甲醛溶液固定,梯度乙醇脱水,常规石蜡包埋切片,HE 染色,光镜下进行形态学观察。

【模型特点】

1.与正常组比较,模型组大鼠稀便级别、血浆及肠组织中血管活性肠肽(VIP)和生长抑素(SS)含量明显升高。

2.结肠黏膜 HE 染色未见异常,少数动物黏膜下层轻度血管扩张,未见黏膜器质性损害及炎性细胞浸润现象。

【模型评价】

番泻叶煎剂灌胃和束缚应激复合法模型是较为常用的大鼠 IBS-D 模型之一,由于现有的研究报道缺乏中医证候指标的观察,该模型是否属于中医脾胃寒虚证型有待进一步考证。

【参考文献】

[1]谢建群,陆雄,马军,等.健脾温中法对脾胃虚寒型肠易激综合征模型大鼠生长抑素影响的实验研究[J].江西中医学院学报,2003,15(4):56-58.
[2]谢建群,陆雄,龚丽萍,等.健脾温中法对脾胃虚寒型肠易激综合征模型大鼠血管活性肠肽影响的实验研究[J].上海中医药大学学报,2003,17(4):49-51.

附 录 缩写词英汉对照

缩写	英文全称	中文全称
Ach	acetylcholine	乙酰胆碱
ACTH	adrenocorticotropic hormone	促肾上腺皮质激素
Ad	adenosine	腺苷
AP	acidified pepsin	酸化胃蛋白酶
AQP	aquaporin	水通道蛋白
AWR	abdominal withdrawal reflex	腹壁撤退反射
BDNF	brain derived neurotrophic factor	脑源性神经营养因子
BE	Barrett's esophagus	巴雷特食管
BER	basic electrical rhythm	基本电节律
BrdU	bromodeoxyuridine	溴脱氧尿嘧啶核苷
BW	body weight	体重
CAG	chronic atrophic gastritis	慢性萎缩性胃炎
Cag A	cytotoxin associated gene A	细胞毒相关基因 A
CCK	cholecystokinin	胆囊收缩素
CD	Crohn's disease	克罗恩病
CEC	contractile electrical complex	收缩性复合肌电
CGRP	calcitonin gene relatedpepitde	降钙素基因相关肽
CIC	circulating immune complexes	循环免疫复合物
CLSM	confocal laser scanning microscopy	共焦激光扫描显微镜
CMDI	colon mucosa damage index	结肠黏膜损伤指数

Con-A	concanavalin A	刀豆蛋白 A
CORT	corticosterone	皮质酮
COX	cyclooxygenase	环氧合酶
CRD	colorectal distention	结直肠扩张
CRH	corticotropin-releasing hormone	促肾上腺皮质激素释放激素
CRP	C-reactive protein	C 反应蛋白
CUMS	chronic unpredictable mild stress	慢性不可预知性温和应激
DA	dopamine	多巴胺
DAB	3,3'-diaminobenzidine	3,3'-二氨基联苯胺
DAI	disease activity index	疾病活动指数
DAO	diamine oxidase	二胺氧化酶
DC	dendritic cell	树突细胞
DGR	duodenogastric reflux	十二指肠胃反流
DNCB	dinitrochlorobenzene	2,4-二硝基氯苯
DRG	dorsal root ganglia	背根神经节
DSS	dextran sulphate sodium	葡聚糖硫酸钠
DU	duodenal ulcer	十二指肠溃疡
EAC	esophageal adenocarcinoma	食管腺癌
EB	Evans blue	伊文思蓝
EBF	esophageal blood flow	食管血流量
EC	enterochromaffin cell	嗜铬细胞
EGA	electrical gastric activity	胃电活动
EGG	electrogastrogram	胃电图
eCCI	electronic cortical contusion impactor	电子皮质损伤撞击仪

EDA	esophagus–duodenum anastomosis	食管－十二指肠吻合
EDS	epidermal damage score	表皮损伤评分
EDTA	ethylenediamine tetraacetic acid	乙二胺四乙酸
EGDA	esophagogastroduodenal anastomosis	食管–胃–十二指肠吻合术
EGF	epidermal growth factor	表皮生长因子
EGJ	esophagogastric junction	食管胃交界
EIA	enzyme immunoassay	酶免疫分析法
EJA	esophagus–jejuna anastomosis	食管–空肠吻合
EJGJ	esophagus–jejuna gastro–jejunal anastomosis	食管–空肠+胃–空肠吻合
ELISA	enzyme–linked immunosorbent assay	酶联免疫吸附法
EMG	electromyography	肌电图
EPM	elevated plus maze	高架十字迷宫
EPMT	elevated plus maze test	高架十字迷宫实验
ESU	exercise–induced stress ulcer	运动应激性胃溃疡
ET	endothelin	内皮素
FCA	Freund's complete adjuvant	弗氏完全佐剂
GAS	gastrin	胃泌素
GERD	gastroesophageal reflux disease	胃食管反流病
GMBF	gastric mucosal blood flow	胃黏膜血流量
GO–S	galactose oxidase–Schiff	半乳糖氧化酶–雪夫氏
GSH–Px	glutathione peroxidase	谷胱甘肽过氧化物酶
GU	gastric ulcer	胃溃疡
HE	hematoxylin–eosin	苏木精–伊红
HI	histopathological index	病理组织学指数

5-HIAA	5-hydroxyindoleacetic acid	5-羟吲哚乙酸
HID-AB	high iron diamine-alcian blue	高铁双胺-奥蓝
Hp	Helicobacter pylori	幽门螺杆菌
HPLC	high performance liquid chromatography	高效液相色谱仪
HS	histopathological score	组织病理学评分
5-HT	5-hydroxytryptamine	5-羟色胺
$5\text{-HT}_4\text{R}$	5-hydroxytryptamine 4 receptor	5-HT_4 受体
HTAB	hexadecyltrimethyl-ammonium bromide	十六烷基三甲基溴化铵
IFN-γ	interferon-γ	γ 干扰素
IA	iodoacetamide	碘乙酰胺
IBS	irritable bowel syndrome	肠易激综合征
IBS-C	irritable bowel syndrome with predominant constipation	便秘型肠易激综合征
IBS-D	irritable bowel syndrome with predominant diarrhea	腹泻型肠易激综合征
IBS-M	irritable bowel syndrome with mixed bowel habits	混合型肠易激综合征
IBS-U	irritable bowel syndrome unclassified	未定型肠易激综合征
IL	interleukin	白细胞介素
IM	intestinal metaplasia	肠上皮化生
iNOS	inducible nitric oxide synthase	诱导型一氧化氮合酶
IOD	integral optical density	积分光密度
IPU	idiopathic peptic ulcer	特发性消化性溃疡
IR	immunoreactivity	免疫反应性
LEP	leptin	瘦素
LES	lower esophageal sphincter	食管下括约肌
LESP	lower esophageal sphincter pressure	食管下括约肌压力

LI	lesion index	病变指数
LPS	lipopolysaccharide	脂多糖
MC	mast cell	肥大细胞
MD	maternal deprivation	母爱剥夺
MDA	malondialdehyde	丙二醛
MIF	macrophage migration inhibitory factor	巨噬细胞迁移抑制因子
MMC	migrating motor complex	移行性复合运动
MNNG	N-methyl-N′-nitro-N-ni-trosoguanidine	N-甲基-N-硝基-N-亚硝基胍
MOD	monocyte	单核细胞
MPO	myeloperoxidase	髓过氧化物酶
MRI	magnetic resonance imagine	磁共振成像
MS	maternal separation	胃动素
mTBI	mildtraumatic brain injury	轻度创伤性脑损伤
MTL	motilin	胃动素
MVD	mean vascular density	平均血管密度
NE	norepinephrine	去甲肾上腺素
NERD	non-erosive reflux disease	非糜烂性反流病
NPY	neuropeptide Y	神经肽 Y
NSAIDs	non-steroidal antiinflammatory drugs	非甾体抗炎药
NSS	neurological severity score	神经功能缺损评分
NO	nitic oxide	一氧化氮
NOS	nitric oxide synthase	一氧化氮合酶
OD	optical density	光密度
OFT	open field test	旷场实验
OMV	outer membrane vesicles	外膜囊泡
ORS	oral rehydration solution	口服补液
OXZ	oxazolone	噁唑酮

PBLC	peripheral blood lymphocytes	外周血淋巴细胞
PBS	phosphate-buffered saline	磷酸盐缓冲液
PCNA	proliferating cell nuclear antigen	增殖细胞核抗原
PD	potential difference	电位差
PGE_2	prostaglandin E_2	前列腺素 E_2
PI-IBS	postinfectious irritable bowel syndrome	感染后肠易激综合征
PLT	platelet	血小板
PPARα	peroxisome proliferator-activating receptor α	过氧化物酶体增殖物激活受体 α
PU	peptic ulcer	消化性溃疡
RAA	relative antibody activity	相对抗体活性
RE	refluxesophagitis	反流性食管炎
RWIS	restraint water-immersion stress	束缚-浸水应激
SC	serum calprotectin	血清钙卫蛋白
SERT	serotonin transporter	5-羟色胺转运体
SIBO	small intestinal bacterial overgrowth	小肠细菌过度生长
SJA	stomach-jejunal anastomosis	胃-空肠吻合
SMP	submucosal plexus	黏膜下神经丛
SOD	superoxide dismutase	超氧化歧化酶
SP	substance P	P 物质
SS	somatostatin	生长抑素
sTBI	severe traumatic brain injury	重度创伤性脑损伤
SU	stress ulcer	应激性溃疡
TAC	total antioxidant capacity	总抗氧化力
TBA	otal bile acid	总胆汁酸
TBI	traumatic brain injury	创伤性脑损伤
TDC	taurodeoxycholic acid	牛磺脱氧胆酸

TDI	toluene diisocyanate	甲苯二异氰酸酯
TEER	transepithelial electrical resistance	跨膜阻抗
TLESR	transient lower esophageal sphincter relaxation	一过性食管下括约肌松弛
TNBS	trinitrobenzene sulfonic acid	2,4,6-三硝基苯磺酸
TNF	tumor necrosis factor	肿瘤坏死因子
TRPV	transient receptor potentialvanilloid	辣椒素受体
TXB_2	thromboxane B_2	血栓素 B_2
UC	ulcerative colitis	溃疡性结肠炎
UCEIS	ulcerative colitis endoscopic index of severity	溃疡性结肠炎内镜下严重性评分
UI	ulcer index	溃疡指数
Vac A	vacuolating cytotoxin A	空泡细胞毒素
Vag A	vacuolating cytotoxin A	空泡细胞毒素 A
VIP	vasoactive intestinal peptide	血管活性肠肽
WAS	water avoid stress	避水应激
WBC	white blood cell	白细胞
WRS	wrap restrain stress	束缚应激
XOD	xanthine oxidase	黄嘌呤氧化酶